实用

神农本草经

主　编　吕宜民

副主编　邱化喜　吕新　王正志　吕舡

SHIYONG
SHENNONGBENCAOJING

山东城市出版传媒集团·济南出版社

图书在版编目（CIP）数据

实用神农本草经／吕宜民主编. —济南：
济南出版社，2021.10
ISBN 978 – 7 – 5488 – 4350 – 4

Ⅰ. ①实… Ⅱ. ①吕… Ⅲ. ①本草—汇编
Ⅳ. ①R281. 3

中国版本图书馆 CIP 数据核字（2021）第 215577 号

出版人	崔 刚
责任编辑	张所建
封面设计	王善梅

出版发行	济南出版社
地 址	济南市二环南路 1 号（250002）
编辑热线	0531 – 86131725
发行热线	0531 – 67817923 86131729 86131704
印 刷	济南乾丰云印刷科技有限公司
版 次	2021 年 11 月第 1 版
印 次	2021 年 11 月第 1 次印刷
成品尺寸	148 毫米 ×210 毫米 32 开
印 张	17.25
字 数	415 千
印 数	1—3000 册
定 价	80.00 元

（济南版图书，如有印装错误，请与出版社联系调换。联系电话:0531 – 86131716）

前　言

　　《神农本草经》为中医四大经典著作之一，是从神农尝百草的上古时代，经夏、商、周、春秋战国，至秦与西汉3000多年中医中药防病治病用药经验的结晶，在中国医学史上具有极高的学术地位，其淳朴、实在的科学内涵至今令世人赞叹不已。美中不足的是它受时代进展的局限，不能完全适应于今天的医疗实践。自《神农本草经》问世以后的2000年，中医药学又取得了长足的发展，相继发现、充实了许多高效无毒的常用中药新品种，健全了舌象、脉象诊断，充实了脏腑经络证候辨证施治理论，并在实践中创立了引经、归经和伤寒、温病用药体系，完善了中药的加工炮制方法，使用药的安全性有了较好的保障。20世纪20年代我国中药药理研究兴起，特别是近70多年来的现代中医药研究，中药有效成分的提取应用、中医微观诊断、中医诊疗仪器和中西医结合临床实践的探索，中药注射剂、气雾剂、滴丸剂、提取物片剂、浓缩胶囊剂、颗粒剂等新剂型的临床应用，使每个病种、每一病症的用药趋于精确合理。5000多年的中医中药文化是我们的传统国宝，有待总结提高，继续发扬光大。

　　然而，《神农本草经》成书年代久远，药名变更，病名变迁，给临床使用带来许多不便。如《神农本草经》中的"通草"实际是现在的"木通"，"虎掌"则是"天南星"，"赤箭"是"天麻"，"乳难"是"难产"等等，仅《神农本草经》中的中药名称就有100余种与现代通用名不同。有鉴于此，本人基于50多年的医疗实践，前后笔耕10余载，总结、萃取近 2000 多年历代医家的用药经验和现代中西医结合成果，考究现代药理、医理，经过深思熟虑、反复推敲，对《神农本草经》进行慎重的整理和诠释，据孙思邈《千金方》及李时珍《本草纲目》等进行个别纠偏正误，以切合实用的原则对药味进行增减，力求保持原书的风格和特点，使之成为临床实用的现代经典，命名为《实用神农本草经》。

本书以清·顾观光《神农本草经》辑本为底本，删除毒性药物 13 种，删除失传、不明药物 15 种，删除现代临床不用或极少应用、基本淘汰的药物 25 种，删除采自国家保护动物的药材 2 种，合并药味基本相同的药物 10 种，分立药物 25 种，据清·孙星衍辑本《神农本草经》补升麻，依中国中医科学院编《神农本草经译释》补昆布，结合现代临床实践，增加了现在普遍通用、疗效确切的中药品种。根据药物的保健性能、治疗效用、毒性大小，重新确定上、中、下三品。全书收载正品中药 365 种，附药 118 种，后补常用药品 116 种，合计 599 种中药。

《实用神农本草经》一书中介绍的每味中药，均包括性味、归经、功用、主治、科属、采收炮制、用法用量、毒性、注意事项、药理作用等。对现在药房不常备且易于自采自用的中药，介绍其生物特征，并有附图，便于识别。为适应中老年人的健康需求，《实用神农本草经》论述了轻身、延年、益寿中药的现代应用；并且载有养颜美容及减肥中药实用方剂，方便女士需求。

早在汉代就形成的"五运六气"学说，他是研究天时气候变化规律及其对人体健康影响的一门科学，是中医药学理论的内容之一。《实用神农本草经》传承"天人相应"的理念，依据"五运六气"四时阴阳的变化对人体脏腑、经络、气血以及五官九窍的影响特点，归结为 48 证候，按二十四节气分别列出 24 个不同调养方剂；并介绍五运太过不及、六气司天在泉及客主加临发病症治；指导人们在不同季节或者异常气候环境中采用恰当的药物防病治病、自我调养，以达到延年益寿的目的。

为方便初学者临证用药，书中记述常见疾病与证候用药参考、十四脏腑标本虚实寒热用药式、中药君臣佐使的组方配伍原则、中药剂量速览表，以及中药配伍禁忌，用以指导临床合理用药，减少或避免产生有害人体健康的毒副作用。

《实用神农本草经》是一本通俗易懂的中医药传统文化读本，是实用的养生经典，是不同于中药教科书的临床必备手册。为适应临床医师科研需求，本书保留《神农本草经》上、中、下三品原文，保留《神农本草经》诸药制使（简编），讲解《神农本草经》原文名词释义。《实用神农本草经》内容丰富、实用，可以拓展临床医师的辨证施治思路，进而提高临床疗效。本书适合各科医务工作者临床学习参考，也适用于广大人民群众防未病的需要，还可作为西医学习中医的实用教材。

编者

2021 年 2 月 28 日

目　录

上　篇

中　篇

下 篇

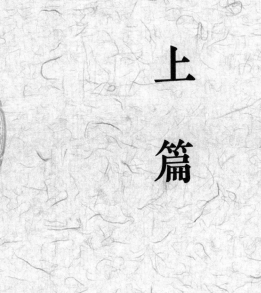

上

篇

本篇药理作用部分大多为动物实验的结论，仅供参考，作为临床应用依据时必须审慎！

药物目录

《实用神农本草经》上品

鹿衔草

肉苁蓉

仙茅

狗脊

淫羊藿

蛇床子

锁阳

续断

桑寄生、桑葚子、槲寄生

枸杞、地骨皮

海马、狗鞭

蛤蚧

冬虫夏草

五味子

沙参

知母

石斛

百合

玉竹

黄精

金樱子

桑螵蛸

芡实

益智仁

桂枝、肉桂

木香

砂仁

荜茇

大枣、葡萄干

莲子、莲子心、藕、藕节

麦芽、谷芽

蜂蜜、蜂蜡、蜂乳、蜂胶

阿胶

白芍、赤芍

丹参

红花

三七

茜草

川芎、藁芜

柴胡

天麻

刺蒺藜

木贼

决明子

苋实

牡蛎

龟甲

海藻、昆布

桔梗

冬葵子

火麻仁、麻黄

五加皮、刺五加

羌活

独活

防风

夏天无

络石藤

茺蔚子、益母草

地肤子

车前子

泽泻　　　　　　　　　　楮实子

猪苓　　　　　　　　　　竹节参

茵陈　　　　　　　　　　紫河车

白蒿　　　　　　　　　　蛤蟆油

拳参　　　　　　　　　　核桃仁

飞廉　　　　　　　　　　罗汉果

蔓荆子　　　　　　　　　余甘子

漏芦　　　　　　　　　　荷叶

槐角、槐花　　　　　　　白扁豆

竹叶、淡竹叶　　　　　　淡豆豉

牛黄　　　　　　　　　　马齿苋

黄连　　　　　　　　　　罗布麻

苦菜、苦碟子　　　　　　鸡冠花

金银花　　　　　　　　　地锦草

　　　　　　　　　　　　银杏叶

后补上品十八种　　　琥珀

胡芦巴　　　　　　　　　冰片

《实用神农本草经》中品

白石英、紫石英　　　　　虎杖

阳起石　　　　　　　　　马先蒿

钟乳石、孔公孽、殷孽　　乳香、没药

韭子　　　　　　　　　　莪术、郁金、姜黄

当归　　　　　　　　　　三棱

薤白　　　　　　　　　　鬼箭羽

山楂　　　　　　　　　　元胡

鸡血藤、大血藤　　　　　莨菪子

骨碎补　　　　　　　　　香附

徐长卿　　　　　　　　　卷柏

五灵脂　　　　　　　　　　　龙胆草

泽兰　　　　　　　　　　　　穿心莲

王不留行　　　　　　　　　　败酱草

石龙刍、灯芯草　　　　　　　白头翁

蟹　　　　　　　　　　　　　秦皮

鳖甲　　　　　　　　　　　　蛇含

水牛角　　　　　　　　　　　黄芩

山羊角、羖羊角　　　　　　　白蔹

代赭石　　　　　　　　　　　蒲公英

磁石　　　　　　　　　　　　大青叶、板蓝根

石决明　　　　　　　　　　　蓝实

钩藤　　　　　　　　　　　　连翘、连翘根

白僵蚕、原蚕蛾　　　　　　　胖大海

熊胆、熊脂　　　　　　　　　牛蒡子

珍珠母、白贝、紫贝齿　　　　鱼腥草

蝉蜕、蚱蝉　　　　　　　　　前胡

蒺藜子、蒺藜　　　　　　　　川贝母、浙贝母、土贝母

密蒙花　　　　　　　　　　　天花粉、瓜蒌

葵仁　　　　　　　　　　　　紫菀、女菀

青葙子　　　　　　　　　　　锦灯笼、酸浆

夏枯草　　　　　　　　　　　百部

芦荟　　　　　　　　　　　　款冬花

王瓜、王瓜根　　　　　　　　竹茹、天竺黄、竹沥

白英　　　　　　　　　　　　海蛤壳

苦参　　　　　　　　　　　　瓦楞子

地耳草　　　　　　　　　　　苏叶、苏子

垂盆草　　　　　　　　　　　水芹、水苏

爵床　　　　　　　　　　　　升麻

马蔺子　　　　　　　　　　　藁本

积雪草　　　　　　　　　　　葱白、葱实

荆芥

辛夷、木兰皮

苍耳子

白芷

浮萍

薄荷

银柴胡

胡黄连

白薇

秦艽

玄参

牡丹皮

黄柏

紫草

栀子

地榆

小蓟、大蓟

仙鹤草、鹤草芽

血余

五倍子

乌梅

赤石脂

禹余粮

鸡肉（肝.胆.肠.蛋）、鸡内金

干姜、生姜、炮姜

厚朴

花椒

肉豆蔻

白豆蔻、草豆蔻、草果

鸡矢藤

大豆黄卷. 黑豆. 赤小豆. 绿豆

藿香、佩兰、香薷

芜荑

云实

青皮、陈皮、香橼、佛手

枳实、枳壳

鳢鱼

葶苈子

桑白皮、桑叶

冬瓜子、冬瓜皮

后补中品五十种

羊肉

大蒜

荜澄茄

刘寄奴

月季花

半枝莲

白花蛇舌草

冬凌草

老鹳草

豨莶草

穿山龙

千年健

苏合香

安息香

檀香

降香

枳椇子

荔枝核

玫瑰花

九香虫

青木香

水红花子

神曲

浮小麦

诃子

青黛

枇杷叶

白前

满山红

矮地茶

木蝴蝶

青果

芦根

胡荽

柽柳

金荞麦

柿叶

儿茶

仙人掌

荠菜

苎麻根

苦瓜

地丁

千里光

珍珠草

鸭跖草

金钱草

海金沙

半边莲

玉米须

《实用神农本草经》下品

芒硝、朴消

石膏、寒水石

卤碱

大黄、羊蹄

青蒿

腐婢

天名精、鹤虱

旋复花

松萝

麻黄、麻黄根

蒐草

柳枝、柳花

鹿藿

松节、松香

血竭

自然铜

苏木

威灵仙

王孙

陆英

防己

萆薢

白茅根	蛞蝓
石韦	雀瓮
萹蓄	蛇蜕
瞿麦	白鲜皮
木通、八月札	营实、蔷薇根
苦壶卢	石见穿
滑石	凌霄花
石蚕	鼠妇
大腹皮、槟榔	蟑螂
鼠李	榧子
榆白皮	南瓜子
郁李仁、郁李根	贯众
蓼实	使君子
莱菔子	雷丸
小茴香	川楝子、苦楝皮
艾叶	草木灰
乌药	朱砂
丁香、柿蒂、甜瓜蒂	白矾、胆矾
高良姜	石龙芮
豚卵	石南、石南实
乌贼骨	蕲蛇
刺猬皮	入地金牛
白及	桃仁、桃花
高岭土、灶心土	蓍实
萤火	蚤休
大青盐	鲤鱼胆
夜明砂	蜀羊泉
谷精草	射干
铁落	罂粟壳
地龙	细辛

半夏

杏仁

天南星

白附子、白芥子

八角莲

附子、川乌头、天雄

吴茱萸

蜣螂

蜈蚣

全蝎

露蜂房

商陆

泽漆

溲疏

蝼蛄

马陆

土鳖虫

水蛭

虻虫

黄药子

山慈菇、丽江山慈菇

常山、蜀漆

皂荚、皂角刺

蛴螬

干漆

鸢尾根

石龙子

芫花

甘遂

大戟

藜芦

洋金花

天仙子

蟾蜍、蟾酥

闹羊花

茵芋

硫黄

雄黄、雌黄

地胆

铅丹

樗鸡

巴豆

斑蝥

后补下品四十八种

鹅不食草

山豆根

白果

海浮石

青礞石

猴枣

炉甘石

硼砂

马勃

棕榈

丝瓜络

通草

路路通

桑枝

香加皮

猫须草

土茯苓

牵牛子

番泻叶

甘松

胡椒

石榴皮

鸦胆子

阿魏

蚕砂

木瓜

臭梧桐

海桐皮

伸筋草

寻骨风

海风藤

肿节风

乌梢蛇

青风藤

丁公藤

雷公藤

草乌

土荆皮

三尖杉

千金子

大风子

木鳖子

樟脑

马钱子

轻粉

藤黄

升药

砒石

一、序录

中医中药是中国优秀传统文化的组成部分之一。古代先人在适应自然、改善生活环境、认识自身机体和与疾病斗争的历史长河中，总是在实践中不断地发现真理，甄别谬误，创造了我国独特的自然医学这一科学方法。我们要学习和运用在几千年的医疗实践中被证实为正确的行之有效的中国医药学，并在创新中逐渐丰富人类防病治病以及健康养生的这一知识宝库。

《神农本草经》将中药分为上、中、下三品。

上药一百二十种为君，主养命以应天，无毒，多服久服不伤人。欲轻身、养五脏、益气血，不老延年者，本上经。

中药一百二十种为臣，主养性以应人，无毒有毒，斟酌其宜。欲疏通经气，散痹结，解寒热，遏病补羸者，本中经。

下药一百二十五种为佐使，主治病以应地，多毒，不可久服。欲泻热、除寒湿邪气，破症瘕积聚，愈疾者，本下经。

三品合三百六十五种，法三百六十五度。一度应一日，以成一岁。

药有君臣佐使，以相宣摄合和，宜用一君、二臣、三佐、五使，又可一君、三臣、九佐使也。《素问·至真要大论》曰："君一臣二，奇之制也……君二臣六，偶之制也。"故方有"大、小、缓、急、奇、偶、重"，因病而异。夫临症用药，药无贵贱；药病相当，便可为君，非上药独为君也。

夫疑难重症，缓攻徐图者，要顾天地之正气，象形之会意。故重剂配伍，君臣佐使，正气、意引并举，不拘术数，以应人之情。

药有阴阳配合，子母兄弟，根茎花实，草石骨肉。根升花降，叶主发散，藤通关节祛风湿，沉石除痞痹，薄膜入皮瓣，骨肉有情相亲。当会意作引而用之。

药有单行者，有相须者，有相使者，有相畏者，有相恶者，有相反者，有相杀者。凡此七情，合和视之，当用相须相使者良，勿用相恶相反者。若有毒宜制，可用相畏相杀者，不尔勿合用也。

药有酸、苦、甘、辛、咸五味，又有寒、热、温、凉四气及有毒无毒，阴干、暴干，采造时月生熟，土地所出，真伪陈新，并各有法。

夫药酸入肝，苦入心，甘入脾，辛入肺，咸入肾；芳香之味，通于九窍。

药性有宜丸者，宜散者，宜水煮者，宜酒渍者，宜膏煎者，亦有一物兼宜者，亦有不可入汤酒者，并随药性不得违越。

夫药有适宜甲醇、乙醇、丙酮提取，或宜乙醚、氯仿、苯、石油醚提取，然后供药用者，各随药物化学性质不可违越。

欲疗病，先察其源，谨候病机。五脏未虚，六腑未竭，血脉未乱，精神未散，服药必活；若病已成，可得半愈；病势已过，命将难全。

大病已成而后药之，乱已成而后治之，譬犹渴而穿井，斗而铸锥，不亦晚乎。是故圣人不治已病治未病，不治已乱治未乱，此之谓"防甚于治"也。

若用毒药疗病，先起如黍粟，病去即止，不去倍之，斟酌其宜。大毒治病，十去其六；常毒治病，十去其七；小毒治病，十去其八；无毒治病，十去其九。耐毒者以厚药，不胜毒者以薄药。

疗寒以热药，疗热以寒药；饮食不消以吐下消食药；暑湿痞闷以辛香醒脾药，燥伤津亏以甘柔养阴药；风邪偏癖以搜风通络药，风湿挛痹以祛风除湿药；痈肿疮毒以解毒消散药；鬼疰、蛊毒、癌肿以毒药；各随其所宜。

病在胃脘嘈杂者，先食后服药；病在心腹以下者，先服药而后食；病在四肢、血脉者，宜空腹而在旦；病在骨髓、内脏者，宜饱满而在夜。补阳益气药宜晨服而在寅，补阴养血药宜夜服而在酉。

夫大病之主，有中风、真心痛、伤寒、寒热、温病、瘟疫、疟疾、中恶、霍乱、风水、大腹水肿、肠澼、下痢、大小便不通、贲豚、上气呃逆、呕吐、黄疸、消渴、留饮、癖食、坚积症瘕、惊邪、癫痫、偏瘫、鬼疰、胸痹、心窍膜病、惊悸、头痛、眩晕、失眠、肥积、喉痹、咳喘、痨瘵、呕血、齿痛、耳聋、目盲、金疮、踒折、痈肿、恶疮、痔、瘘、瘿、瘤、结石；男子五劳七伤、虚乏羸瘦，女子带下、崩中、血闭、脏躁、阴蚀；虫蛇蛊毒所伤。此大略宗兆，其间变动枝叶，各宜依端绪以取之。

二、实用神农本草经上品

云母《神农本草经》

味甘，性温。入心、肝、脾经。主安五脏，定魂魄，止血敛疮；治癫痫、心悸、失眠、眩晕，明目，止呕血、久痢，治身皮死肌（湿疹）、中风寒热，如在车船上。益子精，常服轻身，耐老。

为硅酸盐类矿物白云母。含硅、钠、镁、铁、锂，并含微量元素氟、钛、钡、锰、铬等成分，因此显色各异，以白色者入药。采得后洗净泥土，除去杂石。炮制：云母，煅云母。内服研为细粉，煎 15～30 g，或入丸、散；外用研末撒患处，或研末调敷。阴虚火旺及大便秘结者禁服。

临床报道：胃溃疡上消化出血，每次冲服 3 g，6 小时 1 次，一般服 1～3 次即可止血。

白石脂《神农本草经》

味甘、酸，性平。入肺、大肠经。主涩肠止泻，固脱，收湿敛疮；治泄利肠癖，遗精，崩漏带下，疥瘙，湿疮，疮疡不敛。常服补髓益气，肥健不饥，轻身耐老。

白石脂为硅酸盐类矿物高岭石。主要含水化硅酸铝，还常含锶、钡、锰、钛、锌、铅、铜、锂等元素。内服捣碎，煎 6～15 g，或入丸、散；外用研末调敷，或研末撒患处。有湿热积滞者禁服。

麦饭石《本草图经》

味甘，性温。入肝、胃、肾经。主解毒散结，除寒祛湿，益肝健脾；治痈肿发背，湿疹，痤疮，痱子，黄褐斑，手足皲裂，口腔溃疡，消渴，胃炎，慢性肝炎，痢疾，寒湿痹痛，腰背痛，症瘕；益气力，长精神。久服轻身延年。

麦饭石为火成岩类岩石，含硅、铝、铁、镁、钙、钠、钾、钛、磷、锰，还含有氟、硫、镍、锆、锶、钡、钴、铬、钇、钪、钒、铜、锌、铀、钍等微量元素。炮制：麦饭石，煅麦饭石。内服研粉，每次 10～30 g 水煎服，或热开水浸泡 2～3 小时后饮用；外用泡水外洗，或研极细末外敷。

药理作用：①可明显恢复环磷酰胺造成的免疫抑制状态；增强细胞免疫功能。②抑制大鼠氟中毒，防治脂肪肝。③对大肠埃希菌、痢疾杆菌、金黄色葡萄球菌、变形杆菌、白念珠菌、铜绿假单细胞菌均有较好的吸附作用。④缩短骨折愈合时间，增加骨密度。⑤有抗癌作用。⑥对小鼠的生长发育有明显的促进作用。⑦中华麦饭石有抗疲劳、抗缺氧作用，显著延长小鼠游泳时间。

珍珠《本草经集注》

味甘、咸，性寒。入心、肝经。主安魂魄，明目消翳，解毒生肌；治癫痫，惊风，怔忡，心烦失眠，止遗精，白浊；外用治口疮，目赤翳障，疮疡不敛，皮肤色斑。久服轻身延年。

为珍珠贝壳动物马氏珍珠贝、珠母贝，蚌科动物三角帆蚌、褶纹冠蚌或背角无齿蚌等双壳类动物受刺激形成的珍珠。自动物体内取出，洗净，晒干。内服研粉入丸、散，每次0.1~0.3 g，每日2~3次；外用研为细粉撒患处，或做成面膜，或点眼、吹喉。

药理作用：①有抗氧化作用，可明显降低心肌和脑组织中的脂褐素含量，抑制体内自由基反应。②提高小鼠抗脑缺氧、抗应激反应能力，有抗衰老作用。③有增强记忆力的作用。④可提高小鼠淋巴母细胞数，增强巨噬细胞吞噬功能。⑤能抑制肺癌、小鼠肉瘤，延长淋巴性白血病患者生存时间，还能明显减轻脾脏重量。⑥有抗菌、抗炎及刺激伤口愈合的作用。⑦有镇静作用。⑧其他作用：珍珠有止血作用、明目作用，提取液对离体兔肠有抑制作用。

石菖蒲、九节菖蒲

石菖蒲《神农本草经》

味辛、苦，性微温。入心、肝、胃经。主开心孔，补五脏，通九窍，明耳目，出声音，温肠胃；治癫痫，痰厥，热病神昏，健忘失眠，耳鸣耳聋，心烦，胃脘痛，风寒湿痹，咳逆上气；鲜石菖蒲外用治痈肿疮毒，跌打损伤。久服不妄不迷，轻身延年。

为天南星科菖蒲属植物石菖蒲的根茎。初春或深秋采挖根茎，切段，晒干，入药。炮制：石菖蒲，姜制菖蒲，麸炒菖蒲。内服煎 3～6 g，或入丸、散。阴虚阳亢、汗多、滑精者宜减量服用。

药理作用：①有镇静、镇痛、抗惊厥作用，可显著延长戊巴比妥钠麻醉时间，其抗惊作用与眠尔通类相似，系中枢性肌肉松弛剂，作用部位在脊髓或皮层下。②内服能促进消化液的分泌及制止胃肠异常发酵，并有弛缓肠管平滑肌痉挛的作用。③对学习记忆有促进作用。④对脑缺血再灌注有保护作用。⑤有止咳、祛痰、平喘作用。⑥能扩张冠脉血管，增加冠脉流量，有抗心律失常作用。⑦有抗血栓作用。⑧有降温作用。⑨有抗肿瘤作用。⑩增强免疫功能的作用。⑪有抗菌、抗炎作用。

九节菖蒲《名医别录》

味辛，性微温。入心、肝、脾经。主化痰开窍，安神，宣湿醒脾，解毒；治热病神昏，谵语，癫痫痰厥，气闭耳聋，多梦健忘，胸闷脘胀，食欲不振，风湿痹痛，痈疽，疥癣。久服强志不妄。

为毛茛科植物阿尔泰银莲花的根茎。小满前后采挖根茎，晒干，搓去细毛，切段，入药。内服煎 1.5～6 g，或入丸、散，或鲜品捣汁服；外用适量，煎水洗，或鲜品捣敷，或研末调敷。阴虚阳亢、烦躁汗多、精滑者慎服。

药理作用：①水煎醇沉液有镇静作用，明显增强硫喷妥钠的催眠作用。②九节菖蒲有镇痛作用。③有效成分琥珀酸有抗惊厥、降低体温作用。④对抗心律失常。⑤有抗菌作用。⑥水煎剂对大鼠胃电活动有明显的抑制作用。

菊花、野菊花

菊花《神农本草经》

味甘、苦，性微寒。入肺、肝经。主疏风，清热，明目，解毒；治外感风热或风温初起，发热头痛，眩晕，目赤肿痛，泪出恶风，油风脱发，皮肤死肌，疔疮肿毒。久服利血气，轻身，耐老延年。

为菊科植物菊的干燥头状花序。秋季采取头状花序，阴干或烘干，入药。炮制：菊花，炒菊花。内服煎 6～15 g，或入丸、散，或以"菊花茶"泡茶饮。气虚胃寒，食减泄泻者慎用。

药理作用：①水煎剂有显著扩张冠脉，增加冠脉流量的作用。②有解热、镇痛、抗炎作用。③对流感病毒、单纯疱疹病毒、脊髓灰质炎病毒、麻疹病毒、人类免疫缺陷病毒和钩端螺旋体均有一定抑制作用，对金黄色葡萄球菌、溶血性链球菌、结核分枝杆菌、大肠埃希菌、福氏志贺菌等抑菌作用较强，对铜绿假单胞菌作用甚弱，对肺炎球菌无效。④对 8 种癣菌有抑制作用。⑤有降血脂作用。⑥有抗诱变、抗氧化、抗衰老作用。⑦有抗肿瘤作用。⑧有驱铅作用。⑨菊花制剂还能抑制皮内注射组胺所致的局部毛细血管通透性增加。

野菊花《本草汇言》

味苦、辛，性微寒。入肺、肝、心经。主疏风清热，解毒消肿；治风热感冒，咽喉肿痛，疔疮痈疡，肝阳眩晕（高血压），头痛目赤，丹毒，湿疹，皮炎。

为菊科草本植物野菊和岩香菊的干燥头状花序。秋季开花时采摘，晒干，生用。内服煎 10～15 g。

药理作用：①野菊花静脉注射能增加冠脉流量，使心率减慢，降低心肌耗氧量，对心肌缺血有明显保护作用。②有抑制血小板聚集作用。③有明显降压作用，降压机理是通过抗肾上腺素和扩张外周血管，以及抑制血管运动中枢有关。④对金黄色葡萄球菌、白喉棒状杆菌、变形杆菌、痢疾杆菌、大肠埃希菌、绿脓假单胞菌、结核分枝杆菌、伤寒沙门菌有较强的抑制作用；对多种皮肤真菌也有抑制作用；还抑制埃可病毒、柯萨奇病毒、疱疹病毒及流感病毒京科 68 - 1 株的作用；对钩端螺旋体也有抑制作用。⑤有促进白细胞吞噬金黄色葡萄球菌的作用，有抗炎及免疫抑制作用。⑥有抗氧化作用。⑦有抗肿瘤作用。⑧有镇痛作用，有较弱的解热作用。

葛根、葛花

葛根《神农本草经》

味甘、辛，性平。入脾、胃、心经。主解肌退热，透疹，止渴，升阳止泻；治外感发热，头项强痛，麻疹初起，疹出不畅，温病口渴，酒黄，消渴，泄泻，痢疾；升清阳，起阴气，治胸痹，解诸毒。久服轻身延年。

葛根为豆科葛属植物野葛、甘葛藤的块根。秋冬季叶黄后采挖块根，晒干，切片，入药。炮制：葛根，炒葛根，煨葛根。内服煎 10～15 g，必要时"葛根素"静脉滴注。表虚多汗及虚阳上亢者慎用。

药理作用：①静脉用药可增加脑血流量，减少血管阻力。②可使冠脉血流量增加，血管阻力下降，对急性心肌缺血有保护作用；有抗心律失常作用。③静脉注射葛根素可减轻肠系膜微动脉收缩，对抗微循环障碍，有抗血栓作用。④有雌激素样作用。⑤对神经有保护作用。⑥葛根醇浸剂有明显的解热作用。⑦有改善学习记忆的作用。⑧有降血压、降血糖、降血脂作用，对糖尿病肾病有保护作用。⑨有平滑肌解痉作用。⑩有抗癌作用。⑪有抗氧化作用。⑫有解酒作用。⑬有抗骨质疏松作用。⑭有护肝作用。

葛花《名医别录》

味甘，性凉。入胃经。主解酒醒脾，止血；治伤酒烦热口渴，头痛头晕，脘腹胀满，呕逆吐酸，伤酒吐血，肠风下血。

葛花为豆科葛属植物野葛、甘葛藤的花。立秋后待花未全开放时采摘，去枝叶，晒干。内服煎 3~9 g，或入丸、散。不可久服，因酒成弱者慎服。

药理作用：①有解酒作用。②有保肝作用。③可抑制乙醇造成的胃黏膜损伤、有抑制胃酸，促进小鼠消化道输送功能的作用。

麦门冬、天门冬

麦门冬《神农本草经》

味甘、微苦，性微寒。入肺、胃、心经。主养阴生津，清心润肺；治肺燥干咳，结气伤中，羸瘦短气，脉绝，心烦失眠，津伤口渴，血热吐衄，阴虚劳嗽，内热消渴，咽喉疼痛。养心神，久服轻身不饥，延年。

麦门冬为百合科植物麦冬或沿阶草的干燥块根。夏季挖块根，洗净，反复暴晒，堆置，再晒干。炮制：麦冬，炒麦冬，朱砂炙麦冬，蜜炙麦冬。内服煎 6~15 g，或泡茶饮，或入丸、散、膏剂。风寒咳嗽，虚寒泄泻，湿浊中阻者均忌服。

药理作用：①煎剂有镇静作用，可增强戊巴比妥钠的催眠作用，拮抗咖啡因的兴奋作用。②可使心肌收缩力增强，冠脉流量增加，大剂量则抑制心肌，减少冠脉流量，但两者对心率无影响。③对心梗后心律失常有预防作用，对心肌缺血缺氧有保护作用。④有抗缺氧、抗疲劳作用。⑤对血红细胞具有凝集素样作用。⑥可增强细胞免疫，使白细胞和 T 细胞均有明显的提高；促进血清溶血素的形成，明显增加小鼠脾重；还有增强小鼠碳粒廓清的作用。⑦有明显清除自由基、延缓衰老作用。⑧煎剂有降血糖作用。⑨可抑制胃酸、胃蛋白酶活性，保护胃黏膜；抑制胃肠推进运动。⑩有镇咳作用。⑪有抗菌作用。

天门冬《神农本草经》

味甘、苦，性寒。入肺、肾经。主滋阴润燥，清肺降火；治燥热咳嗽，热病伤阴，阴虚劳嗽，内热消渴，风湿偏痹，口舌生疮，遗精盗汗，肠燥便秘。久服轻身，益气延年。

为百合科植物天门冬的干燥块根。秋冬采挖块根，洗净，水煮后烘干，切片入药。炮制：天门冬，炒天门冬，炙天门冬。内服煎 6～15 g。虚寒泄泻或风寒咳嗽者禁服。

药理作用：①煎剂对炭疽杆菌、甲型及乙型溶血性链球菌、白喉棒状杆菌、类白喉棒状杆菌、肺炎球菌、金黄色葡萄球菌、白色葡萄球菌、柠檬色葡萄球菌、枯草杆菌均有不同程度的抑菌作用。②有杀灭蚊、孑孓、蝇、蛆的作用。③有抗肿瘤作用，对急性淋巴细胞型白血病、慢性粒细胞型白血病及急性单核细胞型白血病患者白细胞的脱氢酶有一定的抑制作用。④有镇咳、祛痰作用。⑤有抗应激、抗衰老作用。⑥有免疫增强作用。

人参《神农本草经》

味甘、微苦，性微温。入心、肺、脾、肾经。主补五脏，安精神，定魂魄；治元气虚损欲脱，脾虚食少，大便滑泄，惊悸，失眠，健忘，消渴，久咳虚喘，气短，自汗，阳痿，尿频，崩漏；除邪气，开心益智。久服轻身延年。

为五加科植物人参的干燥根。种植 5～6 年后秋季采挖，洗净，晒干。炮制：生晒参，红参，糖参（白参）。内服煎 3～10 g，研末服 1～2 g，或入丸、散；或红参片泡茶饮。实证、热证、湿热及青年无虚者禁服。人参反藜芦，畏五灵脂。

药理作用：①对中枢神经系统具有兴奋作用，大剂量则有抑制作用；人参对血压有双向调节作用。②有强心作用，对心肌及血管在小剂量时兴奋，大剂量时抑制；亦有抗过敏性休克、抗心肌缺血作用；对大鼠心肌细胞膜三磷酸腺苷酶活性有抑制作用。③能增强学习、记忆能力；还可促进神经元的增殖及再生。④有抗疲劳、抗缺氧，增强抗寒、抗高温能力；抗维生素 B_1、B_2 缺乏症；能加速角膜溃疡的愈合。⑤通过促进 DNA、RNA、蛋白质和脂质的合成，促进骨髓细胞有丝分裂，刺激骨髓造血功能，治疗贫血。⑥有降血脂及抗动脉硬化作用，并有抑制血小板聚集、抗血栓作用。⑦有轻微的降血糖作用，促进胰岛素的释放。⑧可增强巨噬细胞吞噬功能，促进特异性抗体形成，促进 T、B 淋巴细胞转化率，促进胸腺细胞增殖；长期服用小量人参，可增强网状内皮系统功能。⑨有抗肿瘤作用。⑩可兴奋下丘脑－垂体－肾上腺轴，促进下丘脑－垂体－性腺轴功能，增强性腺功能。⑪可使垂体前叶促甲状腺激素释放，增强甲状腺功能。⑫在适当剂量，对家兔也能增加体重，使血浆白蛋白与球蛋白的比值上升。⑬可通过四种途径实现抗衰老功能。

甘草《神农本草经》

味甘，性平。入心、肺、脾、胃经。主和中缓急，润肺，解诸毒，和诸药；治脾虚食少，腹痛便溏，心悸，脏躁，肺痿咳嗽，咽喉肿痛，热毒疮疡；坚筋骨，长肌肉，倍力，除五脏六腑寒热邪气。

为豆科植物甘草、胀果甘草、光果甘草的干燥根。春秋二季采挖，除去须根，晒干，切片。炮制：生甘草，炒甘草，炙甘草。内服煎 $2 \sim 6$ g，作为主药时可用至 10 g 以上。生用解毒，炙用缓中。湿浊中阻及有水肿者忌服，不宜与京大戟、芫花、甘遂同用。

药理作用：①有抗溃疡作用，可显著抑制胃液分泌，对胃肠平滑肌有解痉作用；有明显保肝作用，增加胆汁分泌。②炙甘草有明显的抗乌头碱诱发的心律失常作用，有降脂和抗动脉粥样硬化作用。③有抑制呼吸作用，能促进咽喉及支气管的分泌，使痰容易咳出，呈现祛痰、镇咳作用。④有抗炎、抗变态反应作用。⑤有镇静、镇痛、催眠、解痉的作用，可降低体温，有解热作用。⑥有肾上腺皮质激素样作用，长期服用有升高血压的作用。⑦甘草酸能抑制雌激素作用，甘草甜素具有抗利尿作用。⑧有抑制抗体产生作用；另一方面，甘草酸能使抗体产生显著增加，诱导产生干扰素、白细胞介素 -1，显著增强白介素 -2（IL -2）和自然杀伤细胞活性。⑨可明显抑制人类免疫缺陷病毒、水疱性口炎病毒、腺病毒 3 型、单纯疱疹病毒 1 型、水痘 - 带状疱疹病毒、牛痘病毒等。⑩对金葡菌、结核分枝杆菌、大肠埃希菌、阿米巴及滴虫均有抑制作用。⑪甘草浸膏及甘草甜素有解毒能力，可能对肝药酶具有诱导作用。⑫对艾氏腹水癌、胃癌、骨髓瘤、肺癌、肝癌、宫颈癌、前列腺癌有抑制作用。⑬有抗氧化作用。

党参 《本草从新》

味甘，性平。入脾、肺、心经。主补中益气，健脾益肺；治脾胃虚弱，食少便溏，四肢乏力，肺虚咳喘，心烦口渴，气短自汗，头晕，心悸。久服轻身延年。

为桔梗科多年生草本植物党参、素花党参、川党参等的干燥根。秋季采挖，洗净，晒至半干，手搓加工后再晒，反复 3 ~ 4 次，晒干，切片，入药。炮制：党参，炒党参。内服煎 10 ~ 30 g，或熬膏，或入丸、散。生津、养血宜生用，补脾肺宜制用。气滞、肝火盛者忌服。

药理作用：①对学习记忆获得不良、记忆巩固障碍、记忆再现缺损有改善作用。②可增加心肌收缩力及心输出量，对急性心肌缺血有保护作用，可降低血压，促进微循环障碍的恢复。③可抗血小板聚集，有明显的抑制血栓形成作用。④有镇静、延长睡眠时间的作用，抑制中枢神经系统，静脉给药时对下丘脑与海马的影响似大于皮层。⑤煎剂对溃疡有非常明显的抑制作用，对胃酸分泌、胃蛋白酶活性、胃肠蠕动有抑制作用。⑥有抗肿瘤作用。⑦党参及其多糖可增强巨噬细胞的吞噬功能，促进淋巴细胞转化率，根据机体不同状态调节体液免疫和细胞免疫。⑧能使红血球、白细胞及血色素增加。⑨有抗衰老作用。⑩可明显提高小鼠抗高温、抗缺氧、抗疲劳、抗辐射能力。⑪有抗炎、镇痛、祛痰、镇咳作用。⑫可明显升高小鼠、家兔的血糖水平。

太子参《本草从新》

味甘、微苦，性平。入脾、肺、心经。主益气健脾，生津润肺；治脾虚体倦，食少，肺虚燥咳，自汗气短，内热口渴，心悸失眠，头昏健忘。久服轻身延年。

为石竹科孩儿参属植物孩儿参的块根。6~7月茎叶大部分枯萎时挖根，在沸水中焯2分钟后，晒干，生用。内服煎10~15 g。表实邪盛者不宜用。

药理作用：①有抗疲劳、抗应激作用，能增强机体对各种有害刺激的防御能力。②可提高细胞免疫功能，能增加胸腺指数及脾脏指数，增强腹腔巨噬细胞吞噬能力。③有抗氧化延长果蝇的寿命。④有镇咳作用。⑤有抗菌、抗病毒作用。⑥可改善胰岛素抵抗。⑦有延缓肾小球硬化作用。⑧可抑制小鼠肠推进，治疗消化不良。

白术、苍术

白术《神农本草经》

味苦、甘，性温。入脾、胃经。主健脾益气，燥湿利水，止汗，安胎；治脾虚食少，腹胀泄泻，黄疸，便秘，气虚自汗，寒湿痹痛，水肿，痰饮眩晕，胎动不安。久服轻身延年。

为菊科苍术属植物白术的干燥根茎，《神农本草经》名"术"。初冬叶枯后采根，除去须根，晒干，切片。炮制：生白术，炒白术，焦白术等。内服煎 6 ~ 15 g，或入丸、散，或熬膏。气滞胀闷者不宜服。

药理作用：①有明显持久的利尿作用，可促进电解质特别是钠的排出。②可加速体内葡萄糖的同化而降低血糖。③有健脾胃、保肝、壮身体和提高抗病能力的作用。④对血小板聚集有明显抑制作用，使凝血酶原时间及凝血时间均显著延长。⑤可明显提高巨噬细胞吞噬功能，使低下的 IL - 2 水平显著升高，增加 T 淋巴细胞表面 IL - 2R 的表达。⑥有抗氧化、延缓衰老作用。⑦有血管扩张作用，对心脏呈抑制作用，剂量过大时可致停搏。⑧白术挥发油对食管癌、艾氏腹水癌有明显抑制作用。⑨对胃肠道平滑肌有兴奋和抑制双向调节作用，可明显拮抗小肠强直性收缩，对应激性溃疡有显著抑制效果。⑩对絮状表皮癣菌、星形奴卡菌有抑制作用，煎剂对脑膜炎球菌亦有抑制作用。⑪煎剂能促进小鼠骨髓红系造血祖细胞的生长，升高白血胞。⑫可明显促进小鼠小肠蛋白质的合成。⑬对呼吸有短暂的兴奋作用，对子宫平滑肌有明显抑制作用。

苍术《经史证类本草》

味辛、苦，性温。入脾、胃、肝经。主健脾，燥湿，解郁，辟秽；治湿困脾胃，食少嗜卧，胸痞腹胀，呕恶，泻痢，头身重痛，风寒湿痹，足痿，肢节酸沉疼痛，痰饮，湿肿，夜盲。久服轻身延年。

为菊科苍术属植物茅苍术、北苍术、关苍术的干燥根茎，《神农本草经》名"术"。冬春挖根茎，晒干，摘去根须，切片。炮制：苍术，炒苍术，焦苍术，炭苍术。内服煎 3 ~ 9 g，或入丸、散。阴虚内热，气虚多汗者忌服。

药理作用：①有抗缺氧、抗氧化作用，能明显提高缺氧状态下小鼠的存活时间。②所含挥发油有驱风健胃作用，可促进食欲，抑制胃酸，有较强的抗溃疡作用；对胃肠运动有双向调节作用，根据病理状态，发挥兴奋或抑制作用。③对心脏有轻度抑制作用，抗心律失常。④挥发油有镇静作用，同时使脊髓反射亢进，较大量则呈抑制作用。⑤能明显促进肝蛋白的合成，有保肝作用。⑥有促进胆汁分泌作用。⑦茅苍术煎剂灌胃，无利尿作用，但可显著增加钠和钾的排泄。⑧对福氏志贺菌、结核分枝分枝杆菌、金黄色葡萄球菌、大肠埃希菌、枯草杆菌、铜绿假单胞菌有明显的灭菌作用。⑨有促进骨骼钙化的作用。⑩可降低骨骼肌的紧张性。

黄芪《神农本草经》

味甘，性温。入脾、肺经。主益气升阳，固表止汗，利水消肿；治脾虚泄泻，肺虚咳嗽，自汗，盗汗，水肿，大风偏枯，胃下垂，子宫下垂，脱肛，痈疽久败疮；排脓止痛，补一切气血亏虚之证，小儿百病。久服轻身延年。

为豆科黄芪属植物黄芪的根茎，《神农本草经》名"黄耆"。播种 3~4 年秋季挖根，晒干，切片。炮制：生黄芪，炒黄芪，蜜黄芪，酒黄芪。内服煎 10~15 g，大剂可用 30~60 g，或入丸、散，或黄芪注射液静脉滴注。表虚邪盛，食滞，肝郁气滞，痈疽初起或溃后热毒尚盛的实证，以及阴虚阳亢者均慎服。

药理作用：①有加强小鼠记忆功能作用，有镇痛作用，能延长睡眠时间。②对心脏有强心、正性肌力作用，呈剂量依赖性关系；对急性心肌梗死有改善心肌收缩性能，缩小心肌梗死面积，减轻心肌损伤的作用；对血压有双向调节作用。③可促进白细胞吞噬功能，增强巨噬细胞吞噬功能，可刺激 T 淋巴细胞转化，促进 IL-2 的产生及 IL-2R 的表达；可使小鼠胸腺缩小，脾重增加，对体液免疫有增强作用。④有抗菌作用，对Ⅰ型副流感病毒、辛经斯病毒、新城疫病毒、水疱性口炎病毒及流感病毒等均有抗病毒作用。⑤有抗肝损伤作用。⑥有抗炎作用。⑦可促进造血功能，使外周血白细胞数、骨髓有核细胞数、脾集落数均增高。⑧有抗血小板聚集，降血脂作用。⑨有促进蛋白质代谢的作用，使细胞代谢增强，推迟老化，促进RNA和蛋白质合成。⑩呈显著利尿作用，明显改善肾功能，使血清肌酐下降。⑪抗疲劳、抗辐射、抗缺氧，可延长小鼠游泳时间。⑫有抗衰老、抗氧化、清除氧自由基作用。⑬有双向调节血糖作用。

山药《神农本草经》

味甘，性平。入脾、肺、肾经。主健脾，补肺，固肾，益精；治脾虚泄泻，食少浮肿，肺虚咳喘，消渴，遗精，尿频，带下，肾虚腰痛，目眩。久服耳目聪明，轻身不饥，延年。

为薯蓣科属植物山药的干燥根茎，《神农本草经》名"薯蓣"。冬季挖根，去外皮，晒干或烘干，切片。炮制：生山药，炒山药。内服煎 15～30 g，大剂 60～250 g，或入丸、散。湿盛中满或有实邪、积滞者不宜服用。

药理作用：①可显著降低糖尿病小鼠的血糖，预防给药能对抗四氧嘧啶和外源葡萄糖引起的小鼠血糖升高。②有显著抗缺氧作用，有抗衰老、抗氧化作用。③可显著增加小鼠的脾脏重量，对胸腺无明显作用；显著增强小鼠碳粒廓清作用，增强非特异性免疫功能，山药多糖能极有效地对抗环磷酰胺的抑制免疫作用。④有抗肿瘤作用。⑤有降血脂作用。⑥有保肝作用。⑦有保肾作用，促进肾脏再生修复，调节酸碱平衡。⑧有刺激小肠运动、促进肠道内容物排空作用。⑨所含营养成分有滋补作用，还能助消化、止泻、祛痰。

西洋参《本草从新》

味甘、微苦，性凉。入心、肺、胃、肾经。主益气养阴，清热生津；治气虚阴亏火旺，咳喘痰血，烦渴少气，口燥咽干，内热消渴。常服益气力，轻身，长精神。

为五加科多年生草本植物西洋参的干燥根。原产美国、加拿大、法国，现主要为我国栽培。采收后晒干，或低温干燥，切片。内服煎 3~6 g，或西洋参片泡茶饮。寒湿中阻及郁火实证均忌用。

药理作用：①有抗疲劳、抗缺氧作用。②对大鼠有保肝作用。③有降血脂作用。④有镇静、镇痛、延长睡眠时间作用，有降低戊四唑惊厥及士的宁惊厥死亡率作用。⑤西洋参总皂甙能抑制胶原诱导的大鼠血小板聚集，可降低血浆比黏度，增加红细胞膜流动性，抑制血栓形成；另有报道，西洋参有促进凝血作用。⑥对抗白细胞减少作用。⑦有促进记忆的作用。⑧有抗心律失常、抗心肌缺血作用。⑨有抗肿瘤作用，可抗白血病细胞的细胞毒活性。⑩对单纯疱疹病毒有明显抑制作用。⑪西洋参多糖可提高人体免疫力。

薏苡仁《神农本草经》

味甘、淡，性微寒。入脾、胃、肺经。主健脾渗湿，除痹止泻，清热排脓；治水肿，脚气，小便淋沥，湿盛泄泻，风湿痹痛，筋急拘挛不可屈伸，肺痈，肠痈，带下，扁平疣，寻常疣。久服轻身益气。

为禾本科植物薏苡的干燥成熟种仁。秋季果实成熟时采割植株，晒干，打下果实，收集种仁，入药。炮制：生薏苡仁，炒薏苡仁，蒸薏苡仁等。内服煎 10~30 g，或入丸、散，或煮粥、作羹等。脾虚无湿、大便燥结及孕妇慎服。

药理作用：①有抗肿瘤作用，对鼻咽癌、子宫颈癌及腹水型肝癌实体瘤有明显抑制作用。②有明显的免疫增强作用，薏苡仁多糖对小鼠胸腺及脾脏的免疫损伤有修复作用。③薏苡仁多糖有降血糖作用，薏苡仁也有降低血钙、降血压作用。④薏苡仁水提取物有镇静、镇痛及解热降温作用。⑤对肠管及子宫低浓度兴奋，高浓度呈抑制作用。⑥有抗溃疡、抑制胰蛋白酶作用。⑦薏苡仁油低浓度兴奋蛙骨骼肌及运动神经末梢，高浓度呈麻痹作用。⑧有诱发排卵作用，可显著改善下丘脑的功能，显示诱发、促排卵的活性。

绞股兰《救荒本草》

味苦、微甘，性凉。入肺、脾、心、肾经。主益气，安五脏，清热，解毒；治虚劳，肺虚咳喘，脾虚泄泻，头晕乏力，心悸失眠，肾虚遗精，血瘀，症瘕，慢性肝病，慢性胃肠炎，白细胞减少，冠心病，高血脂。久服益气力，轻身延年。

为葫芦科绞股兰属植物绞股蓝的全草。枝叶旺盛时收割全草，晾干，入药。内服煎 15～30 g，研末 3～6 g，或代茶泡饮，或绞股蓝总成片口服。

药理作用：①诱导和增强脾脏 T 和 B 淋巴细胞增殖反应，明显增加脾脏重量及胸腺重量，诱导 IL－2 增高，升高白细胞，增强单核巨噬细胞吞噬功能；在体液免疫方面，绞股蓝煎剂可明显提高血清中对绵羊红细胞特异性抗体溶血素的含量；在细胞免疫方面，绞股蓝煎剂对迟发型皮肤超敏反应有明显增强作用，明显对抗 E－玫瑰花形成率的降低，使降低的 CD_3^+、CD_4^+ 细胞及 B^+ 细胞均显著升高，而升高的 CD_8^+ 细胞则明显降低；具有抗应激作用，对应激时机体的免疫抑制有调节作用；对人外周血 NK 细胞活性有加强作用。②绞股蓝对小鼠肉瘤、白血病 L615 瘤株、肺癌细胞株、宫颈癌、子宫癌、黑色素肿瘤细胞、结肠腺癌、大肠癌有明显抑制作用。③有抗氧化和延缓衰老作用，能明显延长细胞培养的传代代数，使衰老萎缩的胸腺恢复到正常水平，增大的脾脏也恢复到正常水平；可使脑、心组织中脂褐质含量减少，对心、肝、脑组织过氧化脂质（LPO）有明显降低作用。④明显降低血清和肝脏总胆固醇、甘油三酯，有良好的防治动脉粥样硬化（As）作用。⑤可

明显提高心肌的收缩及舒张性能，增强心肌收缩力；可使心肌
梗死范围显著缩小，并使缺血时大鼠血清肌酸激酶（CK）和
乳酸脱氢酶（LDH）明显降低；对豚鼠心肌的氧化损伤有保护
作用。⑥有抑制血小板聚集和抗血栓形成作用。⑦有明显镇
静、镇痛作用，可明显延长戊巴比妥钠睡眠时间；对记忆巩固
不良以及记忆再现障碍均有拮抗作用；对脑缺血有保护作用。
⑧能明显增加雄鼠睾丸、精囊、前列腺和雌鼠子宫的重量，提
示其具有雄性和雌性激素样作用。⑨有明显降血糖作用，能明
显改善老年大鼠血糖耐量的降低。⑩可防止地塞米松引起的肾
上腺和胸腺萎缩以及血浆皮质醇含量的减少。⑪对肝细胞有促
进再生的作用。⑫对肾功能损伤有保护作用。⑬对应激性胃溃
疡有保护作用。⑭可明显增强耐缺氧、耐高温、抗疲劳能力。

红景天、景天、景天花

红景天《青藏高原药物图鉴》

味甘、涩，性寒。入肺、脾、心经。主益气，活血通脉，
清肺止咳；治气虚血瘀，胸痹，偏瘫，症瘕，倦怠气喘，肺热
咳嗽，咯血，类风湿性关节炎，高原反应，白带，腹泻，跌打
伤，烫火伤。久服益智，轻身延年。

为景天科红景天属植物大花红景天、库页红景天等的根或
根茎。秋季采根晒干，切片用。内服煎 3~9 g，外用捣敷，或
研末调敷。

药理作用：①有抗肿瘤作用，对肝癌、胃癌、肺癌、HeLa
细胞、鼻咽癌均有抑制作用，能抑制肿瘤扩散。②有抗缺氧、
抗疲劳、抗低温、抗辐射作用。③有强心作用，对心肌缺血有
保护作用，对血压有双向调节作用，对心律失常有调节作用。
④有清除自由基，抗衰老作用。⑤能提高学习记忆能力，增强
脑功能，有治疗阿尔茨海默病作用。⑥能增强巨噬细胞吞噬功
能，增加淋巴器官重量，以脾脏增加较明显。⑦有类似人参对

大脑和脊髓功能的兴奋作用，有镇静、抗焦虑作用，可明显增强硫喷妥钠的催眠作用。⑧可明显降低红细胞比容、血液黏度，降低血小板聚集率，延长凝血时间。⑨有抗肺损伤作用，使肺泡腔及支气管腔炎细胞及渗出物明显减少，发挥止咳、平喘作用。⑩可减少尿蛋白的排泄，增加 SOD 活性，对肾间质纤维化有抑制作用。⑪可提高胰岛素水平，有降血糖作用。⑫有保肝作用，减轻肝细胞变性、坏死程度。⑬对胃十二指肠溃疡有抑制作用。⑭有抗病毒作用。⑮可保护皮肤，有抗皮肤光老化作用。

景天 《神农本草经》

味苦、酸，性寒。入心、肝经。主清热，解毒，止血；治大热丹毒，身烦热惊狂，火眼目翳，疔疮痈疖，烧烫伤，蛇虫伤，吐血，咯血，外伤出血。

为景天科景天属植物八宝的全草。夏秋季采挖全草，沸水烫后晒干，切段，生用。内服煎 15～30 g；外用捣敷。脾胃虚寒者慎服。

景天花 《神农本草经》

味苦，性寒。主清热利湿，明目，止痒；治女人带下赤白，火眼赤肿，风疹瘙痒。

景天花为景天属植物八宝草的花。7～8 月采摘晒干，入药。内服煎 3～9 g，或研末调服，每服 1～2 g。

旋花、旋花根

旋花 《神农本草经》

味甘，性温。入肺、肾经。主益气，养颜，涩精；治遗精，遗尿，面皮黑，使色媚好。

为旋花科打碗花属植物旋花的干燥花，《神农本草经》名

"旋华"。多年生草本，全体无毛。茎缠绕，伸长，有细棱。叶三角状卵形或宽卵形，长4～15 cm或以上，宽2～6 cm或更宽，先端渐尖或锐尖，基部戟形或心形，全缘或基部稍伸展为具2～3个大齿缺的裂片；叶柄常短于叶片或两者近等长。花腋生，1朵；花梗通常稍长于叶柄，长达10 cm，有细棱或有时具狭翅；苞片宽卵形，萼片卵形；花冠通常白色或有时淡红或

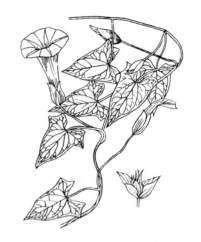

图 2-1 旋花

紫色，漏斗状，长5～6 cm，冠檐微裂；雄蕊5，花丝基部扩大，被小鳞毛；子房无毛，柱头2裂。蒴果卵形，长约1 cm，为增大宿存的苞片和萼片所包被。种子黑褐色，长4mm，表面有小疣。见附图2-1。生于路旁、田边及山坡，我国大部分地区有分布。6～7月采花，晾干入药，内服煎6～10 g，或入丸剂。

旋花根 《神农本草经》

味甘、微苦，性温。主益气补虚，续筋接骨，解毒，杀虫；治虚劳，腹中寒热邪气，金疮，丹毒，蛔虫病，早泄，阳痿，月经不调，利小便。久服不饥，轻身。

为旋花科打碗花属植物旋花的根。3～9月挖根，晒干入药。内服煎6～15 g，或绞汁服；外用捣烂外敷。

香蒲、蒲黄

香蒲 《神农本草经》

味甘，性平，主五脏、心下邪气，明目聪耳，坚齿；治胃

热口臭，乳痛，关格，大小便不利。久服轻身。

为香蒲科属植物长苞香蒲、狭叶香蒲、宽叶香蒲或其同属多种植物的全草。春季挖取采收嫩弱全草，晒干，内服煎 3~9 g，或研末、烧灰入丸、散；外用捣敷。

蒲黄《神农本草经》

味甘、微辛，性平。入肝、心、脾经。主凉血止血，活血消瘀；治吐血，咯血，衄血，血痢，便血，崩漏，外伤出血；心腹刺痛，血淋涩痛，经闭，痛经，产后瘀痛，跌打肿痛，带下，疮疖肿毒；外治重舌，口疮，聤耳流脓，耳中出血，阴下湿痒。久服轻身益气力，延年。

为香蒲科植物水浊香蒲、东方香蒲或同属多种植物的花粉。6~7月待雄花花粉成熟时采收。炮制：蒲黄，炒蒲黄、蒲黄炭、酒蒲黄、醋蒲黄。内服煎 5~10 g，须包煎，或入丸、散；外用调敷。散瘀止痛多生用，止血多炒炭用；血瘀出血，生熟各半。孕妇慎用。

药理作用：①蒲黄提取液有明显增加冠脉流量的作用，可改善心肌微循环，降低心、脑等组织的耗氧量，对心脑缺氧有保护作用。②有降血压作用。③有抗心律失常作用。④可降低总胆固醇、升高 HDL-C；对血管内皮细胞有保护作用，抑制粥样硬化斑块形成。⑤能明显缩短凝血时间，增加血小板数，蒲黄炒炭可增加止血作用；又可抑制血小板黏附和聚集，并能轻度增加抗凝血酶Ⅲ的活力，直接分解纤维蛋白，抗血栓，改善微循环。⑥蒲黄注射液对子宫有兴奋作用，大剂量可用于引产。⑦蒲黄提取物可增强肠的蠕动，也有解痉作用，用于特发性溃疡性结肠炎。⑧小剂量使大鼠胸腺、脾脏明显萎缩，免疫应答反应受到抑制；大剂量时又使巨噬细胞功能显著增强，有提高胸腺、脾脏 cAMP 含量的趋势，有双向调节作用。⑨蒲黄水溶液体外对金黄色葡萄球菌、福氏志贺菌、铜绿假单胞菌、大肠埃希菌、伤寒沙门菌及乙型副伤寒沙门菌均有较强的抑制作用。⑩蒲黄所含的槲皮素具有抗炎、抗过敏、镇痛作用。⑪有抗肿瘤作用。⑫可改善胰岛素抵抗，降低血糖。⑬可促进机体生长、提高运动能力、改善记忆功能、延缓衰老；有抗疲劳作用，对预防急性高山反应效果显著。

沉香《名医别录》

味辛、苦，性微温。入脾、胃、肾经。主行气止痛，温中止呕，暖肾纳气；治气逆虚喘，呕吐呃逆，脘腹冷痛，精冷早泄，腰膝虚冷，大肠虚秘，小便气淋。

为瑞香科乔木植物沉香及白木香含有树脂的木材。将不含香部分尽量除去，干燥，捣碎或研末生用。内服煎 1.5 ~ 4.5 g，宜后下，或入丸、散。阴虚火旺、气虚下陷者慎用。

药理作用：①沉香煎剂对结核分枝杆菌有完全抑制作用；对伤寒沙门菌及福氏志贺菌也有明显的抗菌效能。②沉香挥发油成分有麻醉、止痛、镇静、抗焦虑、抑制中枢神经的作用。③沉香的水煮液和水煮醇沉液能抑制豚鼠离体回肠痉挛性收缩，小鼠腹腔注射沉香水煮醇沉液，可引起肠推进运动减慢，呈现肠平滑肌解痉作用。④沉香醇提物能促进离体豚鼠气管抗组胺作用，从而发挥止喘效果。⑤沉香有降血压的作用。⑥沉香有抗溃疡作用。

麝香《神农本草经》

味辛，性温。入心、脾、肝经。主开窍醒神，活血散结，止痛消肿；治热病昏厥，中风痰厥，气郁暴厥，中恶昏迷，心腹暴痛，症瘕积聚，血瘀经闭，痹痛麻木，跌打伤，喉痹，痈疽恶疮，口疮，牙疳，脓耳。辟恶风，久服不梦寤魇寐。

为麝科麝属动物林麝、马麝、原麝成熟雄性香囊中的干燥分泌物。3 岁以后 8 ~ 9 月产香多，现在多为家麝人工取香，采集后置棕色密闭的玻璃瓶内保存。内服入丸、散 0.03 ~ 0.1 g,一般不入汤剂;外用调敷或入膏贴敷。虚脱证及孕妇禁用,脑出血早期患者慎用。

药理作用:①麝香能兴奋大脑皮质、增强皮质电活动,有明显唤醒作用;可非常显著地缩短戊巴比妥钠的睡眠时间;小剂量兴奋中枢,大剂量抑制;能明显延长缺氧存活时间。②麝香可抗痴呆并对脑损伤有保护作用。③天然麝香有强心作用,可使心脏收缩振幅加大、收缩力加强及心输出量增加;使血压下降,呼吸频率及深度也有增加;对血栓引起的缺血性心脏病有防治作用。④抗炎作用,对小鼠耳廓肿胀多发性关节炎及棉球肉芽组织增生均有显著抑制作用。⑤麝香能增强异丙肾上腺素等对气管平滑肌的松弛作用;对妊娠子宫呈兴奋作用,使其收缩力增加,高浓度则引起痉挛;有抗早孕、抗着床作用。⑥麝香显著抑制血小板数减少,并有抗凝血、抑制血小板聚集作用。⑦麝香醚溶性成分能增加前列腺和精囊腺的重量,有雄激素样作用。⑧麝香对体液免疫和细胞免疫有增强作用,使脾脏明显增大。⑨麝香有抗肿瘤作用,破坏癌细胞,明显抑制肿瘤的细胞呼吸,延长患者生命。⑩麝香有促渗透作用。⑪有抗菌作用。⑫可抗氧化、抗衰老,加速骨折的愈合。

远志 《神农本草经》

味苦、辛,性微温。入心、肾、肺经。主安神益智,祛痰,解郁;治心神不安,惊悸失眠,健忘,惊痫,咳嗽痰多,乳房肿痛,痈疽疮毒;除邪气,利九窍,益智慧,强志倍力。久服轻身不老。

为远志科草本植物远志或卵叶远志的干燥根。种植第 3 ~ 4 年,春、秋二季采挖根茎,除去须根及泥沙,去木心晒干。炮制:远志,炒远志,蜜远志,朱砂远志等。内服煎 3 ~ 10 g,或入丸、散,或以"酊剂"冲服。凡实热痰火及胃溃疡者慎用。

药理作用：①远志的祛痰作用较桔梗为强，远志皂苷可能通过对胃黏膜的刺激作用，反射性促进支气管分泌液增加，炮制品的祛痰作用增强。②有镇静、抗抑郁、抗惊厥作用，能显著延长小鼠睡眠时间。③有抗水肿和利尿作用。④远志乙醇浸液在体外对革兰氏阳性菌及志贺菌属、伤寒沙门菌和人型结核分枝杆菌均有明显的抑制作用。⑤有降血压作用。⑥对 cAMP 磷酸二酯酶有抑制作用。⑦有抗癌、抗突变作用，其提取物有抑制淋巴细胞性白血病作用。⑧有抗衰老作用。⑨有抗痴呆和脑保护活性，促进体力和智力作用。⑩对子宫有明显的兴奋作用。⑪对雄性生殖细胞遗传物质有保护作用，即抗诱变作用。⑫有解酒作用。

龙骨、龙齿

龙骨《神农本草经》

味甘、涩，性平。入心、肝、肾经。主镇惊安神，敛汗固精，止血涩肠，生肌敛疮；治心悸，怔忡，失眠多梦，肝阳眩晕，惊痫，癫狂，自汗盗汗，吐衄便血，崩漏带下，男子遗精、滑精，遗尿、尿频，久泄、久痢脓血，泻痢脱肛，溃疡久不收口。久服轻身，通神明。

为古代哺乳动物如象类、犀牛类、三趾马等的骨骼化石。主要为碳酸钙、磷酸钙，尚含铁、钾、钠、氯、硫酸根等。挖出后，除去泥土及杂质。五花龙骨质酥脆，出土后，露置空气中极易破碎，常用毛边纸粘贴。炮制：生龙骨，煅龙骨。内服打碎，煎 9~25 g，或入丸、散。生龙骨镇惊安神，煅龙骨收涩、生肌作用好。

药理作用：①有镇静和抗惊厥作用，可缩短入睡时间，延长睡眠时间。②龙骨水煎液可促进损伤的神经组织功能恢复。③可增强单核巨噬细胞的吞噬能力，具有增强免疫作用。④可促进血凝，降低血管壁通透性。

龙齿《神农本草经》

味甘、涩，性凉。入心、肝经。主镇惊安神，清热除烦；治小儿热气惊痫，大人惊、痫、癫疾，心悸怔忡，失眠多梦，心下结气，不能喘息，身热心烦。久服轻身通神明。

为古代哺乳动物如象类、犀牛类、三趾马等的牙齿化石。采挖后除去泥土，敲去牙床，入药。炮制：生龙齿，煅龙齿。内服打碎，煎 10～15 g，或入丸、散。

药理作用：①能降低小鼠脑组织中多巴胺和高香草酸水平，对中枢神经有镇静作用；可缩短入睡时间，延长睡眠时间。②有明显的抗惊厥作用，可治疗惊痫。

酸枣仁、棘针

酸枣仁《神农本草经》

味甘、酸，性平。入心、肝、胆经。主养肝，宁心，安神，敛汗；治心腹寒热，邪结气聚，虚烦不眠，心悸怔忡，自汗盗汗；补中，益肝气，坚筋骨。久服安五脏，轻身延年。

为鼠李科属木本植物酸枣的干燥成熟种子。秋冬季采集酸枣，取出种仁，晒干。炮制：酸枣仁，炒酸枣仁。内服煎 6～15 g，煎前捣碎，或入丸、散。凡有实邪郁火及有滑泄症者慎服。

药理作用：①有镇静、催眠、抗惊厥作用，可加强戊巴妥钠催眠作用，能显著延长睡眠时间。②有镇痛、抗焦虑、抗抑郁作用，可改善记忆能力。③有对抗心律失常的作用，有改善心肌缺血作用；酸枣仁液可使心率减慢，心收缩力加强，有强心作用。④酸枣仁醇提物静脉注射有强而持久的降血压作用。⑤酸枣仁液可极为显著地扩张微血管。⑥有降血脂及抗血小板聚集作用。⑦有抗氧化、抗衰老作用。⑧可抗辐射、抗缺氧，减少脑组织的氧耗量。⑨能增强小鼠的体液免疫和细胞免疫功能，并且对放射性损伤小鼠有一定保护作用。

棘针《神农本草经》

味辛，性寒。主消肿，溃脓，止痛；治心腹痛，痈肿溃脓，止喉痹，腰痛，丈夫阴痿，精自出。

为鼠李科植物酸枣树的棘刺，《神农本草经》名"白棘"。内服煎 3～6 g，或入丸散。

柏子仁、侧柏叶

柏子仁《神农本草经》

味甘，性平。入心、肾、大肠经。主养心安神，润肠通便；治惊悸，健忘，失眠，盗汗，便秘；安五脏，益气。久服令人悦泽美色，耳目聪明，不饥不老，轻身延年。

为柏科侧柏属植物侧柏的干燥成熟种仁，《神农本草经》名"柏实"。9～12 月采集成熟球果，晒干后收取种子，去皮留仁，入药。炮制：炒柏子仁，柏子仁，柏子仁霜。内服煎10～15 g，便溏者用柏子仁霜，或入丸、散。痰多者慎服。

药理作用：①对损伤造成的记忆再现障碍及记忆消失有明显的改善作用，对损伤所致的获得性记忆障碍亦有改善倾向；对损伤造成的运动低下无拮抗作用。②有镇静、延长睡眠时间的作用。③柏子仁脂肪油有缓和的泻下作用。④有补虚、增强体质的作用。

侧柏叶《名医别录》

味苦、涩，性微寒。入肺、肝、大肠经。主凉血止血，化痰止咳，祛风解毒；治吐血，衄血，尿血，血痢，肠风，崩漏，肺热咳嗽痰多，风湿痹痛，脱发，丹毒，疟腮；外用治烫伤，黑润鬓发。常服令人耐寒暑。

为柏科侧柏属植物侧柏的枝梢及叶。以6~9月采收者为佳，剪取小枝，扎成小把，置通风处风干，不宜暴晒。炮制：侧柏叶，炒侧柏叶，醋侧柏叶，侧柏叶炭，焦侧柏叶。内服煎6~15 g，或入丸、散；外用煎水洗，或鲜品捣敷，或研末调敷。多服、久服易伤胃。

药理作用：①有显著的镇咳、祛痰、平喘作用，对气管平滑肌有松弛作用。②可使出血时间、凝血时间明显缩短，有止血作用。③侧柏叶煎剂有镇静作用，可延长戊巴比妥钠的睡眠时间。④可使血压轻度下降。⑤对金葡菌、卡他莫拉菌、志贺菌属、伤寒沙门菌、白喉棒状杆菌、乙型溶血性链球菌、肺炎球菌、炭疽杆菌、结核分枝杆菌等均有抑制作用，侧柏叶煎剂对流感病毒、疱疹病毒、柯萨奇病毒均有抑制作用。⑥侧柏叶煎剂醇沉物对豚鼠离体肠段呈明显的舒张作用。⑦有抗炎作用。⑧有抗肿瘤作用。⑨有抗氧化作用。

合欢花、合欢皮

合欢花《本草衍义》

味甘、苦，性平。入心、肝经。主舒郁，理气，安神，活络；治郁结胸闷，失眠，健忘，心神不安，风火眼疾，视物不清，咽痛，痈肿，跌打损伤疼痛。

本品为豆科植物合欢的干燥花序。夏季花开放时择晴天采收，及时晒干，入药。内服煎3~9 g，或入丸、散。阴虚津伤者慎用。

药理作用：①可以明显协同巴比妥类药物的中枢抑制作用，延长戊巴比妥钠、苯巴比妥钠作用时间，有较强的镇静、催眠作用。②合欢花水提物有明显的抗抑郁作用。

合欢皮《神农本草经》

味甘，性平。入心、肝、肺经。主安神解郁，活血消痈；

治心神不安，忧郁，不眠，肺痈，痈疡疮毒，跌打损伤；续筋骨，令人欢乐无忧。久服轻身明目，得所欲。

为豆科合欢属乔木植物合欢的树皮，《神农本草经》名"合欢"。6～9月采树皮，晒干。内服煎6～15 g，或入丸、散。孕妇慎用。

药理作用：①兴奋子宫，有显著的抗生育、抗着床和抗早孕等作用。②有延长睡眠时间的作用，但大剂量则对小鼠有兴奋作用。③增加巨噬细胞吞噬能力，刺激肿瘤坏死因子及白介素－2的生成。④有抗肿瘤作用，所含多糖对小鼠移植性肿瘤S180抑制率为73%。⑤有抗抑郁和抗焦虑作用。⑥合欢皮煎剂可抗过敏，明显抑制抗原对大鼠的致敏过程和抗体产生过程。

茯苓 《神农本草经》

味甘、淡，性平。入心、肺、脾、肾经。主渗湿利水，益脾和胃，宁心安神；治小便不利，水肿胀满，脾虚食少，痰饮咳逆，呕哕，泄泻，心悸，眩晕，失眠健忘，忧恚惊邪，寒热烦满，遗精白浊。久服安魂养神，不饥延年。赤茯苓主利水，茯苓皮专行皮肤水湿，茯神专主宁心安神。

为多孔菌科卧孔属真菌茯苓的干燥菌核块；茯苓块中间有细松根穿过的为茯神，干燥菌核近外皮部的淡红部分为赤茯苓，茯苓的外皮为茯苓皮。8～10月挖出后干燥，去皮，切块入药。炮制：茯苓，朱茯苓。内服煎10～15 g，或入丸、散，或茯苓饼食用，或用茯苓多糖口服液。小便自利，气虚下陷者慎服。

药理作用：①茯苓用药后尿量有明显增加。②100%的茯苓煎剂有抑菌作用；茯苓的乙醇提取物在体外能杀死钩端螺旋体。③有保肝作用，使谷丙转氨酶明显降低，防止肝细胞坏死，防治肝纤维化。④茯苓多糖呈现强烈的抗肿瘤作用，肌肉注射、静脉注射抑瘤率为96.5%以上，口服抑瘤效果差。⑤茯苓多糖增加巨噬细胞的细胞毒性作用，能使小鼠脾脏抗体分泌细胞数明显增多，有抗胸腺萎缩及抗脾脏增大的功能；增强 T 淋巴细胞的细胞毒性，促进 NK 细胞活性；另一方面，茯苓素能抑制小鼠体液免疫和细胞免疫。⑥能使环磷酰胺所致大白鼠白细胞减少加速回升，可使小鼠血浆皮质酮明显升高。⑦有镇静作用。⑧茯苓乙醇提取物有使兔血糖先升高后下降的作用。⑨茯苓水乙醇提取物有增强心脏收缩以及加速心率的作用。⑩有预防胃溃疡作用。

灵芝《神农本草经》

味甘，性平。入心、肺、脾、肾经。主益气安神，健脾胃，止咳平喘；治虚劳羸弱，食欲不振，心悸，失眠，头晕，胸中结（冠心病），久咳气喘，神疲乏力，硅肺，肿瘤。添精气，增智慧，令人不忘，久食轻身不老延年。紫芝：主耳聋，利关节，保神，益精气，坚筋骨，好颜色。

为多孔菌科灵芝属真菌赤芝、紫芝的干燥子实体，《神农本草经》名"赤芝""紫芝"。阴干或 40～50 ℃烘干，切片。内服煎 10～15 g，或研末服 1.5～3 g，或灵芝浸膏片口服，或"灵芝孢子粉"冲服，或浸酒服。恶常山，畏茵陈。

药理作用：①有明显镇痛、镇静、抗惊厥作用。②有改善学习与记忆障碍作用。③赤芝酊有强心作用，可使心收缩力加强，心率变化不大，冠脉血流和脑血流均增加，能扩张冠状动脉，有较强的降压作用，对抗室性心律失常。④抗血小板聚集，对血栓形成也有明显抑制作用。⑤有较好的止咳作用，可解除气管平滑肌痉挛。⑥对糖尿病大鼠有明显降血糖、降血脂作用。⑦赤芝酊有明显保肝作用。⑧灵芝蛋白多糖腹腔注射可使小鼠腹腔渗出液中的巨噬细胞、多形核白细胞增加；灵芝使脾脏溶血空斑形成细胞数明显增加，促进 IL－2 的产生，加强细胞免疫和非特异性免疫功能。⑨有抗菌、抗炎作用，抑制耳肿胀，明显降低皮肤毛细血管通透性。⑩可抑制宫颈癌、肝癌、白血病。⑪灵芝浸膏腹腔注射可预防放射线损伤。⑫有抗人类免疫缺陷病毒的作用。⑬赤芝酊或醇提液有抗溃疡作用，对小肠、回肠有明显抑制作用。⑭赤芝明显抑制子宫收缩。⑮有清除自由基、抗衰老，提高耐常压缺氧的能力。

桑耳、木耳、银耳

桑耳《神农本草经》

味甘，性平。入肝、脾经。主凉血止血，活血散结；治衄血、尿血、便血、痔血，喉痹，症瘕积聚，女子漏下赤白汁。补阴，阴阳寒热无子。

为银耳科或木耳科木耳寄生于桑树上的食用真菌的子实体。内服煎 3～10 g，或入丸、散。虚寒便溏者慎服。

木耳《神农本草经》

味甘，性平。入肺、脾、大肠、肝经。主补益气血，润肺止咳，止血，散结；治虚劳，肺虚久咳，咳血，衄血，血痢，痔疮出血，崩漏，高血压，子宫颈癌，阴道癌，跌打损伤。久服益气不饥，轻身耐老。

为生长在杨、柳、桑、槐、栎、榆等腐木上的木耳科真菌木耳、毛木耳、皱木耳的子实体。夏秋采收，晒干，生用。内服煎 3～10 g，或炖汤，或做凉菜食用。虚寒泄泻者慎服。

药理作用：①有抗凝血、抗血小板聚集作用，降低纤维蛋白原含量，升高纤溶酶活性，有明显的抗血栓、升高白细胞的作用。②黑木耳多糖能增加小鼠脾指数、半数溶血值和玫瑰花结形成率，促进巨噬细胞吞噬功能和淋巴细胞转化，促进免疫功能。③黑木耳多糖对人淋巴细胞脱氧核糖核酸和核糖核酸合成有显著促进作用，有较弱的促进血清蛋白合成作用。④降低甘油三酯和总胆固醇，提高血清高密度脂蛋白胆固醇（HDL –

C)，抗动脉粥样硬化。⑤有延缓衰老作用，抗氧化、抗疲劳。⑥有抗辐射及抗炎作用。⑦明显抑制应激型溃疡的形成，促进醋酸型胃溃疡的愈合，不影响胃酸分泌和胃蛋白酶活性。⑧有降血糖作用。⑨有明显抗着床、抗早孕作用。⑩有抗癌、抗突变作用。⑪有抗真菌作用。

银耳 《中国药学大辞典》

味甘、淡，性平。入肺、胃经。主滋阴生津，润肺养胃；治虚劳咳嗽，阴虚燥咳，津少口渴，病后体虚，气短乏力。久服轻身延年。

为担子菌纲银耳科银耳的干燥子实体。4~9月采收，用竹刀将银耳刮入竹笼中，除去杂质，晒干或烘干，入药。内服煎3~10 g，或炖冰糖、肉类服用，或做凉菜食用。风寒外感咳嗽及湿热痰嗽者慎用。

药理作用：① 银耳多糖能显著增强小鼠网状内皮系统的吞噬廓清能力；促进溶血素形成，使空斑形成细胞数显著增加，促进脾重增加，增强自然杀伤（NK）细胞活性；银耳多糖能显著促进小鼠 T 淋巴细胞增殖和增强 IL－2 活性。②可抗肿瘤，增强肿瘤辐射效应。③有抗辐射及升高白细胞的作用。④对造血功能有促进作用，红细胞溶血率降低，对红细胞膜有保护作用。⑤可促进肝结构蛋白质和血清蛋白质的合成。⑥可显著延长部分凝血活酶时间，延长特异性血栓及纤维蛋白血栓的形成时间，缩短血栓长度，有抗血栓作用。⑦有抗炎作用。⑧可明显降低胆固醇、甘油三酯。⑨有降血糖作用。⑩有抗溃疡作用，促进醋酸型胃溃疡的愈合。⑪有抗突变作用。⑫有延缓衰老作用。

女贞子 《神农本草经》

味甘、苦，性凉。入肝、肾经。主补肝肾，强腰膝，安五脏，养精神，除百疾，乌须发；治头晕目眩，腰腿酸软，遗精，耳鸣，须发早白，目暗不明。久服降脂，轻身延年。

为木犀科女贞属植物女贞的干燥成熟果实，《神农本草经》名"女贞实"。冬季打下果实，除去枝叶，晒干。炮制：女贞子，酒女贞子，盐女贞子，醋女贞子。内服煎 8～15 g，或入丸、散。补肝肾宜熟用；虚寒泄泻及阳虚者慎服。

药理作用：①可降低血清胆固醇及甘油三酯，使主动脉脂质斑块及冠状动脉粥样斑块消减。②有降血糖作用。③对肝细胞空泡变性、疏松变性、坏死、小叶间质炎症有抑制作用。④对非特异性免疫有促进作用，增强网状内皮系统吞噬功能，明显提高 T 淋巴细胞功能、巨噬细胞吞噬功能，对迟发型超敏反应有促进作用；可增强细胞免疫和体液免疫功能，使胸腺、脾脏重量增加，明显提高小鼠血清溶血素抗体活性，亦能升高正常小鼠血清 IgG 含量；对 Ⅰ、Ⅱ、Ⅳ 型变态反应具有明显抑制作用。⑤有抗炎、抗菌作用。⑥有抗癌、抗突变作用。⑦女贞子中既有雌激素样物质，也有雄激素样物质，为激素样双向调节剂。⑧升高白细胞，抗血小板聚集，对红系造血有促进作用。⑨有抗衰老作用，对染色体损伤有保护作用。⑩促进人头皮毛囊生成，促进黑色素细胞合成。⑪能够明显减轻皮肤光敏反应。⑫有强心、扩张冠状血管、扩张外周血管作用。⑬有利尿、止咳、缓泻等作用。⑭有抗骨质疏松作用。

旱莲草 《新修本草》

味甘、酸，性寒。入肝、肾经。主滋养肝肾，固齿乌发，凉血止血；治头晕目眩，牙齿松动，须发早白，腰膝酸软，阴虚血热，吐血，衄血，便血，崩漏，阴痒，白浊带下。久服轻身延年。

为菊科草本植物鳢肠的干燥地上部分，又名"墨旱莲"。夏秋花开时采割，晒干，切段，入药。内服煎 10～15 g，或熬膏捣汁，或入丸、散；外用煎水外洗。脾胃虚寒者慎用。

药理作用：①墨旱莲外用有良好的止血效果，水提物亦有显著的止血作用。②有增加冠脉流量作用，并使心电图 T 波改变得到改善。③有明显的镇静及镇痛作用。④有抗菌作用，对脑膜炎双球菌、白喉棒状杆菌、金葡菌、卡他莫拉菌高度敏感，对白葡菌、伤寒沙门菌、志贺菌属、副伤寒沙门菌、铜绿假单胞菌、阿米巴有抑制作用。⑤有保肝作用。⑥增强非特异性免疫功能，抑制迟发性过敏反应，降低溶血素水平，明显增加胸腺重量。⑦对染色体损伤有防护作用。⑧有抗肿瘤、抗蛇毒作用。⑨有抗衰老作用。⑩对白癜风有防治作用。

何首乌、夜交藤、白首乌

何首乌《日华子本草》

味苦、甘、涩，性微温。入心、肝、肾经。主补肝肾，益精血，乌须发，强筋骨；治血虚萎黄，头晕，心悸，失眠，耳鸣，须发早白，高血脂，腰膝酸软，肢体麻木，遗精，肠燥便秘。久服黑发，轻身延年。生何首乌，主祛风、解毒；治疮痈肿毒，瘰疬流注，癣疹，痔疮。

为蓼科何首乌属植物何首乌的干燥块根。栽培 3～4 年后，秋季采块根，切片晒干。炮制：生何首乌，黑豆制何首乌，酒制何首乌，蒸制何首乌等多种制品。内服煎 10～20 g，或入丸、散，或首乌片口服。便溏及有痰湿者慎服，忌铁器。

药理作用：①对记忆获得障碍有显著对抗作用，能改善老年痴呆的学习记忆能力。②可抑制血浆总胆固醇、甘油三酯、游离胆固醇和胆固醇酯的升高，延缓动脉粥样硬化的形成和发展。③制何首乌对骨髓粒系祖细胞生长有促进作用，使血液红细胞数及血红蛋白含量增高，而生首乌无明显影响。④制何首乌有促进细胞免疫和调节体液免疫的作用，增强巨噬细胞功能，提高胸腺及脾脏淋巴细胞增殖反应，增加脾重，对胸腺影响不大。⑤有显著对抗脂肪肝和肝功能损害作用。⑥有抗衰老、抗氧化作用。⑦对金葡菌、白葡菌、结核分枝杆菌、志贺菌属、白喉棒状杆菌、卡他莫拉菌、链球菌有抑制作用。⑧有抗炎、镇痛作用。⑨有促进肾上腺皮质功能作用。⑩可减轻心肌缺血的心电图 T 波改变。

夜交藤《本草纲目》

味甘、微苦，性平。入心、肝经。主养心安神，祛风，通络；治心神不宁，失眠多梦，血虚身痛，肌肤麻木，风湿痹痛，皮肤瘙痒，痈肿，瘰疬，痔疮。

为蓼科植物何首乌的藤茎，又名"首乌藤"。夏秋季割取藤茎，去叶及细枝，切段，晒干，生用。内服煎 15 ~ 30 g，外用适量。

药理作用：①夜交藤煎剂有镇静、催眠作用，连续应用催眠作用更明显。②能降低胆固醇和甘油三酯，有抗动脉硬化及预防脂肪肝作用。③有抗炎作用，对金黄色葡萄球菌、大肠埃希菌、肺炎链球菌、卡他莫拉菌、流感嗜血杆菌、普通变形菌有抑制作用。④增强学习记忆能力，对记忆获得、记忆巩固、记忆再现障碍有明显对抗作用。

白首乌《本草纲目》

味甘、微苦，性平。入肝、肾、脾、胃经。主补肝肾，强筋骨，益精血，健脾消食，解毒疗疮；治腰膝酸痛，阳痿遗精，头晕耳鸣，须发早白，心悸失眠，食欲不振，小儿疳积，产后乳汁稀少，疮痈肿痛，毒蛇咬伤。久服轻身延年。

白首乌又名"隔山消"，为萝藦科鹅绒藤属植物牛皮消、戟叶牛皮消的块根。春初或秋末采挖块根，晒干，或趁鲜切片晒干，入药。内服煎 6 ~ 15 g，鲜品加倍，或干品研末服，或浸酒；外用鲜品捣敷。

药理作用：①有增强免疫功能的作用，能提高淋巴细胞比值及绝对数，使脾抗体分泌细胞增加，胸腺、脾脏的重量增加。②有抗自由基损伤及抗衰老作用，对脂质过氧化有明显的抑制作用。③可显著逆转多药抗药性。④对小鼠学习记忆障碍有改善作用。⑤有抑制龋齿的作用，白首乌水煎液有再矿化作用，从而抑制釉质龋。⑥对小肠运动有明显的推动作用。⑦有抗肿瘤作用，对大肠癌、前列腺癌、宫颈癌、肺癌细胞均有较强的细胞毒作用。⑧有明显的降低胆固醇的作用。⑨有促进毛发生长作用。⑩白首乌还有强心和抗菌作用。

菟丝子《神农本草经》

味辛、甘，性平。入肝、肾、脾经。主补肾益精，养肝明目，固胎、止泄；治腰膝酸痛，阳痿，遗精，早泄，不育，尿频，遗尿，目昏耳鸣，带下白浊，宫冷不孕，胎动不安，阴虚消渴，脾虚便溏；外用治白癜风。补不足，益气力，去面皯，久服明目，轻身延年。

为旋花科寄生性蔓草植物菟丝子的种子。秋季采成熟种子，晒干。炮制：菟丝子，菟丝饼，炒菟丝子，盐菟丝子，酒菟丝子。内服煎 8～15 g，或入丸、散。阴虚火旺、阳强、大便燥结之证忌用。

药理作用：①能增强心脏收缩力，减慢心率，增加冠状动脉血流量，减少心肌耗氧量，对心肌缺血有保护作用。②可减轻骨髓循环障碍，改善骨髓造血功能。③促进下丘脑-垂体-性腺轴功能，促进卵胞发育，兴奋子宫，提高应激大鼠雌二醇、黄体酮水平；对精子活动有明显的促进作用，有抗不育、助阳和增强性活力作用。④增加非特异性抵抗力作用，提高小鼠腹腔巨噬细胞吞噬能力，促进淋巴细胞转化，提高活性 E-玫瑰花结形成率和促进抗体形成。⑤有抗氧化、抗衰老作用，能延长小鼠负重游泳时间，增强耐缺氧能力，改善脑缺血所致的记忆障碍。⑥对神经细胞有营养作用。⑦有显著的保肝作用。⑧有抗肿瘤作用。⑨有抗菌、抗病毒、抗炎作用。⑩有抗白内障及明目作用。⑪有抗骨质疏松作用。⑫有促进黑素生成作用。

生地、熟地

生地《神农本草经》

味甘、苦，性微寒。入心、肝、肾经。主滋阴清热，凉血补血；治热入营血，温毒发斑，热病烦渴，骨蒸劳热，盗汗，消渴，血热所致的吐血、崩漏、尿血、便血，血虚萎黄，眩晕心悸，血少经闭，痿痹不仁，绝筋跌伤。填骨髓，长肌肉，久服轻身延年。

为玄参科草本植物地黄的块根，《神农本草经》名"干地黄"。秋末冬初采挖块根，除去茎叶、须根，洗净泥土，即为鲜地黄。直接置焙床上缓缓烘焙，须经常翻动，至内部逐渐干燥而颜色变黑，全身柔软，外皮变硬时即为生地黄，切片。炮制：生地黄，炒生地，生地黄炭。内服煎 10～15 g，大剂量可用至 30 g，亦可熬膏或入丸、散，或浸润后捣绞汁饮；外用适量捣敷。脾虚有痰湿、腹满便溏及阳虚者慎用。

药理作用：①生地黄流浸膏对蛙心的收缩力有显著增强作用，对衰弱的心脏更显著。②生地对肾性高血压有明显的降血压、降低病死率的作用，对血压有双向调节作用。③生地黄、熟地黄、生地炭、熟地炭的水煎剂都能明显缩短凝血时间；地黄既有止血作用，又有抗凝血作用，其机制有待进一步研究。④生地黄能促进造血功能，升高白细胞。⑤地黄能降低正常血糖和由肾上腺素、氯化铵引起的高血糖。⑥生地黄对肾线粒体有保护作用，改善肾功能。⑦怀地黄有明显镇静作用，其作用部位可能在大脑皮层；对戊巴比妥钠的催眠效应产生协同作用。⑧有抗炎、抗过敏作用。⑨地黄水浸剂对须毛癣菌、石膏样小孢子癣菌、羊毛状小孢子癣菌及奥杜盎小孢子癣菌等多种真菌有抑制作用。⑩地黄能促进肾上腺皮质激素的合成，防止肾上腺皮质萎缩。⑪地黄的抗肿瘤作用与增加免疫功能有关，地黄具有促进机体淋巴母细胞转化、增加 T - 淋巴细胞数的作用，能增强网状内皮系统的吞噬功能，促进免疫功能低下者的体液免疫功能。⑫生地黄还有抗氧化、抗衰老、雌激素样作用。⑬有保护胃黏膜作用。

熟地《本草图经》

味甘，性微温。入肝、肾经。主养血滋阴，益精填髓；治血虚萎黄，头晕心悸，潮热盗汗，消渴，遗精，阳痿，月经不调，不孕不育，崩漏，腰膝酸软，耳鸣耳聋，须发早白。久服轻身延年。

为玄参科草本植物地黄的块根，地黄经反复蒸晒后为熟地黄。炮制：熟地黄，酒制熟地，蒸制熟地，姜制熟地，砂仁制地黄，熟地炭。内服煎 10～30 g，或入丸、散、膏、酒剂。脾虚、腹满、便溏、气滞痰多者忌服。

药理作用：①熟地黄可促进贫血动物红细胞、血红蛋白的恢复，加快多能造血干细胞（CFU - S）、骨髓红系造血祖细胞（CFU - E）的增殖、分化作用。②熟地黄能显著抑制肝脏坏死灶，抑制脂肪肝。③抑制高脂血症，抑制纤溶酶原的激活，抗血栓形成。④熟地黄对受抑制的巨噬细胞功能有明显保护作用，增加外周血白细胞、淋巴细胞、T 细胞；对抗体形成细胞有抑制作用。⑤对肺腺癌、胃癌、宫颈癌有抑制作用。⑥酒熟地黄及蒸熟地黄都有显著降压作用，收缩压和舒张压均显著下降。⑦有抗氧化、抗衰老作用。⑧能增强学习记忆能力。⑨不仅能改善阴虚症状，并能调节异常的甲状腺激素状态。⑩有镇静、抗焦虑、延长睡眠时间作用。

鹿角胶、鹿茸、鹿角

鹿角胶《神农本草经》

味甘、咸，性温。入肝、肾经。主补益精血，安胎止血；治虚劳羸瘦，头晕耳鸣，腰膝酸软，肾虚腰痛，阳痿滑精，吐血，衄血，咯血，尿血，宫寒不孕，崩漏带下，止痛安胎，治阴疽。久服轻身延年。

鹿角胶为梅花鹿或马鹿的角经煎熬制成的固体胶，《神农本草经》名"白胶"。内服烊化兑服5~10 g，或入丸、散、膏剂。阴虚阳亢及火热内蕴者禁服。

药理作用：①可诱发大鼠阴茎勃起，对精囊和前列腺有增重作用。②对人体的淋巴母细胞转化有促进作用，效果较大肠菌脂多糖强。③能增加周围血液中的红细胞、白细胞和血小板。④促进钙的吸收和体内的潴留，使血中钙略有增高，钙能降低毛细血管通透性，使渗出减少，有消炎、消肿和抗过敏作用。⑤对豚鼠进行性肌营养障碍症有显著的防治作用。

鹿茸《神农本草经》

味甘、咸，性温。入肝、肾经。主壮元阳，益精血，强筋骨，托疮毒；治肾阳虚，阳痿滑精，宫冷不孕，虚劳羸瘦，神疲畏寒，眩晕，耳鸣耳聋，腰背酸痛，筋骨软弱，小儿五迟，崩漏带下，阴疽内陷。常服益气强志，生齿不老。

鹿茸为雄性梅花鹿或马鹿尚未骨化、密生绒毛的幼角。夏、秋二季锯取鹿茸，经加工后，阴干或烘干。炮制：鹿茸片，鹿茸粉，乳鹿茸，酒鹿茸。内服研粉冲服1~3 g，或入丸、酒剂。凡阴虚阳亢，血分有热，胃火盛，肺有痰热，外感热病均忌服。

药理作用：①能使心脏活动明显增强，心缩幅度增大，心率加快，每搏输出量增加，抗心律失常，对缺血性心肌损伤有保护作用；大剂量鹿茸使心缩幅度变小、心率减慢，并使外周血管扩张，血压降低。②能促进神经元细胞增殖，提高学习和记忆能力。③能提高机体能力，改善睡眠和食欲，并降低肌肉的疲劳；能显著提高大白鼠脑、肝、肾等组织的耗氧量。④对长期不易愈合和新生不良的溃疡、伤口，能增强其再生过程，并促进骨折的愈合。⑤有促性激素样作用，增加血浆中黄体生成素和睾酮的含量，增加前列腺和精囊重量，使雌性小鼠阴道角化细胞和上皮细胞显著增多。⑥鹿茸乙醇提取物能明显促进亮氨酸和尿嘧啶核苷掺入加速老化小鼠肝和肾组织的蛋白质和 RNA 合成，肝细胞核的 RNA 合成也明显增加。⑦有抗氧化、抗应激、延缓衰老作用。⑧鹿茸多糖对胃溃疡有明显的抑制作用。⑨鹿茸多糖也可明显增强小鼠的网状内皮系统的吞噬功能，增强 LAK 细胞活性。⑩提高离体子宫的张力并加强其节律性收缩。⑪对单胺氧化酶有抑制作用。⑫有抗肿瘤作用。⑬有抗炎作用。

鹿角《神农本草经》

味咸，性温。入肾、肝经。主补肾阳，益精血，强筋骨，行血消肿；治腰脊冷痛，阳痿，遗精，崩漏，带下，尿频，阴疽疮疡，乳痛，跌打瘀肿，筋骨疼痛。

鹿角为雄性梅花鹿或马鹿已经骨化的角或锯茸后翌年春季脱落的角基。割取或拾取后，风干，切片，入药。炮制：鹿角片，鹿角粉。内服煎 5～10 g，或研末 1～3 g，或入丸、散。阴虚火旺者禁服。

药理作用：①对雌二醇引起的小鼠乳腺增生有抑制作用，对己烯雌酚所致乳腺增生的大鼠催乳素升高有抑制作用；还有抑制小鼠乳腺癌作用。②可降低骨质疏松大鼠血清碱性磷酸酶，有抗骨质疏松作用。③抗炎作用，可使大鼠肝和脑组织中线粒体的单胺氧化酶（MAO）活性被明显抑制。④鹿角提取物可增强巨噬细胞吞噬能力，促进 T 细胞增殖。⑤鹿角提取物可使氟烷轻度麻醉狗每搏输出量明显增加。

蓬蘽、覆盆子

蓬蘽《神农本草经》

味甘、酸，性微温。入肝、肾经。主补肝肾，缩小便，安五脏，益精气；治头目眩晕，阳痿，不育，多尿。久服轻身，黑发，不老。

为蔷薇科悬钩子属植物灰白毛莓的果实。秋季采取成熟果实，晒干，生用。内服煎 6~15 g。

覆盆子《名医别录》

味甘、酸，性微温。入肝、肾、膀胱经。主补肝肾，益精气，缩小便，长阴令坚；治阳痿早泄，遗精滑精，宫冷不孕，带下清稀，尿频，遗溺，目视昏暗，须发早白。强志倍力，令人有子，久服轻身不老。

为蔷薇科悬钩子属木本植物华东覆盆子的干燥果实。夏初果实由绿变绿黄时采收，略烫后，晒干。炮制：覆盆子，盐覆盆子，酒覆盆子。内服煎 5~10 g，阴虚火旺、小便短赤者慎用。

药理作用：①有清除自由基、抗衰老作用。②有增强免疫功能、促进淋巴细胞增殖、促进胸腺细胞物质合成的作用。③因增强下丘脑－垂体－性腺轴功能而具有延年益寿之功，可升高睾酮水平，还有雌激素样作用。④可抑制葡萄球菌，对霍乱弧菌也有抑制作用。⑤有抗诱变作用。⑥有抗肿瘤活性。

补骨脂《药性论》

味辛、苦，性温。入肾、脾经。主补肾助阳，纳气平喘，温脾止泻，固精缩尿；治肾阳不足，虚寒腰痛，阳痿，遗精，遗尿，尿频，五更泻，虚喘，白癜风，银屑病，须发早白。久服轻身延年。

为豆科草本植物补骨脂的成熟果实，又名"破故纸"。秋季果实成熟时采收果序，晒干，搓出果实，入药。炮制：补骨脂，盐补骨脂。内服煎 6~15 g，或入丸、散。热证及虚火、湿热者均不宜服。

药理作用：①能扩张冠状动脉，增加心肌营养性血流量，对急性心肌缺血有保护作用。②对由组胺引起的气管收缩有明显舒张作用。③光敏作用，补骨脂加黑光疗法对皮肤常见致病性真菌和细菌有抑制作用，促进皮肤黑色素的合成，治疗白癜风。④促进骨细胞增殖，抗骨质疏松。⑤有显著增强机体免疫功能的作用。⑥对肺癌、白血病、乳腺癌、小鼠肉瘤有高效抑制作用。⑦抗前列腺增生作用。⑧抗早孕和雌激素样作用，能增加阴道角化和子宫重量。⑨有护肝及清除自由基、抗衰老作用。⑩升高白细胞作用。⑪对阴道毛滴虫有较强的杀灭作用。⑫抗菌谱广，抗真菌谱也广。⑬有肝药酶诱导及加快经肾排泄药物的作用。

龙眼肉《神农本草经》

味甘，性平。入心、脾经。主补心脾，益气血，安心神；治虚劳，惊悸，怔忡，健忘，失眠，血虚萎黄，厌食，月经不调，崩漏。久服强魂魄，通神明，轻身不老。

为无患子科龙眼属乔木植物龙眼的假种皮。夏秋季采摘成熟果实，干燥，除去壳、核，晒至干爽不黏，生用。内服煎 10~15 g，大剂 30~60 g，或熬膏、浸酒，或入丸、散。内有痰火、湿阻中满、停饮者忌服。

药理作用：①有抗衰老、抗自由基及增加 T 细胞功能的作用。②有抗肿瘤作用，对子宫颈癌有抑制作用。③有抗菌作用，对皮肤真菌、痢疾杆菌有抑制作用。④可抗应激，促进生长发育，增强体质，增加小鼠脾脏重量。⑤雌性大鼠腹腔注射龙眼肉能降低血浆中催产素、雌三醇、睾酮含量，提高孕酮、促卵胞素含量。⑥其他有补血、镇静、抗焦虑作用。

山茱萸《神农本草经》

味酸、涩，性微温。入肝、肾经。主补肝肾，涩精气，固虚脱；治头晕目眩，耳聋耳鸣，腰腿酸软，阳痿遗精，遗尿、尿频，崩漏带下，肝虚寒热，虚汗不止，惊悸，气虚不足以息。久服轻身长年。

为山茱萸科木本植物山茱萸的成熟果肉。秋末冬初果皮变红时采收果实，用文火烘或置沸水中略烫后，及时除去果核，干燥。炮制：山茱萸，酒茱萸，蒸山萸。内服煎 6～10 g，或入丸、散。命门火炽、湿热、小便涩少者忌服。

药理作用：①有抗菌、抗炎、镇痛作用，能抑制金黄色葡萄球菌的生长，抑制伤寒沙门菌、志贺菌属，而对大肠埃希菌则无效。②有降低餐后血糖作用，升高进餐后血浆胰岛素水平，促进胰岛增生，对抗肾上腺素性高血糖。③具有双向调节免疫作用，降低小鼠的胸腺指数，对肝脏、脾脏影响不显著，抑制免疫排斥反应；促进小鼠淋巴细胞、IL-2 生成和 LAK 细胞增殖，显著升高血清 IgG 含量。④防治心衰，有明显抗心律失常作用；对抗失血性休克。⑤抗衰老、抗氧化作用，增强体力，抗疲劳，增加记忆力。⑥明显增加血红蛋白含量，促进白细胞增殖。⑦有抗肠管痉挛作用。⑧对大脑皮层神经元细胞有保护作用，对局灶性脑缺血有治疗作用，改善认知能力。⑨有利尿、降血压作用。⑩有抗癌作用。⑪有抑制血小板聚集、降低血黏度作用。

黑脂麻、芝麻叶

黑脂麻《神农本草经》

味甘，性平。入肝、脾、肾经。主补益肝肾，养血益精，润肠通便；治伤中虚羸，头晕耳鸣，腰腿酸软，须发早白，肌肤干燥，肠燥便秘，妇人乳少；外用治疮疹，风癞痹疡，小儿瘰疬，烫火伤，痔疮。益气力，长肌肉，久服黑发、轻身不老。

为胡麻科脂麻属植物脂麻的干燥黑色成熟种子，又名黑芝麻。注：《神农本草经》名"胡麻"，据吴征镒、王锦秀、汤彦承研究，脂麻是中国原产植物，又名巨胜。胡麻是外来品种，就是亚麻。秋季打下种子晒干。炮制：黑脂麻，炒黑脂麻。内服煎 9～15 g，或入丸、散。便溏者慎服。

药理作用：①可降低血糖，增加肝脏及肌肉中糖原的含量；亦可显著降低血脂，可防治冠状动脉硬化，对心血管有保护作用。②可增加肾上腺中抗坏血酸及胆固醇含量，肾上腺皮质功能受到某种程度的抑制；另有报道，黑脂麻具有改善肾功能，保护肾脏的作用。③芝麻油涂布皮肤黏膜，有减轻刺激、促进炎症恢复等作用。④保肝作用，可降低丙氨酸氨基转移酶、门冬氨酸氨基转移酶。⑤有抗衰老作用。⑥有降血压作用。⑦有抗肿瘤、抗癌作用。

芝麻叶《神农本草经》

味甘，性寒。主五脏邪气，补脑髓，坚筋骨；治风寒湿痹，崩中，吐血。久服耳目聪明，不饥不老增寿。

为胡麻科脂麻属植物脂麻的叶，《神农本草经》名"青蘘"。6～8月采芝麻叶，晒干，入药。内服煎 20～60 g，或捣汁服，或做菜食用。

牛膝、川牛膝

牛膝《神农本草经》

味苦、酸，性平。入肝、肾经。主补肝肾，强筋骨，活血通经，引血（火）下行；治腰膝酸痛，下肢痿软，血滞经闭，痛经，产后血瘀腹痛，破症瘕，落死胎，热淋，血淋，跌打肿痛，痈肿恶疮；引火下行，治牙疼、口疮、肝阳头痛。久服轻身耐老。

为苋科牛膝属植物牛膝的干燥根。冬季采根，除去须根，晒干，切片。炮制：牛膝，酒牛膝，盐牛膝。内服煎 5～15 g，或入丸、散、酒剂。凡中气下陷，脾虚泄泻，梦遗滑精，月经过多及孕妇忌服。

药理作用：①牛膝所含蜕皮甾酮具有较强的蛋白质合成促进作用。②牛膝煎剂有抗炎作用，有显著的镇痛作用。③牛膝水煎剂对心脏有一定的抑制作用，有短暂的降压作用，血压下降时伴有呼吸兴奋。④牛膝总皂苷有明显兴奋大鼠子宫平滑肌的作用，为规则的节律性收缩，很少出现痉挛性收缩。⑤牛膝总皂苷对大白鼠有抗生育、抗着床及堕胎作用。⑥有改善肝功能、降低血黏度作用。⑦有降低血浆胆固醇、抗动脉粥样硬化作用。⑧有抗肿瘤活性及免疫增强作用。⑨升高血清骨钙素，有抗骨质疏松作用。⑩可降血糖，对糖尿病肾有保护作用。⑪有神经保护作用，降低脑梗死百分比。⑫有轻度利尿作用。⑬有延缓衰老的作用。

川牛膝《药物资料汇编》

味甘、微苦，性平。入肝、肾经。主逐瘀通经，祛风除湿，利尿通淋；治血瘀经闭，痛经，症瘕，胞衣不下，跌扑损伤，风湿痹痛，足痿筋挛，尿血，血淋。久服轻身。

为苋科川牛膝属植物川牛膝的干燥根。秋、冬二季采挖，除去芦头、须根，烘或晒干，切片。炮制：川牛膝，酒川牛膝，盐川牛膝。内服煎 6～10 g，或入丸、散、酒剂。月经过多及孕妇禁服，梦遗滑精者忌用。

药理作用：①对大白鼠有抗生育、抗着床作用；川牛膝流浸膏对未孕猫的子宫有弛缓作用，但对已孕子宫则有强力的收缩作用。②有蛋白质同化作用，本品所含昆虫变态甾体激素具有强的蛋白质合成促进作用。③有降血糖和保肝作用，促进胆汁分泌。④所含的杯苋甾酮具有雌激素活性，未成熟大鼠服药后子宫重量增加，但对卵巢重量影响不大。⑤改善血液流变学，改善微循环。⑥有降血脂作用。⑦可抗氧化，可能有延缓衰老的作用。

杜仲《神农本草经》

味甘、微辛，性温。入肝、肾经。主补肝肾，强筋骨，安胎；治阳痿，尿频，小便余沥，腰脊痛，风湿痹痛，习惯性流产，除阴下湿痒。久服轻身耐老。

为杜仲科属乔木植物杜仲的干燥树皮。选 10 ~ 20 年的老树，取皮后刮去粗皮，堆置"发汗"至内皮呈紫褐色，晒干。炮制：杜仲，盐杜仲。内服煎 6 ~ 15 g，或入丸、散、酒剂。阴虚火旺者慎服。

药理作用：①有中枢镇静作用。②能抑制迟发型超敏反应，使 T 细胞百分比明显回升，激活单核巨噬细胞的吞噬活性，提高网状内皮系统的吞噬功能。③可有促进肝糖原堆积，使血糖增高；另有报道可增强糖酵解酶活性，改善胰岛素抵抗，发挥降血糖作用；使皮质醇分泌增加，并释放入血液中。④阻碍肝中脂肪酸和胆固醇的合成，有降血脂作用。⑤能对抗垂体后叶素对子宫的兴奋作用。⑥有兴奋垂体 – 肾上腺皮质系统作用。⑦对小鼠 S180 实体瘤、白血病有明显抑制作用，有增强荷瘤小鼠细胞免疫功能的作用；另有报道，杜仲可使小鼠胸腺萎缩。⑧杜仲水煎剂有明显的降血压作用。⑨有抗炎、抗菌、抗病毒作用。⑩增强白鼠抗冻能力及耐缺氧能力。⑪可使血浆中 cAMP 和 cGMP 含量升高，对环核苷酸代谢有调节作用。⑫有抗氧化、抗衰老作用。

沙苑子《本草图经》

味甘，性温。入肝、肾经。主补肝明目，益肾固精；治肾虚腰痛，遗精早泄，小便频数，遗尿，尿血，白浊带下，眩晕，目暗昏花。久服益气，养血脉，轻身耐老。

为豆科植物扁茎黄芪或华黄芪的干燥成熟种子。秋末冬初果实成熟尚未开裂时采割植株，晒干，打下种子，除去杂质，入药。炮制：沙苑子，盐沙苑子。内服煎 10～20 g。本品温补固涩，阴虚火旺及小便不利者慎用。

药理作用：①能增强机体免疫力，提高特异性和非特异性免疫功能，增加胸腺和脾脏重量。②有抗疲劳作用。③可明显降低血压，减慢心率，增加脑血流量，改善血液流变学指标。④显著降低胆固醇、甘油三酯水平。⑤有保肝作用。⑥有镇静、镇痛作用。⑦有抗肿瘤作用。⑧有抗炎、抗利尿作用。

巴戟天《神农本草经》

味辛、甘，性微温。入肝、肾经。主补肾阳，壮筋骨，祛风湿；治肾虚阳痿，遗精早泄，少腹冷痛，小便不禁，宫冷不孕，大风邪气（风湿痹），腰膝酸软，风湿脚气。安五脏，补中，增志，益气轻身耐老。

为茜草科藤本植物巴戟天的干燥根。秋冬季采根，除去须根，晒至六七成干，轻轻捶扁，晒干。炮制：巴戟天，盐巴戟天，酒制巴戟天，甘草制巴戟天。内服煎 6～15 g，或入丸、散、酒、膏剂。阴虚火旺及湿热者忌服。

药理作用：①可抗抑郁、抗衰老、增强学习记忆能力。②有抑制小鼠胸腺萎缩及增加血中白细胞数的功能，促进胸腺T淋巴细胞增殖，增强细胞免疫功能。③能增加血中黄体生成素含量，提高活精子率，其活性是增强下丘脑－垂体－性腺轴功能所致。④能增加血中皮质酮，与下丘脑－垂体－皮脂腺轴受刺激有关，有促肾上腺皮质激素样作用。⑤有增重和抗疲劳、抗应激作用。⑥直接促进造血干细胞增殖和分化，有补血作用。⑦促进骨细胞生长作用。⑧有抗癌作用。⑨有抗心肌缺血再灌注损伤、抗缺血性脑损伤作用。⑩有降血压作用。⑪有安定与利尿作用。

鹿衔草《神农本草经》

味甘、苦，性平。入肾、肝、肺经。主补肾强骨，祛风除湿，止咳，止血；治肾虚腰痛，风寒湿痹，腰膝无力，惊悸，月经过多，新久咳嗽，吐衄、咯血，虚劳，泻痢，痈肿。久服轻身延年。

为鹿蹄草科植物鹿蹄草或普通鹿蹄草、日本鹿蹄草、红花鹿蹄草的干燥全草，《神农本草经》名"薇衔""麋衔"。全年均可采挖，将全草连根挖出，晒至叶片较软时，堆置至叶片变紫褐色，再晒干，切段，入药。内服煎 10 ~ 15 g；外用鲜品捣敷，或干品研末外敷，或煎水洗。

药理作用：①鹿衔草浸剂增加心肌收缩力，对心肌缺血有保护作用，使血管扩张，血压下降，有抗心律不齐作用。②对金黄色葡萄球菌、溶血性链球菌、肺炎球菌、脑膜炎球菌、福氏志贺菌、伤寒沙门菌及铜绿假单胞菌等有抑制作用，对变形杆菌、宋氏志贺菌及大肠埃希菌也有抑制作用。③有明显的抗炎作用。④能提高活性 E 玫瑰花结形成，促进淋巴细胞转化，促进免疫。⑤有抗氧化、清除自由基的作用。⑥可降低甘油三酯。⑦有促进骨细胞增殖作用。⑧有抗肿瘤作用。⑨对肾性蛋白尿有抑制作用。⑩避孕作用，可抑制发情期，引起子宫与卵巢萎缩。

肉苁蓉《神农本草经》

味甘、咸，性温。入肾、大肠经。主补肾益精，润燥滑肠；治肾阳虚衰，阳痿早泄，白浊，尿频余沥，腰痛脚弱，耳鸣耳聋，健忘失眠，月事衍期，宫寒不孕，肠燥便秘，五劳七伤。养五脏，久服轻身耐老。

为列当科草本植物肉苁蓉的干燥带鳞叶的肉质茎。多于春季 4～5 月采肉质茎，晒、晾干，切片。炮制：肉苁蓉，酒肉苁蓉，黑豆制肉苁蓉等。内服煎 10～15 g，或入丸、散、酒剂。相火旺，便溏者忌服；实热便秘者不宜用。

药理作用：①有抗衰老、抗氧化作用。②对小鼠的体液及细胞免疫均有增强作用。③能增强下丘脑－垂体－卵巢的促黄体功能，促进代谢，有强壮作用，可增强体力和肌力；促进小鼠唾液的分泌。④有雄性激素样作用，改善性功能。⑤能显著提高小鼠小肠推进度，能增强肠蠕动，对大肠的水分吸收具有抑制作用，有通便作用。⑥有降血压作用。⑦有抗辐射作用。⑧可改善学习记忆能力，抗老年痴呆。

仙茅 《海药本草》

味辛，性温。入肾、肝、脾经。主温肾阳，壮筋骨；治阳痿精冷，遗尿尿频，腰膝酸痛，筋骨软弱，脾肾阳虚，腹痛冷泻，更年期综合征。常服轻身耐老，明耳目，益颜色。

为石蒜科多年生草本植物仙茅的干燥根茎。秋冬采挖根茎，晒干，切片。内服煎 3～10 g，或入丸、散、酒剂。阴虚火旺者慎服，不宜久服。

药理作用：①仙茅苷可促进巨噬细胞增生并提高其吞噬功能，仙茅对免疫受抑制小鼠的 T 淋巴细胞降低有明显的改善作用，仙茅水提物促进抗体生成并延长其功效，增加胸腺、脾脏重量。②有显著的镇痛和解热作用。③有镇静、明显延长睡眠、抗惊厥的作用。④能使卵巢重量、子宫重量明显增重，血浆黄体生成素水平明显增高。⑤有雄性激素样作用，增加小鼠包皮腺、精囊、前列腺重量。⑥有明显的抗缺氧、抗高温、抗衰老作用。⑦有抗炎、抗菌作用，对金葡菌、史氏、福氏、宋氏志贺菌有抑制作用。⑧有升高红细胞膜 $Na^+ - K^+ - ATP$ 酶活性的作用。⑨仙茅的丙酮提取物对艾氏腹水癌有抑制作用，对癌细胞的糖代谢有干扰功效。⑩仙茅水提取液可扩张冠脉，强心，显著增加心率。⑪有抗骨质疏松作用。⑫有降血糖作用。

狗脊《神农本草经》

味苦、甘，性温。入肝、肾经。主补肝肾，强腰脊，祛风湿；治肾虚腰痛脊强，足膝软弱无力，周痹，寒湿膝痛，遗尿，遗精，白带过多；常服颇利老人。

为蚌壳蕨类植物金毛狗脊的干燥根。秋冬季挖根，去毛切片，干燥。炮制：生狗脊，熟狗脊，砂烫狗脊。内服煎 10 ~ 15 g，或入丸、散、膏剂。阴虚有热，小便不利，尿黄者慎用。

药理作用：①有抗骨质疏松的作用，可减少骨丢失，促进骨形成。②有增加心肌血流量的作用。③狗脊毛茸有止血作用，狗脊内服有活血作用。④狗脊炮制品有抗血小板聚集作用，以砂烫狗脊作用强度最大。⑤有抗癌作用，可延长生存时间。⑥有抗炎、镇痛、抗风湿作用。⑦有保肝作用。⑧有清除自由基，抗氧化作用。

淫羊藿《神农本草经》

味辛，甘，性温。入肝、肾经。主补肾壮阳，祛风除湿；治阳痿不举，遗精，虚冷不育，尿频失禁，半身不遂，腰膝无力，风湿痹痛，肢体麻木；坚筋骨，治虚喘。久服益气力，耐老强志。

为小檗科草本植物淫羊藿、心叶淫羊藿或箭叶淫羊藿等的茎叶。夏、秋采收，割取茎叶，除去杂质，晒干。炮制：淫羊藿，制淫羊藿（羊脂、酥油、酒、炒制等）。内服煎 3 ~ 9 g，大剂用至 15 g，或入丸、散、浸酒、熬膏。阴虚相火易动者忌服。

药理作用：①能明显提高性机能，提高血浆睾酮含量。②有镇咳、祛痰、平喘作用，对豚鼠组胺性哮喘有保护作用。③对白葡菌、金葡菌有较显著的抑制作用，对卡他莫拉菌、肺炎球菌、流感嗜血杆菌、结核分枝杆菌有轻度抑制作用，对脊髓灰质炎病毒、柯萨奇病毒 A9、B4、B5 型及 ECHO 病毒 6、9 型等均有抑制作用。④有降压作用，显著增加冠脉流量，降低心肌耗氧量。⑤有抗肿瘤作用。⑥有明显降血糖作用，降低 β-脂蛋白及胆固醇、甘油三酯。⑦有抗炎、抗过敏作用。⑧可促进淋巴细胞增殖，提高小鼠血清溶血素抗体水平，促进植物血凝素（PHA）刺激的淋巴细胞转化反应，增强腹腔巨噬细胞的吞噬功能。⑨淫羊藿煎剂抑制血小板聚集，使全血比黏度明显降低，抗血栓形成。⑩可使骨髓细胞增殖，有抗骨质疏松作用。⑪还有抗缺氧、抗衰老，改善学习记忆作用。⑫降低脑血管阻力，有镇静、催眠作用，还有局麻作用。

蛇床子《神农本草经》

味辛、苦，性温。入脾、肾经。主温肾助阳，祛风，燥湿，杀虫；治男子阳痿，妇人阴中肿痛，宫寒不孕，湿痹腰痛，风湿痹痛，寒湿带下，阴囊湿痒，湿疮，疥癣。久服轻身长年，好颜色，令人有子。

为伞形科蛇床属草本植物蛇床的干燥成熟种子。夏秋季打下成熟果实，晒干。炮制：蛇床子，炒蛇床子。内服煎 3 ～ 9 g，或入丸、散；外用配成洗剂或栓剂。湿热带下及阴虚火旺者忌服。

药理作用：①有抗滴虫作用，可杀灭孑子。②对发癣菌、大肠埃希菌有抑制作用，其花椒毒酚具有显著的抗霉菌作用。③有雄性激素样作用，还有促性腺激素样作用；能延长动情期，缩短动情间期，增加卵巢及子宫重量，有类似雌性激素样作用。④能祛痰、扩张支气管，显著增高呼气高峰流速值，改善肺部通气功能，对组胺性喘息有保护作用。⑤有抗心律失常作用，对小鼠室颤有预防治疗作用；有抑制心脏、扩张血管的作用。⑥有镇静、抗焦虑作用，增强学习记忆功能。⑦有拮抗激素引起的骨质疏松作用。⑧有增强免疫功能的作用。⑨抗诱变、抗变态反应。⑩能降低脂肪肝中的脂肪量，有保肝作用。⑪有抗肿瘤作用。⑫有抗氧化作用。⑬促进肾上腺皮质激素、促甲状腺素水平。

锁阳《本草衍义补遗》

味甘，性温。入肾、脾、大肠经。主补肾壮阳，益肠通便；治肾虚阳痿，遗精早泄，下肢痿软，虚人便秘。久服轻身延年。

为锁阳科属草本植物锁阳的肉质茎。春秋两季采收，挖出后，除去花序，切段晒干。炮制：锁阳，盐锁阳。内服煎 5～15 g，或入丸、散。阴虚火旺、脾虚泄泻及实热便秘者禁服，长期服用，亦可致便秘。

药理作用：①对非特异性免疫功能、细胞免疫和体液免疫均有增强作用，在免疫受抑制状态下尤为明显。②盐锁阳含有性激素样成分，对睾丸、附睾及包皮腺的功能有显著促进作用，促进动物性成熟；而锁阳对以上功能有抑制作用。含有7种人体必需微量元素。③锁阳溶液能兴奋肠管，增加肠蠕动，其润肠通便作用可防治老年便秘。④锁阳水提物对糖皮质激素有双向调节作用，可提高下丘脑－垂体－肾上腺皮质轴受抑制小鼠的皮质醇水平，促进肾上腺皮质分泌的功能，又有肾上腺皮质激素样作用。⑤有抗脑缺氧、抗应激、抗疲劳作用。⑥有抗氧化、抗衰老作用。⑦有抑制血小板聚集作用。⑧有抑制人类免疫缺陷病毒增殖的作用。⑨锁阳水浸液有降低血压、促进唾液分泌作用。

续断 《神农本草经》

味苦、辛，性微温。入肝、肾经。主补肝肾，续筋骨，调血脉；治腰背酸痛，肢节痿痹，跌扑损筋折骨，妇人胎动漏红、血崩带下，男子遗精，痈疽疮肿。久服益气力耐老。

为川续断科草本植物川续断的干燥根。秋冬季采挖，除去根头及须根，烘干或晒干。炮制：续断，炒续断，酒续断，盐续断，炭续断。内服煎 6 ~ 15 g，或入丸、散。风湿热痹及因怒气郁者忌用。

药理作用：①可显著抑制子宫收缩，对抗催产素诱发的妊娠子宫收缩。②促进巨噬细胞吞噬功能，续断多糖有抗补体活性和刺激淋巴细胞有丝分裂的作用。③有促进骨折损伤愈合的作用。④有抗骨质增生作用。⑤有抗菌、抗炎作用。⑥有增强记忆、耐缺氧、抗衰老作用。⑦对神经有保护作用，能提高细胞生产率。⑧有抗维生素 E 缺乏症的作用。⑨对痈疡有排脓、止血、镇痛、促进组织再生的作用。

桑寄生、桑葚子、槲寄生

桑寄生 《神农本草经》

味苦、甘，性平。入肝、肾经。主补肝肾，强筋骨，除风湿，通经络，安胎；治腰膝酸痛，筋骨痿弱，肢体偏枯，脚气，风湿痹痛，小儿背强，头昏目眩，崩漏，胎漏，胎动不安，产后乳汁不下，痈肿。常服充肌肤，坚发齿，长须眉。

为桑寄生科植物桑寄生、四川寄生、毛叶纯果寄生的枝叶，《神农本草经》名"桑上寄生"。冬季采割，切段，干燥入药。内服煎 10 ~ 15 g；或入散剂、浸酒，或捣汁服。

药理作用：①可对抗脑垂体后叶素，有降血压作用，但持续时间很短，且易产生急速耐受性；还有舒张冠状血管的作用。②有镇静、镇痛作用，抑制小鼠因咖啡因引起的运动性兴奋。③有利尿作用，增加剂量时作用显著。④抗菌、抗病毒作用，对伤寒沙门菌、葡萄球菌有抑制作用；对脊髓灰质炎病毒、柯萨奇及其他肠道病毒有显著抑制作用。⑤有抑制骨质增生作用。⑥能提高 T 细胞数量与增强 T 细胞功能的作用。⑦有降血脂作用。

桑葚子《新修本草》

味甘、酸，性寒。入心、肝、肾经。主滋阴养血，生津，润肠；治肝肾不足和血虚精亏的头晕目眩，腰酸耳鸣，须发早白，失眠多梦，津伤口渴，消渴，肠燥便秘。久服轻身通神不老。

为乔木植物桑树的干燥果穗。5～6月当桑的果穗变红色时采收，晒干或蒸后晒干，入药。内服煎 10～15 g，或入丸、散、膏、酒剂。脾虚腹泻者慎用。

药理作用：①可显著增加 T 淋巴细胞和 B 淋巴细胞数，提高巨噬细胞吞噬百分率和吞噬指数，能使脾脏重量和血清溶菌素含量增加；另有报道，对体液免疫有抑制作用。②具有明显的抗诱变作用。③有降低血清胆固醇、甘油三酯，抗动脉粥样硬化作用。④桑葚果汁能有效清除氧自由基及抗脂质过氧化，延缓衰老，改善与美容有关的生化指标。⑤在胃中能补充胃液的缺乏，增强胃的消化力，还能刺激肠黏膜，使肠液分泌增多，肠蠕动增强。⑥促进造血功能，使红细胞和血红蛋白恢复正常水平。

槲寄生《东北药用植物志》

味苦、甘，性平。入肝、心、肾经。主补肝肾，祛风湿，强筋骨；治风湿痹痛，腰膝酸软，筋骨无力，崩漏经多，胎漏，胎动不安，头晕目眩，胸痹。久服轻身延年。

槲寄生为桑寄生科植物槲寄生的干燥带叶茎枝。冬季及初春采割，除去粗茎，切段，干燥，或用沸水捞过，阴干入药。

内服煎汤 10～15 g，或入丸、散，或浸酒，或鲜品捣汁；外用捣敷。

药理作用：①有扩张冠状血管及强心作用，对抗心肌缺血，促进心肌梗死的修复，抑制心律失常。②有降血压作用。③槲寄生总苷肌内注射抑制血小板聚集，有改善微循环作用。④能抑制肿瘤生长，控制肿瘤转移。⑤通过激活巨噬细胞、促进细胞因子分泌来调节机体免疫功能。⑥有抗衰老、抗氧化作用。⑦有降血糖作用。

枸杞、地骨皮

枸杞《神农本草经》

味甘，性平。入肝、肾、肺经。主滋肾，润肺，补肝，明目；治肝肾亏虚，头晕目眩，目视不清，腰膝酸软，阳痿遗精，血虚萎黄，消渴，虚劳咳嗽。久服坚筋骨，轻身不老。

为茄科落叶灌木植物枸杞或宁夏枸杞的干燥成熟果实。夏、秋二季果实呈红色时采收，热风烘干，或晒干。内服煎 5～10 g，或入丸、散、膏、酒剂。外邪实热，脾虚有湿及泄泻者忌服。

药理作用：①可提高脾 T 淋巴细胞增殖效应，激活巨噬细胞在非特异性抗肿瘤或特异性抗肿瘤过程中的作用，对 IL－2 的活性有增强作用，增强 T 细胞介导的免疫反应与 NK 细胞的活性，明显提高免疫球蛋白和补体活性。②对胃腺癌、宫颈癌均有明显抑制作用。③有抗氧化、抗衰老作用。④有促进正常小鼠造血干细胞增殖，显著增加白细胞数量，促进白细胞回升的作用。⑤有对细胞内遗传损伤有保护作用。⑥有降血糖作用，增加对胰岛素的敏感性，增加肝糖原储备。⑦有降低血清胆固醇、甘油三酯的作用，提高机体的能量代谢。⑧有保肝、抗脂肪肝作用。⑨可使血压降低，呼吸兴奋，对离体兔心呈抑制作用。⑩对生殖系统有保护作用，抑制睾丸生殖细胞的损伤。⑪枸杞子煎剂有抗辐射、抗疲劳作用。

地骨皮《神农本草经》

味甘，性寒。入肺、肝、肾经。主清虚热，泻肺火，凉血；治阴虚劳热，骨蒸盗汗，消渴，小儿疳积发热，肺热咳喘，血热吐衄，尿血，高血压，痈肿，恶疮。

为茄科植物枸杞或宁夏枸杞的干燥根皮。早春或晚秋采挖根茎，取皮切段，晒干，生用。内服煎 9～15 g。脾胃虚寒者慎服，外感风寒发热忌用。

药理作用：①有降血压的作用，并伴有心率减慢和呼吸加快现象。②对发热家兔有显著的解热作用。③有镇痛作用。④地骨皮煎剂可使正常兔血糖降低。⑤有降血脂、抗脂肪肝作用。⑥地骨皮煎剂对伤寒沙门菌、甲型副伤寒沙门菌、福氏痢疾杆菌等有抑制作用。⑦对正常小鼠脾细胞产生白细胞介素 - 2（IL - 2）有抑制作用；对环磷酰胺所致小鼠脾细胞 IL - 2 产生降低和白血病降低有显著提高作用；对硫唑嘌呤所致 IL - 2 异常增高呈抑制作用。⑧地骨皮注射对未孕大鼠与小鼠的离体子宫有显著兴奋作用。⑨对成骨细胞增殖有促进作用。⑩有抗肺损伤作用。⑪有促进伤口愈合的作用。⑫有抗过敏作用。

海马、狗鞭

海马《本草拾遗》

味甘、咸，性温。入肝、肾经。主补肾壮阳，散结消肿；治阳痿，遗精，肾虚喘促，宫冷不孕，积聚瘕块，跌扑损伤；外治痈肿疔疮。常服轻身长年。

为海龙科动物线纹海马、刺海马、大海马、三斑海马或小海马的干燥体。产沿海地区，夏秋二季捕捞，洗净，晒干。炮制：海马，制海马，酒海马。内服煎每次 3～9 g，研末服 1～1.5 g；外用适量，研末敷患处。孕妇及阴虚火旺者忌服。

药理作用：①有性激素样作用，可延长雌小鼠的动情期，使子宫及卵巢重量增加；有雄性激素样作用，其效力较蛇床子、淫羊藿弱，但比蛤蚧强。②有抑制血小板聚集，抗血栓形成作用。③有延缓衰老的作用，抗缺氧、抗疲劳、抗应激。④增强动物的记忆力。⑤有抗肿瘤作用。

狗鞭 《神农本草经》

味咸，性温。入肾经。主温肾壮阳，补益精髓；治阳痿不起，遗精，健忘耳鸣，神思恍惚，腰膝酸软，阴囊湿冷，产后体虚，虚寒带下。令强热大生子。

为雄性狗的带睾丸阴茎，《神农本草经》名"牡狗阴茎"。杀狗时取下，晾干或焙干，或拌以石灰晒干。内服煎 3~9 g，研末 1.5~3 g，入丸、散。阴虚火旺及阳事易举者忌服。

蛤蚧 《海药本草》

味咸，性平。入肺、肾经。主补肺益肾，纳气定喘，助阳益精；治肺肾两虚咳喘气促，劳嗽咯血，肾虚阳痿，遗精滑泻，小便频数。常服轻身长年。

为壁虎科动物蛤蚧的去内脏干燥体。全年均可捕捉，除去内脏，拭净，用竹片撑开，烘干。炮制：蛤蚧，酒蛤蚧。研末服每次 1~2 g，日服 2 次，也可浸酒或清炖服。

药理作用：①有性激素样作用，延长动情期；并使子宫及卵巢重量增加，呈雌激素样作用；可使雄大鼠精囊、睾丸和前列腺增重；而尾增重作用较强，能增强性功能。②蛤蚧醇提物对气管有直接松弛作用，明显抑制哮喘，而蛤蚧水煎剂无效。③增加白细胞的活力，促进吞噬细胞的吞噬功能，能显著增加脾重，增强非特异性免疫功能，对抗泼尼松龙的免疫抑制。④可延长雄雌果蝇寿命及半数致死时间，提高飞翔活力和耐寒力；延长小鼠缺氧存活时间；蛤蚧有抗氧化、抗衰老作用。

⑤有抗炎作用。⑥有抗肿瘤作用，减轻瘤重，显著促进 T、B 淋巴细胞增殖，使荷瘤小鼠增强免疫。⑦有抗炎作用。

冬虫夏草《本草纲目拾遗》

味甘，性温。入肺、肾经。主补肺，益肾，止咳化痰；治痰饮喘嗽，虚喘，劳嗽，咯血，自汗盗汗，阳痿遗精，腰膝酸痛，病后久虚不复。常服轻身延年。

为麦角菌科植物冬虫夏草菌的子座及其寄主蝙蝠蛾科昆虫虫草蝙蝠蛾等的幼虫尸体的复合体。夏至前后采挖，晒干或用微火烘干，生用。内服煎汤 5 ~ 10 g，或 0.3 ~ 0.6 g 入丸、散、胶囊剂；或与鸡鸭炖服，或饮用虫草精口服液。有表邪者慎用。

药理作用：①对体液免疫功能有增强作用，促进单核巨噬细胞及 NK 细胞功能，能增加脾重；促进 IL–2 的生成，诱导 IL–2R 的表达；另有报道，对细胞免疫有抑制现象，能抑制皮肤移植的排斥反应。②可明显延长睡眠时间，有抗惊厥作用。③使心输出量和冠脉流量增加，降低血压，对心肌缺血有保护作用，抗心律失常。④有降低血清胆固醇的作用。⑤促进造血功能，可使小鼠脾巨核细胞增殖，使血中血小板数升高，而且有其正常的超微结构；另有报道，有明显的抗血小板聚集作用。⑥有抗炎、抗菌作用。⑦有抗肿瘤作用，对肉瘤、肺癌、乳腺癌有明显抑制作用。⑧虫草和虫草菌水提液有明显扩张支气管、祛痰平喘作用。⑨虫草具有雄激素样作用，增加精囊重量；也有雌激素样作用，对性功能紊乱有调节恢复作用。⑩有抗自由基、延缓衰老作用。⑪有多方面保护肾功能、减少蛋白尿作用。⑫有保肝、抗肝纤维化作用。

五味子《神农本草经》

味酸、甘，性温。入肺、心、肾经。主收敛固涩，益气生津，宁心安神；治久嗽虚喘，久泻，劳伤羸瘦，自汗盗汗，津伤口渴，心悸失眠，梦遗滑精，尿频遗尿。常服轻身。

为木兰科木质藤本植物五味子或华中五味子的干燥成熟种子。秋季采果实晒干，或蒸后晒干。炮制：五味子，炒、蒸、醋、酒、蜜五味子等。内服煎 3～6 g，或入丸、散、膏剂，或五味子糖浆口服。外有表邪，内有实热，咳嗽初起，麻疹初发者均忌服。

药理作用：①有镇静作用，明显延长睡眠时间，抑制自主活动，改善神经系统功能。②五仁醇能明显促进肝糖原的生成，增加蛋白质合成，在降低 SGPT 的同时，能使肝脏明显增大，减缓肝细胞的慢性损伤，减轻纤维化，增强肝脏的解毒功能。③抑制胃酸分泌，有显著的抗溃疡和利胆作用。④有加强和调节心肌细胞和心脏、肾脏小动脉能量代谢，改善心肌营养，降血压作用。⑤有呼吸兴奋，止咳祛痰作用。⑥有增强细胞免疫的作用，使衰老的胸腺和脾脏增大。⑦有抗氧化、延缓衰老的作用，有促进生殖细胞增生及卵巢排卵的作用。⑧有降血糖作用。⑨有预防动脉粥样硬化作用。⑩有抗过敏作用。⑪可诱发子宫自律性收缩。⑫对炭疽杆菌、葡萄球菌、伤寒沙门菌、副伤寒沙门菌、霍乱弧菌、志贺菌属及皮肤真菌均有抑制作用。⑬有抗肿瘤作用。⑭对大鼠免疫性肾炎有抑制作用。

沙参 《神农本草经》

味甘、微苦，性微寒。入肺、胃经。主养阴清热，润肺化痰，益胃生津；治阴虚久咳，肺热燥咳，劳嗽痰血，干咳痰黏，虚热喉痹，胃阴不足，食少呕吐，津伤口干。久服补中益肺气，利人耐老。

为桔梗科沙参属植物沙参、杏叶沙参、轮叶沙参、云南沙参、泡沙参及其同属数种植物的根，又名"南沙参"。秋季挖根，用竹片刮去外皮，切片，晒干。炮制：沙参，蜜沙参。内服煎 10 ~ 15 g，或入丸、散。风寒咳嗽忌服，反藜芦。

药理作用：①可提高机体细胞免疫和非特异性免疫功能，抑制体液免疫；能明显增高血中淋巴细胞和 T 细胞数，显著增加巨噬细胞吞噬百分率；增加脾重，也可提高淋巴细胞转换率。②有祛痰作用，但作用强度不及紫菀等。③可降低全血黏度和血清、血浆黏度，使红细胞电泳加速。④沙参浸剂有明显强心作用。⑤有抗辐射、抗突变、抗衰老作用。⑥能改善学习记忆功能。⑦对奥杜盎小孢子癣菌、羊毛样小孢子癣菌等皮肤真菌有不同程度的抑制作用。

知母《神农本草经》

味苦、甘，性寒。入肺、胃、肾经。主清热泻火，生津润燥；治温热病高热烦渴，肺热咳嗽，消渴，盗汗，骨蒸劳热，虚烦不眠，遗精，肠燥便秘；下水，补不足。常服轻身。

为百合科知母属植物知母的干燥根茎。春、秋采挖根茎，去须根及外皮，晒干。炮制：知母，盐知母，炒知母，酒知母，麸炒知母。内服煎 6 ~ 12 g，或入丸、散。脾胃虚寒，大便溏泻者忌服。

药理作用：①对志贺菌属、伤寒沙门菌、副伤寒沙门菌、霍乱弧菌、大肠埃希菌、变形杆菌、铜绿假单胞菌等革兰氏阴性菌及葡萄球菌、溶血性链球菌、肺炎球菌、百日咳鲍特菌等革兰氏阳性菌均有较强的抗菌作用；对结核分枝杆菌、白念珠菌也有抑制作用；②对皮肤癣菌如许兰毛癣菌及其蒙古变种、同心性毛癣菌、紫色毛癣菌、红色毛癣菌、絮状表皮癣菌、铁锈色毛癣菌、足距毛癣菌、趾间毛癣菌和犬小孢子菌等有较强的抗菌作用。③知母皂苷元是 $Na^+ - K^+ - ATP$ 酶抑制剂。④能使交感 - 肾上腺功能明显降低，肾上腺重量明显减轻，心率逐周降低。⑤知母中的知母聚糖 A、B、C、D 有降血糖作用，其中 B 的活性最强。⑥有解热、抗炎作用。⑦对人肝癌移植瘤、皮肤鳞癌、宫颈癌等有较好疗效。⑧知母菝葜皂苷元和知母水煎剂均能明显降低高甲状腺激素状态小鼠脑 β 受体 RT 值，但对亲和力无影响，还能显著改善该状态小鼠的体重下降。⑨知母果苷有明显的利胆作用。⑩知母脂溶性成分能改善学习记忆功能，有明显抗痴呆作用，降低脑组织中脂质过氧化和脂褐素的浓度。⑪有抑制血小板聚集的作用。⑫可增强体液免疫和细胞免疫功能。

石斛 《神农本草经》

味甘，性微寒。入胃、肺、肾经。主生津益胃，滋阴清热，润肺益肾，明目强腰；治热病伤津，口干烦渴，阴虚胃痛，病后虚热，肺燥干咳，内障目昏；补五脏虚劳、羸瘦、肾虚痿痹、腰脚软弱。久服厚肠胃，轻身延年。

为兰科石斛属植物金钗石斛或其多种同属植物的茎。秋季收割后干燥，去叶留茎，切片入药。炮制：鲜石斛，干石斛，酒炙石斛。内服煎 6~15 g，或入丸、散，或熬膏。鲜石斛清热生津力强，热盛津伤者宜之；干石斛用于胃虚夹热伤阴者为宜。温热病早期阴未伤者、湿温病未化燥者、脾胃虚寒者均忌服。

药理作用：①石斛碱有止痛退热作用，与非那西汀相似而较弱。②对家兔肠管小剂量兴奋，大剂量呈抑制作用；石斛碱对离体兔肠有抑制作用。③金钗石斛不论浓度高低均有心脏抑制作用，石斛碱有降低血压作用。④金钗石斛煎剂对埃可病毒（ECHO11）所致的细胞病变有延缓作用。⑤可降低胆固醇、甘油三酯，防治脂肪肝。⑥有抗氧化作用，防治白内障。⑦可抗衰老，增强机体免疫功能。⑧有抗突变、抗肿瘤作用。⑨有降血糖作用；另有报道，石斛碱可升高血糖。⑩有降低全血黏度、血浆黏度及血浆纤维蛋白原的作用，抑制血小板聚集，抑制血栓形成。⑪石斛碱有抑制呼吸的作用，大剂量可致惊厥。

百合《神农本草经》

味甘、微苦，性微寒。入肺、心经。主养阴润肺，清心安神；治阴虚久咳，痰血，热病后期余热未清，虚烦惊悸，脏躁，精神恍惚，失眠多梦，邪气腹胀心痛；外用治痈肿、湿疮。久服轻身耐老。

为百合科植物百合、细叶百合、麝香百合及其同属多种植物鳞茎的鳞叶。秋、冬采挖鳞茎，烫后干燥，入药。炮制：百合，蜜炙百合。内服煎 6～20 g，或入丸、散，或食粥等；外用捣敷。风寒咳嗽忌服，中寒便溏者慎服。

药理作用：①有明显的镇咳、祛痰、平喘作用。②可显著地增加戊巴比妥钠睡眠时间及阈下剂量的睡眠率，有明显的镇静、抗抑郁作用。③有明显的抗缺氧能力，能显著地延长小鼠游泳时间。④有抗氧化、抗应激作用。⑤对肾上腺皮质功能衰竭有显著的保护作用，对迟发型过敏反应亦有显著的抑制作用。⑥所含秋水仙碱能抑制癌细胞的增殖。⑦有抗炎作用。⑧有增强细胞免疫作用。⑨有降血糖作用。⑩通过对脑肠肽类激素的调节，改善胃肠不适症状。

玉竹《神农本草经》

味甘，性平。入肺、胃经。主滋阴润肺，养胃生津；治肺胃阴伤，劳嗽，热病燥咳，咽干口渴，消渴，心腹结气，头昏眩晕，阴虚外感发热，筋脉挛痛。久服去面黑䵟，好颜色，润泽，轻身不老。

为百合科黄精属植物玉竹的根茎，又名"葳蕤"，《神农本草经》名"女萎"。春秋采根茎，晒干入药。炮制：玉竹，蜜炙玉竹，蒸玉竹，酒玉竹。内服煎 6～12 g，或入丸、散、膏剂；外用鲜品捣敷，或熬膏涂。痰湿气滞，便溏者慎服。

药理作用：①有强心作用，使心搏收缩增强，振幅加大。②有明显降低血糖作用，可升高血清胰岛素水平；另有报道，玉竹肌肉注射有升高血糖作用。③有降低血脂作用，对动脉粥样硬化斑块有一定的缓解作用。④能增强体液免疫，增加集落刺激因子（CSF）的活性，参与机体的免疫及造血调节，也有增强细胞免疫作用。⑤抗氧化、抗衰老作用。⑥有抗肿瘤作用。⑦促进黑色素的合成。⑧有抗菌、抗结核作用。

黄精《名医别录》

味甘，性平。入脾、肺、肾经。主补气养阴，健脾，润肺，益肾；治肺肾阴虚，劳嗽咳血，脾虚乏力，食少口干，消渴，眩晕心悸，耳鸣目暗，腰膝酸软，阳痿遗精，风癞癣疾。乌须发，久服轻身延年。

为百合科草本植物黄精、滇黄精或多花黄精的根茎。春秋二季采挖，烫后干燥。炮制：黄精，制黄精，酒黄精。内服煎 10～30 g，或入丸、散、膏剂。寒湿中阻者不宜用。

药理作用：①对伤寒沙门菌、金黄色葡萄球菌、抗酸杆菌有抑制作用，对单纯疱疹病毒性角膜炎有治疗作用；对常见致病真菌有抑制作用。②对肾上腺素引起的血糖过高呈显著抑制作用。③抗疲劳作用，延长小鼠游泳时间。④对脑缺血再灌注损伤有保护作用，提高大鼠学习记忆能力。⑤抗氧化，延缓衰老作用；增强小鼠对缺氧的耐受力。⑥有止血作用，使小鼠出血量减少。⑦黄精水浸制剂静脉注射明显增加麻醉犬冠脉流量，对垂体后叶素引起的兔心肌缺血有对抗作用，对抗 T 波增高，促进异常的 T 波恢复。⑧黄精煎剂可提高小鼠红细胞膜 Na^+-K^+-ATP 酶活性。⑨提高淋巴细胞转化率及 E - 玫瑰花环形成率。⑩降低胆固醇、甘油三酯，对动脉硬化和脂肪肝有治疗作用。⑪有抗肿瘤作用。⑫有抗抑郁作用。

金樱子《雷公炮制论》

味酸、涩，性平。入肾、膀胱、大肠经。主固精缩尿，涩肠止泻；治遗精，滑精，遗尿，尿频，久泻，久痢，白浊，带下，崩漏，脱肛，子宫下垂。

为蔷薇科属植物金樱子的干燥成熟果实。10～11月果实红熟时采摘，晾晒后去毛刺，再晒干。炮制：蜜金樱子，炒金樱子，盐金樱子，烫金樱子。内服煎9～15g，或入丸、散，或熬膏。有实火、邪热者慎服。

药理作用：①金樱子水提物能使大鼠排尿次数减少，排尿间隔时间延长，每次排尿增多。②金樱子水提取物能抑制空肠平滑肌、膀胱平滑肌、胸主动脉条收缩反应，呈量效关系。③有降血脂、抗动脉粥样硬化作用。④对金黄色葡萄球菌、大肠埃希菌、铜绿假单胞菌、志贺菌属有抑制作用；对流感病毒PR/8株抑制作用很强，对亚洲甲型57-4株、乙型Lee株、丙型1233株和丁型仙台株也有作用。⑤增强免疫功能的作用。⑥有显著抗氧化作用。⑦有抗肿瘤作用。⑧能促进胃液分泌，对糖尿病大鼠肾有保护作用。

桑螵蛸《神农本草经》

味甘、咸，性平。入肝、肾、膀胱经。主固精缩尿，补肾助阳，益精生子；治遗精，早泄，阳痿，遗尿，尿频，小便失禁，女子带下，小便白浊。

为螳螂科昆虫大刀螂、小刀螂、薄翅螳螂、巨斧螳螂或华北刀螂的卵鞘。深秋至翌年春季均可采收，采得后，置蒸笼内，蒸杀死虫卵，晒干或烤干。炮制：桑螵蛸，炒桑螵蛸，盐桑螵蛸，酒桑螵蛸。内服煎5～8g，研末2～4g，或入丸、散。阴虚火旺及膀胱湿热者忌服。

药理作用：①抗利尿作用，能有效地减少大鼠的尿量。②能增加小鼠胸腺、脾脏的重量，有提高免疫功能的作用。③能明显增加生殖腺体的重量，有促进生殖能力的作用。④桑螵蛸的乙酸乙酯提取液具有较强的抗氧化活性，通过抑制低密度脂蛋白的氧化可以有效阻止血管壁胆固醇积累沉积的现象。

芡实《神农本草经》

味苦、涩，性平。入脾、肾经。主固肾涩精，补脾止泄；治肾虚遗精，白浊，带下，小便不禁，脾虚泄泻，强志，令耳目聪明。久服轻身不饥，耐老。

为睡莲科芡属植物芡的成熟种仁，《神农本草经》名"鸡头实"。9～10月割取果实，击碎果皮，取出种子，除去硬壳晒干。炮制：芡实，炒芡实，麸炒芡实，土炒芡实，盐炙芡实。内服煎 15～30 g，或入丸、散，或煮粥等。大小便不利者忌服，食滞不化者慎服。

药理作用：①能改善肾功能，有明显的降低蛋白尿的作用。②芡实多糖对羟自由基和超氧阴离子有清除作用，具有抗氧化、抗疲劳作用。③延缓衰老，有改善学习记忆的作用。④有抗癌作用。⑤有降血糖作用。⑥有保护胃黏膜作用。⑦有抗心肌缺血作用。

益智仁《本草拾遗》

味辛、性温。入脾、肾、心经。主温脾固气，暖肾涩精，安神；治脾胃虚寒，腹中冷痛，呕吐，腹泻，口多唾涎，肾虚遗尿，尿频，遗精，小便余沥，小儿遗尿，妇人崩中，胎漏，寒疝，健忘，多梦。久服强志延年。

为姜科多年生草本植物益智的成熟果实。5～6月间果实呈褐色、果皮茸毛减少时采摘，晒干。内服煎 3～6 g，或入丸、散。热证或阴虚火旺者忌服。

药理作用：①能有明显的镇静、催眠作用。②有提高免疫功能的作用，能显著改善脑老化小鼠的学习记忆能力。③清除氧自由基，并有抗衰老作用。④益智仁能增强左心房收缩力，具有强心作用。⑤有抑制肝癌、皮肤癌、急性早幼粒细胞白血病的作用。⑥能明显抑制胃溃疡和抑制回肠收缩，有止泻作用。⑦对金葡菌、大肠埃希菌、铜绿假单胞菌有抑制作用。⑧具有抗利尿的作用，使 Na^+、Cl^- 排出明显减少，K^+ 排出增加。⑨有镇痛、抗过敏作用。

桂枝、肉桂

桂枝《神农本草经》

味辛、甘，性温。入心、肺、膀胱经。主散寒解表，温通经脉，通阳化气；治风寒表证，上气咳逆，结气胸痹，四肢厥冷，寒湿痹痛，经闭痛经，症瘕，痰饮心悸，小便不利。久服通神。

为樟科属植物肉桂的干燥嫩枝，《神农本草经》名"牡桂"。春、夏二季采收，除去叶，切段，晒干，入药。内服煎 2~6 g，重剂 15~30 g，或入丸、散。热盛、阴虚火旺之人慎用，孕妇忌服。

药理作用：①有解热发汗作用，能扩张皮肤血管，降低血液黏度，促进血液循环；使小鼠心肌营养血流量增加。②有镇静、镇痛、抗惊厥作用。③可促进唾液和胃液的分泌，增强蠕动，解除平滑肌痉挛。④有抗过敏作用。⑤有抗炎、祛痰作用。⑥桂枝醇提物能抑制大肠埃希菌、枯草杆菌及金黄色葡萄球菌，对白色葡萄球菌、志贺氏痢疾杆菌、伤寒和副伤寒甲杆菌、肺炎球菌、产气荚膜梭菌、变形杆菌、炭疽杆菌、肠炎沙门氏菌、霍乱弧菌等亦有抑制作用。⑦抗病毒作用，桂枝煎剂对流感亚洲甲型京科68-1株和埃可病毒（ECHO11）有抑制作用，70%醇浸液体可抑制流感病毒。⑧桂枝静注利尿作用显著，故认为桂枝是五苓散中主要利尿成分之一。

肉桂《神农本草经》

味辛、甘，性热。入脾、肾、心、肝经。主补元阳，暖脾胃，除积冷，通血脉；治命门火衰，脏气虚寒，上热下寒，口舌生疮，短气喘促，头晕耳鸣，浮肿尿少，结气喉痹，寒痹腰痛，脾肾虚寒，脘腹冷痛，食减便溏，寒疝，宫冷经闭，阴疽，虚寒痈疡脓成不溃，或溃后不敛。久服轻身，面生光华。

为樟科樟属植物肉桂的干皮及枝皮，《神农本草经》名"菌桂""牡桂"。秋季采集10年以上树龄的树皮，按一定阔度剥取树皮，刮去粗皮，晒干。内服煎 2 ~ 5 g，不宜久煎，研末 0.5 ~ 1.5 g，或入丸、散；外用研末调敷，或浸酒涂擦。阴虚火旺、实热、血热及孕妇禁服；畏赤石脂。

药理作用：①有镇静、镇痛作用，可延长环己巴比妥钠的麻醉时间；可减少强直性惊厥及死亡的发生率。②桂皮醛及肉桂酸钠都有解热作用。③有抗心肌缺血、增加冠脉流量、扩张血管、降血压作用。④可明显抑制 ADP 诱导的大鼠血小板聚集，有较强的抗凝、抑制血栓形成作用。⑤肉桂水提物可增加胃粘膜血流量，改善微循环，抑制胃液分泌，有抗溃疡、健胃作用；能兴奋肠管，促进肠运动。⑥大量桂皮油可引起子宫充血，显示其通经作用。⑦桂皮油有强大杀菌作用，对革兰氏染色阳性菌的效果比阴性者好，因有刺激性，很少用作抗菌药物。⑧能使黏液稀释，有祛痰、镇咳、平喘作用。⑨桂皮酸钠有升高白细胞、抗放射作用。⑩有抗过敏、抗突变作用。⑪对黑色素瘤、乳腺癌、食管癌、宫颈癌、肾癌、肝细胞癌有直接细胞毒作用。⑫有抗氧化作用。

木香《神农本草经》

味辛，苦，性温。入脾、胃、胆、三焦经。主行气止痛，温中和胃；治胸胁胀满，脘腹胀痛，呕吐泄泻，痢疾后重；行气宽中，辟毒疫，强志。久服不梦寤魇寐，轻身。

为菊科云木香属植物木香的干燥根。培育 3 年后 9 月挖根，切片，低温下烘干。炮制：生木香，炒木香，煨木香。内服煎 3~10 g，或入丸、散。生者行气，煨者止泻。脏腑燥热，阴虚津亏者忌服。

药理作用：①能对抗组胺或乙酰胆碱对气管与支气管的致痉作用。②木香水提液、挥发油和总生物碱对小鼠离体小肠先轻度兴奋，随后其节律变慢，收缩不规则。③低浓度的木香挥发油能不同程度地抑制豚鼠与兔离体心脏的活动，大剂量对离体蛙心也有抑制作用。④有较明显的血管扩张作用，大剂量反而引起收缩反应；木香提取物静脉注射可使麻醉犬血压中度降低，且降压作用比较持久。⑤有抑制血小板聚集和解聚作用。⑥有降血糖作用。⑦有抗肿瘤作用。⑧木香挥发油能抑制链球菌、金黄色与白色葡萄球菌的生长；煎剂对许兰毛癣菌及其蒙古变种等 10 种真菌有抑制作用。⑨有抗溃疡作用。⑩有促进胆囊收缩的作用。⑪还有抗炎、镇痛、抗氧化作用。

砂仁《药性论》

味辛，性温。入脾、胃、肾经。主化湿开胃，行气宽中，温脾止泻，安胎；治气滞腹痛，脘腹胀满，不思饮食，恶心呕吐，湿滞中焦，中寒，腹痛泄泻，妊娠恶阻，胎动不安，一切食毒。

为姜科豆蔻属草本植物阳春砂、绿壳砂或海南砂的成熟果实或种子。8~9 月采收成熟果实，晒干。炮制：砂仁，盐砂仁，姜砂仁。内服煎 3~6 g，后下，或入丸、散。阴虚有热者禁服。

药理作用：①能增进肠道运动，促进消化液的分泌；能显著促进胃排空及肠道传输；阳春砂煎剂对小肠肠管紧张性、强直性收缩有抑制作用；另有报道，砂仁水煎剂低浓度对肠管平滑肌有兴奋作用，高浓度则呈抑制作用。②有利胆作用。③有止泻作用。④有镇痛、抗炎作用。⑤能明显抑制血小板聚集，扩张血管，改善微循环。⑥有抗氧化作用。⑦对花生四烯酸诱发的小鼠急性死亡有明显保护作用，明显对抗由胶原和肾上腺素所诱发的小鼠急性死亡。

荜茇《开宝本草》

味辛，性热。入脾、胃、大肠经。主温中散寒，下气止痛；治脘腹冷痛，呕吐，泄泻，呃逆，偏头痛，鼻渊，胸痹心痛，妇女痛经；外用治牙痛。

为胡椒科胡椒属植物荜茇的干燥近成熟或成熟果穗。果穗由绿变黑时采收，除去杂质，晒干，生用。内服煎 1~3 g，用时捣碎，或入丸、散；或外用研末塞龋齿孔中。阴虚火旺者忌服。

药理作用：①荜茇挥发油对金黄色葡萄球菌、枯草杆菌、蜡样芽孢杆菌、结核分枝杆菌、志贺菌属、链球菌、伤寒沙门菌 T 和 B、八叠球菌等和流感病毒均有抑制作用。②有镇痛、镇静、抗惊厥作用，抗惊厥作用强度可与苯妥英钠与三甲双酮相比。③能增加冠脉血流量，舒张冠状动脉，改善心肌代谢，抗心律失常，对缺氧和急性心肌缺血有保护作用。④荜茇油非皂化物有降低血脂从而抑制动脉粥样硬化的形成和发展的作用，与其促进胆固醇酯化及排泄有关。⑤有明显降低犬血压的作用。⑥对胃溃疡有抑制作用，对兔和大鼠回肠可抑制其张力和收缩力。⑦有抗血小板凝聚作用。

大枣、葡萄干

大枣《神农本草经》

味甘，性平。入脾、胃、心经。主补脾胃，益气血，安心神，调营卫，和药性；治脾胃虚弱，气血不足，食少便溏，乏力，妇人脏躁，心悸失眠，津液不足，血小板减少性紫癜。久服轻身长年。

为鼠李科枣属植物大枣的干燥果实。秋季采成熟果实，晒干。炮制：大枣，炒大枣，蒸大枣。内服煎 9 ~ 15 g。凡湿盛、痰多、食滞、虫积者慎服。

药理作用：①长期服用大枣似有降低胃肠道恶性肿瘤发生率的作用。②有抗 I 型变态反应的作用，对 IgE 抗体产生有特异性抑制作用。③可抑制中枢神经，有镇静、催眠、降血压作用。④对肝损伤有保护作用，能升高血清白蛋白水平。⑤大枣多糖对免疫抑制模型小鼠低下的免疫功能有较好的提升作用，能提高 IL - 2 的活性。⑥有抗疲劳、促生长活性，增加体重、增强肌力的作用。⑦大枣多糖有清除自由基和抗衰老作用。⑧大枣有补血作用，能改善造血功能和红细胞能量代谢。⑨有抗肿瘤、抗突变作用。

葡萄干《神农本草经》

味甘、酸，性平。入肺、脾、肾经。主补气血，强筋骨，利小便；治气血虚弱，肺虚咳嗽，心悸盗汗，烦渴，结气症瘕，风湿痹痛，淋病，水肿，痘疹不透；调和药性，益气倍力，强志，耐风寒。久服轻身延年。

为葡萄科属植物葡萄的果实。夏末秋初果熟时采收，阴干或风干。内服煎 10 ~ 15 g，或熬膏，或鲜品捣汁，或做酒；外用浸酒涂擦，或捣汁含漱，或研末撒。凡内热痰湿盛，或胃肠实热者慎服。

药理作用：①抗氧化作用，葡萄干中含有齐墩果醇酸、齐墩果醛、白桦脂醇、桦木酸和五羟甲基二糠醛 5 种化合物，是天然抗氧化剂。②葡萄有维生素 P 的活性，可防治脆性增加的毛细血管出血症，用于高血压病的辅助治疗。③葡萄干口服可降低胃酸度，还有利胆作用。④葡萄干内含有多种抑制口腔细菌生长的化合物，能有效地防止蛀牙、牙龈炎和牙周炎等口腔疾病。⑤葡萄中白藜芦醇及类黄酮具有阿司匹林药物的溶栓、抗血凝效应，可抑制动脉粥样硬化和血栓的形成，预防脑梗死、脑血栓等。⑥葡萄大量服用有致泻作用。⑦葡萄醇提液可抑制胃癌、肝癌、肺腺癌。

莲子、莲子心、藕、藕节

莲子《本草经集注》

味甘、涩，性平。入脾、肾、心经。主补脾止泻，益肾固精，养心安神；治脾虚食少，久泻，噤口痢，湿浊带下，肾虚尿频，遗精，小便不禁，心神不安，夜卧不寐。久服轻身，不饥延年。

为睡莲科水生植物莲的成熟种子。秋季采收，除去果皮，晒干，生用。内服煎 10 ~ 15 g。中满痞胀、大便燥结者不宜服用。

药理作用：①能使大鼠胸腺皮质中 T 淋巴细胞数明显升高，表明莲子有增强免疫功能的作用。②抗氧化、抗衰老作用。③有抗癌作用。④对金黄色葡萄球菌、沙门菌、大肠埃希菌、枯草芽孢杆菌、李斯特菌均有抑制作用。

莲子心《食性本草》

味苦，性寒。入心、肺、肾经。主清心安神，止血，固精；治热入心包，神昏谵语，心肾不交，烦躁不眠，心悸，眩晕目赤，血热吐血，遗精。久服轻身。

为睡莲科植物莲成熟种子中的干燥绿色幼叶及胚根。秋季采收莲子时，刨开莲子，取出种仁，晒干，入药。内服煎 1 ~ 3 g，或入散剂，或泡茶饮。寒性体质者慎用。

药理作用：①心有降低血压的作用，降压机制主要是释放组胺，使外周血管扩张，其次与神经因素有关。②心有抗心律失常作用，显著对抗药物诱发的心律失常，延长功能性不应期，降低其兴奋性。③有抑制血小板聚集的活性，发挥抗血栓作用。④抗氧化及清除自由基的作用。⑤有强心、抗心肌缺血作用，扩张血管，减少心肌耗氧，增加心肌供氧。⑥具有显著的平滑肌松弛作用。⑦抗癌作用，加速乳腺癌细胞、胃癌细胞凋亡。⑧对血管内皮细胞有保护作用。⑨抗肝纤维化作用。

藕《神农本草经》

味甘，性寒。入心、肝、脾、胃经。主清热生津，凉血，散瘀，止血；治热病烦渴，吐衄，下血；益气力，除百疾。久服不饥，轻身耐老。

为睡莲科莲属植物莲的肥大根茎，《神农本草经》名"藕实茎"。藕是一种家常菜类，秋冬及初春采挖。内服多鲜用，生食、捣汁饮、煮食等适量；或以藕粉加糖开水冲服。

藕节《药性本草》

味甘、涩，性平。入肝、肺、胃经。主散瘀，止血；治吐血，咳血，衄血，尿血，便血，血痢，崩漏。

为睡莲科莲属植物莲的干燥根茎节部。秋、冬二季采挖根茎（藕），切取节部，洗净，晒干，除去须根，入药。炮制：藕节，藕节炭。内服煎 10~30 g，鲜用捣汁，可用 60 g 左右取汁冲服；或入丸、散。

药理作用：藕节有止血作用，其热水提取物 1 g/kg 腹腔注射，可以缩短小鼠切尾出血的时间。

麦芽、谷芽

麦芽《药性论》

味甘，性平。入脾、胃、肝经。主消食，化积，回乳；治食积不消，腹满泄泻，恶心呕吐，食欲不振，乳汁郁积，乳房胀痛。

为禾本科大麦的成熟果实经发芽干燥而得。将麦粒用水浸泡后，保持适宜温、湿度，待幼芽长至约 5mm 时，晒干，入药。炮制：生麦芽，炒麦芽，焦麦芽。内服煎 10～15 g，大剂 30～60 g，或入丸、散。小量生麦芽催乳，大量炒麦芽回乳，炒焦后消食化积。

药理作用：①麦芽含 α 和 β 淀粉酶，淀粉在 α 和 β 淀粉酶的作用下可分解成麦芽糖与糊精，有助消化作用，麦芽煎剂对胃酸与胃蛋白酶的分泌似有轻度促进作用。②麦芽小剂量有催乳作用。③生麦芽煎剂 100～200 g/d 口服，可使催乳素释放高峰受到抑制，这与用大量麦芽回乳作用有关。④麦芽浸剂口服可使家兔与正常人血糖降低。⑤有降血脂作用。⑥有清除自由基、抗衰老作用。⑦能促进雌性激素水平。⑧能增强豚鼠子宫的紧张和运动，且随剂量的增加而增加。⑨所含的大麦碱 A 和 B 有抗真菌活性。

谷芽《名医别录》

味甘，性平。入脾、胃经。主消食化积，健脾开胃；治食积停滞，胀满泄泻，脾虚食少，脚气浮肿。

为禾本科植物粟的成熟果实经发芽干燥而得。将粟谷用水浸泡后，保持适宜的温、湿度，待须根长至约 6 mm 时，晒干，入药。炮制：生谷芽，炒谷芽，焦谷芽。内服煎 10～15 g，大剂量可用至 30 g，或研末。生用长于和中，炒用偏于消食。

药理作用：本品所含的 β - 淀粉酶能将糖淀粉完全水解成麦芽糖，α - 淀粉酶则使之分解成短直链缩合葡萄糖，但本品所含的 α - 淀粉酶和 β - 淀粉酶量较少，其消化淀粉的功能不及麦芽。

蜂蜜、蜂蜡、蜂乳、蜂胶

蜂蜜《神农本草经》

味甘，性平。入肺、脾、大肠经。主补中，止咳，润燥，解毒；治心腹邪气所致的脘腹虚痛，肺燥咳嗽，肠燥便秘，烫伤，疮疡，风疹，手足皲裂，解乌头毒。安五脏，补不足，益气，和百药。久服强志轻身，不饥不老。

为蜜蜂科蜜蜂属动物中华蜜蜂、意大利蜜蜂所酿的蜜糖，《神农本草经》名"石蜜"。4～9月采集，密闭阴凉处保存。内服冲调15～30 g，或入丸、膏剂。内有痰湿、中满痞胀者禁服。

药理作用：①有保肝作用。②能调节胃肠功能，对胃酸分泌有双向调节作用。③少量蜂蜜可降低血糖。④椴树蜜有增强体液免疫作用，杂花蜜可使抗体分泌细胞减少，抑制抗体产生。⑤对多种细菌有抗菌作用。⑥对心血管有双向调节作用，有强心扩张冠状血管作用。⑦对创面有收敛、营养和促进愈合作用。⑧有润滑肠道作用。

蜂蜡《神农本草经》

味甘、淡，性平。入脾、肺、大肠经。主补中，益气，敛疮，生肌，止痛；治下利脓血，胎动漏下，咳嗽，梅核气；外用治痈疽发背，溃疡不敛，臁疮糜烂，创伤，烧、烫伤。久服益气不饥，耐老。

为蜂群内适龄工蜂腹部的4对蜡腺分泌出来的一种脂肪性物质，《神农本草经》名"蜜蜡"。多在春、秋二季采集，将蜂巢置水中加热，滤过，冷凝取蜡或再精制而成。内服5～10 g，熔化和服，或入丸剂，常做成药赋型剂及油膏基质；外用熔化敷患处。湿热痢初期禁服。

药理作用：①能完全抑制脂质过氧化，有活性氧清除作用，还可浓度依赖性抑制SOD诱导。②蜂蜡及其乳浊液有抑菌和防腐作用。③如将肝素100～150 mg悬浮在蜂蜡0.5～1.5 mL内，静脉注射可使肝素抗凝血作用时间延长。

蜂乳《中国动物药》

味甘、酸，性平。入肝、脾、肺、肾经。主滋补，强壮，益肝，健脾；治病后体弱萎黄，头晕乏力，短气，支气管哮喘，慢性肝炎，脘腹胀痛，消渴，烦躁不安，风湿痹痛，症瘕，崩漏，月经不调。久服轻身延年。

为蜜蜂科动物中华蜜蜂等的工蜂咽腺及咽后腺分泌的乳白色胶状物。收集蜂乳时先移出幼虫，然后挖出蜂乳，密闭，低温冷藏。内服 50～200 mg，温开水冲服。湿热泄痢者忌服，孕妇慎服。

药理作用：①有抗衰老、加强机体抵抗力及促进生长作用，大剂量则抑制生长。②王浆可使胸腺萎缩，有促肾上腺皮质激素样作用，使卵泡早熟，果蝇产卵量增加，切除睾丸之大鼠的精囊重量有某些增加。③能使在体心脏收缩振幅加大，可扩张冠状血管，有明显的降压作用。④可使红细胞、血红蛋白增加，但对白细胞则无影响，并使血小板数目增加。⑤王浆能降低大鼠的血糖。⑥可抑制癌细胞生长，使癌鼠寿命延长。⑦抗菌作用，对革兰氏阳性菌的作用为阴性菌的 2 倍。⑧增强小鼠腹腔巨噬细胞吞噬能力。⑨王浆有镇痛作用。⑩对动物离体肠管、离体子宫可引起收缩，但大剂量则抑制。

蜂胶《江西中草药学》

味甘，性平。入肝、脾经。主益肝健脾，润肤生肌，解毒止痛；治胃溃疡，失眠心悸，乏力，消渴；外用治口腔白斑，口疮溃疡，宫颈糜烂，带状疱疹，银屑病，皮肤皲裂，鸡眼，烧烫伤。久服轻身耐老。

为蜜蜂修补蜂巢和光滑蜂巢分泌的黄褐色或黑褐色黏性物质。在温暖季节每隔 10 天左右开箱检查蜂群时刮取，收集后捏成球形，包上蜡纸，密闭，低温冷藏。内服制成片剂或醇浸液，每服 1～2 g；外用制成酊剂或软膏涂敷。

药理作用：①能抑制多种细菌和某些病毒的生长，对25种细菌和20种真菌有抑制作用，对阴道毛滴虫有杀灭作用。②有抗氧化、抗辐射和自由基清除作用，有延缓衰老作用。③能够增强人体免疫力，增强人体抗病能力。④蜂胶中含有丰富的抗癌物质，服用蜂胶可缩小癌肿，且能减轻化疗、放疗引起的副作用。⑤能够加快组织再生和伤口的愈合。⑥有分解色素、平复皱纹、减缓衰老等美容养颜作用。⑦抗炎、镇痛、镇静作用。⑧能降低甘油三酯、胆固醇，减少血小板聚集，改善微循环，防止血管硬化。⑨有抗胃溃疡作用。⑩有保肝作用。⑪具有促进外源性葡萄糖合成肝糖原和双向调节血糖的作用，能明显地降低血糖。

阿胶 《神农本草经》

味甘，性平。入肺、肝、肾经。主补血，止血，滋阴，润燥；治血虚眩晕，劳极洒洒如疟状，虚劳喘咳，腰腹虚痛，四肢酸痛，吐衄，便血，血痢，崩漏；安胎止血。常服轻身。

为马科动物驴去毛后的皮经熬制、浓缩而成的胶块。炮制：阿胶，阿胶珠。内服烊化兑服5~10 g，或入丸、散。滋阴补血多生用，蛤粉炒阿胶可清肺化痰，蒲黄炒阿胶用于止血。脾胃虚弱，消化不良，痰湿内停者慎服。

药理作用：①有强大的补血作用，能促进血小板增多，促进造血功能。②提高特异玫瑰花环形成率和单核吞噬细胞功能，对NK细胞有促进作用，促进免疫，增加脾重。③静脉注射阿胶溶液，可使极低水平之血压恢复至正常高度，且作用较为持久，有扩容作用，可改善微循环。④有抗疲劳、抗缺氧、抗辐射作用。⑤能治疗进行性肌营养不良，使肌细胞再生并出现正常的肌纤维。⑥能增高血钙浓度，增加骨钙、磷含量和骨密度。⑦阿胶口服能促进家兔凝血过程，缩短凝血时间。⑧有抗癌作用。⑨有平喘作用。

白芍、赤芍

白芍《神农本草经》

味苦、酸、甘，性微寒。入肝、脾经。主养血调经，敛阴止汗，柔肝止痛，平抑肝阳；治肝血亏虚，面色萎黄，痛经，月经不调，脘腹疼痛，胁痛，血虚寒热，头痛眩晕，自汗，盗汗，肢体拘挛疼痛，破坚积，止泻痢。

为毛茛科多年生草本植物芍药的干燥根，《神农本草经》名"芍药"。秋季采根，晒干切片。炮制：白芍，酒白芍，醋白芍，炒白芍。内服煎 5～12 g，大剂量 15～30 g，或入丸、散，或白芍总苷片口服。反藜芦。

药理作用：①白芍总苷有明显的治疗关节炎、类风湿性关节炎的作用。②可恢复低下的 T 细胞免疫功能，白芍总苷对下丘脑－垂体－肾上腺轴呈现小剂量兴奋、大剂量抑制作用。③有镇静、镇痛、抗惊厥作用。④通过诱生干扰素而发挥抗病毒活性。⑤可抑制肠管收缩，有抗溃疡作用。⑥保护肝细胞。⑦使冠脉流量增加，血压下降，对心肌梗死有保护作用。⑧降低肾炎大鼠血清肌酐、尿素氮、尿蛋白，提高血清总蛋白水平。⑨抑制肝癌细胞增殖，并能诱导细胞凋亡。⑩有抗氧化、抗缺氧、抗抑郁，增强学习记忆作用。⑪抗变态反应作用。⑫对金葡菌、铜绿假单胞菌、草绿色链球菌、肺炎球菌、伤寒沙门菌、大肠埃希菌、痢疾杆菌、百日咳鲍特菌、霍乱弧菌及致病性真菌均有抑制作用。

赤芍《神农本草经》

味苦，性微寒。入肝经。主清热凉血，活血祛瘀；治热入营血，温毒发斑，吐血衄血；散恶血，消瘀血，治瘀滞胁痛，症瘕积聚，肠风下血，闭经，痛经，崩带淋浊，目赤肿痛，痈肿疮疡，跌扑损伤。

为毛茛科植物芍药或川芍药的干燥根，《神农本草经》名

"芍药"。春秋季挖根，晒干，切片。炮制：赤芍，炒赤芍，酒赤芍。内服煎6～15 g，或入丸、散。血虚无瘀之证及痈疽已溃者慎服。反藜芦。

药理作用：①能使血栓形成时间明显延长，血栓长度缩短，重量减轻；凝血酶原时间和凝血活酶时间延长，优球蛋白溶解时间缩短，表明对血凝有显著抑制作用。②显著抑制血小板聚集，使血小板黏附与血小板第三因子活性降低，血小板内cAMP含量升高。③有降血脂和抗动脉硬化作用。④使冠脉流量增加，外周阻力降低，血压下降，使心肌营养血流量增加；对实验性肺动脉高压兔有治疗和预防作用，使肺血管扩张、肺血流改善。⑤有降低门脉高压的作用。⑥保护神经细胞，抗抑郁，改善学习记忆能力。⑦有抗肿瘤、抗氧化作用。⑧有保肝作用，防止肝脏免疫损伤和促进肝细胞再生。⑨有抗内毒素作用，对内毒素急性肺损伤有保护作用。⑩有抗炎作用。⑪赤芍成分没食子酸的衍生物具有清除氧自由基的能力。⑫赤芍水－醇提取物有显著的镇静和一定的镇痛作用。⑬能提高胃液的酸度，增进食欲和消化功能。

丹参 《神农本草经》

味苦，性微寒。入心、肝经。主祛瘀止痛，活血通经，清心除烦；治心腹痼结邪气（胸痹、腹痛），虚烦失眠，心悸，经闭痛经，月经不调，肠鸣幽幽如走水，产后瘀滞腹痛，寒热积聚，热痹肿痛，跌打损伤，痈肿疮毒。益气养血，久服利人增年。

为唇形科植物丹参和甘西鼠尾草的根。10～11月采根切断晒干。炮制：丹参、酒丹参、猪血丹参、炒丹参、醋丹参、鳖血丹参、炭丹参。内服煎5～15 g，大剂30 g，或复方丹参滴丸口服，或丹参注射液静脉滴注。月经过多者禁服，癌症及孕妇慎服。反藜芦。

药理作用：①能明显扩张冠状动脉，对心肌缺血再灌注损伤有保护作用；丹参酮可抑制钙离子内流。②有改善微循环和降血压作用，改善细胞缺血缺氧所致的代谢障碍，促进组织修复和再生。③丹参酮可抑制血栓形成，抑制血小板的聚集和5-MT的释放，抗血小板作用强于抗凝血作用。④丹参注射液可治疗肺纤维化，明显抑制肺动脉高压，防治呼吸窘迫综合征。⑤有降血脂作用，防治动脉粥样硬化。⑥有抗菌、消炎、抗过敏作用。⑦可明显减轻肝坏死和炎症反应，促进肝细胞的再生，减轻肝纤维化。⑧丹参静脉滴注对大鼠癌细胞血行扩散确有促进作用，丹参明显促进肺癌细胞的自发转移；另有报道，丹参酮可促进肿瘤细胞凋亡。⑨有镇静、镇痛、抗惊厥作用。⑩能增加子宫重量，有较弱的雌激素样活性，丹参酮有抗丙酸睾丸酮的作用。⑪有抗氧化和清除自由基的作用。⑫对急性肾衰有明显的保护作用。⑬对消化性溃疡有保护作用。

红花《新修本草》

味辛，性温。入心、肝经。主活血通经，去瘀止痛；治胸痹心痛，血瘀痛经，经闭，难产，死胎，产后瘀阻，症瘕积聚，利关节，治跌伤，偏瘫，斑疹，痈肿。

为菊科红花属植物红花的干燥花。5~6月当花瓣由黄变红时采摘管状花，晒干、阴干或烘干。炮制：红花，炒红花，醋红花，红花炭。内服煎3~9 g，或入散剂或浸酒；外用研末调敷，或红花油外用。孕妇及月经过多忌服。

药理作用：①红花煎剂小剂量能使心脏轻度兴奋，使心跳有力，振幅加大；大剂量则作用相反；红花有增加冠脉血流量及心肌营养性血流量的作用，降低血压，对急性心肌梗死有保护作用。②有抑制血小板聚集，抗纤溶、抗凝血，抑制血栓形成的作用。③有降低甘油三酯、胆固醇作用。④镇痛、镇静、抗惊厥作用。⑤红花多糖有免疫增强作用，能明显对抗泼尼松龙的免疫抑制现象。⑥抗应激、抗缺氧、抗疲劳、抗氧化作用，显著延长脑缺氧存活时间。⑦有明显的抗炎作用。⑧红花煎剂对子宫有兴奋作用，有雌激素样作用。⑨能阻止血管内皮细胞过度增生，稳定血管内膜，防治动脉粥样硬化。⑩红花多糖有抑制肿瘤的作用。⑪能降低脑卒中发生率及死亡率，对实验性脑梗死动物的脑组织具有保护作用。

三七《本草纲目》

味甘、微苦，性温。入肝、胃、心、大肠经。主散瘀止血，消肿定痛；治吐血，咳血，尿血，便血，血痢，崩漏，产后出血，胸痹心痛，瘀血胁痛，症瘕积块，经闭痛经，痈疮肿痛，跌扑损伤。久服轻身增年。

为五加科人参属植物三七的块状根。栽种 3 ~ 7 年后，秋季花开前采挖，洗净，晒干。炮制：三七粉。内服煎 3 ~ 9 g，或入丸、散、胶囊剂，每次 1 ~ 2 g。或血塞通静脉滴注；或三七祛痛气雾剂外用。孕妇慎用。

药理作用：①能使冠脉流量明显增加，心肌氧消耗量降低，对心肌缺血再灌注损伤有保护作用，抗心律失常；有扩张血管、降低肺动脉压、降血压作用。②对急性脑缺血有明显的保护及抗休克作用；对小鼠脑出血有保护作用。③降低甘油三酯和胆固醇，防治动脉粥样硬化。④有降血糖作用，促进外源性葡萄糖合成肝糖原。⑤有镇静、镇痛作用，显著延长睡眠时间。⑥有抗炎作用。⑦有止血作用，增加血小板数，缩短凝血时间；还有抗凝血作用，降低血液黏稠度，抑制血小板聚集，抑制弥散性血管内凝血。⑧对非特异性免疫、细胞免疫、体液免疫均有促进作用；另有报道，三七注射液可有显著抑制体液免疫。⑨抗氧化、抗衰老作用，有增强小鼠记忆力、明显促生长作用；显著延长小鼠游泳时间，有抗缺氧、耐高温、耐低温作用。⑩有抗肾损害作用。⑪促进血清蛋白质合成。⑫有雄激素样作用，明显增加精囊重量。⑬三七有护肝利胆作用。⑭有抗肿瘤作用。⑮有抗溃疡作用。

茜草《神农本草经》

味苦，性寒。入肝、心经。主凉血止血，祛瘀通经；治血热咯血，吐血，衄血，尿血，便血，崩漏下血，经闭，产后瘀阻，黄疸，关节痹痛，跌打损伤，疮痈，痔肿。久服轻身，补中增年。

为茜草科植物茜草的干燥根及根茎，《神农本草经》名"茜根"。春、秋二季采挖，除去泥沙，干燥。炮制：茜草，炒茜草，酒制茜草，茜草炭。内服煎 6～20 g，或入丸、散。行血通经宜生用，止血宜炒炭用。脾胃虚寒者慎服。

药理作用：①能明显促进血液凝固，复钙时间、凝血酶原时间及白陶土部分凝血活酶、出血时间均缩短。②有抗血小板聚集作用。③茜草有升高白细胞作用。④有明显的镇咳和祛痰作用。⑤茜草提取液对金黄色葡萄球菌有抑制作用，对肺炎链球菌、流感嗜血杆菌和部分皮肤真菌也有抑制作用。⑥对淋巴细胞白血病、乳腺癌、黑色素瘤、结肠腺癌、肺癌、艾氏癌、鼻咽癌有抗癌活性。⑦茜草提取液能明显提高尿液稳定性，减少尿石形成。⑧能增加冠状动脉流量，对急性心肌缺血有保护作用。⑨对平滑肌有解痉作用，对豚鼠子宫有兴奋作用。⑩有抗氧化，清除自由基，延缓衰老作用。⑪有保肝、促进造血功能作用。

川芎、蘼芜

川芎《神农本草经》

味辛，性温。入肝、胆、心包经。主活血行气，祛风止痛；治中风入脑，血瘀头痛，眩晕，妇人血闭痛经，月经不调，产后瘀滞腹痛，胸痹，心腹坚痛，症瘕肿块，寒痹筋挛缓急，牙痛，痈肿，金疮，跌打伤痛。

为伞形科藁本属植物川芎的干燥根茎，《神农本草经》名"芎䓖"。夏季当茎上节盘显著突出，并略带紫色时采挖，晒后烘干，切片。炮制：川芎，炒川芎，酒川芎。内服煎 3~10 g，研末 1~1.5 g，或入丸、散，或川芎嗪注射液静脉滴注。阴虚火旺，月经过多，出血性疾病慎用。

药理作用：①有明显的镇静作用，能延长小鼠睡眠时间；川芎嗪能快速通过血脑屏障，对延脑呼吸中枢、血管运动中枢及脊髓反射中枢具有兴奋作用。②能扩张冠状血管，增加冠脉血流量，改善心肌缺氧状况。③川芎嗪有强心作用，使心率加快，心肌收缩力加强，血管扩张；使心肌氧耗和脑血流增加，脑血管阻力降低。④能明显地降低血压，对周围血管有直接扩张作用，降低阻塞性肺病的肺动脉高压。⑤川芎嗪有抑制血小板凝聚作用，抗血栓形成，能明显降低全血黏度。⑥对子宫平滑肌有解痉作用。⑦对大肠埃希菌、宋内氏志贺菌、变形杆菌、铜绿假单胞菌、伤寒沙门菌、副伤寒沙门菌及霍乱弧菌等有抑制作用；川芎水浸剂对皮肤真菌有抑制作用。⑧提高单核巨噬细胞吞噬功能。⑨能改善肾功能，抗肾间质纤维化。⑩有抗肿瘤转移作用；有抗放射作用。⑪有保肝、抗肝纤维化作用。⑫有利尿、抑制肺水肿的作用。⑬能抑制蛋白质和抗体生成。⑭有抗维生素 E 缺乏症的作用。

蘼芜《神农本草经》

味辛，性温。入肝、胆、肾经。主疏风，平肝；治风眩头痛，风眼流泪；定惊气，辟邪恶。久服通神。

为伞形科藁本属植物川芎的幼嫩茎叶，该品气味芳香清洁。春、夏季采收幼嫩茎叶，鲜用或晒干，入药。内服煎 3~9 g，或鲜品嚼服。阴虚内热者慎服。

柴胡 《神农本草经》

味苦、辛，性微寒。入肝、胆经。主解表退热，疏肝解郁；治外感发热，寒热往来，疟疾，肝郁胁痛乳胀，头痛头眩，烦躁易怒，月经不调，胃下垂，子宫脱垂，脱肛。推陈致新，升举阳气；常服轻身，明目益精。

为伞形科植物柴胡或狭叶柴胡的干燥根。春、秋二季采挖，除去茎叶及泥沙，晒干。炮制：柴胡，炒柴胡，醋、蜜、酒、鳖血柴胡等。内服煎 3 ~ 10 g，或入丸、散，必要时以"柴胡注射液"肌肉注射；外用煎水洗，或研末调敷。真阴亏损，肝阳上亢，肝风内动者慎用。

药理作用：①柴胡煎剂有解热、镇痛、镇静作用，延长睡眠时间，也有抗惊厥、抗抑郁作用。②有抗炎作用，其皂苷于大鼠腹腔注射后，其血浆皮质酮大量增加，肾上腺皮质功能增强，肾上腺重量也有不同程度增加。③有保肝、利胆作用，促进肝脏中脂质代谢；柴胡总皂苷能抑制胃酸的分泌，对胃溃疡有治疗作用。④有促进胰腺分泌的作用。⑤对溶血性链球菌、金葡菌、霍乱弧菌、结核分枝杆菌有抑制作用；其注射液对流感病毒有强烈抑制作用，柴胡对肝炎病毒、牛痘病毒、单纯疱疹病毒、脊髓灰质炎病毒、钩端螺旋体、疟原虫有抑制作用。⑥能明显增加大鼠的蛋白质生物合成，促进葡萄糖在总脂质和胆甾醇生物合成中的利用率，降低血浆胆固醇。⑦具有抗脂质过氧化的作用。⑧柴胡有抗过敏作用。⑨有抗肿瘤作用。⑩柴胡多糖能提高小鼠体液和细胞免疫功能，并使免疫抑制状态有一定程度的恢复。⑪柴胡多糖有抗辐射、抗内毒素作用。⑫有减轻蛋白尿的作用。⑬可上调雌激素水平。

天麻 《神农本草经》

味甘、辛，性平。入肝、胆、脾、肾、心经。主息风止痉，平肝阳，祛风通络；治惊风拘挛，破伤风，肝风头眩，头痛，偏瘫，肢麻，痹痛。久服益气力，长阴肥健，轻身延年。

为兰科天麻属草本植物天麻的干燥块茎，《神农本草经》名"赤箭"。春冬采挖块根，刮去外皮，煮后烘干。炮制：天麻，煨天麻，姜天麻，酒天麻等。内服煎 3 ~ 10 g，研末 1 ~ 1.5 g，或入丸、散，或天麻蜜环片口服，必要时天麻素注射液静脉滴注。气血虚甚者慎服。

药理作用：①有镇静作用，延长睡眠时间，也有抗惊厥、治癫痫作用。②对大脑皮层神经细胞及缺血性脑损伤有保护作用。③有防治阿尔茨海默病的作用。④能增加脑血流及冠状动脉血流量，缩小心肌梗死的面积，对缺血再灌注损伤的心肌有保护作用。⑤增强耐疲劳、抗缺氧能力，有抗氧化、抗衰老作用。⑥有抗炎、镇痛作用。⑦天麻多糖具有增强机体非特异性免疫和细胞免疫的作用；增加小鼠胸腺重量，提高小鼠腹腔巨噬细胞吞噬功能，增强小鼠移植物抗宿主反应。⑧天麻多糖对水疱性口炎病毒（VSV）有直接抑制作用，对新城鸡瘟病毒（NDV）有非常显著的抑制作用，对大肠埃希菌、金葡菌、沙门菌、枯草芽孢杆菌有抑制作用。⑨有保肝作用。⑩含锌量多时，对大鼠血液动力学有改善作用。

刺蒺藜《神农本草经》

味苦、辛，性平。入肝、肾经。主平肝解郁，祛风明目，助阳气，破恶血；治症结积聚，头痛眩晕，目赤翳障，胸闷胁痛，乳房胀痛，腰脊痛，男性不育，白癜风，风疹瘙痒，痈疽。久服长肌肉，明目，轻身耐老。

为蒺藜科草本植物蒺藜和大花蒺藜的果实，《神农本草经》名"蒺藜子"。秋季果实成熟时割取全草，晒干，收集种子。炮制：蒺藜，炒蒺藜，盐蒺藜。内服煎 6 ~ 15 g，或入丸、散。孕妇慎用。

药理作用：①可增强心脏收缩力，减慢心率，扩张冠状动脉和外周血管；蒺藜皂甙有明显的抗心肌缺血作用。②有降低血液黏稠度、抗血栓、抗动脉粥样硬化作用。③有降低血压，增加脑血流量，降低脑血管阻力，防治阿尔茨海默病作用。④对抗平滑肌痉挛作用。⑤有抑制肿瘤作用。⑥对视网膜神经细胞有保护作用。⑦刺蒺藜能显著降低胆固醇水平，有阻止动脉、心肌及肝脏的脂质沉着作用。⑧能抑制黑色素的形成，防治老年斑。⑨有抗应激、抗缺氧、耐高温作用，有抗氧化作用，可增强记忆能力，延缓人体衰老。⑩有降血糖作用。⑪蒺藜生物碱有缓和的利尿作用。⑫有抗菌、抗炎作用。⑬刺蒺藜可明显刺激精子形成，提高精子活力，促进发情，增加性欲，有促性腺激素样作用。

木贼 《嘉祐本草》

味甘、微苦，性平。入肺、肝、脾经。主疏风散热，解肌，退目翳；治风热目赤，目生云翳，迎风多泪，畏光，肠风下血，痔血，血痢，崩漏，胎动不安；外用治脱肛。久服养脉络，轻身延年。

为木贼科植物木贼的地上部分。6～9月采收全草，晒干，切段，生用。内服煎6～10 g，或入丸、散。气血虚者慎服。

药理作用：①木贼醇提液能增加离体豚鼠心脏冠脉流量，有强心、减慢心率的作用，对麻醉猫有持久的降压作用，降压强度和维持时间与剂量有一定的相关性，并能对抗组胺收缩血管作用。②有镇静、镇痛、抗惊厥作用。③有能显著降低甘油三酯和胆固醇作用。④抗血小板聚集、抗血栓形成作用。⑤保护血管内皮细胞、抗动脉粥样硬化作用。⑥有抗氧化、抗衰老作用。⑦有抗菌、抗病毒、抗蛇毒作用。⑧木贼醇提液小剂量使肠道平滑肌兴奋，大剂量使其收缩。⑨所含的硅酸盐和鞣质有收敛作用，有消炎、止血作用。

决明子《神农本草经》

味苦、甘、咸，性微寒。入肝、大肠经。主清肝，明目，利水，通便；治肝阳头痛、头晕，目淫肤赤白膜，眼赤痛泪出，青盲，雀目，视物昏暗，便秘，肿毒，癣疾。久服益精光，轻身。

为豆科决明属植物草决明或小决明的干燥成熟种子。秋季采收成熟果实，晒干，打下种子，入药。炮制：决明子，炒决明子，盐决明子。内服煎 6 ~ 15 g，大剂 30 g，或决明子茶泡茶饮。脾胃虚寒及便溏者禁用。

药理作用：①决明子醇提物对葡萄球菌、白喉棒状杆菌、伤寒沙门菌、副伤寒沙门菌、大肠埃希菌均有抑制作用，而水提物则无效。②决明子水浸剂对皮肤真菌有不同程度的抑制作用；决明子所含的大黄酚 - 9 - 蒽酮对多种癣菌均有较强抑制作用。③有降血压作用，其降压效果、降压幅度、作用时间均优于静脉注射利血平。④可降低总胆固醇（TC）和甘油三酯，能明显升高血清高密度脂蛋白（HDL）含量及提高 HDL - C/TC 比值，防治动脉粥样硬化。⑤有抑制血小板聚集的活性。⑥对细胞免疫功能有抑制作用，对体液免疫功能无明显影响，而增强巨噬细胞吞噬功能。⑦有显著的护肝作用。⑧具有缓泻、利尿作用。⑨决明子流浸膏可促进胃液的分泌。⑩有减肥作用。⑪有抗氧化作用。⑫对糖尿病肾病有防治作用。

苋实《神农本草经》

味甘，性寒。入肝、大肠、膀胱经。主清肝明目，通利二便；治青盲翳障、视物昏暗，白浊血尿，利大小便，去寒热。久服益气力，不饥轻身。

为苋科植物苋的果实，苋是一种野菜。一年生草本，茎直立，粗壮，绿色或红色，分枝较少。叶互生，叶柄长 3 ~ 8 cm，叶片卵形、菱状卵形或披针形，长 4 ~ 11 cm，宽 3 ~ 7 cm，绿色或常呈红色、紫色、黄绿色，全缘或波状缘，无毛。花簇腋生，直到下部叶，花簇球形，直径 5 ~ 15 mm，或同时具顶生花簇，呈下垂的穗状花序，绿色或黄绿色，单性，雌雄同株。种子黑褐色，近于扁圆形，两面凸，平滑有光泽，花期 5 ~ 8 月，果期 7 ~ 9 月。见附图 2 - 2。全国各地均有栽培或半野生。果实成熟时采收地上部分，晒后搓揉脱下种子，晒干。内服煎 6 ~ 9 g，或研末服。

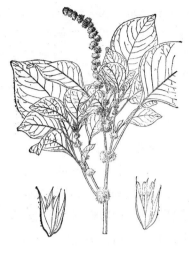

图 2 - 2　苋

牡蛎《神农本草经》

味咸、涩，性微寒。入肝、胆、肾经。主平肝潜阳，重镇安神，软坚散结，收敛固涩；治肝阳上亢，惊恚怒气，惊悸失眠，眩晕耳鸣，胃痛吞酸，癥瘕痞块，除拘缓，瘰疬，瘿瘤，自汗，盗汗，遗精，尿频，女子崩漏，带下赤白。久服强骨节，杀邪鬼，延年。

为牡蛎科动物长牡蛎、大连湾牡蛎或近江牡蛎的贝壳。全年均可采收，去肉，晒干。炮制：牡蛎，煅牡蛎，盐牡蛎，醋牡蛎。内服煎 15 ~ 30 g，用时研末，或入丸、散。本品长期大量服用，易引起便秘和消化不良。

药理作用：①可增强免疫功能，促进白介素 - 2 的活性，使外周血 T 细胞总数显著升高，杀伤细胞（NK）活性明显增强，淋巴细胞明显增殖，增强细胞免疫功能。②有抗疲劳、抗辐射、延缓衰老作用。③有保肝作用。④有抗肿瘤，抑制癌细胞生长作用。⑤有镇静、镇痛、抑制癫痫发作的作用。⑥有抗菌、抗病毒作用，对脊髓灰质炎病毒、流感病毒有抑制作用。⑦抑制高脂血症，抗动脉粥样硬化，对心血管有保护作用。⑧提高 B 细胞对胰岛素的敏感性，明显降低血糖。⑨有减少胃酸、抗溃疡、增强消化能力的作用。

龟甲《神农本草经》

味咸、甘，性微寒。入肝、肾、心经。主滋阴潜阳，益肾强骨，养血补心；治阴虚潮热，盗汗，头晕目眩，虚风内动，手足蠕动，四肢痿弱，小儿囟不合，惊悸失眠，健忘，月经过多，漏下赤白，破症痕，痎疟，五痔，阴蚀，湿痹。久服轻身不饥。

为龟科属动物乌龟的背甲及腹甲，又名"龟板"。全年均可捕捉，以秋、冬二季为多，捕捉后杀死，或用沸水烫死，剥取龟甲，晒干。炮制：龟甲，醋龟甲，酒龟甲。内服煎 10～30 g，用时打碎先煎，或入丸、散、膏剂。脾胃虚寒及孕妇禁服。

药理作用：①有解热、镇静、延长睡眠时间的作用。②有抗凝血、增加冠脉流量和提高耐缺氧能力的作用。③可增强细胞免疫和体液免疫功能，提高网状内皮系统的吞噬功能，显著增加吞噬指数和吞噬系数。④有抗氧化、抗衰老作用。⑤对缺血性脑损伤及神经损伤有保护作用。⑥龟板对离体子宫有明显的兴奋作用，可使子宫收缩加强。⑦能降低血清 T_3、T_4 含量，对抗阴虚大鼠甲状腺明显萎缩，双向调节甲状腺功能。⑧有对抗阴虚大鼠胸腺萎缩及肾上腺、脾脏重量减轻的作用，下甲脾重增加更明显。⑨有促进骨髓干细胞增殖，防治白细胞减少，抗表皮干细胞凋亡的作用。⑩龟甲能增加骨密度和骨钙、镁的含量，使血清碱性磷酸酶升高。

海藻、昆布

海藻《神农本草经》

味苦、咸，性寒。入肝、脾、肾经。主软坚，消痰，利水，泄热；治瘿瘤气，颈下核（瘰疬），破散结气（症瘕），睾丸肿痛，腹中上下鸣，下十二水肿。久服轻身延年。

为马尾藻科海生植物羊栖菜及海蒿子的干燥体。夏、秋季从海中捞取或割取，晒干。内服煎 5～15 g，或入丸、散。脾胃虚寒及蕴湿者忌服。反甘草。

药理作用：①能明显增强小鼠腹腔巨噬细胞的吞噬功能，对淋巴细胞转化有促进作用，增加小鼠溶血素生成，提高红细胞免疫功能，加强细胞免疫，对体液免疫无影响。②对白细胞减少有对抗作用。③可防治因缺碘引起的甲状腺肿、地方性甲状腺功能不足。④有降血糖作用。⑤有降血压作用。⑥有降低血清胆固醇、降低血液黏稠度、抗凝血作用，抗动脉粥样硬化；另有报道，褐藻酸钠对大鼠红细胞凝集有明显促进作用。⑦有抗肿瘤作用，对子宫癌、肉瘤、白血病有抑制作用。⑧抗病毒、抗内毒素作用，海藻对脊髓灰质炎病毒、柯萨奇病毒、腺病毒、单纯疱疹病毒、流感病毒有抑制作用。⑨有抗氧化、抗辐射作用。

昆布《神农本草经》

味咸，性寒。入肝、胃、肾经。主软坚散结，消痰，利水；治瘿瘤，瘰疬，瘘疮，睾丸肿痛，咳嗽痰饮，水肿。

为海带科植物海带或翅藻科植物昆布（鹅掌菜）、裙带菜属植物裙带菜的干燥叶状体。夏、秋二季采捞，除去杂质，晒干。内服煎 6～12 g，或入丸、散。脾胃虚寒蕴湿者忌服。

药理作用：①可防治由缺碘而引起的甲状腺功能不足，同时也可以暂时降低甲状腺功能亢进的新陈代谢率而减轻症状。②昆布中所含褐藻淀粉 30 mL/kg 灌胃对正常小鼠有明显的降血糖作用。③海带氨酸小剂量具有降血压作用。④昆布提取物有兴奋蛙心作用，增强豚鼠心房收缩力。⑤对小肠、支气管平滑肌有较显著的抑制作用。⑥海带多糖多次灌胃，能明显地抑制高血脂鸡血清总胆固醇、甘油三酯的含量上升，并能减少鸡主动脉内膜粥样斑块的形成及发展。⑦有增强细胞免疫及体液免疫的作用。⑧抗肿瘤，有预防结肠癌、抑制肝癌作用。⑨有抗辐射作用。⑩有抗凝血作用。⑪抗病毒、抗菌作用。⑫有抗肺纤维化作用。⑬有平喘镇咳作用。⑭有镇静、镇痛、增加睡眠时间的作用。

桔梗《神农本草经》

味辛、苦，性平。入肺、心、胃经。主宣肺，祛痰，利咽，排脓；治咳嗽痰多，咽喉肿痛，肺痈吐脓，惊恐悸气，胸胁痛如刀刺（胸痹），痢疾，腹满肠鸣幽幽，小便癃闭。常服轻身。

为桔梗科草本植物桔梗的干燥根。春秋二季采根，去外皮，晒干。炮制：桔梗，炒桔梗，蜜桔梗。内服煎 3～10 g，或入丸、散。阴虚久咳或咳血者不宜用，胃溃疡慎服。

药理作用：①有明显的祛痰、镇咳作用，也有平喘作用。②桔梗煎剂可刺激小鼠腹腔巨噬细胞增生，有免疫增强作用。③桔梗水或醇提取物有降血糖作用，且能抑制食物性血糖上升。④显著降低血清胆固醇和甘油三酯，抑制对食物脂肪的吸收，有减肥作用。⑤有抑制胃液分泌和抗溃疡作用。⑥有保肝作用。⑦桔梗皂苷有抗菌、抗炎作用，增强中性白细胞的杀菌力，提高溶菌酶的活性。⑧桔梗皂苷静脉注射可见血压下降、心率减慢和呼吸抑制；能降低冠状动脉和四肢血管的阻力，增加血流量。⑨有镇静、镇痛和解热作用，可延长睡眠时间。⑩有抗癌、抗氧化作用。

冬葵子《神农本草经》

味甘，性寒。入大肠、小肠、膀胱经。主利水通淋，滑肠通便，下乳汁；治热淋，血淋，二便不通，水肿，妇女乳汁不行，乳房肿痛。久服坚骨，长肌肉，轻身延年。

为锦葵科植物冬葵的干燥种子。二年生草本，高40～90 cm，茎直立，圆柱形，多分枝。叶互生，叶柄长2～7 cm，叶掌状5～7浅裂，裂片卵状三角形，叶基部心形，叶边缘呈钝齿状。花小，常簇生于叶腋，花瓣

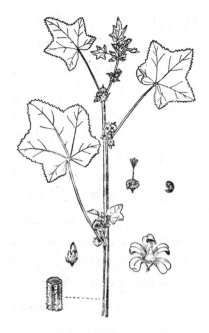

图2－3　冬葵

5，倒卵形，淡红色或白色，先端凹入。蒴果扁球形，生于宿萼内。种子小，近肾形，黑色。花期4～5月，果期7月。见附图2－3。生于村旁、路边、田埂或山坡湿地，分布全国。7～11月采收种子晒干。内服煎6～15 g，或入丸、散剂。孕妇慎用。

药理作用：①可增强免疫，对网状内皮系统有激活作用和抗补体活性。②对志贺菌属有抑制作用。③有抗胃溃疡作用。

火麻仁、麻蕡

火麻仁《神农本草经》

味甘，性平，无毒。入脾胃、大肠经。主润肠通便，逐风气，止吐逆，活血脉；治便秘，风痹，消渴，呕逆，风水，脚

气，月经不调，疮癣，丹毒。常服补中益气，肥健不老。

为桑科大麻属植物大麻的种仁，《神农本草经》名"麻子"。秋季果实成熟时采收，除去杂质，晒干，生用或炒用。内服煎 10～15 g，或入丸、散；外用捣敷，或煎水洗。便溏、阳痿、遗精、带下者慎服，孕妇忌服。

药理作用：①火麻仁用药后降低心脏缺血再灌注损伤，血压亦有显著降低。②能刺激肠黏膜使分泌增加，蠕动加快，减少大肠吸收水分，故有泻下作用；还有抗胃溃疡作用。③能明显降低血清胆固醇、甘油三酯，升高高密度脂蛋白。④有抗氧化、改善学习记忆功能、抗衰老作用。⑤有镇静、镇痛和延长睡眠时间、抗惊厥的作用。⑥提高细胞免疫和体液免疫功能。⑦能降低血清睾酮水平，减少精液中精子的密度，有抗生育作用。⑧抑制宫颈癌、白血病、肝癌、胃癌的生长。

麻蕡《神农本草经》

味辛，性平。主祛风镇痛，定惊安神；治痹痛，痛风，癫狂，失眠，咳喘。多食令人见鬼狂走。

为桑科大麻属植物大麻的幼嫩果序。6～7 采收，鲜用或晒干。内服煎 0.3～0.6 g，外用捣敷。本品有毒；体虚及孕妇禁服。

五加皮、刺五加

五加皮《神农本草经》

味辛、苦、微甘，性温。入肝、肾经。主祛风湿，补肝肾，强筋骨，活血脉；治风寒湿痹，腰膝疼痛，筋骨痿软，小儿行迟，体虚羸弱，跌打损伤，骨折，水肿，脚气肿痛，阴下湿痒。久服轻身延年。

为五加科细柱五加和无梗五加的根皮，《神农本草经》名"五加"。秋季采根去木心，晒干。炮制：五加皮，炒五加皮，酒制五加皮。内服煎 6~15 g，或入丸、散，或五加皮酒饮服；外用煎水外洗。阴虚火旺者及孕妇慎服。

药理作用：①有抗炎作用，抗炎作用与肾上腺有关。②有镇痛、解热作用。③对心脏有明显的抑制作用，使心率减慢，有抗心律失常，增加冠脉流量作用。④对肠管及子宫均有兴奋作用，受孕子宫更敏感。⑤五加皮能增强大脑皮层的内抑制过程。⑥有增强机体非特异性抵抗力作用，在机体抵抗力下降或遇额外负担而有特殊需要时，能增加体力或智力工作效能。⑦有降血糖作用。⑧有抗过敏、抗排异、抗应激作用。⑨有抗衰老作用。⑩有性激素样作用。⑪有抗肿瘤作用。

刺五加《东北药用植物志》

味辛、甘，性温。入脾、肾、心经。主补肾强腰，益气安神，活血通络；治胸痹疼痛，脾虚乏力，虚羸浮肿，食欲不振，心悸失眠，健忘，腰膝酸软，小儿行迟，久咳，风湿痹痛，跌打肿痛。久服轻身耐老。

为五加科植物刺五加的根及根茎。春秋采挖，切片，晒干。内服煎 15~30 g，或入丸、散、酒剂，或刺五加片口服，或用刺五加注射液；外用研末调敷，或鲜品捣敷。阴虚火旺者慎服。

药理作用：①有镇静和延长睡眠时间的作用。②有抗疲劳、抗应激、抗高温、抗辐射作用，有显著的耐低压缺氧作用；可提高机体的解毒能力。③有抗氧化、抗衰老作用。④明显增加单核－巨噬细胞和腹腔巨噬细胞的吞噬能力，明显增强细胞毒 T 淋巴细胞（CTL）杀伤靶细胞的活性，增加小鼠脾重量，能使白细胞明显升高；能促进抗体生成，诱生干扰素，增强特异性体液免疫功能。⑤能扩张脑血管，改善大脑血供，增加心肌血供；有双向调节血压的作用。⑥刺五加提取物对动物实验性移植瘤、药物诱发瘤、癌的转移和小鼠自发白血病都有抑制作用，还能减轻抗癌药物的毒性。⑦能降低或恢复垂体后叶素引起的 ST 段上移，减少 T 波增高，对抗心律失常。⑧对血小板聚集有抑制作用，降低血黏度，改善微循环，抗血栓形成。⑨能降低高血糖，调节内分泌功能紊乱；既能阻止促皮质激素引起的大鼠肾上腺增生，又可减少由可的松引起的肾上腺皮质萎缩；可防止甲状腺素引起的甲状腺萎缩，又防止甲硫氧嘧啶引起的甲状腺增重。⑩可使乳酸、丙酮酸、磷酸、肌酸和 ATP 浓度恢复正常，提高肌糖原和肝糖原；刺五加多糖和总苷可促进核酸与蛋白质合成，提高有丝分裂的细胞数；对小鼠高胆固醇血症有明显的改善作用。⑪抗菌、抗炎、抗病毒作用，兴奋其特异性抗病毒免疫力。⑫有明显的止咳、祛痰作用。⑬能增加精囊重量，明显提高精子活动能力。⑭提高大脑学习记忆能力。

羌活 《神农本草经》

味辛、苦，性温。入膀胱、肾经。主散表寒，祛风湿，利关节；治外感风寒，头痛无汗，风寒湿痹，项强筋急，骨节酸疼，心悸，风水浮肿，偏正头痛，阳毒疗疮。久服轻身耐老。

为伞形科多年生草本植物羌活、宽叶羌活或川羌活的根及根茎。春、秋季采挖，切片，晒干，切片，入药。内服煎汤 3～10 g，或入丸、散。血虚痹痛者忌服。

药理作用：①羌活挥发油具有显著的解热、镇痛作用。②有抗炎作用。③有抗过敏作用，抑制迟发超敏反应。④有抗血栓形成作用。⑤有显著的抗心律失常作用。⑥有抗急性心肌缺血，增加心肌营养性血流量作用。⑦有抗休克作用，连续用药有抗癫痫作用。⑧能选择性地增加脑血流量。⑨对胃溃疡有中等强度的保护作用，对渗出性腹泻有止泻效果。⑩有抗氧化作用。⑪对志贺菌属、大肠埃希菌、伤寒沙门菌、铜绿假单胞菌、金葡菌、布鲁氏菌等有抑制作用。

独活《神农本草经》

味苦、辛，性微温。入肾、膀胱经。主祛风，胜湿，散寒，止痛；治风寒痹痛，腰膝疼痛，头痛齿痛，金疮，贲豚，痫痉，女子疝瘕，银屑病。久服轻身。

为伞形科植物齿毛当归的干燥根。4～10月挖取根部，除去地上茎及泥土，晒干，切片。炮制：独活、炒独活。内服煎3～10 g，或入丸、散、酒剂。阴虚血燥者慎服。

药理作用：①有镇静、催眠作用。②有拮抗钙通道阻滞剂受体的活性，有降血压、抗心律失常作用。③具有抗肿瘤作用。④有镇痛和抗炎作用。⑤有广泛的抗菌谱，对布鲁氏菌也有明显的抑制作用。⑥有抑制血小板聚集及实验性血栓形成的作用。⑦有兴奋呼吸的作用，使呼吸加深加快。⑧独活对子宫和支气管平滑肌及兔回肠有解痉作用。⑨有光敏感作用，使受照的皮肤发生日光性皮炎，于受照射部位发生红肿、色素增加甚至表皮增厚等。⑩独活醇提取物可改善学习记忆能力，延缓阿尔茨海默病的发生。⑪有抗胃溃疡、抗氧化作用。

防风《神农本草经》

味辛、甘，性微温。入膀胱、肺、脾、肝经。主发表，祛风，胜湿，止痛；治外感风寒，恶风，惊风抽搐，头眩痛，风湿痹痛，腹痛泄泻，肠风下血，破伤风，目盲无所见，胁痛烦满，自汗盗汗，疹出不透，风疹瘙痒，痈肿初起。久服轻身。

为伞形科防风属植物防风的干燥根。秋季采根，切片，晒干。炮制：防风、炒防风、蜜防风、防风炭。内服煎5～10 g，或入丸、散；或煎水外洗。血虚发痉及阴虚火旺者慎服。

药理作用：①有解热、镇痛作用。②对金葡菌、乙型溶血性链球菌、肺炎球菌、铜绿假单胞菌有抑制作用，对流感病毒A3及哥伦比亚SK病毒有抑制作用，对羊毛状小芽孢癣菌等皮肤真菌也有抑制作用。③有抑制迟发型超敏反应的作用。④有镇静、抗惊厥的作用。⑤可抑制豚鼠离体气管、回肠平滑肌过敏性收缩。⑥有抗炎作用，提高小鼠腹腔巨噬细胞吞噬功能，增加脾脏的重量，明显提高免疫机能。⑦有抗肿瘤作用。⑧有保肝作用。⑨有抗氧化作用。⑩有抗凝血作用。

夏天无《浙江民间常用草药》

味苦、微辛，性凉。入肝、肾经。主活血止痛，舒筋活络，祛风除湿；治中风偏瘫，头痛，跌扑损伤，风湿性关节炎，坐骨神经痛，腰肌劳损，小儿麻痹后遗症，高血压。常服轻身、益智。

为罂粟科植物伏生紫堇的干燥块茎。多年生草本，高16~30 cm，块茎近球形，直径约3~9 mm，黑褐色。地上茎细弱，2~3枝丛生，不分枝。基生叶常1枚，具长柄；叶片轮廓三角形，长约6 cm，二回三出全裂，末回裂片无柄，狭倒卵形，全缘，叶下面有白粉；茎生叶3~4枚，互生或对生，生于茎中、上部，叶小，柄短。总状花序顶生，长1.5~4 cm，疏列数花，花冠淡紫红色。蒴果为细长椭圆形，略呈念珠状。种子细小，2列。花期4~5月，果期5~6月。见附图2-4。生于低坡阴湿之地，分布于我国南方大多数地区。4~5月待茎叶变黄时，选晴天挖取块茎，除去须根，鲜用或晒

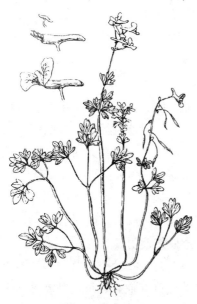

图2-4 伏生紫堇

干，入药。内服煎 5 ~ 15 g，研末服 2 ~ 4 g，或制成丸剂，或夏天无胶囊口服，或夏天无注射液肌肉注射。

药理作用：①可缩小脑缺血再灌注后梗死范围，改善脑组织病理形态，扩张脑血管，对脑缺血损伤有保护作用。②有抗心律失常作用，增加冠脉流量，扩张麻醉犬下肢血管。③有降血压作用。④有抑制血小板聚集，抗凝血作用。⑤能提高记忆力，有促进智力作用。⑥有镇静、镇痛作用。⑦有抗炎作用。⑧对肠管、支气管平滑肌有解痉作用，兴奋子宫平滑肌。

络石藤《神农本草经》

味苦、辛，性微寒。入心、肝、肾经。主祛风，通络，凉血，消瘀；治风湿痹痛，腰膝酸痛，筋脉拘挛，痛风，口干舌焦，喉舌肿干咳、水浆不下，风热死肌痈疮，跌打损伤，蛇、犬咬伤。久服轻身，润泽好颜色。

为夹竹桃科植物络石的干燥带叶藤茎，《神农本草经》名"络石"。秋季采藤茎叶，晒干，入药。内服煎 6 ~ 15 g，大剂30 g，或入丸、散、酒剂。阳虚畏寒、便溏者忌服。

药理作用：①有抑菌作用，对金黄色葡萄球菌、福氏志加菌及伤寒沙门菌有抑制作用。②络石藤中的牛蒡苷可刺激动物中枢神经系统，使呼吸加快，大剂量引起呼吸衰竭，对心脏作用较弱，可引起血管扩张、血压下降，并使小鼠皮肤发红、腹泻。③对离体兔肠及子宫有抑制作用。④有抗炎、镇痛作用，也有抗痛风作用。⑤有抗癌作用。

茺蔚子、益母草

茺蔚子《神农本草经》

味甘、辛，性微寒。入肝、心包经。主清肝化瘀，明目益精；治肝热头痛头晕，目赤，目生翳障，月经不调，痛经闭经，产后瘀滞腹痛，除水气。久服轻身。

为唇形科植物益母草和细叶益母草的成熟种子。秋季果实成熟时采割，晒干，打下果实，入药。炮制：茺蔚子，炒茺蔚子。内服煎 6～9 g，或入丸、散，或鲜品捣绞取汁口服。瞳孔散大者及孕妇禁服。

药理作用：①茺蔚子提取物静脉注射有轻微降血压的作用。②有兴奋收缩子宫的作用。③有明显抗氧化作用。④有降血脂作用。

益母草《神农本草经》

味辛、苦，性微寒。入肝、心、肾、膀胱经。主活血调经，利尿消肿，清热解毒；治月经不调，经闭，胎漏难产，胞衣不下，产后血晕，瘀血腹痛，症瘕结聚，小便不利，水肿，跌打损伤，痈肿疮疡；瘾疹痒，可作浴汤。

为唇形科益母草属植物益母草和细叶益母草的全草，《神农本草经》名"益母"。6～9 月开花时割收地上部分，立即摊开，晒干，切段，生用。内服煎 10～20 g，或入丸、散，或益母草膏冲服；外用煎水洗，或鲜品捣敷。阴虚血少，月经过多者慎服；孕妇忌服。

药理作用：①可以兴奋子宫，作用类似麦角新碱；有一定的抗着床和抗早孕作用。②有抗血小板聚集、凝集，改善微循环，抗血栓形成作用。③能明显增加冠脉流量，有改善冠脉循环和保护心脏、减慢心率、减少心输出量和右室做功的作用。④益母草小剂量对蛙心有增强收缩的作用，大剂量时呈抑制现象。⑤有兴奋呼吸中枢的作用，呼吸频率及振幅均呈显著增加。⑥有增强细胞免疫功能的作用。⑦有使肠平滑肌弛缓、振幅扩大的作用。⑧能改善微循环，扩张肾血管，增加肾小球滤过率，有利尿和改善肾功能的作用，对初发期急性肾功能衰竭有显著疗效。⑨有降血压作用。⑩有抗氧化作用。⑪益母草碱水浸液对许兰毛癣菌、犬小孢子菌、红色毛癣菌、星形诺卡菌有抑制作用；对大肠埃希菌、痢疾志贺菌也有抑制作用。⑫有抑制前列腺增生的作用。

地肤子《神农本草经》

味辛、苦，性寒。入肾、膀胱经。主清热利湿，祛风止痒；治小便涩痛，淋浊，阴痒带下，虚劳目暗，血痢，风疹，湿疹，疥癣，疮毒。补中，益精气；久服耳目聪明，轻身耐老。

为藜科地肤属植物地肤的果实。秋季割取后，干燥，打下果实，取种子，入药。炮制：地肤子，炒地肤子。内服煎 6～15 g，或入丸、散；外用煎汤熏洗。

药理作用：①抑菌作用，对许兰毛癣菌、奥杜盎氏小芽孢癣菌、铁锈色小芽孢癣菌、羊毛状小芽孢癣菌、星形诺卡菌等皮肤真菌有抑制作用。②可促进正常小鼠的小肠推进功能。③有降血糖作用。④有抗炎、抗过敏作用，其水提物对小鼠单核巨噬细胞系统及迟发型超敏反应有抑制作用。⑤有抗氧化作用。

车前子《神农本草经》

味甘、淡，性微寒。入肺、肝、肾、膀胱经。主清热利尿，渗湿止泻，明目，祛痰；治小便不通，气癃，淋浊，带下，水肿，暑湿泄泻，目赤障翳，痰热咳喘，止疝痛，除湿痹。养肺，强阴，益精，久服轻身耐老。

为车前科属植物车前或平车前的种子。秋季果实成熟时，割取果穗，晒干，搓出种子，入药。炮制：车前子，炒车前子，盐车前子，酒车前子。内服煎 5～15 g，或研末服，或入丸、散。阳气下陷、肾虚遗精者慎服。

药理作用：①车前子煎剂有利尿作用，可抑制肾脏 Na^+－K^+－ATP 酶活性。②车前子煎剂关节腔注射，能促进关节囊滑膜结缔组织增生，使松弛了的关节囊恢复原有的紧张度。③有抗菌、抗炎作用。④有抗缺氧、抗衰老作用。⑤经给小鼠实验有缓泻作用。⑥可降低眼压。⑦降低胆固醇和甘油三酯。⑧对小鼠有祛痰、镇咳作用。

泽泻 《神农本草经》

味甘、淡，性寒。入肾、膀胱经。主利水渗湿，泄热通淋；治热淋涩痛，水肿胀满，带下白浊，泄泻，痰饮眩晕，遗精。养五脏，起阴气，减肥；久服令人耳目聪明，轻身延年，面生光。

为泽泻科属植物泽泻的块茎。冬季采挖地下块茎，烘干，切片。炮制：泽泻，盐泽泻。内服煎 6~12 g，或入丸、散。肾虚滑精者慎服。

药理作用：①有降血脂、抑制血小板聚集的作用，能明显降低胆固醇，有抗动脉粥样硬化作用。②有保护肝脏和抗脂肪肝的作用。③有轻度降压作用，泽泻醇提物可增加冠脉流量，减少心输出量，降低心率以及左心室压力。④有排钠利尿作用，钾含量不变。⑤有抗肾结石形成，具有抗肾炎活性。⑥有抗炎作用。⑦有减肥作用。

猪苓 《神农本草经》

味甘、淡，性平。入脾、肾、膀胱经。主利水渗湿，散结；治水肿，泄泻，黄疸，肿瘤，淋浊，带下，妊娠水肿。久服轻身耐老。

为多孔菌科属真菌猪苓的菌核。春秋二季采挖，晒干，入药。内服煎 10~15 g，或入丸、散；必要时以猪苓多糖胶囊口服，或猪苓多糖注射液肌内注射。无水湿者忌服。

药理作用：①猪苓煎剂有明显的利尿作用，并能促进钠、氯、钾等电解质的排出。②有免疫增强作用，猪苓多糖能显著增强小鼠 T 细胞对刀豆凝集素 A（ConA）的增殖反应，也具有促进 B 细胞有丝分裂的作用，对分散颗粒型阳性 T 淋巴细胞有显著增殖现象。③对 N－丁基－N（4－羟丁基）亚硝基胺（BBN）膀胱瘤的发生具有较显著的抑制作用，对小鼠肉瘤、肺癌、腹水癌、肝癌有明显的抑制作用。④对肝脏有明显的保护作用。⑤可增强抗辐射损伤能力。⑥有抗衰老作用。⑦猪苓外用抑制色素沉着，促进毛发生长。

茵陈《神农本草经》

味苦、辛，性微寒。入脾、胃、肝、胆经。主清湿热，退黄疸；治热结黄疸，小便不利，乏力食少，风湿寒热邪气，结气症瘕，湿疮痒疹。久服轻身益气耐老。

为菊科蒿属植物茵陈蒿或滨蒿的幼苗。3～4 月采地上部分，晒干，生用。内服煎 10～15 g，或入丸、散，或茵栀黄注射液静脉滴注；外用煎水洗。虚黄、萎黄不宜单独服用。

药理作用：①有促进胆汁分泌和利胆作用，能降低奥狄氏括约肌紧张度。②能减轻肝细胞肿胀、气球样变、脂肪变与坏死等病理表现；对黄曲霉菌致突变之肝癌发生有显著抑制效果。③有镇痛、退热作用，降温持续可达 6 小时。④有降低血清胆固醇、扩张冠脉及促纤溶作用，抗动脉粥样硬化。⑤有降血压和利尿作用。⑥能有选择性地扩张脑血管。⑦茵陈煎剂对结核分枝杆菌、葡萄球菌、白喉棒状杆菌、炭疽杆菌、伤寒沙门菌、甲型副伤寒沙门菌、铜绿假单胞菌、大肠埃希菌、痢疾杆菌、脑膜炎球菌、枯草杆菌等有不同程度的抑制作用，对流感病毒、钩端螺旋体有抑制作用。⑧可降低高尿酸血症小鼠的尿酸。⑨具有促进白细胞分裂，增加白细胞数目、提高 T 细胞的免疫活性、诱生干扰素等作用。⑩有止血、抗生育等作用。⑪有抗癌作用，能明显增强移植肿瘤小鼠迟发型超敏反应。

白蒿《神农本草经》

味苦、微甘，性凉。入肝、肺、胃经。主清热利湿，凉血止血，祛五脏邪气；治肺热咳喘，咽喉肿痛，湿热黄疸，热痢，淋病，风寒湿痹，吐血咯血，外伤出血，疥癞恶疮。补中益气，长毛发令黑；久服轻身，令人耳目聪明，不老。

白蒿为菊科蒿属植物大籽蒿的全草。高 50~150 cm，主根单一，狭纺锤形。茎纵棱明显，茎、枝被灰白色微柔毛，叶互生，下部与中部叶宽卵形或宽卵圆形，长 4~8 cm，宽 3~6 cm，二至三回羽状全裂，基部有假托叶。头状花序，两性花多层，80~120 朵，花柱与花冠等长，小花皆为管状，黄色，表面有腺点，全部结实，花托有毛，毛几乎与小花等长。瘦果长圆形。花果期 6~10 月。见附图 2-5。生于

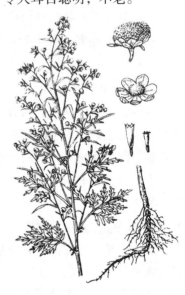

图 2-5　大籽蒿

路旁、荒地、河滩、草地或山坡、林缘，分布于华北、东北、西南、西北等地。7~10 月采全草，晒干切段，入药。内服煎 10~15 g，鲜品加倍；外用捣汁涂，或研末敷。

药理作用：①有抗炎作用，能抑制关节肿胀。②可兴奋下丘脑－垂体－肾上腺皮质系统，增加肾上腺皮质激素、皮质酮分泌量。③可增强抗脑缺氧能力。④显著延长戊巴比妥所致的小鼠的睡眠时间。

拳参《神农本草经》

味苦、辛，性微寒。入肺、肝、大肠经。主清热散结，镇

肝熄风，凉血止痢；治赤痢，热泻，热病惊痫抽搐，肺热咳嗽，痈肿，瘰疬，口舌生疮，吐血，衄血，痔疮出血，毒蛇咬伤。常服轻身。

为蓼科植物拳参或耳叶蓼的干燥根茎，《神农本草经》名"紫参"。春初发芽时或秋季茎叶将枯萎时采挖，除去泥沙，去须根，切片晒干，或生用。内服煎 3 ~ 12 g，或入丸、散；外用捣敷，或煎水含漱、熏洗。无实火热毒者不宜用。阴证外疡忌服。

药理作用：①有一定的止血、消炎作用。②对金黄色葡萄球菌、白色葡萄球菌、铜绿假单胞菌、枯草杆菌、大肠埃希菌、卡他莫拉菌、志贺菌属均有抗菌作用。③有抗肿瘤作用，可用于鼻咽癌、食管癌。④有止泻作用。⑤有明显的镇痛作用。⑥对心肌和冠状动脉损伤有保护作用，抗心律失常。⑦有中枢抑制、镇静作用，延长睡眠时间。⑧能增加胸腺和脾脏指数，促进 T 细胞增殖，提高血清 IL - 2 水平，增强免疫功能。⑨有清除自由基、抗氧化作用。⑩对脑缺血有保护作用。

飞廉　《神农本草经》

味微苦，性凉。入肝、心、膀胱经。主祛风，清热，利湿，凉血散瘀；治感冒咳嗽，头痛，风湿痹痛，骨节热，头眩项重，胫重酸痛，泌尿系感染，乳糜尿，带下，吐衄尿血，月经过多，功能性子宫出血，跌打损伤，疮疖，痔疮。久服令人轻身。

为菊科飞廉属植物丝毛飞廉或节毛飞廉的全草或根。丝毛飞廉，二年生草本，高 50 ~ 120 cm，主根肥壮，茎直立，具纵棱。叶互生，无柄或抱茎，下部叶椭圆状披针形，羽状深裂，边缘有刺，上部叶渐小，头状花序 2 ~ 3 个簇生顶端，管状花，两性，紫红色。瘦果长椭圆形，冠毛白色或灰白色，呈刺毛状，稍粗糙。花期 5 ~ 7 个月。见附图 2 - 6。生于田野、路旁或山地草丛中，全国大部分省区有分布。5 ~ 7 月采全草，9 ~

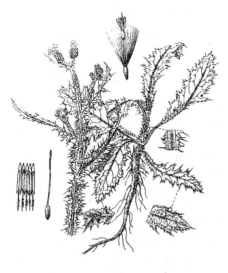

图2-6　丝毛飞廉

10月挖根，晒干，切片，入药。内服煎9~30 g，鲜品60~90 g，或入丸、散、酒剂；外用煎水洗，或捣烂外敷。血虚及脾胃功能弱者慎服。

药理作用：①明显增加冠脉血流量，减弱垂体后叶素引起的T波、ST段升高程度，对心肌缺血有保护作用。②可兴奋家兔子宫活动。③有抗菌、抗病毒作用。④有降血压作用。⑤有保肝作用。⑥用药的安全范围较大。

蔓荆子《神农本草经》

味辛、苦，性微寒。入肺、膀胱、肝、胃经。主疏散风热，清利头目；治风热外感，头昏，脑鸣，头痛，目睛内痛，昏暗不明，目泪出，牙龈肿痛，筋骨间寒热痹，拘挛，利九窍，去绦虫；外用治头风脱发。久服轻身耐老。

为马鞭草科植物单叶蔓荆或蔓荆的干燥成熟果实，《神农本草经》名"蔓荆实"。秋季果实成熟时采收，除去杂质，晒干，入药。炮制：蔓荆子，炒蔓荆子，蔓荆子炭。内服煎6~10 g，或入丸、散、酒剂；外用煎汤外洗。胃虚者慎服。

药理作用：①有镇静、止痛作用，用于神经性头痛。②以微炒解热作用好，其退热机制与体温中枢有关。③有明显的降血压作用。④有抗菌、抗病毒、抗炎作用，对金黄色葡萄球菌、甲型溶血性链球菌、肺炎球菌、蜡样芽孢杆菌、巨大芽孢杆菌均有抑制作用，水煎液对埃可病毒 11 型有抑制作用。⑤有抗癌作用，预防肝癌，治疗肺癌。⑥有抗氧化作用。⑦有平喘、祛痰作用。⑧能改善微循环。

漏芦《神农本草经》

味苦，性寒。入胃、肝经。主清热解毒，消痈，下乳，舒筋通脉；治疮疖肿毒，乳痈，腮腺炎，瘰疬，目赤肿痛，痢疾，蛔虫腹痛，乳汁不下，闪腰岔气，风湿痹痛，痔瘘，疥癣痒疹，跌打损伤。久服益五脏，轻身，耳目聪明，不老延年。

为菊科漏芦属植物祁州漏芦或蓝刺头属植物禹州漏芦的干燥根。秋后采挖根，晒干，切片入药。内服煎 9～15 g；外用适量，研末醋调敷，或鲜品捣敷。疮疡阴证及孕妇慎服。

药理作用：①可降低血浆胆固醇，抗动脉粥样硬化；祁州漏芦和维生素 E 一样，降血脂，抑制红细胞膜的脂质过氧化。②有抗氧化、防衰老作用，能显著抑制大鼠肝、肾、大脑匀浆中过氧化脂质的生成，以水提取物作用最强；对大鼠大脑、肝线粒体 B 型单胺氧化酶活性有抑制作用，对老年病的防治和延缓衰老有积极意义。③可改善记忆障碍。④有抗皮肤真菌作用。⑤能提高细胞免疫功能，促进淋巴细胞转化。⑥有保肝作用。⑦有保肾作用，能降低血清尿素、肌酐水平。⑧祁州漏芦有抗肿瘤作用，可显著增强大鼠脾细胞在 conA 刺激下产生 IL－2 的能力；剂量过大会引起免疫抑制。

槐角、槐花

槐角《神农本草经》

味苦、微甘，性寒。入肝、大肠经。主清热，润肝，凉血，止血；治五内邪气热，心胸烦闷，风眩欲倒，止涎唾，吐血、衄血，崩漏，血淋，肠风下血，五痔，火创，妇人产后血瘕子藏急痛，阴疮湿痒。常服明目益气，头不白，延年。

为豆科槐属植物槐树的干燥成熟果实，《神农本草经》名"槐实"。冬季采果实晒干。炮制：槐角，炙槐角，槐角炭，炒槐角，蒸槐角。内服煎 5～15 g，或入丸、散，或嫩角捣汁用，或槐角丸口服；外用嫩角捣汁涂敷，或烧存性研末调敷。脾胃虚寒、食少便溏者及孕妇慎服。

药理作用：①对心脏有正性肌力作用，使心脏收缩力增强，对心率无影响，可使血压下降。②能降低胆固醇，有抗动脉粥样硬化作用，对脂肪浸润的肝有祛脂作用。③有升高血糖的作用。④有抗衰老作用，还有保护脂质过氧化物酶和抗氧化物酶的作用。⑤可维持血管抵抗力，降低其通透性，使血管壁脆性增加的微小血管恢复正常弹性。⑥增加骨密度，防治骨质疏松。⑦有止血作用。⑧有抗生育作用和雌激素活性。⑨有抗菌、抗病毒、抗炎作用。

槐花《日华子本草》

味苦，性微寒。入肝、大肠经。主凉血止血，清肝泻火；治肠风便血，痔血，血热吐衄，血淋，崩漏带下，赤白痢，肝火目赤，头胀眩晕，银屑病。

槐花是槐树的干燥花蕾及花。采集以花初开、色黄白者为佳，晒干，入药。炮制：槐花，炒槐花，槐花炭。内服煎 10～15 g，或入丸、散；外用煎水熏洗，或研末撒。泻火降压宜生用，止血宜炒用或炒炭用。脾胃虚寒及阴虚发热而无实火者慎用。

药理作用：①能降低毛细血管通透性，有止血作用。②有抗炎、镇痛作用。③槐花有显著的降低血压作用。④可扩张冠状动脉，改善心肌血液循环。⑤有抗溃疡、抗辐射、抗冻伤作用。⑥能降低血脂，对脂肪肝、动脉硬化有防治作用。⑦有抗菌、抗病毒作用，对皮肤真菌、水疱性口炎病毒有较强抑制作用。⑧有抑制醛糖还原酶作用，有利于糖尿病所致代谢性白内障的治疗。⑨有祛痰、止咳作用，有一定的平喘作用。⑩有抗肿瘤作用。⑪有防晒祛色素作用。

竹叶、淡竹叶

竹叶《神农本草经》

味甘、淡，性寒。入心、肺、胃、小肠经。主清心除烦，生津利尿；治咳逆吐衄，热病烦渴，口糜舌疮，小儿惊痫，小便短赤。根作汤，益气止渴，补虚下气。

为禾本科毛竹属植物淡竹等的干燥嫩叶，未开放的嫩叶为"竹卷心"。采收鲜用，或晒干入药。内服煎 6～12 g，或泡茶饮，鲜品 15～30 g。脾胃虚寒及便溏者慎用。

药理作用：①有解热作用。②有利尿作用。③有清除自由基、抗氧化、抗衰老作用。④可以降血脂，预防心脑血管疾病。⑤有扩张毛细血管，疏通微循环作用。⑥有促进记忆能力，改善睡眠的作用。⑦有保肝作用。⑧有抗前列腺增生作用。⑨有抗疲劳、美化肌肤的作用。⑩竹叶多糖对肺癌、肝癌细胞有抑制作用。

淡竹叶《本草纲目》

味甘、淡，性寒，入心、胃、小肠经。主清心火，除烦热，利小便；治烦热口渴，口舌生疮，牙龈肿痛，小儿夜啼，小便赤涩，淋浊。

为禾本科草本植物淡竹叶的干燥茎叶。夏季末抽花穗前采割，晒干，切段，生用。内服煎 6～10 g，或泡茶饮。骨蒸潮热者忌用，孕妇勿服。

药理作用：①有解热作用。②有利尿作用，其利尿作用较木通、猪苓为弱，但其增加尿中氯化物量的排泄则比猪苓强。③淡竹叶多糖能清除自由基，有抗氧化作用。④有保肝作用。⑤淡竹叶水煎剂对金黄色葡萄球菌、溶血性链球菌有抑制作用，叶对呼吸道合胞病毒也有抑制作用。⑥有降低胆固醇的作用。⑦淡竹叶有升高血糖的作用。⑧有心肌保护作用。

牛黄《神农本草经》

味苦、甘，性凉。入肝、心经。主清心、凉肝，豁痰开窍，清热解毒；治热病神昏，寒热，热盛狂痉（抽搐），中风窍闭，惊痫，黄疸，咽肿口疮，小儿急惊，痈肿疔毒。

为牛科动物黄牛的干燥胆结石。宰牛时，将牛黄取出，阴干。研末内服每次0.15～0.3 g，或入丸剂，或人工牛黄片口服；外用研末撒或调敷。脾虚便溏及孕妇慎用。

药理作用：①有镇静、催眠作用和抗惊厥作用。②具有明显的解热作用。③有显著的强心作用，能加强心脏收缩。④牛黄及胆酸钙有较好的降血压作用。⑤有抑制平滑肌兴奋、收缩消化系平滑肌作用。⑥牛黄和去氢胆酸具有利胆作用，使胆道括约肌松弛而胆汁排出量增加。⑦牛黄有抗炎、抗乙型脑炎病毒、抗肿瘤作用。⑧有兴奋呼吸、镇咳、祛痰、平喘作用。⑨人工牛黄有抗氧化、抗衰老作用。

黄连《神农本草经》

味苦，性寒。入心、肝、胃、大肠经。主清热，泻火，燥湿，解毒；治邪入心经之高热烦躁、谵妄或吐衄，心烦失眠，口舌生疮，牙龈肿痛，目赤泪出；明目，止消渴；治湿热痞满，胃热呕吐吞酸，消谷善饥，肠澼，腹痛，下痢，泄泻，热毒疔疮，湿疹，烫伤，妇人阴中肿痛。常服令人不忘。

为毛茛科草本植物黄连、三角叶黄连或云黄连的根茎。10～11月采根茎，烘晒干燥，入药。炮制：黄连，酒黄连，姜黄连，萸黄连。内服煎3～9 g，研末0.3～0.9 g，或入丸、散，必要时用黄连素片口服；外用研末调敷，或煎水洗，或熬膏涂。胃虚呕恶，脾虚泄泻，五更肾泻，均不宜服。

药理作用：①黄连煎剂对志贺菌属、伤寒沙门菌、副伤寒沙门菌、霍乱弧菌、大肠埃希菌、铜绿假单胞菌、鼠疫耶尔森菌、结核分枝杆菌、布鲁氏杆菌、变形杆菌、百日咳鲍特菌、枯草杆菌等12种革兰氏阴性菌及葡萄球菌、溶血性链球菌、肺炎球菌、脑膜炎球菌、白喉棒状杆菌、炭疽杆菌、破伤风梭菌等7种革兰氏阳性菌皆有较强的抑菌作用。②黄连煎剂对许兰毛癣菌及其蒙古变种、铁锈色毛癣菌、狗小芽孢菌、絮状表皮癣菌、紫色毛癣菌、同心性毛癣菌、红色毛癣菌、足趾毛癣菌、白念珠菌等有抑制作用。③黄连煎剂对流感病毒PR8株、甲型流感病毒56－S8株、甲型流感病毒FMl株、乙型流感病毒Lee株、丙型流感病毒1233株、乙型肝炎病毒DNA均有抑制作用。④对阿米巴、杜氏利什曼原虫、滴虫有抑制作用，对钩端螺旋体有杀灭作用。⑤有解热、抗炎、解毒作用。⑥能使血压下降，明显增强心脏收缩力，延长功能不应期，减慢自搏频率，有抗心律失常作用。小檗碱可预防梗死后急性心肌缺血所致的自发性室颤。⑦能降血糖，对糖尿病肾病、糖尿病神经病变有保护作用。⑧可降低血清胆固醇。⑨对血管平滑肌有松弛作用，对子宫、膀胱、胃肠道、支气管平滑肌均有兴奋作用。⑩有利胆、抗胃溃疡作用。⑪有抗氧化作用。⑫有抗凝血作用，有抑制兔血小板聚集与释放ATP的作用。⑬有增强免疫作用，可减轻大鼠胸腺及脾脏的重量。⑭有抗焦虑、抗癫痫作用。⑮有抗癌作用。

苦菜、苦碟子

苦菜《神农本草经》

味苦，性寒。入心、脾、胃、大肠经。主清热解毒，凉血止血；治肠炎，痢疾，黄疸，淋证，咽痛，口疮，痈疮肿毒，乳痈，痔瘘，虫蛇咬伤，出血（吐、衄、咯、尿、便、崩）。久服养心气，轻身耐老。

为菊科苦苣菜属植物苦苣菜的全草。高30~100 cm，根纺锤

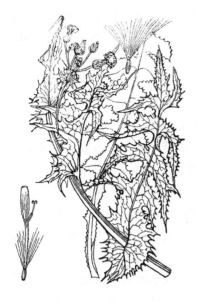

图2-7 苦苣菜

状。叶互生，柔软无毛，羽状全裂或羽状半裂，边缘有刺状尖齿；下部叶柄有翅，基部扩大抱茎，中上部叶无柄。头状花序，顶生，数枚，舌状花黄色。瘦果，红褐色，冠毛白色，毛状，细软。见附图2-7。生于田边、山野、路旁，分布于全国各地。花期4～6月。采全草晒干入药。内服煎15～30g；外用鲜品捣敷，或煎汤熏洗。脾胃虚寒者忌服。

药理作用：①能提高应激能力，对脑和心肌缺氧有保护作用。②对小鼠急性心肌缺血有保护作用。③有抗肿瘤作用，苦菜注射液可使小鼠肉瘤、皮肤癌有出血、坏死现象。④有抗氧化作用，能增加小鼠胸腺及脾脏重量。⑤对金葡菌、伤寒沙门菌、志贺菌属、溶血性链球菌有抑制作用。⑥有温和、持久的利尿作用。⑦有保肝作用。

苦碟子《全国中草药汇编》

味苦、辛，性寒。入肺、心、胃、大肠经。主止痛消肿，清热解毒，开胸散结；治肺脓肿，咽喉肿痛，头痛，牙痛，胃脘痛，肠痈，泄泻，胸痹，跌打伤痛，痈肿疮疖。久服安心、益气、聪察、少卧。

苦碟子为菊科苦荬菜属植物抱茎苦荬菜的全草。多年生草本，高30～80 cm，根粗壮而垂直。茎直立，基生叶多数，长圆形，长3.5～8 cm，宽1～2 cm，边缘具锯齿或不整齐的羽状深裂，茎生叶较小，先端急尖，基部耳性或戟形抱茎，全缘或羽状分裂。头状花序密集，呈伞房状，有细梗；花冠黄色，舌状花瓣，长 7 ~ 8 mm，先端截形，5 齿裂。瘦果黑色，纺锥形。长 2 ~ 3 mm，有细条纹及粒状小刺，冠毛白色，花果期4 ~ 7月。见附图 2 - 8。生于荒野、路旁、河流边或疏林下，分布于华北、东北和华东。5 ~ 7 月采全草晒干。内服煎9 ~ 15 g，或研末服，每次 2 ~ 3 g；或苦碟子注射液静脉滴注；外用煎水洗，或鲜品捣敷。

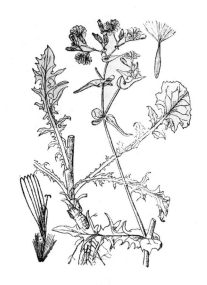

图2-8 抱茎苦荬菜

药理作用：①苦碟子注射液可增加冠脉流量，并降低心肌耗氧量，能明显降低心肌梗死范围。②苦碟子注射液能增加家兔脑血流量，苦碟子注射液能使脑血管阻力显著降低，改善脑循环。③苦碟子注射液能抑制血小板聚集，增强纤维蛋白溶解酶的活性，纤维蛋白溶解时间显著缩短，有抗肝纤维化作用。④有镇痛、镇静、催眠作用。⑤有抗肿瘤作用。⑥对平滑肌有解痉作用。

金银花《名医别录》

味甘，性寒。入肺、心、胃经。主清热解毒，疏散风热；治外感风热，温病发热，痈肿疔毒，肺痈，肠痈，暑热烦渴，热毒血痢，喉痹，丹毒。久服益卫气。忍冬藤主清热解毒、通络除痹。

为忍冬科木质藤本植物忍冬、红腺忍冬、山银花（毛萼忍冬）或毛花柱忍冬的干燥花蕾或带初开的花；忍冬的茎枝称为忍冬藤。5~6月采尚未开放的花蕾，立即晒干或烘干。炮制：金银花，炒金银花，金银花炭。内服煎10~20 g，或入丸、散；或用金银花口服液。脾胃虚寒及疮疡属阴者慎服。

药理作用：①对多种致病菌如金葡菌、溶血性链球菌、大肠埃希菌、志贺菌属、伤寒沙门菌、副伤寒沙门菌、霍乱弧菌等均有一定抑制作用，对肺炎球菌、脑膜炎双球菌、铜绿假单胞菌、结核分枝杆菌、百日咳鲍特菌亦有效；水浸剂比煎剂作用强，叶煎剂比花煎剂作用强。对铁锈色小芽孢癣菌、星形诺卡菌等皮肤真菌有不同程度的抑制作用。金银花水煎剂对流感病毒、埃可病毒、疱疹病毒有抑制作用。②有抗炎、解热、抗内毒素、抗过敏作用。③金银花煎剂能促进白细胞的吞噬功能，增强免疫，促进NK细胞、IL-2的生成；另有报道，对细胞免疫可能有抑制作用。④有轻度中枢兴奋作用。⑤能减少肠内胆固醇吸收，降低血浆胆固醇含量。⑥有利胆保肝作用。⑦有抗肿瘤、抗氧化作用。⑧能增加胃肠蠕动，对胃溃疡有轻度预防效果。⑨有抗生育作用。

后补上品十八种

胡芦巴 《嘉祐本草》

味苦，性温。入肾、脾经。主温肾助阳，祛寒，止痛；治寒疝，腹胁胀满，寒湿脚气，肾虚腰痛，阳痿遗精，腹泻。久服轻身。

为豆科胡卢巴属植物胡卢巴的种子。夏秋季在植株由绿变黄，下部果荚变黄时，齐地割下全株，晒干后打下种子，除去杂质，入药。内服煎3~10 g，或入丸、散。阴虚火旺或有湿热者慎服。

药理作用：①有抗生育和抗雄激素作用，能使精液量及精子能动力明显下降，睾丸、附睾、前列腺、精囊的重量明显下降。②有抗淋巴细胞白血病、腹水癌作用。③能降低血压，有强心作用，能舒张冠状动脉、肾及小肠血管。④有降血糖及防治糖尿病并发症的作用。⑤有降血脂、防治脂肪肝作用。⑥可抑制胃酸分泌，有明显的抗溃疡作用。⑦抑制肠管、气管平滑肌；小剂量兴奋子宫平滑肌。⑧降低鼠甲状腺 T_3 水平。⑨可增强免疫，改善记忆获得障碍。

楮实子《名医别录》

味甘，性寒。入肝、脾、肾经。主补肾清肝，明目，利尿；治腰膝酸软，虚劳骨蒸，头晕目昏，目生翳膜，水肿胀满，尿少。久服充肌肤，不饥不老，轻身。

为桑科植物构树的干燥成熟果实。秋季果实成熟时采收，洗净，晒干，除去灰白色膜状宿萼及杂质，入药。炮制：楮实、炒楮实。内服煎 6~12 g，或入丸、散。脾胃虚寒者慎用。

药理作用：①楮实子红色素及提取物有不同程度的抗氧化作用。②楮实子油具有降血脂作用。③楮实子总生物碱对5种肿瘤细胞有抑制作用。④增强记忆，防治老年痴呆。

竹节参《现代实用中药》

味甘、微苦，微温。入肝、脾、肺经。主滋补强壮，散瘀止血，祛痰，消肿止痛；治倦怠乏力，食欲不振，病后虚弱，咳嗽痰多，劳嗽咯血，吐衄，便血，尿血，血瘀痛经，倒经，崩漏，症瘕，外伤出血，跌打损伤，风湿关节痛，痈肿，痔疮，毒蛇咬伤。久服轻身，益智耐老。

为五加科人参属植物竹节参的干燥根茎。秋季采挖根茎，除去主根及外皮，晒干，入药。内服煎 3~10 g，或入丸、散，或泡酒；外用研末干撒，或鲜品捣敷。高血压者慎用，孕妇忌服。

药理作用：①有镇静、镇痛、抗惊厥作用。②竹节参静脉滴注能增加冠脉流量，降低心肌耗氧量，并增加心肌收缩和心输出量。③似有肾上腺皮质激素样作用。④抗炎作用，对大鼠关节炎有明显的抑制作用。⑤有免疫促进作用，能增强白介素－1和白介素－2的作用，促进T细胞增殖；竹节人参多糖能激活网状内皮系统。⑥有抗氧化、抗衰老作用，有较强的清除超氧阴离子自由基作用，随着药物浓度的增加清除能力进一步增强。⑦有较强的降血糖作用。⑧有抗肿瘤作用。⑨有改善学习记忆的作用。⑩有神经保护作用。

紫河车《本草拾遗》

味甘、咸，性温。入肺、肝、肾经。主温肾补精，益气养血；治虚劳羸瘦，虚喘劳嗽，气虚无力，血虚面黄，阳痿遗精，腰酸耳鸣，宫冷不孕，产后乳少。

紫河车为人类健康产妇的干燥胎盘。收集健康产妇的新鲜胎盘，除去羊膜及脐带，反复冲洗至去净血液，置沸水中略煮后，干燥，入药。内服研末，每次1.5~3 g，重症加倍，或入丸剂、胶囊剂；或新鲜胎盘水煎服食，每次半个，每周2次。凡有表邪及实证者禁服，脾虚湿困纳呆者慎服。

药理作用：①抗感染作用，胎盘γ－球蛋白注射剂含有麻疹、流感等抗体以及白喉抗毒素等，可预防或减轻麻疹等传染病；其中还含干扰素，可用于预防或控制病毒感染；胎盘中还含有溶菌酶，可防止小鼠、大鼠由肠炎沙门菌、鼠伤寒沙门菌、福氏志贺菌的内毒素引起的死亡；对大肠埃希菌引起的内毒素血症无作用。②能增加机体免疫力、抵抗力，使小鼠游泳时间延长。③可能具有雌激素及孕激素的药理作用；有促进哺乳期幼兔发育的作用；对胸腺、脾脏、子宫、阴道、乳腺等能显著促进其发育；对甲状腺、睾丸等的发育也有促进作用。④能治疗因Ⅻ因子缺乏所致的出血症，能稳定纤维蛋白凝块、促进创伤愈合。⑤有抗组织胺的作用。⑥有防治胃溃疡作用。⑦改善骨髓抑制，促进造血功能。

蛤蟆油《中药志》

味甘、咸，性平。入肺、肾经。主补肾益精，润肺养阴；治病后虚弱，神疲乏力，心悸失眠，盗汗，神经衰弱，痨嗽咳血，产后无乳。久服轻身，不饥，延年。

蛤蟆油又名"哈士蟆油""田鸡油"，为蛙科动物中国林蛙或黑龙江林蛙雌性的干燥输卵管和卵巢。秋天捕捉雌性林蛙，风干后取出肚子里的输卵管，去净卵子及内脏，置通风处阴干，入药。内服：炖服每次5～15 g，每日1次；或入丸剂。痰湿咳嗽、便溏者禁用，有严重糖尿病及子宫肌瘤者慎服。

药理作用：①有抗氧化、抗衰老作用。②有抗疲劳、抗缺氧、抗应激作用。③能增强免疫力，提高巨噬细胞吞噬指数，提高淋巴T细胞酯酶染色率，增加血清中溶血素的含量，改善体液免疫，增强机体抵抗力。④促进性成熟，对雌性幼鼠有促进性成熟趋势，可促进去势幼鼠前列腺、睾丸生长。⑤能抑制血小板聚集。⑥能明显降低甘油三酯。⑦有止咳祛痰作用。⑧有抗焦虑作用。

核桃仁《食疗本草》

味甘、涩，性温。归肾、肺、大肠经。主补肾、温肺、润肠；治肾虚耳鸣，腰腿酸软，尿频，遗精，虚寒喘咳，肠燥便结，石淋。久服轻身耐老。

为胡桃科植物胡桃的干燥成熟种仁，又名"胡桃仁"。9～10月果实成熟时采收，除去肉质外果皮，晒干，敲碎，取出种仁，入药。炮制：核桃仁，炒核桃仁。内服煎10～30 g，或入丸、散剂。阴虚火旺、痰热咳嗽、便溏者不宜服用。

药理作用：①有抗氧化、抗衰老作用。②有健脑益智作用。③有利于胆结石、肾结石的溶解和排泄。④有抗小鼠肉瘤、肝癌作用。⑤可增加体重，使血清蛋白增加，降低血清胆固醇。⑥有抗炎、抗过敏作用。⑦有镇咳、解除支气管平滑肌痉挛作用。⑧有保肝作用。⑨可增强免疫功能。

罗汉果《岭南采药录》

味甘,性凉。入肺、脾、大肠经。主清热润肺,滑肠通便;治肺火燥咳,咽喉炎,扁桃休炎,咽痛失音,百日咳,津伤口渴,急性胃炎,肠燥便秘。久服轻身延年。

为葫芦科植物罗汉果的干燥果实。秋季果实由嫩绿变深绿色时采收,晾数天后,低温干燥,入药。内服煎 9~15 g,或炖肉,或开水泡。脾胃虚寒者慎服。

药理作用:①罗汉果 D - 甘露醇有止咳、祛痰作用。②用于脑水肿,能提高血液渗透压,降低颅内压。③用于大面积烧伤和烫伤的水肿,防治急性肾功能衰竭和降低眼球内压。④可促进排便,使肠管松弛而解痉,双向调节肠的运动功能。⑤可增强细胞免疫和体液免疫,有护肝作用。⑥有抗菌、抗炎、镇痛作用。⑦有抗氧化作用。⑧有抗癌作用。⑨有降血脂、降血糖作用。

余甘子《本草图经》

味甘、苦、酸,性凉。入肝、肺、胃经。主健脾益气,清肺化痰,凉血生津;治消化不良,腹胀,乏力,消渴,感冒发热,咽喉痛,咳嗽,口干烦渴,牙痛,血热血瘀,风虚热气。久服轻身延年。

为大戟科叶下珠属植物余甘子的干燥成熟果实。9~10 月果实成熟时采收,除去杂质,开水烫透后晒干,入药。内服煎15~30 g,或鲜品捣汁服。脾胃虚寒者慎服。

药理作用:①余甘子醇提物可对抗大鼠心肌坏死,并能增加心肌糖原水平。②能明显降低血清胆固醇含量、冠状动脉胆固醇含量和肝胆固醇含量,但不影响优球蛋白溶解时间。③可保护血管内皮细胞,有抗动脉粥样硬化作用。④有抗氧化、抗衰老作用。⑤有抗癌作用。⑥有抗菌、抗病毒、抗炎作用。⑦有解热、镇痛作用。⑧有保肝、抗肝纤维化作用。⑨有降血糖作用。⑩有增强免疫作用。⑪有抗诱变、抗辐射作用。

荷叶《食疗本草》

味苦、涩，性平。入肝、脾、胆、肺经。主升发清阳，解暑，减肥，止血；治暑热烦渴，头痛眩晕，暑湿泄泻，脾虚腹胀，血热吐衄，便血崩漏，赤游火丹。久服轻身。荷叶炭收涩化瘀止血；用于出血症和产后恶露不净、血晕。

荷叶为睡莲科植物莲的干燥叶。6～7月生长茂盛时采收莲叶，晒至七八成干，对折成半圆形，晒干入药。炮制：荷叶，荷叶炭。内服煎3～10 g，鲜品15～30 g，或捣汁服；外用鲜品捣敷，或捣汁调涂。体瘦、气血虚弱者慎服。

药理作用：①有降脂、减肥作用。②有降血压作用。③有抗氧化、清除自由基的作用。④荷叶中生物碱成分对平滑肌有解痉作用。⑤有抗有丝分裂、抗炎、抗过敏作用。⑥具有止血的作用。⑦有抑菌、抗HIV病毒的作用。⑧对蛋白有激活作用。⑨有保肝、抗肝纤维化作用。

白扁豆《本草纲目》

味甘、淡，性平。入脾、胃经。主健脾化湿，和中消暑；治脾胃虚弱，食欲不振，大便溏泻，白带过多，暑湿吐泻，烦渴胸闷，腹胀；解药食毒。

为豆科扁豆属植物扁豆的白色成熟种子。9～10月种子成熟时，采收荚果，剥出种子，晒干。炮制：白扁豆，炒白扁豆，土白扁豆，麸炒白扁豆。内服煎10～15 g，或鲜品绞汁，或入丸、散。健脾止泻宜炒用，消暑养胃解毒宜生用。多食壅气。

药理作用：①有抗菌、抗病毒作用，对痢疾杆菌等有抑制作用，对小鼠 Columbia SK 病毒有抑制作用。②对食物中毒引起的呕吐、急性胃肠炎等有解毒治疗作用。③对活性 E - 玫瑰花结的形成有促进作用，增强 T 淋巴细胞的活性，提高细胞的免疫功能。④白扁豆中含有植物凝集素，对肝癌有靶向定位和治疗作用，明显抑制癌细胞生长并使肿瘤出现消退、坏死现象。⑤对神经细胞缺氧性凋亡坏死有保护作用。

淡豆豉《本草汇言》

味苦、辛，性平。入肺、胃经。主解肌发表，宣郁除烦；治外感发热、头痛，和中开胃，胸中烦闷，热郁头痛、牙痛，脘痞呕恶。

为豆科植物黑大豆的成熟种子，经蒸罨发酵等加工而成。取桑叶、青蒿水煎液，加黑大豆拌匀吸尽水液后，置笼内蒸透，再闷至发酵生黄衣后，取出，晒干，入药。内服煎 10 ~ 15 g，或入丸、散。

药理作用：①有降血糖作用。②能扩张冠状动脉，增加心肌营养血流量，可使心率减慢，心肌收缩力减小，血压下降。③有抗凝及溶栓作用。④有抗肿瘤作用。⑤有抗骨质疏松作用。⑥有抗辐射作用。

马齿苋《新修本草》

味酸，性寒。入大肠、肝经。主清热解毒，凉血止痢，除湿通淋；治热毒泻痢，热淋血淋，赤白带下，崩漏，痔血，疮疡痈疖；丹毒，瘰疬，青年疣，湿癣，白秃。久服轻身延年。

为马齿苋科属植物马齿苋的全草。8 ~ 10 月割取全草，经烫后，晒干，入药。内服煎 10 ~ 15 g，鲜品 30 ~ 60 g，或绞汁服；外用鲜品捣敷，或研末调敷，或煎水洗。脾虚寒泻者及孕妇慎服。

药理作用：①对志贺菌属、大肠埃希菌、伤寒沙门菌、其他氏菌、变形杆菌、金黄色葡萄球菌、枯草芽孢杆菌、蜡样芽孢杆菌均有抑制作用；对一些霉菌也有抑制作用，如对总状毛霉、赤霉、交链孢霉、黄曲霉、奥杜盎氏小芽孢癣菌等抑制作用也较强。②有增强细胞免疫作用，可增加胸腺、脾脏的重量。③有清除氧自由基、抗缺氧、抗衰老的作用。④有降血脂、抑制动脉粥样硬化作用。⑤能改善血液流变学，抑制血小板聚集，抗血栓形成。⑥有降血压、降血糖作用。⑦有抗肿瘤、抑制肝癌细胞作用。⑧马齿苋水煎液对子宫有明显的兴奋作用，碱水提取醇沉液有抑制子宫作用；能增加小肠、心肌收缩力和收缩速率，对离体气管条有松弛作用。⑨对骨骼肌有舒张作用。⑩有升高血钾的作用。⑪有促溃疡愈的合作用。⑫有抗过敏作用。

罗布麻 《救荒本草》

味甘、微苦，性凉。入肝、心、膀胱经。主清热平肝，养心神，利水消肿；治高血压病，眩晕，头痛，心悸，失眠，脏躁症，水肿尿少。常服轻身延年。

为夹竹桃科罗布麻属草本植物罗布麻的叶。夏秋季采摘叶，晒干或阴干，入药。内服煎 6～10 g，或泡茶；必要时复方罗布麻片口服。不宜过量服用。利水消肿宜用根。

药理作用：①有降血压作用，约 3 天可稳定在较低水平。②对脑缺血再灌注损伤有保护作用。③对抗心血管功能不足，使家兔心肌炎急性循环障碍的症状有所减轻，并能防止心肌及冠状血管硬化。④罗布麻叶有保肝作用。⑤对环磷酰胺引起的脾脏、胸腺减重有明显对抗作用，增强小鼠腹腔巨噬细胞吞噬功能。⑥具有明显扩张血管、抑制血小板聚集作用。⑦罗布麻叶浸膏有明显的利尿作用。⑧罗布麻叶能降低内源性血脂升高，抗动脉粥样硬化。⑨罗布麻叶有抗氧化、延缓衰老作用。⑩对镇静、镇痛、催眠药物有协同作用，还有一定抗抑郁、抗惊厥作用。⑪有抗菌、祛痰作用。⑫有抗糖尿病血管病变的作用。⑬能抗辐射，减轻化疗的副作用。

鸡冠花《滇南本草》

味甘、涩，性凉。入肝、大肠经。主凉血，收敛止血；治血热出血，吐血，崩漏，痔血，便血，赤白带下，泄泻，痢疾。久服益气轻身。

鸡冠花为苋科青葙属植物鸡冠花的花序。8～9月花盛开时采收，晒干，入药。内服煎9～15 g，或入丸、散剂；外用煎汤熏洗，或研末调敷。

药理作用：①鸡冠花注射液有中期引产作用。②鸡冠花煎剂对阴道毛滴虫有杀灭作用。③能增强机体特异性和非特异性免疫的作用，可调节糖尿病动物巨噬细胞的吞噬能力，以减少免疫病理损伤。④有降血脂作用。⑤通过抗氧化、清除自由基而起到抗衰老作用。⑥能提高大鼠的骨密度，防治骨质疏松症。⑦有抑瘤作用。⑧有抗疲劳作用。

地锦草《本草拾遗》

味辛，性平。入胃、肝、大肠、膀胱经。主健胃利水湿，调气和血，凉血解毒，活血止血；治胃脘痞满疼痛，头昏沉，黄疸，乳汁不下，痢疾，泄泻，齿衄，咯血，尿血，便血，崩漏，跌打肿痛，热毒疮疡。久服轻身延年。

为大戟科草本植物地锦或斑地锦的干燥全草。地锦为一年生匍匐小草本，茎纤

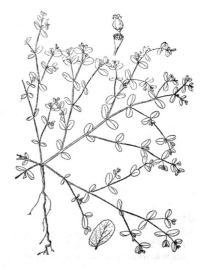

图 2-9 地锦

细，长约20 cm，呈叉状分枝，初带红色，秋季变为紫红色，无毛或疏生短细毛。全草含白色乳汁。叶通常对生，无柄或具短柄，叶片长圆形或椭圆形，长约 5 ~ 10 mm，宽约 3 ~ 6 mm，先端钝圆，基部偏斜，边缘有不甚明显的细锯齿，绿色或带红紫色，两面无毛或疏生短毛。杯状聚伞花序单生于叶腋，总苞浅红色或绿色，顶端 4 裂，裂片呈长三角形。蒴果三棱状球形，无毛；种子卵形。花期 7 ~ 8 月，果期 8 ~ 10 月。见附图 2 - 9。生于原野荒地、路旁，分布于全国各地。斑地锦密被白色细柔毛，叶上面中央有长线状紫红色斑。夏、秋二季采收，除去杂质，晒干，切段生用。内服煎 10 ~ 15 g，鲜品 20 ~ 50 g。外用煎汤外洗，或研末撒患处，或鲜品捣敷。

药理作用：①对金葡菌、白葡菌、链球菌、卡他莫拉菌、白喉棒状杆菌、大肠埃希菌、伤寒沙门菌、副伤寒沙门菌、志贺菌属、铜绿假单胞菌、猪霍乱沙门杆菌等均有明显的抑菌作用，为广谱抗菌药；对钩端螺旋体、疟原虫、流感病毒、乙肝病毒有抑制作用。②有解毒作用，对白喉棒状杆菌外毒素有明显的中和作用。③有抗真菌作用。④有保肝作用。⑤有止血作用。⑥有抗氧化、抗衰老作用。⑦对缺血再灌注肾有保护作用。⑧有免疫调节作用，能明显增加巨噬细胞吞噬能力，提高小鼠免疫器官重量。⑨有降血糖、降血脂作用。⑩对宫颈癌有抑制作用。

银杏叶《品汇精要》

味甘、苦、涩，性平。归心、肺、脾经。主活血养心，敛肺平喘，化浊降脂；治瘀血阻络，胸痹心痛，中风偏瘫，肺虚咳喘，高脂血症，泄泻痢疾，白带。久服轻身延年。

银杏叶为银杏科植物银杏的干燥叶。秋季叶尚绿时采收，晒干入药。内服煎 3 ~ 8 g，或入丸、散，或泡茶饮，或银杏叶提取物片等口服，或银杏叶提取物等静脉滴注；外用捣敷，或煎水洗。忌与鱼同食。

药理作用：①可改善脑循环，对脑细胞及血脑屏障具有保护作用；可提高学习记忆，能保护神经，减轻听力神经损害，对衰老、痴呆、脑功能障碍有显著改善作用。②增加冠脉血流量，降低心肌耗氧量，可保护缺血心肌，减少心律失常的发生，扩张血管，抑制血管紧张素转换酶，有降血压作用。③有清除自由基、抗脂质过氧化、抗衰老作用。④抗血小板活化因子，抑制血小板；具有增强生物膜稳定的作用。⑤对肺损伤有保护作用，可扩张支气管。⑥对铜绿假单胞菌、金黄色葡萄球菌、痢疾杆菌有抑菌作用。⑦能增加皮脂腺的分泌，使干燥或衰老的皮肤增加红润色泽。⑧有抗胃溃疡作用，对胃肠道平滑肌有解痉的作用。⑨经试验对动脉血管有扩张作用，并能对抗肾上腺素所致的血管收缩作用。⑩银杏叶醇提取物有保肝作用。⑪能降低血清胆固醇、甘油三酯水平，升高磷脂，改善C/P比值。⑫有抗肿瘤作用。⑬有抗抑郁作用。⑭银杏叶水煎液对肾损伤有保护作用，降低蛋白尿。

琥珀《名医别录》

味甘，性平。入心、肝、小肠经。主镇惊安神，散瘀止血，利尿通淋；治失眠，惊悸，惊风，癫痫，瘀血闭经、痛经，产后腹痛，症瘕积聚，跌打创伤，瘰疬，瘿瘤，血淋，癃闭；煎汁点眼治目生翳障。

为古代松科植物的树脂埋藏地下经久转化而成的化石样物质。主要为碳氢化合物，还含有微量元素。从地层或煤层中挖出后，除去砂石、泥土等杂质，入药。内服：研末服 1 ~ 3 g，或入丸、散；外用研末撒，或点眼。阴虚内热及无瘀滞者慎服。

药理作用：①有中枢抑制作用，可镇静、镇痛、抗惊厥，有降低体温作用。②有短暂的兴奋呼吸和升血压作用。③有利尿作用。④可缓解子宫痉挛和血管收缩。

冰片《新修本草》

味辛、苦，性凉。入心、脾、肺经。主开窍醒神，清热止痛，去翳明目；治中风口噤，热病神昏，惊痫痰迷，气郁暴厥，中恶昏迷，气闭耳聋，冠心病；外用治喉痹，口疮，中耳炎，目赤翳膜，蛲虫病，痈肿，痔疮，水火烫伤。

为龙脑香科植物龙脑香的树脂加工品，又名"龙脑"。内服研末冲服 0.15～0.3 g，或入丸、散，不入煎剂；外用研末撒患处，或吹、搽，或点眼或调敷。孕妇及虚证者慎服。

药理作用：①可抑制中枢神经系统，有明显的镇静、镇痛作用，能显著延长戊巴比妥引起的小鼠睡眠时间。②能诱导血脑屏障开放，促进药物进入神经中枢发挥作用；能促进神经胶质细胞的生长和分裂，促进脑水肿的恢复。③能提高药物在体内生物利用度及血药浓度，促进透皮吸收。④有增加冠脉流量、抗心肌缺血的作用。⑤有抗炎作用，较高浓度的冰片（0.5%）对多种细菌有抑制作用。⑥局部应用对感觉神经具有轻微的刺激作用，有一定的止痛和防腐作用。⑦能延长小鼠耐缺氧时间。⑧有抗生育作用，对中、晚期妊娠小鼠有引产作用。

三、实用神农本草经中品

白石英、紫石英

白石英《神农本草经》

味甘、辛，性微温。入肺、肾、心经。主温肺肾，安心神，利小便；治虚寒咳喘，消渴，阳痿，心神不安，惊悸，健忘，胸膈间久寒，小便不利，黄疸，石水，除风湿痹。常服益气，轻身长年。

白石英为氧化物类矿物，主含二氧化硅，尚含铝、铁、钠、钾等。采集纯白的石英研碎入药，或炮制成煅白石英。内服煎 10~15 g，或入丸、散。其性燥烈，不可多服、久服。

紫石英《神农本草经》

味甘、辛，性温。入心、肝、肺、肾经。主镇心，安神，降逆气，暖子宫。治心悸，怔忡，惊痫，肺寒咳逆上气；温营血，润养经脉，治女子风寒在子宫，绝孕十年无子。常服温中，轻身。

紫石英为氟化物类矿物萤石族萤石。主含氟化钙，并含氧化铁、镉、铬、铜、锰、镍、铅、锌、钇、铈，偶含铀等元素。采挖时拣紫色者入药。炮制：紫石英，煅紫石英。内服打碎煎 10~15 g，或入丸、散。本品只宜暂用，不可久服。阴虚火旺者忌服。

药理作用：①抑制中枢神经应激能力，有镇静、解痉作用。②能兴奋卵巢功能，提高性欲，促进卵巢分泌功能，影响卵巢激素而调节子宫发育。

阳起石《神农本草经》

味咸，性微温。入肾经。主温肾壮阳；治肾阳虚衰，腰膝冷痹，阳痿，遗精，阴下湿痒，寒疝腹痛，崩中漏下，破子藏中血，症瘕结气，宫冷不孕，补不足。

为硅酸盐类矿物阳起石或阳起石石棉的矿石。主含硅酸镁、硅酸钙，并含少量铁、锰、铝、铬、钛、镍。采挖后去杂质，干燥后碾为粉末。炮制：阳起石，煅阳起石，酒阳起石。内服入丸、散3~5 g。阴虚火旺者禁服，不宜久服。

药理作用：①能补充人体微量元素。②有兴奋雄性小鼠生殖功能的作用，提高其血清睾酮含量。

钟乳石、孔公孽、殷孽

钟乳石《神农本草经》

味甘，性温。入肺、肾、胃经。主温肺气，壮元阳，下乳汁；治寒痰喘嗽，虚劳气喘，阳痿早泄，梦遗滑精，腰脚冷痹，胃痛泛酸，乳汁不通。安五脏，通百节，利九窍。

为碳酸盐类矿物方解石族方解石，《神农本草经》名"石钟乳"。主含碳酸钙，尚含铁、铜、钾、锌、锰、镉、镁、磷等。在山洞中采集，采收后，除去杂石，洗净，晒干。炮制：钟乳石，煅钟乳石，醋淬钟乳石。内服研末煎 6～10 g，或 1.5～3 g 冲服，或入丸、散。阴虚火旺、肺热咳嗽者禁服，不可久服。

药理作用：①在胃中能中和过多的胃酸，肠道吸收后能增加血中的钙离子。②对交感神经有兴奋作用。

孔公孽《神农本草经》

味甘、辛，性温。主通阳散寒，化瘀散结，解毒；治腰膝冷痛，伤食不化，邪结气（症瘕结聚），恶疮，痔漏，乳汁不通，利九窍。

为碳酸盐类方解石的钟乳状集合体中间稍细部分或有中空者。含碳酸钙、氧化钙，尚含微量元素铁、铜、钾、锌、锰、镉、镁、磷、钴、镍、铅、银、铬等。内服打碎先煎 9～15 g，研末 1.5～3 g，或入丸、散。阴虚火旺、肺热者及孕妇禁服。

殷孽《神农本草经》

味辛、咸，性温。主温肾壮骨，散瘀解毒；治筋骨痿弱，腰膝冷痛，烂伤瘀血，泄痢，痔瘘，症瘕结气。

殷孽为钟乳状集合体附着于石上的粗大跟盘，主要为碳酸钙，尚含微量元素。内服打碎煎 9～15 g，或入丸剂。阴虚火旺者及孕妇禁服。

韭子《本草经集注》

味辛、甘，性温。入肝、肾经。主补肝肾，暖腰膝，壮阳固精；治肾虚阳痿，腰膝酸软，遗精，尿频，尿浊，带下清稀，顽固性呃逆。

为百合科葱属植物韭菜的种子。秋季种子成熟时，用剪刀剪下，晒干，脱粒，入药。炮制：韭子，盐水炒韭子。内服煎 6～12 g，或入丸、散。阴虚火旺者禁服。

药理作用：①含有皂苷，有祛痰作用。②有抗菌作用，对多种革兰氏阳性菌和阴性菌、真菌、立克次体、阿米巴及阴道滴虫均有抑制作用。

当归《神农本草经》

味甘、辛，性温。入肝、心、脾经。主补血和血，调经止痛，润燥滑肠；治血虚萎黄，月经不调，经闭痛经，妇人漏下，血瘕积聚，痿痹麻木，洗洗在皮肤中，肠燥便秘，赤痢后重，诸恶疮疡，金疮，跌扑。

为伞形科草本植物当归的干燥根。冬季挖根，用烟火慢慢熏干使上色；切片，晒干。炮制：当归，炒当归，酒当归，当归炭，当归尾。内服煎 6～12 g，或入丸、散，或浸酒，或熬膏。当归尾破血，当归炭止血用。热盛出血者忌服，湿盛中满及大便溏泄者慎服，高龄老人不宜大量长期服用。

药理作用：①对子宫平滑肌有双向调节作用，小剂量兴奋，大剂量抑制；对胃肠和气管平滑肌有松弛作用。②能使心收缩力明显减弱，有降压和血管扩张作用，可出现完全性房室传导阻滞；可增加冠脉血流量，抗心肌缺血，抗心律失常。③有降血脂及抗动脉粥样硬化作用。④有显著的生血作用，能促进失血性贫血动物红细胞和血红蛋白的恢复。⑤能明显抑制血小板聚集，抗血栓形成。⑥能增强巨噬细胞吞噬能力，提高网状内皮系统功能，促进体液免疫，使脾脏明显增大；还可明显抑制抗体的产生。⑦对肝、肾损伤和肺纤维化有保护作用。⑧有抗肿瘤作用。⑨有抗辐射、抗氧化作用。⑩有镇痛、抗炎作用。⑪能抑制中枢神经系统，可镇静、催眠、镇痛、麻醉、延长睡眠。⑫有降血糖作用。⑬在体外对志贺菌属、伤寒沙门菌、副伤寒沙门菌、大肠埃希菌、白喉棒状杆菌、霍乱弧菌及甲、乙型溶血性链球菌等均有抗菌作用。

薤白《神农本草经》

味辛、苦，性温。入肺、心、胃、大肠经。主理气宽胸，通阳散结；治胸痹心痛彻背，胸脘痞闷，咳喘痰沫，脘腹疼痛，久痢冷泻，白带；外用治疮疖痈肿。常服轻身耐寒。

为百合科葱属植物小根蒜或薤的地下鳞茎。5～6月采鳞茎，晒干入药。内服煎3～6 g，或入丸、散；外用捣汁涂。阴虚及发热者慎服。

药理作用：①对血清总脂、β-脂蛋白和总胆固醇都有较明显的降低作用，能减少 LDL 在动脉内膜的沉积，减轻平滑肌细胞的增生，控制动脉壁胆固醇的蓄积和增加纤溶活性等作用，对动脉粥样硬化（AS）有防治作用。②抑制血小板合成和血小板聚集，有防治血栓作用。③薤白水煎剂对痢疾杆菌、金黄色葡萄球菌、肺炎球菌、八叠球菌有抑制作用。④有抗氧化、清除自由基作用。⑤有止咳祛痰、解痉平喘作用，明显减轻大鼠肺泡炎及纤维化程度，对肺动脉高压有治疗作用。⑥有镇痛和耐缺氧作用。⑦通过增强巨噬细胞分泌 IL-1、IL-2、TNF 等细胞因子的活性，增加 NK 细胞的细胞毒作用，从而增强机体免疫功能。⑧有抗肿瘤作用。⑨使冠脉流量减少，心收缩力衰减；另有实验认为它能使冠脉流量增加；对心率有轻度抑制作用。

山楂 《本草经集注》

味酸、甘，性微温。入肺、胃、肝经。主消食化积，行结气，散瘀血；治肉食积滞，胃脘胀满，泄利腹痛，瘀血经闭，产后瘀阻，胸痹心痛，睾丸肿痛，高脂血症。

为蔷薇科山楂属植物山里红、山楂或野山楂的干燥成熟果实。秋季采收成熟果实，切片，晒干。炮制：山楂，炒山楂，焦山楂，山楂炭，蜜山楂等。内服煎 3～10 g，或入丸、散。脾胃虚弱及孕妇慎服。

药理作用：①含有脂肪酶，能增加胃消化酶的分泌，促进脂肪消化；对活动亢进的兔十二指肠平滑肌呈抑制作用，而对松弛的胃平滑肌有轻度的增强收缩作用。②山楂内所含的三萜酸有强心作用，使心收缩力增强，且持续时间长；能显著持久地扩张冠脉，降低心肌耗氧量，对心肌缺血、缺氧有保护作用，有抗心室颤动、心房颤动和阵发性心律失常等作用。③有较持久的降压作用。④有增加胆固醇的排泄作用，降低血清总胆固醇和 β - 脂蛋白。⑤山楂有抑制血小板聚集、抗血栓作用。⑥有抗氧化、清除氧自由基作用。⑦有增强体液免疫和细胞免疫作用。⑧有抗菌作用，对革兰氏阳性细菌作用强于革兰氏阴性细菌。⑨有抑制肿瘤作用，对预防肝癌有意义。⑩山楂腹腔注射能显著延长小鼠戊巴比妥钠睡眠持续时间。⑪有降血糖作用。⑫有收缩子宫、促进子宫复原、止痛等作用。

鸡血藤、大血藤

鸡血藤 《本草纲目拾遗》

味苦、微甘，性温。入肝、肾经。主补血调经，舒筋活血；治血虚萎黄，经闭痛经，月经不调，贫血，风湿痹痛，肢体麻木、瘫痪。

为豆科植物密花豆（大血藤、血风藤、三叶鸡血藤、九层风）的干燥藤茎。秋冬季收藤茎，除去枝叶，晒干，切片，入药。内服煎 10～15 g，大剂量用至 30 g，或浸酒。

药理作用：①有补血作用，促进造血功能，能使血细胞增加，血红蛋白升高。②有扩张血管作用，能抑制血小板聚集，有抗血栓形成的作用。③有抑制心脏和降低血压的作用。④有抗肿瘤作用。⑤有镇静、催眠作用。⑥有降低血清胆固醇和甘油三酯，抗脂质过氧化作用。⑦有抗菌、抗病毒作用。⑧可促进磷代谢。

大血藤《本草图经》

味苦，性平。入大肠、肝经。主清热解毒，活血止痛，祛风除湿；治肠痈腹痛，痢疾，乳痈，经闭痛经，风湿痹痛，跌打损伤，疮疡肿痛。

大血藤又名"红藤"，为木通科大血藤属木本植物大血藤的干燥藤茎。秋冬采收藤茎，除去枝叶，切片，晒干。内服煎 10～15 g，大剂量用至 30 g，或浸酒；外用捣敷。孕妇慎用。

药理作用：①对离体蟾蜍心脏呈轻度抑制，表现为心缩力减弱，心率减慢，心输出量减少；使 ST 段显著下降，改善心肌乳酸代谢紊乱，缩小心肌梗塞范围，有治疗冠脉痉挛的作用。②能改善微循环，水提液有降压作用。③有抑制血小板聚集作用，改善血液流变学。④抑制炎细胞增生，调节免疫功能，增加大鼠胸腺和脾的重量。⑤对金黄色葡萄球菌、乙型溶血性链球菌有极敏感的抑菌作用，对大肠埃希菌、铜绿假单胞菌、甲型溶血性链球菌、卡他莫拉菌、白色葡萄球菌均有高敏感抑菌作用。⑥有预防术后粘连的作用。⑦对动物胃肠道平滑肌有先兴奋后抑制的作用。⑧有保胎作用。⑨有镇痛、抗炎作用。⑩有耐缺氧、抗疲劳作用。

骨碎补《药性论》

味苦，性温。入肝、肾经。主补肾强骨，活血止痛；治肾虚腰痛，筋骨伤，足膝痿弱，肾虚久泻，遗尿，风湿痹痛，齿痛，耳鸣耳聋，白癜风，斑秃，鸡眼。

为水龙骨科植物槲蕨、中华槲蕨、石莲姜槲蕨、崖姜、光亮密网蕨以及骨碎补科植物大叶骨碎补、海州骨碎补等的根茎。全年均可采收，去毛，切片，晒干。炮制：骨碎补，砂烫骨碎补。内服煎10～15g，或入丸、散；外用捣烂敷或晒干研末敷，也可浸酒搽。阴虚内热者不宜用。

药理作用：①对骨损伤愈合有促进作用，能促进牙槽骨的再生，防治骨质疏松。②骨碎补水煎剂有刺激骨关节软骨细胞代偿性增生作用，能改善关节软骨的退行性病变。③能增加心肌细胞的搏动频率，使收缩有力，并对心肌细胞有起搏作用。④可明显防治血清胆固醇、甘油三酯的上升，并能防止主动脉壁粥样硬化斑块的形成。⑤骨碎补煎剂与卡那霉素合用可减轻卡那霉素对耳蜗的毒性作用，但不能控制停药后中毒性耳聋的发展。⑥骨碎补煎剂在试管内能抑制葡萄球菌、链球菌、铜绿假单胞菌、大肠埃希菌的生长。⑦有抗炎、镇静、镇痛作用。⑧有抗缺氧作用。

徐长卿《神农本草经》

味辛，性温。入肝、胃经。主祛风除湿，活血止痛，解毒止痒，止咳；治风湿痹痛，腰痛，脘腹疼痛，牙痛，慢性气管炎，跌扑伤痛，经期腹痛，泄泻，痢疾，湿疹，荨麻疹，毒蛇咬伤。久服强悍轻身。

为萝藦科鹅绒藤属植物徐长卿的干燥根及根茎，《神农本草经》又名"石下长卿"。秋季采挖根及根茎，或全草晒干入药。内服煎3～10g，不宜久煎，研末1～3g冲服，或入丸、酒剂；外用煎汤洗，或鲜品捣敷。孕妇慎服。

药理作用：①有镇痛、镇静作用。②徐长卿牡丹酚具有降低动物血压作用。③能增加冠状动脉血流量，改善心肌代谢，从而缓解心肌缺血，减慢心率，抗心律失常。④能使血清总胆固醇和 β－脂蛋白均明显降低，降低动脉粥样硬化病变发生率。⑤有抑制血小板聚集和抗血栓作用。⑥溶血性有解痉作用，能显著对抗回肠的痉挛收缩。⑦有抗炎、抗变态反应作用。⑧对金黄色葡萄球菌有较强的抑制作用，对甲型溶血性链球菌、福氏志贺菌、伤寒沙门菌、铜绿假单胞菌、大肠埃希菌、枯草杆菌也有抑制作用。⑨有抑制肿瘤、杀灭疟原虫、抗早孕作用。

虎杖 《名医别录》

味苦，性微寒。入肝、胆、肺经。主活血散瘀，祛风通络，解毒退黄，止咳化痰；治湿热黄疸，淋浊带下，烫伤，跌打伤，经闭痛经，产后恶露不下，风湿痹痛，症瘕积聚，肺热咳嗽，疮疡肿毒。

为蓼科虎杖属植物虎杖的根和根茎。春秋均可采挖，切片，晒干，入药。内服煎 10～15 g，或入丸、散、酒剂；外用研末调敷，或熬膏涂搽。孕妇忌服。

药理作用：①对心脏有明显的正性肌力作用，能增加心肌营养血流量，保护心肌细胞，明显扩张血管、降血压，减慢心率。②明显地抑制血小板聚集，有改善微循环的作用。③可明显降低血清胆红素，降低血清谷丙转氨酶，但无利胆作用。④对深红色发癣菌、趾间发癣菌具有强的抗菌性能，并对枯草杆菌、藤黄八叠球菌等有较强的杀菌作用；对金黄色葡萄球菌、白色葡萄球菌、链球菌、大肠埃希菌、变形杆菌、痢疾杆菌、铜绿假单胞菌有抑制作用；对腺病毒 3 型、脊髓灰质炎 Ⅱ型、埃可病毒、柯萨奇病毒、乙型脑炎病毒、单纯疱疹病毒有较强的抑制作用；对人类免疫缺陷病毒有抑制作用，杀灭钩端螺旋体。⑤有镇咳平喘作用。⑥对胃黏膜损伤有保护作用。⑦有抗肿瘤作用，以大黄素的细胞毒作用最强，对小鼠肉瘤、小鼠肝癌、小鼠乳腺癌、小鼠艾氏腹水癌、小鼠淋巴肉瘤、小鼠黑色素瘤及大白鼠瓦克癌等 7 个瘤株的抑制率均在 30% 以上。⑧有降血糖、降血脂作用，而虎杖煎剂无效。⑨虎杖提取物能显著提高去卵巢大鼠阴道和子宫重量，增加血清雌二醇含量，降低促黄体生成素含量。⑩有止血作用。⑪虎杖提取物有解热镇痛作用。⑫虎杖煎剂对烫伤创面有收敛、防止感染和消炎作用。⑬可增加尿酸的排泄。⑭有抗氧化作用。

马先蒿《神农本草经》

味苦，性平。入肾、膀胱经。主祛风湿，利尿通淋，攻毒杀虫；治风湿痹痛，下石淋，利水道，大风癞疾，女子带下病，无子。

为玄参科马先蒿属植物返顾马先蒿的根。多年生草本，高 30 ~ 70 cm。根多数丛生，细长。茎常单生，上部分枝，粗壮，中空，方形有棱；叶互生或对生，上部叶近无柄，无毛，叶片卵形至长圆状披针形，长 2.5 ~ 5.5 cm，宽 1 ~ 2 cm，先端渐窄，基部楔形或圆形，边

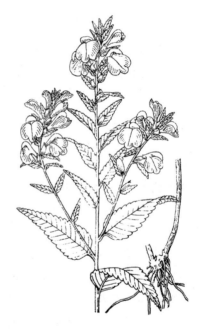

图 3 - 1 返顾马先蒿

缘有钝圆的重锯齿，两面无毛或有疏毛。花单生于茎枝顶端的叶腋中；花冠淡紫红色，向右扭旋，上唇盔状，扭向右方，下唇大，有缘毛，3 裂。蒴果斜长圆状披针形。花期 6 ~ 8 月，果期 7 ~ 9 月。见附图 3 - 1。生于草地及林边缘；分布于东北、内蒙古、河北、山西、陕西、甘肃、山东、安徽、四川、贵州

等地。7～9月挖根，晒干，生用。内服煎6～9 g，或研末每次服1～3 g；外用煎水洗。

药理作用：①马先蒿中苯丙素苷类有清除自由基作用，能延缓骨骼肌疲劳。②苯丙素苷类有抗肿瘤作用。③有抗血小板聚集作用。④有降血压作用。⑤有保肝、利尿作用。⑥有提高机体免疫力作用。

乳香、没药

乳香《名医别录》

味辛、苦，性温。入心、肝、脾经。主活血行气，通经止痛，消肿生肌；治心腹疼痛，经闭，痛经，产后瘀阻腹痛，跌打瘀痛，痈疽肿毒，疮溃不敛。

为橄榄科植物乳香树、药胶香树及野乳香树等树干皮部伤口渗出的油胶树脂。春夏采集树皮部渗出的油胶树脂，数天后凝成干硬的固体，入药。炮制：乳香，炒乳香，醋乳香，灯芯制乳香等。内服煎3～6 g，或入丸、散；外用研末调敷。胃弱者慎服，孕妇及无瘀滞者忌服。

药理作用：①乳香挥发油有镇痛作用，主要成分为乙酸正辛酯。②有抗炎、防腐、消肿作用。③有抗胃、十二指肠和口腔溃疡作用。④对细胞免疫和体液免疫有抑制作用。⑤有抗肿瘤作用。⑥可终止小鼠妊娠，与其兴奋子宫有关。⑦能抑制血小板聚集，延长家兔血浆凝血时间。⑧能改善学习记忆功能。

没药《药性论》

味苦，性平。入肝、脾、心、肾经。主活血祛瘀，消肿止痛；治胸腹瘀痛，经闭，痛经，症痕，跌打肿痛，痈肿疮疡，肠痈，目赤肿痛。

为橄榄科植物没药树或爱伦堡没药树的胶树脂。11月～翌年2月采集树干皮部渗出的油胶树脂。炮制：没药，炒没药，醋没药，灯芯制没药，煮没药。内服煎 3~6 g，或入丸、散；外用配入散剂或膏剂敷贴患处。孕妇忌服。

药理作用：①没药的水浸剂对紫色毛癣菌、同心性毛癣菌、许兰毛癣菌等多种致病真菌有不同程度的抑制作用。②含油树脂部分能降低血胆固醇含量，并能防止斑块形成，也能使家兔体重有所减轻。③有抗炎、镇痛、退热作用。④有抗肿瘤作用，抑制胆管癌、前列腺癌细胞、肝星状细胞增殖。⑤有黏膜收敛作用，可用于口腔、咽部溃疡，可以加快肠蠕动。⑥有甲状腺素样作用。

莪术、郁金、姜黄

莪术《雷公炮制论》

味辛、苦，性温。入肝、脾经。主破血行气，消积止痛；治血气心痛，食滞，脘腹胀痛，血瘀经闭，痛经，症瘕痞块，跌打损伤；局部外用治疗宫颈糜烂、真菌性阴道炎、银屑病。

莪术为姜科姜黄属植物莪术、广西莪术和温郁金的块状根茎。冬季采根茎，除去须根，煮或蒸透，晒干，切片。炮制：莪术，醋莪术，酒莪术。内服煎 3~10 g，或入丸、散，必要时莪术油注射液静脉滴注；外用煎水洗，或研末调敷，或莪术油栓置入。行气止痛多生用，破血祛瘀宜醋用。月经过多及孕妇忌服。

药理作用：①有直接杀伤瘤细胞的作用，有明显抑制和破坏艾氏腹水癌细胞、白血病、卵巢癌、宫颈癌、恶性淋巴瘤、膀胱癌、黑色素瘤、肺癌、肝癌细胞等作用，使肿瘤明显缩小。②对大鼠、小鼠有非常显著的抗早孕作用，挥发油经皮下、腹腔、阴道给药均有一定的止孕效果，腹腔注射起效快，阴道给药起效慢。③莪术挥发油能抑制金黄色葡萄球菌、乙型－溶血性链球菌、大肠埃希菌、伤寒沙门菌、霍乱弧菌等的生长，对呼吸道病毒也有抑制和灭活作用。④有抗炎作用。⑤有升高白细胞的作用。⑥莪术油注射液静脉滴注治疗血栓闭塞性脉管炎疗效明显。⑦莪术低浓度使肠管紧张度升高，高浓度时反而使肠管舒张。⑧有保肝作用。⑨莪术对急性肾功能衰竭、糖尿病肾有保护作用，可以促进糖尿病溃疡创面愈合。⑩能抑制血小板聚集和抗血栓形成。⑪有抗氧化作用。⑫有抗癫痫作用。

郁金《药性论》

味辛、苦，性寒。入肝、心、肺、胆经。主行气化瘀，清心解郁，利胆退黄；治气滞血瘀之胸腹胁痛，经行腹痛，症瘕，乳房胀痛，黄疸，热病神昏，癫痫，血热吐衄，血淋，砂淋。

郁金为姜科姜黄属植物温郁金、川郁金、莪术、姜黄的块根。冬季采郁金或莪术、姜黄的块根，煮或蒸透，晒干，切片。炮制：郁金，醋炒郁金，醋蒸郁金。内服煎汤 3～10 g，或入丸、散。阴虚失血及无气滞血瘀者忌用，孕妇慎用。畏丁香。

药理作用：①可降低血浆黏度，抑制血小板聚集，抑制血栓形成。②能增加冠脉流量，降低心肌耗氧量，有抗心律失常等作用。③有抗孕激素活性和收缩子宫作用，可终止妊娠，使晚期妊娠家兔流产。④对肝损伤有显著保肝作用，抗肝纤维化，能收缩胆囊平滑肌，抑制奥迪括约肌收缩，促进排石作用，明显增加大鼠胆汁排出量；可刺激胰泌素分泌，使血清胰泌素水平升高。⑤有中枢抑制，延长睡眠时间的作用。⑥有抗氧化、抗自由基损伤的作用。⑦对胃癌有显著抑制作用。⑧有免疫抑制作用，郁金多糖有增强网状内皮系统活性的作用。⑨对大多数真菌具有足够的抑制作用。⑩可降低血浆纤维蛋白原含量，有降低胆固醇、β–脂蛋白和甘油三酯的作用。⑪有抗炎、镇痛作用。

姜黄《新修本草》

味苦、辛，性温。入脾、肝经。主破血行气，通经止痛；治气滞血瘀之胸腹胁痛，痛经，闭经，产后瘀滞腹痛，症瘕，风湿臂痛，跌打伤，痈肿，牙痛。久服轻身增年。

为姜科姜黄属植物姜黄的根茎。冬季采根茎，煮或蒸透，晒干，切片，生用。内服煎 3 ~ 10 g，或入丸、散，或"姜黄素胶囊"口服；外用研末调敷。血虚而无气滞血瘀者及孕妇忌服。

药理作用：①姜黄醇提取物对在体蛙心呈抑制作用，可致犬血压下降，呼吸兴奋，增加大鼠心肌营养血流量。②有保肝、利胆作用，能增加胆汁生成和分泌，并能促进胆囊收缩。③姜黄抗溃疡，对胃黏膜有保护作用。④降低总胆固醇和 β -脂蛋白，降甘油三酯作用更显著，抗动脉粥样硬化。⑤有抗孕激素活性和收缩子宫作用，可终止妊娠。⑥有抗氧化活性，有增耐力、抗疲劳作用。⑦有抗菌、抗炎作用，姜黄素低浓度对葡萄球菌有抑制作用，挥发油有强力抗真菌作用；对风湿性关节炎有抗炎作用。⑧对大鼠子宫内膜异位症有治疗作用。⑨姜黄素对胃癌、胰腺癌、膀胱癌、结肠癌、肝癌、肾癌、早幼粒细胞白血病有细胞毒作用。⑩有抑制前列腺增生作用。⑪有脑保护作用，能改善痴呆型小鼠的学习记忆能力。⑫姜黄素能显著抑制血小板聚集，降低血浆黏度和全血黏度。⑬姜黄素可用作牛皮癣、癌症、细菌和病毒性疾病的光疗。⑭有镇痛作用。⑮对急性肺损伤有保护作用。

三棱《本草拾遗》

味苦、辛，性平。入肝、脾经。主破血行气，消积止痛；治气滞血瘀，症瘕积聚，血瘀经闭，痛经，产后症块，心腹痛，食积腹痛，脘腹胀满，跌扑伤痛，疮肿坚硬。

为黑三棱科植物黑三棱的干燥块茎。冬季至次春采根茎，削去根须及外皮，晒干，切片。炮制：生三棱，醋三棱。内服煎 3～10 g，或入丸、散；醋三棱止痛效果好。气虚体弱、血枯经闭、月经过多者及孕妇忌服。

药理作用：①可扩张血管，提高心肌氧利用率，略微增加冠脉流量，减少冠脉阻力，减慢心率。②有抑制血小板和红细胞聚集、延长血栓形成时间、缩短血栓长度和减轻重量的作用，还有延长凝血酶原时间的趋势，降低全血黏度。③三棱煎剂可引起肠管收缩加强，紧张性升高，对离体兔子宫有兴奋作用。④对肝癌、肺癌、动物肉瘤有抑制作用。⑤三棱有抗肝纤维化作用。⑥有抗炎、镇痛作用。⑦抑制自然杀伤细胞活性，抑制 B 淋巴细胞转化率。

鬼箭羽《神农本草经》

味苦、辛，性寒。入肝、脾经。主破血通经，解毒消肿，杀虫。治症瘕结块，胸痹胁痛，腹痛，腹满汗出；女子经闭痛经，崩中漏下，产后瘀滞腹痛、恶露不尽，产后无乳；疝气，历节痹痛，虫积腹痛，疮肿，跌打伤，烫火伤，毒蛇咬伤。除邪，杀鬼毒蛊注。

鬼箭羽为卫矛科植物卫矛的具翅状物的枝条或翅状附属物，《神农本草经》名"卫矛"。卫矛是落叶灌木，高 2～3 m，多分枝，光滑无毛，小枝通常四棱形，棱上带具木栓质扁条状翅，翅宽约 1 cm 或更宽。单叶对生，叶片薄，

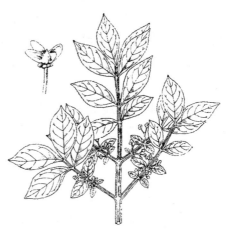

图 3－2　卫矛

稍膜质，倒卵形、椭圆形至宽披针形，长 2 ~ 6 cm，宽 1.5 ~ 3.5 cm，先端渐尖或急尖，边缘有细锯齿，基部楔形。聚伞花序腋生，有花 3 ~ 9 朵，花小，两性，淡黄绿色，花瓣 4，近圆形。蒴果椭圆形，绿色或紫色，1 ~ 3 室，分离。种子椭圆形或卵形，淡褐色，外被橘红色假种皮。花期 5 ~ 6 月，果期 9 ~ 10 月。见附图 3 - 2。生于山野，分布于华东、华北地区及湖北、湖南、四川、云南、贵州等省。全年均可采集其嫩枝或收取其翅状物，晒干，生用。内服煎 4 ~ 9 g，或入丸、散、酒剂；外用研末调敷，或煎水洗，或鲜品捣敷。孕妇、气虚崩漏者忌服。

药理作用：①有降低血糖、尿糖，增加体重，加强胰岛素分泌的作用。②有降低胆固醇，减轻动脉粥样硬化的作用。③有类似毒毛旋花素的作用，有中度的降低血压的作用，能增加冠状动脉流量，纠正心肌营养血流量，降低心肌耗氧量。④可改善血浆黏度，减轻血栓重量。⑤能收缩豚鼠肠管。⑥有抗肿瘤作用。

元胡 《雷公炮制论》

味辛、苦，性温。入心、肝、脾经。主活血散瘀，行气止痛；治胸痹心痛，气滞胃痛，胸胁胀痛，腹痛，闭经，月经痛，腰痛，疝痛，脉结代，产后瘀阻腹痛，风湿痹痛，跌打瘀血。常服轻身。

为罂粟科紫堇属植物延胡索的干燥块茎，又名"延胡索"。6 ~ 7 月采挖块茎，煮后晒干，切片。炮制：生延胡索，醋延胡索。内服煎 3 ~ 10 g，研末服 0.5 ~ 3 g，或元胡止痛片口服。孕妇忌服。

药理作用：①有镇痛、催眠、镇静与抗惊厥、安定作用，较大剂量延胡索乙素有明显的催眠作用。元胡还有中枢性镇吐作用，有轻度的降温作用。②对肠管呈兴奋作用，大剂量时使胃液酸度及消化力减弱；可出现明显的先兴奋后抑制的双向作用。③延胡索醇提物有显著扩张冠状血管、降低冠脉阻力，增加血流量，对心肌梗死有防治作用；能抑制心脏收缩力，延胡索乙素对心律失常有明显的治疗作用。④对脑缺血再灌注损伤有保护作用。⑤延胡索乙素有兴奋垂体-肾上腺系统的作用，元胡引起垂体促肾上腺皮质激素的分泌，而不是直接兴奋肾上腺皮质。⑥抑制血小板聚集作用。⑦对肌肉有松弛作用。⑧醋制元胡比传统炮制品镇痛作用强。⑨延胡索有提高学习记忆能力及抗氧化作用。⑩元胡可使大鼠血压明显降低。

菴䕡子《神农本草经》

味辛、苦，性温。入肝经。主行瘀血，祛湿邪；治闭经，产后瘀滞腹痛，腹中水气，风寒湿痹，跌打伤痛，身体诸痛。久服轻身，耐老。

菴䕡子为菊科蒿属植物菴䕡的种子。多年生草本，高 30 ~ 100 cm，茎直立，常丛生，被柔毛，下部半木质，中部以上常分枝，上部草质，绿褐色，具纵细棱。叶纸质，上面绿色，初时微有短柔毛，后脱落无毛，叶背面淡绿色。中部叶倒卵形或倒卵状匙形，边缘有疏锯齿或浅裂齿；上部叶小，叶长圆形，有微齿或全缘。头状花序近球形，于各茎顶上排列成疏散的复总状花序；总苞球形，花冠管状，淡黄色，两性花花柱分枝，先端为披针形突渐尖。瘦果卵状椭圆形，长约

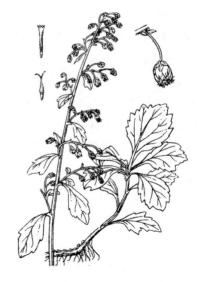

图 3-3　菴䕡

2 mm，略压扁。花果期8～11月。见附图3－3。生于路旁、干山坡、灌丛、草地及疏林下，分布于黑龙江、吉林、辽宁、河北、山东等地。秋末冬初采收种子晒干。内服煎5～10 g，或入丸、散、酒剂。孕妇禁服。

香附《名医别录》

味辛、甘、微苦，性平。入肝、脾、三焦经。主行气解郁，调经止痛，安胎；治胸胁胀痛，乳房胀痛，脘腹痞满疼痛，吞酸呕恶，疝气疼痛，月经不调，痛经，崩漏带下，胎动不安，瘰疬，痈肿。

为莎草科属植物莎草的干燥根茎。9～10月采挖，燎去毛须晒干，入药。炮制：香附，醋香附。内服煎6～12 g，醋炙止痛作用强。气虚无滞、阴虚者慎服。

药理作用：①有镇静、抗抑郁作用，能明显协同戊巴比妥钠的催眠作用，醋香附有镇痛作用。②有解热作用，可明显降低大鼠正常体温。③有强心作用，可减慢心率，并且有明显的降压作用。④有雌激素样作用，对已孕或未孕子宫均有抑制作用，使其收缩力减弱、肌张力降低。⑤有抗炎作用。⑥可抑制肠管的收缩，大剂量时使肠管收缩幅度降低、张力下降。⑦香附挥发油对金黄色葡萄球菌、宋内氏志贺菌有抑制作用，对其他细菌无效；对某些真菌亦有抑制作用。⑧香附醇提取物对豚鼠支气管痉挛有保护作用。⑨有利胆保肝作用。⑩香附乙醇提取物有降血糖作用。⑪有抗氧化作用。

卷柏《神农本草经》

味辛，性平。入肝、心经。主活血通经，生用破血，炒用止血。治经闭痛经，症瘕痞块，跌扑损伤；炒炭后化瘀止血，治吐血，衄血，崩漏，尿血，便血，脱肛。久服和颜色。

为卷柏科卷柏属植物卷柏及垫状卷柏的干燥全草。春、秋

季采全草，晒干，入药。炮制：卷柏，卷柏炭。内服煎 5 ~
10 g；外用研末敷。孕妇忌服。

药理作用：①卷柏全草的水煎液有抗癌作用，能抑制绒毛
膜上皮癌、恶性葡萄胎、鼻癌、肺癌、肝癌、卵巢癌。②卷柏
炒用具有明显的止血作用。③卷柏有降血糖的作用。④对金黄
色葡萄球菌、脑膜炎球菌、卡他莫拉菌、白喉棒状杆菌、痢疾
杆菌、肺炎克雷伯菌、铜绿假单胞菌、副伤寒等有抑制作用。
⑤对平滑肌有中度解痉作用。⑥有较弱的抗胃溃疡作用。⑦卷
柏有免疫抑制作用，可降低循环免疫复合物的含量；另有报
道，有增强免疫功能作用。⑧有镇静作用。⑨有抗病毒、抗辐
射作用。

五灵脂《开宝本草》

味苦、甘，性温。入肝、脾经。主活血止痛，散瘀止血，
消积解毒；治瘀血阻滞所致的胸腹诸痛，妇女痛经、闭经，产
后瘀滞腹痛，崩漏下血，吐血便血，小儿疳积，蛇、蝎、蜈蚣
咬伤。

为鼯鼠科属动物复齿鼯鼠或飞鼠科动物小飞鼠的干燥粪
便。春秋季采集晒干。炮制：五灵脂，醋五灵脂，酒五灵脂。
内服煎 5 ~ 10 g，宜包煎，或入丸、散；外用捣敷，或研末撒。
孕妇慎服，不宜与人参同用。

药理作用：①能抑制血小板聚集，还有增强纤维蛋白溶解
的作用，可抗血栓形成。②可增加冠脉血流量，降低冠脉阻
力，改善微循环。③有抗炎作用。④有保护胃粘膜，抗溃疡的
作用。⑤可促进细胞免疫功能。⑥有清除自由基的作用。⑦有
抗动脉硬化的作用，能减轻血管内皮病变的程度。⑧有缓解平
滑肌痉挛的作用。⑨对结核分枝杆菌及多种皮肤真菌有不同程
度的抑制作用。⑩五灵脂与人参同用，治疗肠易激综合征、十
二指肠溃疡、慢性萎缩性胃炎、子宫肌瘤有良好效果。

泽兰《神农本草经》

味苦、辛，性微温。入肝、脾经。主活血调经，散瘀，解毒，利水消肿；治妇女经闭，痛经，乳妇内衄（产后瘀滞腹痛），破宿血、消症结，大腹水肿，身面四肢浮肿，跌打损伤，痈肿疮毒。

为唇形科植物毛叶地瓜儿苗的茎叶。生长茂盛时割取地上部分，切段晒干，生用。内服煎 6 ~ 12 g，或入丸、散；外用鲜品捣敷，或煎水外洗。血虚或无瘀者慎服。

药理作用：①有抗血小板聚集的作用，可明显改善微循环障碍，对血液流变也有较好的改善作用，使血液黏度、纤维蛋白原含量及红细胞聚集指数均低于对照组，有轻度抗血栓形成的作用。②有强心作用。③泽兰可收缩子宫平滑肌。④有保肝利胆的作用，改善肝细胞变性、坏死现象。⑤可保护胃黏膜。⑥保护肾功能，改善肾间质纤维化，延缓慢性肾脏病的进展。⑦有镇静、镇痛作用。⑧有抗菌、抗病毒和抗癌活性。

王不留行《神农本草经》

味苦，性平。入肝、胃经。主活血通经，下乳消肿；治痛经、闭经，乳汁不通、乳痈，热淋、石淋，瘀血肿痛，金疮止血，逐痛出刺。久服轻身。

王不留行为石竹科植物麦蓝菜的干燥成熟种子。4 ~ 5 月采成熟种子，晒干。炮制：王不留行，炒王不留行。内服煎 6 ~ 10 g，或入丸、散；外用研末调敷。孕妇禁服。

药理作用：①王不留行煎剂对大鼠离体子宫有收缩作用，有抗着床、抗早孕作用。②有抗肿瘤作用。③有利胆排石作用。④有镇痛作用。⑤有催乳作用。⑥能降低血液黏度，改善微循环。⑦有防治骨质疏松的作用，促进骨形成，抑制骨吸收。

石龙刍、灯心草

石龙刍《神农本草经》

味苦，性凉。入心、小肠经。主清热、安神，利水通淋；治心热烦躁，小便不利，水肿，失眠，口舌生疮，咽痛，牙痛，衄血，咯血，尿血。久服补虚羸。

石龙刍为灯心草科植物灯心草的全草。多年生草本植物，高 30～50 cm，根茎多短缩，须根较坚硬。茎细弱，灰绿色，有纵条纹，叶多基生；叶片退化为芒刺状。花序假侧生，聚伞花

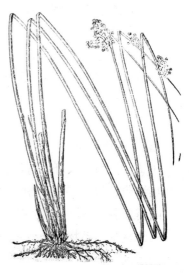

图 3－4　灯心草

序，多花或仅有数朵；花被片 6，卵状披针形，淡绿色，近等长，边缘膜质，排列为二轮；雄蕊 3，短于花被，子房上位，花柱极短，柱头 3。蒴果近球形，成熟时棕褐色。种子卵状长圆形。花果期 5～6 月。见附图 3－4。生于山沟、道旁的浅水处，分布于长江中下游及四川、云南、陕西等地。秋季采收，切段晒干。内服煎 9～15 g，或烧存性研末，冲服 1～3 g。

药理作用：①有抗氧化作用。②石龙刍乙酸乙酯提取液有抗菌作用。

灯心草《开宝本草》

味甘、淡，性微寒。入心、肺、小肠经。主清心降火，利尿通淋；治心烦不眠，小儿夜啼，喉痹，口舌生疮，湿热黄疸，热淋涩痛，水肿，小便不利。

为灯心草科植物灯心草的干燥茎髓。秋季采收割取茎部，去皮取髓，扎成小把，晒干入药。炮制：灯心，朱砂灯心，青黛灯心。内服煎 1~3 g，治心烦不眠以朱砂拌效良；外用烧存性研末撒，或用鲜品捣烂敷。下焦虚寒、小便失禁者忌服。

药理作用：①有抗肿瘤作用，对癌细胞的抑制作用无选择性。②有抗氧化作用。③有抗微生物作用。④有利尿作用。⑤有止血作用。

蟹《神农本草经》

味咸，性寒。入肝、胃经。主清热，散瘀，消肿解毒；治胸胁热结痛，湿热黄疸，肿块坚结，筋骨损伤，产后瘀滞腹痛，喎僻面肿，痈肿疔毒，漆疮，烫伤。烧之用良。

为绒螯蟹属动物中华绒螯蟹和日本绒螯蟹带肉和内脏的全体。捕后洗净烫死，烘干或鲜用。内服：烧存性研末 5~10 g，或入丸剂；外用以鲜品捣敷，或绞汁滴耳，或焙干研末调敷。脾胃虚寒者慎服。

药理作用：①蟹壳干燥粉有补钙、促进骨质形成和抗溃疡作用，外用治疗口腔溃疡。②蟹壳聚糖有广谱抗菌性，对革兰氏阳性菌的作用优于革兰氏阴性菌；6 g/L 的浓度可杀灭金葡菌。③蟹壳具有抗突变、抗肿瘤作用，通过提高免疫功能抑制肿瘤的生长，对鼠类肉瘤 S180 实体瘤和 MM46 肿瘤具有很强的抑制作用。④蟹壳聚糖有降血脂作用，可降低低密度胆固醇、升高高密度胆固醇。⑤蟹壳聚糖还有降血压、降血糖和减肥作用。

鳖甲《神农本草经》

味咸，性微寒。入肝、肾经。主滋阴潜阳，软坚散结，退热除蒸；治心腹症瘕坚积，阴虚发热，骨蒸劳热，虚风内动，女子经闭，小儿惊痫，久疟，疟母，去痞息肉，阴蚀，痔恶肉。

为鳖科鳖属动物中华鳖及山瑞鳖的背甲。捕后割取背甲，洗净，晒干。炮制：鳖甲，醋鳖甲，制鳖甲。内服捣碎，煎 10～30 g，先煎，或入丸、散、膏剂。滋阴潜阳宜生用，软坚散结宜醋炙。脾胃虚寒、食少便溏者及孕妇慎用。

药理作用：①对甲亢型阴虚证有抑制作用。②对肝癌、肺癌、腹水肉瘤、肠癌有抑制作用。③鳖多糖能明显提高抗疲劳、耐缺氧和抗冷冻能力，可延长小鼠游泳时间。④有免疫促进作用，鳖多糖能显著提高小鼠空斑形成细胞的溶血能力，促进溶血素抗体生成，并增强小鼠迟发型超敏反应。⑤有抗辐射、抗突变活性。⑥有抗肝纤维化作用，抑制结缔组织的增生，可消结节。⑦能增加血浆蛋白，明显增加血红蛋白含量。⑧有增加骨密度的作用。

水牛角《名医别录》

味苦、咸，性寒。入心、肝、胃经。主清热，解毒，凉血，定惊；治温病高热，神昏谵语，发斑发疹，惊狂邪鬼，癫狂，头痛，吐衄，瘀热发黄，咽喉肿痛，口舌生疮。

为牛科水牛属动物水牛的角。取角后水煮，除去角塞，干燥，切丝或磨粉用。内服煎 15～30 g，研末 3～9 g。中虚胃寒者慎服。

药理作用：①对离体蟾蜍心脏与离体兔心功能均有增强作用，并能使之停止于收缩期，与犀角煎剂的作用相似。②水牛角静脉注射后嗜酸性粒细胞数显著降低，淋巴小结和脾小结都有增生活跃现象，淋巴细胞明显增高，白细胞数显著升高。③对网状内皮系统的吞噬功能有显著增强作用。④有抗内毒素中毒作用。⑤能明显缩短出血时间。⑥有降血压作用。⑦有镇静、抗惊厥作用，可延长戊巴比妥钠睡眠时间。⑧水牛角制剂对垂体－肾上腺皮质系统有兴奋作用，其作用部位不在肾上腺皮质，而在垂体或垂体以上的更高级部位。⑨可明显降低毛细血管通透性。⑩有镇痛、抗炎作用。

附注：《神农本草经》有犀角，因犀牛属于珍稀动物，禁止捕杀，临床一般以水牛角代替。据药理研究提示：牛、羊角及猪蹄爪甲与犀角的作用基本相似。

山羊角、羖羊角

山羊角《本草新编》

味苦、咸，性寒。入肝、心经。主清热，镇惊，散瘀止痛；治小儿寒热痉痫，肝阳头痛，血瘀痛经，产后腹痛；外用治耳内脓汁不干。

为牛科山羚属动物青羊、北山羊的角。捕得宰杀后，锯取羊角，切片，晒干，入药。内服煎 15～30 g，研末服 2～6 g；外用烧存性研末吹耳中。

药理作用：①有明显的解热作用。②山羊角注射液有明显的镇静作用，甚至呈睡眠状态，能明显延长巴比妥钠睡眠时间。③有明显的镇痛、抗惊厥作用。④对离体兔十二指肠和豚鼠回肠有兴奋作用，其水浸液对肠肌有抑制作用。⑤山羊角小剂量时使心肌收缩力加强，中剂量使传导阻滞，大剂量时使心率减慢，振幅变小，最后心跳停止。⑥山羊角注射液能使初次免疫小鼠脾脏中玫瑰花结形成细胞数和溶血空斑形成细胞数明显增加，使豚鼠淋巴细胞转化率升高，增强机体的体液免疫功能，能诱生干扰素，对人外周血中 NK 细胞活性有明显的促进作用。⑦通过非特异性免疫发挥抗流感病毒的作用。⑧可使人胚皮肤纤维母细胞传代株生长旺盛，排列整齐，形态规则，细胞致密，境界清楚，似有延长细胞寿命的作用。

附注：《神农本草经》有羚羊角。因羚羊属于稀有动物，禁止捕猎，临床一般以山羊角代替。据药理研究提示：山羊角作用与羚羊角基本相同。

羖羊角《神农本草经》

味苦、咸，性凉。入肝、心经。主清热，镇惊，明目，解毒；治小儿惊痫，风热头痛，温病发热神昏；烦闷，吐血，青盲内障，疗百节中结气，痈肿疮毒。止惊悸，常服安心气。

为牛科动物雄性山羊或雄性绵羊的角。捕得宰杀后，锯取羊角，切片，入药。内服煎 9～30 g，研末服 1～3 g，或烧存性入散剂；外用烧灰研末调敷。菟丝子为使。

药理作用：有抗肿瘤作用。其他药理作用参见山羊角。

代赭石《神农本草经》

味苦、甘，性微寒。入肝、胃、心经。主平肝潜阳，重镇降逆，凉血止血；治癫狂，惊痫，贼风，头痛，眩晕，心悸，呕吐、呃逆，噎膈，咳嗽，气逆喘息，吐衄便血，崩漏。

为氧化物类矿物赤铁矿的矿石。挖出后去净泥土杂质。炮制：生赭石，醋赭石。内服打碎先煎，或碾成粉末，煎 15～30 g，或入丸、散；外用研末调敷。平肝宜生用，止血用醋赭石。服药时忌咖啡、茶叶，虚寒证及孕妇慎服，不可久服。

药理作用：①代赭石大剂量时对离体蛙心有抑制作用，对麻醉兔的血压无明显影响。②有保护胃黏膜、抗溃疡作用，兴奋肠管，使肠蠕动亢进。③所含铁质能促进红细胞及血红蛋白的新生，有补血作用。④有升高白细胞的作用。⑤对中枢神经系统有镇静、抗惊厥作用。⑥有抗炎作用。⑦煅赭石可显著缩短凝血时间，有止血作用。

磁石《神农本草经》

味咸，性平。入心、肝、肾经。主潜阳纳气，镇惊安神；治肝热烦满，耳聋，耳鸣，眩晕，目昏花，惊悸，失眠，癫痫，肾虚喘逆，周痹风湿，肢节中痛不可持物，洗洗酸痛；养肾脏，强骨气，益精除烦。

磁石为氧化物类磁铁矿石，以吸铁能力强者入药。主含四氧化三铁。采挖后，除去杂石。炮制：磁石，醋煅磁石。内服打碎先煎，或研末煎 10～30 g，或入丸、散。脾胃虚寒者不可多服久服。

药理作用：①可使动物血液中血红蛋白水平、红细胞和白细胞数增加，血液凝固时间延长，血浆纤维蛋白分解活性增加，同时中性粒细胞吞噬反应增加。②磁石炮制后镇静及抗惊厥作用明显增强，能显著延长异戊巴比妥钠所致小鼠的睡眠时间。③有镇痛作用。④能明显缩短凝血时间。⑤有抗炎作用。⑥磁石微粒注入大鼠体内后，主要聚集于肝和肺两脏器。

石决明《名医别录》

味咸，性寒。入肝经。主平肝清热，明目去翳；治肝阳上亢，头痛，眩晕，目赤，翳障，视物昏花，青盲雀目；外用治锁喉风。

为海产鲍科动物杂色鲍、皱纹盘鲍、耳鲍、羊鲍等的贝壳。夏秋间捕捉，去肉后洗净贝壳，晒干，入药。炮制：石决明，煅石决明，盐石决明。内服研末煎汤 15～30 g，或打碎先煎，或入丸、散；外用点眼及吹喉，宜煅用、水飞。平肝清肝宜生用。脾胃虚寒，食少便溏者慎用。

药理作用：①有镇静、降血压、拟交感神经样作用。②对金黄色葡萄球菌、大肠埃希菌、铜绿假单胞菌有较强的抑菌效力。③有保肝作用，使中毒性肝炎谷丙转氨酶明显下降。④具有明显的抗凝血作用。⑤有明显的耐缺氧、抗氧化作用。⑥有中和胃酸的作用。⑦石决明外用有促进止血、改善创面血运、抑制炎症、显著促进肉芽组织生长的作用。

钩藤《名医别录》

味甘、微苦，性微寒。入肝、心包经。主清热平肝，熄风定惊；治惊痫抽搐，热盛动风，头胀头痛，肝阳眩晕（高血压），心热惊悸，风热外感，目赤，子痫，小儿夜啼。

为茜草科藤本植物钩藤或华钩藤及其同属多种植物的带钩枝条。秋冬二季采收，切段，晒干，生用。内服煎 10 ~ 15 g，不宜久煎。无风热及实热者慎用。

药理作用：①有降压作用，血压呈温和且持久的下降现象；降压作用除血管扩张、外周阻力降低外，还抑制肾神经末梢介质的释放。②能逆转自发性高血压大鼠的左室肥厚。③有抗心律失常作用。④有镇静、抗惊厥作用，对癫痫有防治作用。⑤有镇痛作用。⑥对脑缺血有保护作用。⑦对神经细胞损伤及神经元的凋亡有保护作用。⑧能舒张肠、支气管、子宫平滑肌，对抗组织胺引起的收缩，对抗催产素所致大鼠离体子宫的收缩。⑨钩藤碱具有显著抑制血小板聚集和抗血栓形成的作用。⑩对肺癌、乳腺癌、结肠癌、膀胱癌有抑制作用。⑪对变态反应、吞噬免疫功能、免疫器官均有抑制作用。⑫有抗炎、抗流感病毒的作用。

白僵蚕、原蚕蛾

白僵蚕《神农本草经》

味辛、咸，性平。入肝、肺、胃经。主祛风止痉，化痰散结，解毒利咽；治惊痫抽搐，小儿夜啼，中风喎斜，偏正头风，咽喉痛，咳嗽喘逆，瘰疬，疰腮，风疹，疮毒。减黑皯，令人面色好。

为蚕蛾科动物家蚕蛾的幼虫感染白僵菌而僵死的干燥全体。收集病死的僵蚕，倒入石灰中拌匀，吸去水分，晒干或焙干。炮制：白僵蚕，炒白僵蚕，麸炒、姜制、酒制、甘草水制白僵蚕。内服煎 3 ~ 10 g，研末服 1 ~ 3 g，或入丸、散；外用煎水洗，或研末调敷。血虚惊风者慎服。

药理作用：①有抗惊厥作用。②白僵蚕醇水浸出液有明显的镇静、催眠作用，皮下注射约等于苯巴比妥皮下注射的催眠效力。③僵蚕有抗肿瘤作用。④僵蛹对抗惊厥效果与白僵蚕一致，僵蛹来源方便，可代替白僵蚕。⑤僵蚕有促纤溶活性，可降低血液比黏度，抗血栓形成。⑥有降血糖作用。⑦僵蚕连续给药，有促进微循环作用。⑧僵蚕有抗菌作用。

原蚕蛾《名医别录》

味咸，性温。入肝、肾经。主补肾壮阳，止血，解毒消肿；治阳痿遗精，白浊，血淋，金疮出血，咽喉肿痛，口舌生疮，痈肿疮毒，冻伤，蛇伤。

为蚕蛾科动物家蚕蛾的雄蚕蛾干燥全体。夏季取雄性蚕蛾，以沸水烫死，晒干。炮制：原蚕蛾，炒原蚕蛾。内服研末1.5～5 g，或入丸、散；外用研末撒或捣敷。阴虚有火者忌服。

药理作用：①对未成年雄性小鼠体重增长有促进作用。②能明显增加前列腺、贮精囊、包皮腺的重量，表明其具有雄激素样作用，能增加精子活度和精子数。③有抗疲劳、增加小鼠游泳时间的作用。

熊胆、熊脂

熊胆《药性论》

味苦，性寒。入肝、胆、心、胃经。主清热解毒，平肝明目，杀虫；治肝热惊痫抽搐，目赤翳障，咽喉肿痛，牙痛，湿热黄疸，暑湿泻痢，鼻蚀，疔疮，痔漏；疳疾，蛔虫。

为熊科动物黑熊或棕熊的干燥胆囊。现在多为以活熊取胆，用胆囊造瘘术收取胆汁，置干燥箱内干燥后备用。内服每次0.2～0.5 g，或入丸、散；外用研末调敷，或点眼。虚寒证者禁用。

药理作用：①对肠平滑肌有解痉作用，解痉作用的主要成分是牛磺熊脱氧胆酸。②有镇静、抗惊厥作用。③对离体蛙心少量兴奋，大量抑制，有降血压作用。④有利胆、保肝作用，胆酸使胆汁流量明显增加。⑤有溶解胆结石的作用。⑥对松节油致热兔有解热作用。⑦有抗炎作用。⑧对流感嗜血杆菌、大肠埃希菌、肺炎球菌、甲型溶血性链球菌、肺炎克雷伯菌、绿脓假单胞菌、卡他莫拉菌等均有抑制作用。⑨有降血糖作用。⑩熊胆有镇咳、祛痰、平喘作用。⑪有抗肿瘤作用。⑫有免疫抑制作用。⑬有抗衰老作用。

熊脂《神农本草经》

味甘，性微温。入脾经。主补虚损，强筋骨，润肌肤；治风痹不仁，筋脉挛急，五脏腹中积聚，寒热羸瘦，臁疮，头疡白秃，癣，面䵟疱。常服强志，不饥。

为熊科动物棕熊或黑熊背上的脂肪油。以秋末冬初熊脂肪最为肥满时，捕捉宰杀后取出脂肪，熬炼去滓即得。内服以花椒熬炼后开水冲服，每次 10～20 g；或外用调搽。

珍珠母、白贝、紫贝齿

珍珠母《本草图经》

味甘、咸，性寒。入肝、心经。主平肝潜阳，安神定惊，清肝明目；治头痛眩晕，耳鸣，癫狂惊痫，惊悸失眠，烦热易怒，目赤肿痛，视物昏花，翳膜遮睛，胃溃疡。

为珍珠贝科动物珍珠贝、马氏珍珠贝或蚌科动物三角帆蚌等多种珍珠贝动物的贝壳。打捞后，去肉，刮去外层黑皮，晒干。加工品：珍珠母、煅珍珠母、珍珠层粉。内服煎 15～30 g，粉碎后用，或入丸、散；外用作滴眼剂。脾胃虚寒者及孕妇慎服。

药理作用：①能增强蟾蜍的心跳振幅，对兔有短暂的利尿作用，可防止组织胺引起豚鼠的休克及死亡。②有保肝作用。③有抗溃疡作用。④能缩短小鼠的出血时间。⑤有抗惊厥、延长睡眠时间的作用。⑥有抗脑缺血、抗缺氧作用。⑦有抗过敏作用。⑧有抗氧化作用。⑨能抑制组织胺对肠管的收缩，降低兔肠张力。⑩明显增强兔在体子宫的收缩作用，能持续30分钟以上，比脑垂体后叶素持续时间长。⑪珍珠层粉滴眼液外用，对早期白内障有明显疗效。

白贝《神农本草经》

味咸，性凉。入膀胱、肝经。主清热，利尿，明目退翳；治目翳，鼻渊，下疳阴疮，淋痛尿血，五癃，利水道，消肿。烧用之良。

为宝贝科货贝属海生动物货贝、环纹货贝等的贝壳，《神农本草经》名"贝子"。产南海，6～9月捕捉后去肉，晒干。炮制：白贝，煅白贝。内服打碎煎5～15 g，研末服2～6 g，或入丸、散；外用研末撒患处。

紫贝齿《新修本草》

味咸，性平。入肝、心经。主清心安神，平肝明目；治惊悸，心烦不眠，肝阳眩晕，目赤翳障，斑疹。

为宝贝科动物蛇首眼球贝、山猫宝螺及阿拉伯宝螺的贝壳。夏、秋捕捉或拣拾，去肉取壳，洗净，晒干，入药。炮制：紫贝，煅紫贝，盐紫贝。内服煎6～15 g，打碎先煎，或入丸、散剂。

药理作用：①紫贝齿内服有制酸作用，中和胃酸而止痛。②有解热作用，降低血管通透性。③有抗肝损伤作用。

蝉蜕、蚱蝉

蝉蜕《名医别录》

味甘、咸，性凉。入肺、肝经。主宣散风热，透疹利咽，退翳明目，祛风止痉；治风热外感，咽喉肿痛，咳嗽音哑，麻疹不透，风疹瘙痒，目赤翳膜，惊痫抽风，破伤风。

为蝉科昆虫黑蚱的幼虫羽化时脱落的皮壳。夏秋季雨后在树十上采集蝉蜕，晒干，内服煎 3～6 g，或入丸、散；外用煎水洗，或研末调敷。孕妇慎服。

药理作用：①有明显的镇静、镇痛作用，能显著对抗咖啡因的兴奋作用，延长戊巴比妥钠所致的小鼠的睡眠时间；蝉蜕乙醇提取物有明显的抗惊厥作用。②能明显减轻免疫器官胸腺和脾脏的重量，抑制腹腔巨噬细胞吞噬功能，非常显著地降低大鼠颅骨骨膜肥大细胞脱颗粒的百分率。③有抗过敏作用，对小鼠皮肤过敏反应有明显的抑制作用，有降低毛细血管通透性的作用。④有解热作用。⑤对红细胞有保护作用。⑥有抗肿瘤等作用。⑦能使心率减慢。⑧有平喘作用。⑨能抑制血小板聚集，改善血液流变学，有抗凝血作用。⑩有清除自由基的作用。

蚱蝉《神农本草经》

味咸、甘，性寒。入肝、肺经。主清热，熄风，镇惊；治小儿惊痫、夜啼，癫病，偏头风，寒热。

为蝉科动物黑蚱的全体，俗名"知了"或"蝉"。夏秋季在树枝上捕捉，捕后蒸死，晒干或焙干。内服：每次水煎 1～3 只，或入丸、散。

菥蓂子、菥蓂

菥蓂子《神农本草经》

味辛，性微温。入肝、脾、肾经。主明目，祛风湿；治目痛泪出，障翳胬肉，迎风流泪，风湿痹痛。补五脏，益精光，久服轻身。

为十字花科菥蓂属植物菥蓂的种子。5～6 月采收成熟种子，晒干，入药。内服煎 5～15 g。

药理作用：菥蓂子的热水提取物有很好的抗抑郁作用。

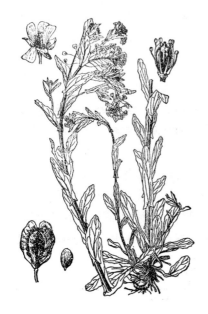

图 3 - 5　菥蓂

菥蓂《神农本草经》

味苦、甘，性微寒。入肝、脾经。主清肝明目，和中利湿，解毒消肿；治目赤肿痛，泄泻，痢疾，肠痈，肺痈，白带，子宫内膜炎，痈肿疮毒，丹毒，肾炎水肿，肝硬化腹水，小儿消化不良。

为十字花科植物菥蓂的全草。一年生草本，高 9 ~ 60 cm，茎直立，有棱。叶片倒卵状长圆形，边缘具疏锯齿，基部抱茎。总状花序顶生，花白色，花瓣 4，长圆状倒卵形。短角果近圆形或倒宽卵形，扁平，周围有宽翅，先端有深凹缺。种子 5 ~ 10 粒，卵形，长约 1.5mm，稍扁平，棕褐色，表面有颗粒状环纹。花果期 5 ~ 7 月。见附图 3 - 5。生于路边、村落附近，全国各地都有分布。5 ~ 7 月采集全草，晒干入药。内煎服 10 ~ 30 g，鲜品加倍。

药理作用：①菥蓂草有杀菌作用。②能增加尿酸的排出，治疗痛风。

密蒙花《开宝本草》

味甘，性微寒。入肝经。主清肝，祛风，明目退翳；治目赤肿痛，畏光，多眵多泪，目生翳障，眼目昏暗，视物不清。

为马钱科落叶灌木密蒙花树的干燥花蕾及花序。春季花未开放时采收，干燥，入药。内服煎 6～10 g，或入丸、散。阳虚内寒目疾者慎用。

药理作用：①能降低皮肤、小肠血管的通透性及脆性，对大鼠小肠有解痉作用。②密蒙花黄酮类刺槐素、木樨草素及环烯醚萜苷类成分均有显著的抗炎作用。③可使胆汁分泌有短暂、轻度的增加，对胆管平滑肌有松弛作用。④密蒙花甲醇提取物有降血糖作用。⑤对患肝炎的大鼠能缩短睡眠时间。⑥对环磷酰胺造成的小鼠免疫功能受损有拮抗作用。⑦密蒙花苯丙素酚苷类成分有显著的抗氧化作用。⑧所含木樨草素有显著的抗菌作用，抗金葡菌、链球菌等。⑨有抗肿瘤作用。

蕤仁《神农本草经》

味甘，性微寒。入肝、心经。主祛风散热，养肝明目，安神；治目赤肿痛，眦烂多泪，昏暗羞明，夜寐不安。久服轻身，益气不饥。

为蔷薇科植物蕤核或齿叶扁核木的干燥成熟果核，《神农本草经》名"蕤核"。秋季果实成熟时采摘，取仁，晒干。炮制：蕤仁，炒蕤仁，蕤仁霜。内服捣碎煎 3～10 g，安神炒用；外用研膏点眼，或煎水洗。

药理作用：①有镇静及降血压作用。②含有铁、硒、锌、钙、镁、铜等元素及维生素，可用于人体补锌、补硒，有较高的营养价值。

青葙子《神农本草经》

味苦，性微寒。入肝经。主祛风热，清肝火，明目退翳；治肝阳头晕（高血压），目赤肿痛，眼生翳膜，视物昏花，胁痛，鼻衄，皮肤搔痒，疮癣。

为苋科青葙属植物青葙的干燥成熟种子。秋季采穗，晒干，搓出种子，生用。内服煎 3~15 g；外用研末调敷，或捣汁滴鼻。瞳孔散大者和青光眼患者忌服。

药理作用：①青葙子煎剂对铜绿假单胞菌有较强的抑制作用，对感染伤口无明显刺激。②青葙子干粉能缩短家兔血浆再钙化时间。③有降眼压作用，其水煎液连用 6 天后，眼压有轻度下降，但不能阻止水负荷后的眼压升高。④有扩散瞳孔的作用。⑤有降血糖作用。⑥有保肝作用。⑦青葙子注射可诱生肿瘤坏死因子、白介素、干扰素，进而有抑制结肠癌的作用。

夏枯草《神农本草经》

味苦、辛，性寒。入肝、胆经。主清肝明目，破症，散结气，解毒；治肝阳头痛眩晕，目珠痛，目赤羞明，耳鸣，瘿瘤瘰疬，乳房肿痛，黄疸，疟腮，痈疖肿毒。常服轻身。

为唇形科植物夏枯草或长冠夏枯草的干燥果穗。5~6 月剪下花穗，晒干、入药。内服煎 6~15 g，大剂至 30 g，或入丸、散，或熬膏；外用煎水洗，或捣敷。脾胃虚弱者慎服，不可久服。

药理作用：①有明显的降血压作用，但易产生快速耐受；对动物心肌梗死有保护作用。②可使动物胸腺、脾脏明显萎缩，肾上腺明显增大，腹腔注射可使血浆皮质醇水平明显升高。③有降血糖作用，作用强度为 100 mg 降糖素相当于 22.6 u 胰岛素。④夏枯草煎剂对痢疾杆菌、伤寒沙门菌、大肠埃希菌、变形杆菌、霍乱弧菌、葡萄球菌、淋球菌及结核分枝杆菌、铜绿假单胞菌、鼠疫耶尔森菌、百日咳鲍特菌、白喉棒状杆菌、溶血性链球菌、炭疽杆菌均有不同程度的抑制作用；对常见皮肤真菌也有抑制作用；其提取物有抗 1 型单纯疱疹病毒、人类免疫缺陷病毒的作用。⑤有抗凝血、改善血液流变学作用。⑥有抗炎作用。⑦能兴奋子宫及肠平滑肌。⑧对肺癌、肉瘤、子宫颈癌、食道癌、腹水癌有抑制作用。⑨有护肝作用。

芦荟《本草拾遗》

味苦，性寒。入肝、胃、大肠经。主清热，通便，杀虫；治热结便秘，肝火头痛，目赤易怒，惊风癫痫，小儿疳蛔；外用治痔漏，疥癣，痤疮，萎缩性鼻炎，瘰疬。

为百合科芦荟属植物库拉索芦荟、好望角芦荟或其他同属近缘植物叶的汁液浓缩的干燥物。割取芦荟叶片，收集流出的液汁，将液汁熬制成膏，凝块而得。内服 0.6～1.5 g，多入丸、散，不入汤剂；外用研末敷，或鲜品搽涂，或以芦荟胶外涂。脾胃虚寒者及孕妇慎用。

药理作用：①芦荟大黄素在肠管中可发挥刺激性泻下作用。②对肝损伤有保护作用。③有清除动物体内乙醇的作用。④芦荟素 A、芦荟苦素均有抗肿瘤作用。⑤芦荟水浸物有轻度促进愈合的作用，芦荟聚糖醛酸酯的凝胶制剂，对皮肤或其他组织创伤及烧伤有较好的保护作用。⑥芦荟提取物对离体蟾蜍心脏有抑制作用，并有抗利尿作用。⑦能缩短凝血时间。⑧有轻度增加胃液分泌的作用，抗胃损伤、抗溃疡。⑨对结核分枝杆菌、大肠埃希菌、链球菌、沙门菌及单纯疱疹病毒、麻疹病毒、人类免疫缺陷病毒、腹股沟表皮癣菌、红色毛癣菌、星形诺卡菌等皮肤真菌有不同程度的抑制作用；芦荟提取物可抑制细菌核酸，从而影响细菌蛋白质的合成，抑制细菌的生长。⑩有降血糖、降血脂作用。⑪有抗炎、镇痛作用。⑫芦荟多糖能显著提高巨噬细胞吞噬能力，增强免疫功能。⑬有抗辐射作用，可抑制紫外线引起的突变作用。

王瓜、王瓜根

王瓜《神农本草经》

味苦，性寒。入心、肾、脾经。主清热解毒，散瘀止痛，利尿，通乳；治消渴，黄疸，噎膈反胃，经闭，乳汁不通，喉痹，痈肿。

为葫芦科括楼属植物王瓜的果实。10月果实成熟后摘下，晒干，入药。王瓜内服煎9～15 g，或入丸、散；外用捣敷，或研末调敷。孕妇及虚寒证者忌服。

王瓜根 《名医别录》

味苦，性寒。入大肠、胃经。主泻热，生津，破血，消瘀。治热病烦渴，黄疸，热结便秘，瘀血月闭，乳汁不下；破症瘕，痈肿，通大小便。益气愈聋。

为葫芦科括楼属植物王瓜的干燥根。7～9月采挖，晒干，切片，入药。王瓜根内服煎5～15 g；鲜者60～90 g，或捣汁服；外用捣敷，或干品研末调敷。脾胃虚寒者及孕妇忌服。

药理作用：①有促进正常白细胞转化的功能。②有抗肿瘤作用，其所含葫芦素B、E对鼻咽癌等肿瘤有抑制作用。

白英 《神农本草经》

味甘、苦，性寒。入肝、胆、肾经。主清热利湿，祛风解毒，消肿散结；治湿热黄疸，胆囊炎，胆石症，小儿高热惊搐，风水，痹痛，带下，症瘕，痈肿，瘰疬，湿疹瘙痒，带状疱疹。久服益气轻身。

为茄科植物白英的全草，又名"白毛藤"。7～10月采全草，晒干，生用。内服煎15～30 g，或浸酒服；外用煎水洗，或捣敷。不宜过量服用，体虚无湿热者忌用。

药理作用：①有抗肿瘤作用，显著抑制小鼠S180肉瘤、肝癌、卵巢癌、宫颈癌。对梭形细胞肉瘤、急性早幼粒细胞白血病有抑制作用。②可促进抗体形成，增强机体非特异性的免疫反应，增强细胞免疫功能。③有抗菌、抗病毒作用。④有抗炎、抗过敏作用。⑤有护肝作用。⑥有灭钉螺作用。

苦参《神农本草经》

味苦，性寒。入心、肝、肾、大肠经。主清热燥湿，祛风杀虫，逐水，散结；治心腹结气，症瘕积聚，黄疸，湿热泻痢，溺有余沥，水肿，除痈肿，风疹，疥癣，带下，阴痒，湿毒疮疡，赤癞眉脱。补中，养肝胆气，明目，止泪。

为豆科槐属植物苦参的干燥根。春秋二季采挖，切片，晒干。炮制：苦参，麸苦参，苦参炭。内服煎 3~10 g，或入丸、散，或苦参素片口服，必要时以苦参素静脉滴注；外用煎水洗，或酒浸搽，或复方苦参膏外用。脾胃虚寒者禁服，反藜芦。

药理作用：①苦参碱具有抗癌活性，能显著地诱导白血病细胞向单核巨噬细胞方向分化，对肺腺癌、子宫颈癌、肝癌、视网膜细胞瘤、骨肉瘤、乳腺癌、食道癌、卵巢癌、鼻咽癌、膀胱癌有抗癌活性。②有升白细胞作用。③苦参碱和氧化苦参碱静脉注射可显著对抗小鼠心室纤颤，有扩张血管和对急性心肌缺血的保护作用；能增加兔心房收缩力，抑制心肌纤维化，降低血压。④有平喘祛痰的作用，可解除支气管痉挛。⑤有保肝、抗肝纤维化、抗皮肤纤维化作用。⑥有保肾、抗肾间质纤维化作用。⑦有中枢抑制作用，有轻度的镇痛作用。⑧苦参碱可降低过敏介质的释放，有抗过敏作用，为免疫抑制剂。⑨苦参碱有抗菌作用，强度与氯霉素相当；醇浸膏抗滴虫的作用强度与蛇床子相近；苦参碱也有抗乙肝病毒作用。⑩能对抗渗出性炎症。⑪有保护胃黏膜的作用。⑫有抗生育作用。⑬有抗氧化作用。

地耳草《植物名实图考》

味苦、甘，性微寒。入肝、胆经。主清热利湿，解毒消肿，散瘀止痛；治湿热黄疸，肺痈，肠痈，乳痈，泻痢，小儿惊风，疳积，喉蛾，目赤肿痛，痈肿疮毒，跌打损伤，瘀血肿痛，蛇咬伤。

为金丝桃科属草本植物地耳草的全草，又名"田基黄"。夏秋季采收，晒干，生用。内服煎 15～30 g，鲜品加倍；外用适量。

药理作用：①有抗菌作用，对金葡菌、肺炎球菌、牛型结核分枝杆菌、链球菌、猪霍乱杆菌、白喉棒状杆菌有抑制作用。②对心脏有先兴奋后抑制的作用，剂量过大可致心脏纤颤而使心跳停止。③对麻醉犬有一定的降压作用。④有保肝作用。⑤能加强离体兔肠收缩，浓度过高可致痉挛，与乙酰胆碱有协同作用。⑥能改善慢性肾功能衰竭大鼠的肾功能。⑦有提高免疫功能的作用。⑧对宫颈癌、口腔鳞癌、舌癌有明显的抑制作用。

垂盆草《本草纲目拾遗》

味甘、淡，性凉。入肝、肺、大肠经。主清热利湿，解毒消肿；治湿热黄疸，咽喉肿痛，口腔溃疡，痢疾，淋症，肺痈，肠痈，痈疖肿毒，蛇虫咬伤，水火烫伤，湿疹，带状疱疹。

为景天科植物垂盆草的新鲜或干燥全草。夏、秋二季采收，除去杂质，鲜用或干燥，生用。内服煎 15～30 g，鲜品 50～100 g；外用捣敷，或研末调涂，或煎水湿敷。脾胃虚寒者慎服。

药理作用：①垂盆草苷对肝损伤有明显的保护作用，可使肝细胞内糖原和葡萄糖 - 6 - 磷酸酶、乳酸脱氢酶含量增加，减轻肝脏气球样变性及炎症坏死。②垂盆草苷对小鼠的细胞免疫有显著的抑制作用，能抑制 T 细胞介导的移植物抗宿主反应，并抑制 T 细胞依赖抗原 - SRBC 的抗体形成细胞数，增加外周血中白细胞数。③垂盆草注射液在体外对金黄色葡萄球菌、甲型与乙型链球菌、铜绿假单胞菌、伤寒沙门菌、大肠埃希菌、白念珠菌和 HIV 病毒有一定的抑制作用。④有抗肿瘤作用。⑤有雌激素样作用。⑥可抑制血管紧张素转化酶的活性。⑦有抗氧化作用。

爵床《神农本草经》

味苦、辛、咸，性寒。入肺、肝、膀胱经。主清热解毒，利湿消积，活血止痛；治感冒发热，咳嗽，咽喉肿痛，目赤肿痛，疳积，湿热泻痢，黄疸，浮肿，小便淋浊，疟疾，牙痛，跌打损伤，痈肿疔毒，湿疹；腰脊痛，不得着床，俯仰艰难。

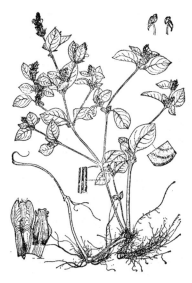

图 3 - 6　爵床

为爵床科植物爵床的干燥全草。一年生草本植物，高 10 ~ 60 cm，茎柔弱，基部呈匍匐状，茎方形，被灰白色细柔毛，节稍膨大。叶对生，柄长 5 ~ 10mm，叶片卵形、长椭圆形或阔披针形，长 2 ~ 6 cm，宽 1 ~ 2 cm，先端尖或钝，基部楔形，全缘，上面暗绿色，叶脉明显，两面均被短柔毛。穗状花序顶生或生于上部叶腋，密生多数小花；花淡红色或紫色，二唇形；雄蕊 2，伸出花冠外。蒴果线形，长约 6 mm，被毛。花期 8 ~ 11 月，果期 10 ~ 11 月。见附图 3 - 6。生于旷野草地、路边、水沟边较阴湿处，分布于华东、四川、长江以南及华南各地。8 ~ 9 月割取地上部分，晒干，生用。内服煎 10 ~ 15 g，鲜品 30 ~ 60 g；外用捣敷，或煎汤洗。脾胃虚寒者忌服。

药理作用：①有抗菌作用，对金葡菌、炭疽杆菌、白喉棒状杆菌有较强的抑制作用，对痢疾杆菌、大肠埃希菌、伤寒沙门菌、铜绿假单胞菌和乙型溶血性链球菌有抑制作用。②爵床醋酸乙酯提取物有抗心律失常作用。

马蔺子《神农本草经》

味甘，性平。入肝、脾、胃、肺经。主清热利湿，止血，解毒，散结气；治湿热黄疸，喉痹，症瘕，瘰疬，疝气，止吐衄，便血，崩漏，淋浊，痈肿，蛇伤。久服令人嗜食。

为鸢尾科植物马蔺的果实，《神农本草经》名"蠡实"。马蔺又名"马莲"，为多年生草本，高40～60 cm，根茎木质化，

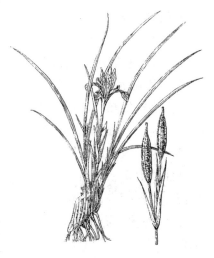

图3-7 马蔺

斜升，近地面有大量呈纤维状的老叶叶鞘。须根粗壮，黄白色。叶簇生，近于直立；叶片条形，长40～50 cm，宽4～6mm，先端渐尖，全缘，基部套褶；无中脉，具多数平行脉。花茎先端具苞片2～3片，内有2～4花；花梗长3～6 cm，花浅蓝色、蓝色或蓝紫色，花被裂片6，2轮排列，花被上有较深色的条纹；雄蕊3，花药黄色。蒴果长圆柱形，有明显的6条纵棱，先端具喙。种子为不规则的多面体，黑褐色。花期5～7月，果期6～9月。见附图3-7。生于荒地、山坡草地或灌丛中。分布于东北、华北、西北及中东部大部分地区。秋季打下成熟种子，除去杂质，晒干。炮制：马蔺子，炒马蔺子。内服煎3～9 g，或入丸、散；外用适量，研末调敷或捣敷。脾虚便溏者慎用。

　　药理作用：①马蔺子醇浸膏给小鼠口服具有抗生育、抗着床作用；种皮有效，种仁则无作用。②马蔺子甲素 5 mg/kg 腹腔注射，对小鼠肝癌腹水型和艾氏腹水癌有明显的抑制作用，口服对宫颈癌、淋巴肉瘤也有显著的抑制作用，能明显促进正常小鼠或荷瘤致敏引起的迟发型超敏反应；马蔺子乙素对小鼠白细胞有显著的抑制作用。③能增强肿瘤细胞对放射治疗的敏感性，对小鼠乳腺癌疗效最好。④有抗辐射作用。⑤促进Ⅳ型超敏反应，促进巨噬细胞吞噬功能。

积雪草《神农本草经》

　　味苦、辛，性寒。入肝、脾、肺、肾、膀胱经。主清热平肝，祛暑利湿，活血止血，解毒消肿；治中暑腹泻，子午潮热，肢体酸困，饮食无味，眩晕，虚劳，肠炎，痢疾，湿热黄疸，咳喘，咽喉肿痛，水肿，衄血，尿血，热淋涩痛，痛经，崩漏，恶疮痈疽，瘰疬，浸淫赤𤴩（带状疱疹），皮肤赤，身热，跌打肿痛，毒蛇咬伤。常服轻身、强志。

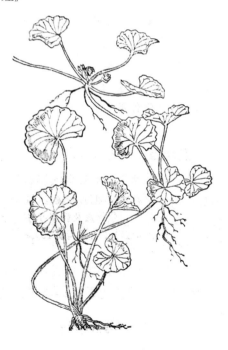

图 3-8　积雪草

　　为伞形科积雪草属植物积雪草的干燥全草，又名“连钱草”。多年生草本，茎匍匐，细长，节上生根。单叶互生，叶柄长 2 ~ 15 cm，叶片肾形或近圆形，长 1 ~ 3 cm，宽 1.5 ~ 5 cm，基部阔心形，边缘有钝锯齿，掌状脉 5 ~ 7。单伞形花序单生，或 2 ~ 4 个聚生叶腋，花瓣卵形，紫红色或乳白色。果实圆球形，基部心形或平截，长 2 ~ 3 mm。花果期 4 ~ 10 月。见附图 3 - 8。生于阴湿草地、田边、沟边，全国大部分地区均有分布。7 ~ 11 月采全草，晒干，入药。内服煎 9 ~ 15 g，或捣汁服；外用捣烂贴敷。虚寒者慎服。

药理作用：①有镇静、安定作用，此作用主要是对中枢神经系统中的胆碱能系统的影响。②可促进皮肤生长、局部细胞增多、结缔组织血管网增生、黏液分泌增加、毛发生长加快；可促进创面愈合，用于皮肤瘢痕疙瘩。③有抗菌作用，积雪草苷能治疗麻风。④能降低回肠的张力及收缩幅度，抗胃溃疡并有轻度抑制乙酰胆碱的作用。⑤可轻度兴奋呼吸，使心率变慢并降低血压。⑥有改善和增强智力的作用。⑦能增强免疫功能，有抗氧化作用。⑧有抗肿瘤作用。

龙胆草《神农本草经》

味苦，性寒。入肝、胆、膀胱经。主泻肝胆实火，除下焦湿热；治肝经热盛，惊痫邪气，头胀头痛，目赤肿痛，耳聋耳肿，口苦胁痛，咽痛，湿热黄疸，痈肿疮疡，阴囊肿痛，阴部湿痒，带下；续绝伤，定五脏。

为龙胆科草本植物条叶龙胆、龙胆、三花龙胆、坚龙胆的根和根茎。春秋二季采挖，晒干，入药。炮制：龙胆，酒龙胆，龙胆炭。内服煎 3 ~ 6 g，或入丸、散。脾胃虚弱及无湿热实火者忌服。

药理作用：①龙胆或龙胆苦苷能促进胃液和胃酸分泌，但大量服用可妨碍消化。②对肠及子宫平滑肌有解痉作用。③有利胆和保肝作用。④龙胆对大肠埃希菌、枯草杆菌、铜绿假单胞菌、变形杆菌、伤寒沙门菌、痢疾杆菌、金黄色葡萄球菌等有抑制作用；龙胆草水浸剂对石膏样毛癣菌、星形诺菌等皮肤真菌有不同程度的抑制作用，对疟原虫有抑制作用。⑤有抗炎作用。⑥龙胆碱对小鼠中枢神经系统呈兴奋作用；另有报道，龙胆有镇痛和镇静、延长睡眠时间、降低体温、松弛肌肉作用。⑦有抗凝血作用。⑧有增强免疫功能作用。⑨有抗肿瘤的作用。⑩龙胆水提物对小鼠迟发型变态反应有抑制作用。⑪有降血压、降血脂及利尿作用。⑫龙胆易从皮肤吸收，促进血液循环，有促毛发生长作用。

穿心莲《岭南采药录》

味苦，性寒。入心、肺、大肠、膀胱经。主清热解毒，泻火，燥湿；治风热感冒，温病发热，咽喉肿痛，肺热咳喘，肺痈，百日咳，牙痛，鼻窦炎，中耳炎，结膜炎，泻痢，热淋，湿热黄疸，瘙痒，湿疹，痈肿疮毒，丹毒，毒蛇咬伤，烫火伤。

为爵床科草本植物穿心莲的干燥地上部分。秋初采茎叶，晒干，入药。内服煎 6～15 g，单味大剂量可用至 30～60 g，研末每次 0.6～3 g 装胶囊吞服，必要时以穿心莲内酯滴丸口服，或炎琥宁静脉滴注；外用捣烂调涂，或制成软膏涂敷，或水煎液滴眼、耳。脾胃虚寒者及孕妇慎用。

药理作用：①对致病菌引起的发热有解热作用。②有抗炎作用，有较弱的抗菌活性。③能提高外周血白细胞吞噬金黄色葡萄球菌的能力，提高小鼠血清溶菌酶水平，增强机体非特异性免疫功能；对小鼠Ⅳ型超敏反应也有抑制作用，使胸腺萎缩，有抑制静脉血中碳末廓清率的作用。④有兴奋神经－垂体－肾上腺皮质系统的作用。⑤能抑制血小板聚集及血栓形成，对心肌损伤和心肌梗死缺血性损伤有保护作用。⑥穿心莲内酯保护血管内皮细胞，调节血脂，降血压，抗动脉粥样硬化，改善血液流变学。⑦有抑制乳腺癌、肝癌、肠癌的作用。⑧有保肝利胆作用。⑨有抗氧化及保护血管内皮细胞作用。⑩有显著的抗着床及中止早、中、晚期妊娠的作用。⑪抑制埃博拉病毒、呼吸道合胞病毒、人类免疫缺陷病毒。⑫有抗蛇毒及毒蕈碱样作用。

败酱草《神农本草经》

味辛、苦，性凉。入肺、大肠、肝经。主清热解毒，祛瘀排脓；治肠痈、肺痈，痢疾，带下，痈疮肿痛，血瘀所致的腹痛、腹胀、腹部肿块，疥癣，疽痔。

为败酱科植物黄花败酱或白花败酱的干燥全草。夏季花开前采挖，晒至半干，扎成束，再阴干，切段，入药。炮制：败酱，败酱炭。内服煎 9～15 g，或捣汁服；外用捣敷适量。脾胃虚寒者及孕妇慎服。

药理作用：①败酱有镇静作用，能增强戊巴比妥钠的催眠作用。②败酱对全葡菌、白葡菌、福氏志贺菌、宋氏志贺菌、伤寒沙门菌、大肠埃希菌、铜绿假单胞菌有抑制作用，对呼吸道合胞病毒、单纯疱疹病毒有抑制作用。③可促进肝细胞再生，防止肝细胞变性，有保护肝脏和利胆作用。④败酱对癌细胞有强烈的抗癌作用，对腹水型 S180 瘤细胞、宫颈癌细胞有抑制作用。⑤能消除胃肠局部炎症，改善病变区微循环，促进溃疡面的修复，明显减少排便次数。⑥有降低甘油三酯、胆固醇的作用。⑦白花败酱有抗疲劳、抗脑缺氧、抗氧化作用。⑧有降血糖作用。⑨黄花败酱能刺激骨髓造血功能，升高白细胞。

白头翁《神农本草经》

味苦，性寒。入胃、大肠经。主清热解毒，凉血止痢；治痢疾，鼻衄，痔血，崩漏，目赤，温疟狂易寒热，带下阴痒，癥瘕积聚，瘰疬，湿疹痈疮；逐血止痛。

为毛茛科植物白头翁的干燥根。春秋采根，晒干，切片，入药。炮制：白头翁，白头翁炭。内服煎 15～30 g，或入丸、散；外用煎水洗，或捣敷，或研末撒患处。虚寒泄利者慎服。

药理作用：①有抑制胃肠运动、抗腹泻的作用。②白头翁煎剂大剂量能抑制溶组织内阿米巴生长，有抗阴道滴虫的作用。③对金葡菌、白葡菌、铜绿假单胞菌、炭疽杆菌、枯草杆菌、痢疾志贺菌有抑制作用，白头翁素对白喉棒状杆菌、链球菌、大肠埃希菌、结核分枝杆菌等有抗菌活性；其水浸液对流感病毒 PR8 小白鼠有显著抑制作用。④有抑制肺癌、肝癌、宫颈癌细胞的作用。⑤有增强免疫功能的作用，有抗氧化作用。⑥白头翁乙醇提取物有镇静、镇痛及抗痉挛作用。⑦使心率变慢，心收缩力增强，并能降压。⑧有抗炎、镇咳、平喘作用。⑨有保肝作用。⑩有杀精子的作用。

秦皮 《神农本草经》

味苦、涩，性寒。入肝、肺、大肠经。主清热燥湿，清肝明目，止咳平喘；治湿热泄痢，带下，风寒湿痹，肺热咳喘，目赤肿痛，青翳白膜。久服头不白，轻身。

为木犀科白蜡树属植物多种白蜡树的树皮或枝皮。春、秋季剥取树皮，切断晒干。内服煎 6～12 g；外用取汁点眼，或煎水洗眼。脾胃虚寒者慎服。

药理作用：①有抗炎、镇痛、镇静作用。②有利尿作用，能促进风湿病患者尿酸的排泄，对抗痛风性关节炎，可能是通过兴奋交感神经系统和抑制对尿酸的重吸收有关。③有止咳、化痰、平喘、治疗慢性气管炎的作用。④有抗血凝、促进血循环的作用；使兔血管收缩，有轻度升压作用。⑤秦皮煎剂对痢疾杆菌、金葡菌、伤寒沙门菌、大肠埃希菌、铜绿假单胞菌、肺炎球菌、奈瑟菌、甲型链球菌有抗菌作用。⑥能吸收紫外线，故有保护皮肤、使其免受日光损伤的作用。⑦有抗肿瘤作用。⑧秦皮甲素有很强的清除自由基能力，有抗氧化作用。⑨有抗过敏作用。

蛇含 《神农本草经》

味苦、辛，性微寒。入肝、肺经。主清热解毒，消肿，止咳；治高热惊风，疟疾寒热，痢疾，肺热咳嗽，百日咳，咽喉肿痛，目赤痛，疮疖肿毒，鼠瘘，风湿麻木。

蛇含为蔷薇科植物蛇含委陵菜的带根全草。茎平卧，具匍匐茎，常于节处生根，并发育出新植株。基生叶为近于鸟足状 5 小叶，叶柄被疏柔毛或开展长柔毛；下部茎生叶，5 小叶；上部小叶 3 小叶，稀近无柄，或有短柄；聚伞花序于枝顶，花瓣黄色，瘦果；花果期 4~9 月。见附图 3－9。生于田边、水边、

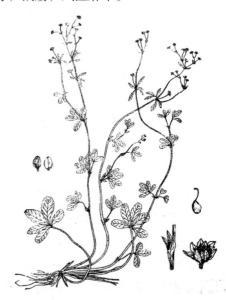

图 3－9 蛇含

草甸及山坡草地，华东、中南、西南及辽宁、陕西等地有野生。5 月或 10 月采挖全草，晒干。内服煎 9~15 g；外用鲜品捣敷，或捣汁涂，或煎水含漱。

药理作用：①对金黄色葡萄球菌、痢疾志贺菌、铜绿假单胞菌的抑制效果显著，对白喉棒状杆菌有抑制作用。②委陵菜有抗阿米巴的作用。③委陵菜有保肝降酶的作用。④有扩张支气管的作用。⑤有止血作用。⑥有增强免疫功能作用，能显著

升高小鼠腹腔巨噬细胞功能。⑦蛇含流浸膏对麻醉狗或兔有短暂的降压作用，对狗心脏收缩和豚鼠心率有抑制作用，并增加冠脉流量。⑧蛇含流浸膏使离体肠收缩振幅增大，对子宫呈兴奋作用。⑨蛇含乙醚提取液有雄激素样和组胺样效果。⑩有降血糖作用。

黄芩《神农本草经》

味苦，性寒。入肺、心、肝、胆、大肠经。主清热燥湿，泻火解毒，止血，安胎；治肺热咳嗽，高热神昏，肝火头痛，目赤，湿温、暑温、湿热痞满，黄疸，肠澼泄痢，吐衄崩漏；逐水，下血闭；治胎热不安，恶疮疽蚀，火疡。

为唇形科黄芩属植物黄芩的干燥根。秋后采根，切段，晒干，入药。炮制：黄芩、酒黄芩、炒黄芩、黄芩炭。内服煎 3~9 g，或入丸、散；外用煎水洗，或研末调敷。脾胃虚寒、少食便溏者禁服。

药理作用：①黄芩煎剂对痢疾杆菌、伤寒沙门菌、副伤寒沙门菌、霍乱弧菌、大肠埃希菌、变形杆菌、铜绿假单胞菌、人结核分枝杆菌 H37、枯草杆菌、金黄色葡萄球菌、脑膜炎球菌、溶血性链球菌（甲型，乙型）、肺炎球菌、白喉棒状杆菌、百日咳鲍特菌等有抑制作用；黄芩煎液对多种致病性真菌有不同程度的抑菌作用。②黄芩煎剂 25%~100% 浓度，对乙型肝炎病毒 DNA 复制有抑制作用。③有明显的抗炎、抗变态反应作用。④黄芩醇提液静脉注射，可使犬血压下降，心率变慢。⑤能抗血小板聚集，对抗弥漫性血管内凝血，防止血小板及纤维蛋白原含量降低。⑥黄芩水浸液可降低肝总胆固醇、游离胆固醇及甘油三酯含量。⑦有保肝、利胆、抗氧化作用。⑧对乳腺癌、鼻咽癌、胰岛细胞瘤、前列腺癌有细胞毒作用。⑨能改善糖尿病肾病的症状。⑩对大鼠半乳糖性白内障有防治作用。⑪有解热、镇静、解痉作用。⑫对心、脑缺血再灌注损伤有保护作用。⑬可增强细胞免疫功能。⑭能抑制子宫平滑肌的收缩。

白蔹 《神农本草经》

味苦、辛,性微寒。入心、肝、脾经。主清热解毒,散结止痛,生肌敛疮;治痈疡肿毒,散瘰疬结气,治目中赤,小儿惊痫,水火烫伤,湿疮,血痢,温疟,肠风痔瘘,女子阴中肿痛,带下,跌打损伤,外伤出血。

为葡萄科蛇葡萄属植物白蔹的根,《神农本草经》名"白蔹"。春秋采挖块根晒干,切片,入药。炮制:白蔹,炒白蔹,焦白蔹。内服煎 3 ~ 10 g;外用研末调涂,或捣敷。阴疽及痈疮已溃者慎服,孕妇忌服,反乌头。

药理作用:①对痢疾杆菌、金黄色葡萄球菌有抑制作用,对同心性毛癣菌、奥杜盎小孢子菌、腹股沟表皮癣菌等也有抑制作用。②对小鼠肝损伤具有保护作用,能显著抑制谷丙转氨酶、谷草转氨酶活性的升高。③白蔹煎剂本身无镇痛作用,但可显著增强黑附片和灸川乌的镇痛作用。④对白血病、宫颈癌、骨髓瘤细胞有抑制作用,能促进肿瘤细胞凋亡。⑤有增强免疫的作用,能促进小鼠外周血淋巴细胞阳性率,促进脾淋巴细胞增殖能力,增强巨噬细胞吞噬功能。⑥高浓度时抑制心肌收缩力,拮抗黑附片、灸川乌和灸草乌对离体蛙心的收缩作用。⑦有敛疮生肌、促进溃疡面愈合的作用。

蒲公英 《新修本草》

味苦、甘,性寒。入肝、胃经。主清热解毒,消肿散结;治疗毒疮肿,乳痈,肺痈,肠痈,痄腮,瘰疬,咽喉肿痛,目赤肿痛,感冒发热,咳嗽,肝炎,胆囊炎,尿路感染,蛇虫咬伤,烧烫伤。常服轻身。

为菊科蒲公英属植物蒲公英、碱地蒲公英或同属数种植物的干燥全草。春至秋季均可采挖，去杂质、洗净、晒干，生用。内服煎 10 ~ 30 g，或捣汁服，或做菜食用，或入丸、散；外用捣烂贴敷，或煎汤熏洗患处。阳虚外寒、脾胃虚弱者慎服。

药理作用：①蒲公英注射液对金黄色葡萄球菌耐药菌株、白色葡萄球菌、溶血性链球菌、大肠埃希菌、卡他莫拉菌、伤寒沙门菌、乙型副伤寒沙门菌有较强的杀菌作用。对肺炎球菌、脑膜炎球菌、白喉棒状杆菌、幽门螺杆菌、铜绿假单胞菌、痢疾杆菌等也有一定的杀菌作用。能抑制结核菌，杀死钩端螺旋体，对某些真菌亦有抑制作用。②有抑制单纯疱疹病毒、抗内毒素的作用。③有保护心肌细胞的作用。④有通乳、促进泌乳的作用。⑤蒲公英中提取的多糖对肿瘤细胞有抑制作用。⑥蒲公英多糖有降低小鼠血糖的作用。⑦有利胆、保肝作用，对慢性胆囊痉挛及结石症有效。⑧能增强小鼠脾淋巴细胞增殖能力，增强 NK 细胞活性及巨噬细胞吞噬功能，提示有激发细胞免疫功能的作用。⑨有抗疲劳、抗氧化、抗衰老作用。

大青叶、板蓝根

大青叶《名医别录》

味苦，性寒。入心、肝、胃、肺经。主清热解毒，凉血消斑；治温病热盛烦渴，热伤营血，神昏，温毒发斑，菌痢，急性胃肠炎，黄疸，急性肺炎，吐衄，喉痹咽痛，口疮，痄腮，丹毒，痈疽肿毒。

大青叶为十字花科菘蓝属植物菘蓝、草大青或爵床科植物马蓝等的叶或枝叶。夏秋季采叶入药，晒干，生用。内服煎 10 ~ 15 g，鲜品 30 ~ 60 g；外用煎水洗，或鲜品捣敷。脾胃虚寒者忌服。

药理作用：①对多种志贺菌均有杀菌作用，对耐药组仍然很敏感；对金葡菌、白葡菌、肺炎球菌、甲型溶血性链球菌、乙型溶血性链球菌、流感嗜血杆菌、伤寒沙门菌、大肠埃希菌、白喉棒状杆菌有不同程度的抑制作用；对钩端螺旋体波蒙那群、黄疸出血群沃尔登型、七日热型及脑膜炎球菌有杀灭作用；其提取物色胺酮对引起脚癣的皮癣菌有很强的抗菌作用。②对单纯疱疹病毒、甲型流感病毒、豚鼠巨细胞病毒有抑制作用，对柯萨奇病毒引起的心肌炎有保护作用。③有解热、抗炎作用，使家兔体温明显下降，有抗内毒素作用，能降低毛细血管通透性；对甲醛性骨关节炎有明显抗炎作用。④有明显增加胆汁分泌的作用。⑤对离体蟾蜍心脏有抑制作用，可使兔肠蠕动减弱，振幅减小；但对子宫肌则明显兴奋。⑥可增强小鼠白细胞对细菌的吞噬作用，提高吞噬指数；促进淋巴细胞 IL-2 的分泌，对脾淋巴细胞增殖有促进作用。⑦对肺腺癌、盲肠癌、胸腺癌、肾癌细胞有抑制作用。⑧可抑制血小板聚集。⑨大青叶中的总黄酮有清除自由基、抗氧化的作用。

板蓝根《本草纲目》

味苦，性寒。入肺、肝、胃经。主清热解毒，凉血利咽；治温毒发斑，发热头痛，流脑，乙脑，大头瘟，咽喉肿痛，目赤，痄腮，丹毒，黄疸，痈肿，水痘，麻疹。常服轻身。

板蓝根为十字花科草本植物菘蓝的干燥根。8~9月挖根，晒干，切片。内服煎 10~15 g，大剂量 60~120 g，或入丸、散，或服用板蓝根冲剂；外用煎汤熏洗。无实火及体质虚寒者慎用。

药理作用：①板蓝根水浸液对枯草杆菌、金黄色葡萄球菌，八叠球菌、大肠埃希菌、伤寒沙门菌、甲型副伤寒沙门杆菌、肺炎球菌、流感嗜血杆菌、痢疾志贺菌、福氏志贺菌、肠杆菌等都有抑制作用；丙酮浸出液对溶血性链球菌、A群脑膜炎球菌有抑菌作用。②板蓝根或大青叶有杀钩端螺旋体的作用。③对流感病毒、腮腺炎病毒、单纯疱疹病毒、肾病综合征出血热病毒、巨细胞病毒、柯萨奇病毒均有抑制作用。④板蓝根提取物有抗内毒素作用。⑤有抗炎作用。⑥板蓝根多糖可显著促进小鼠免疫功能，显著增加正常小鼠脾重，增加白细胞总数及淋巴细胞数；显著增强迟发型过敏反应；增强正常小鼠外周血淋巴细胞 α - 醋酸萘酯酶（ANAE）阳性百分率。⑦有抗血小板聚集作用。⑧对肝癌、卵巢癌细胞有抑制作用，靛玉红有破坏白血病细胞的作用。⑨有明显的保肝作用。⑩有降血糖的作用。⑪板蓝根多糖有清除自由基的作用。

蓝实 《神农本草经》

味甘、苦，性寒。入肝经。主清热，凉血，解毒；治温病高热，吐衄，发斑，解诸毒，利咽喉，消疖肿，无名肿毒，蜂虫蜇毒。久服头不白，轻身。

蓝实为蓼科植物蓼蓝的果实。一年生草本，高 50 ~ 80 cm，似蓼，茎圆有节，单叶互生，基部有淡褐色鞘状膜质托叶，叶

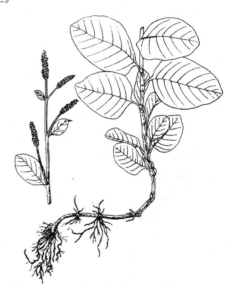

图 3 - 10 蓼蓝

片卵形或卵状披针形，长 3 ~ 8 cm，宽 1.5 ~ 5.5 cm，全缘，有缘毛；穗状花序顶生或腋生，花小，红色，花期 7 ~ 9 月，果期 8 ~ 10 月。见附图 3 - 10。生于旷野水沟边，从东北至广东均有野生。秋季采果实晒干，入药。内服煎 3 ~ 10 g；外用研末调敷。虚寒者慎服。

连翘、连翘根

连翘《神农本草经》

味苦，性微寒。入肺、心、胆、小肠经。主清热解毒，消肿散结；治风热感冒，温病，咽喉肿痛，热淋尿闭，瘿瘤，瘰疬，痈肿，恶疮。久服轻身。

为木犀科植物连翘的干燥果实。秋季果实初熟尚带绿色时采收，蒸后晒干。炮制：连翘，朱连翘，连翘炭。内服煎 6 ~ 15 g，或入丸、散。脾胃虚弱、痈疽已溃、脓稀色淡者慎服。

药理作用：①连翘煎剂对鼠疫耶尔森菌、结核分枝杆菌、变形杆菌、白喉棒状杆菌、金黄色葡萄球菌、伤寒沙门菌、霍乱弧菌、肺炎球菌、副伤寒沙门菌、福氏志贺菌、宋氏志贺菌、大肠埃希菌、溶血性链球菌、幽门螺杆菌、星形诺卡菌、铜绿假单胞菌均有抑制作用；连翘醇提取物有抗钩端螺旋体的作用。②对白色和热带念珠菌等真菌有较明显的抗菌作用。③连翘种子挥发油乳剂对甲型流感病毒、Ⅰ型副流感病毒、柯萨奇病毒、埃可病毒均有抗病毒作用，有降低乙型肝炎病毒脱氧核糖核酸含量的作用。④有抗炎、解热作用。⑤连翘注射液提示有强心及升压作用。⑥有镇吐作用，对小肠有抑制作用。⑦有抑制弹性蛋白酶活力的作用。⑧有抗氧化、抗衰老、抗辐射作用。⑨有保肝作用。⑩有降脂、减肥作用。⑪对肝癌、胃癌、肠癌有抑制作用。⑫可改善认知障碍。

连翘根《神农本草经》

味苦，性寒。入肺、胃经。主解毒，退黄，下热气；治湿热发黄。益阴精，令人面悦好，明目。

为木犀科植物连翘的根茎，《神农本草经》名"翘根"。冬季采挖，切片，晒干。内服煎 15 ~ 30 g。

药理作用：①连翘根煎剂有抗菌作用。②有抗氧化作用。

胖大海《本草纲目》

味甘、淡，性凉。入肺、大肠经。主清肺化痰，利咽开音，润肠通便；治干咳无痰，咽喉肿痛，音哑，头痛目赤，牙痛，热结便秘。

为梧桐科苹婆属乔木植物胖大海的种子。4～6月果实开裂时采取成熟的种子，晒干，生用。内服煎汤或开水泡2～4枚，大剂量可用至10枚；或入散剂，剂量减半。脾胃虚寒泄泻者慎服。

药理作用：①服后增加肠内容积而产生机械性刺激，引起反射性肠蠕动增加，起到缓泻作用。无论是口服、静脉注射、肌肉注射均能显著增加肠管蠕动。②有降压作用，降压原理与中枢有关。③有利尿作用。④有抗炎、止痛作用。⑤对血管平滑肌有收缩作用，能改善黏膜炎症，减轻痉挛性疼痛。⑥对大肠埃希菌、痢疾杆菌、甲型流感病毒有抑制作用。

牛蒡子《名医别录》

味辛、苦，性寒。入肺、胃经。主疏散风热，宣肺透疹，解毒利咽；治风热感冒，温病初起，麻疹不透，喉痹咽痛，瘰疬痰核，肺热咳喘，痄腮，风疹瘙痒，疮疡肿毒，便秘。

为菊科二年生草本植物牛蒡的成熟果实。秋末果实成熟时采收，晒干，入药。炮制：牛蒡子，炒牛蒡子。内服煎3～10 g，捣碎用，或入丸、散；外用煎水含漱。气虚便溏者慎用。

药理作用：①牛蒡苷可抑制尿蛋白的排泄，并能改善血清生化指标，显示抗肾病变作用。②牛蒡子煎剂对金黄色葡萄球菌、星形诺卡菌，腹股沟表皮癣菌等均有抑制作用。③牛蒡提取物能显著而持久地降低大鼠血糖。④对家兔子宫及肠管呈抑制作用。⑤抗肿瘤作用，牛蒡苷元有抗癌活性。⑥能增强免疫功能，促进巨噬细胞吞噬能力。

鱼腥草《名医别录》

味辛，性微寒。入肺、膀胱、大肠经。主清热解毒，消痈排脓，利尿通淋；治肺痈吐脓，痰热咳喘，喉蛾，热痢，热毒疮疡，痔疮，带下，水肿，热淋；外用治疥癣，宫颈糜烂。

鱼腥草为三白草科草本植物蕺菜的干燥地上部分。夏季茎叶茂盛花穗多时采割，晒干，生用。内服煎 15～30 g，不宜久煎；外用捣敷，或煎汤熏洗，或复方鱼腥草栓阴道用药。虚寒证及阴性疮疡忌服。

药理作用：①有解热作用。②对溶血性链球菌、金黄色葡萄球菌、白色葡萄球菌、流感嗜血杆菌、白喉棒状杆菌、卡他莫拉菌、肺炎球菌、变形杆菌、结核分枝杆菌有明显的抑制作用。对大肠埃希菌、痢疾杆菌、伤寒沙门菌、钩端螺旋体也有抑制作用。③对流感病毒、出血热病毒、埃可病毒有抑制作用。④增强白细胞的吞噬能力，提高血清备解素，提高机体免疫力，对感染性疾病的治疗有重要意义。⑤有抗炎、镇痛作用。⑥有抗过敏、止咳、平喘作用。⑦有利尿作用。⑧对肝癌、艾氏腹水癌有抑制作用。⑨具有轻度的镇静、抗惊厥、抗抑郁作用。⑩有改善胰岛素抵抗，保护糖尿病肾的作用。⑪抑制浆液分泌，促进组织再生、伤口愈合，有抑制红皮病、银屑病的作用。

前胡《名医别录》

味苦、辛，性微寒。入肺、脾经。主疏散风热，降气化痰；治外感风热，肺热咳嗽，咳喘痰多，痰黄黏稠，呕逆食少，心腹结气，胸满短气。久服推陈致新，明目益精。

前胡为伞形科草本植物白花前胡或紫花前胡的干燥根。冬春季采根晒干，切片，生用或蜜炙用。内服煎 5～10 g。阴虚及寒饮咳喘不宜用。

药理作用：①有抗心脑缺血作用，对心肌有保护作用，能增加冠脉流量；肥厚性心肌病患者口服连续 2 周后，心肌顺应性有一定改善。②有抗心律失常作用。③有扩张血管、降低血压的作用。④对原发性和继发性血小板凝集有强烈的抑制作用。⑤有祛痰作用，且作用时间较长，也有抗哮喘作用。⑥有抗炎、抗过敏作用，能抑制大鼠肥大细胞释放过敏性介质。⑦前胡乙醇提取物对抗离体豚鼠回肠收缩，有钙结抗剂作用，有解痉作用。⑧前胡煎剂有抗溃疡作用。⑨前胡甙元有抗菌、抗真菌作用。⑩前胡有抗氧化、耐缺氧作用。

川贝母、浙贝母、土贝母

川贝母《神农本草经》

味甘、苦，性微寒。入肺、心经。主清热润肺，止咳化痰；治伤寒烦热，肺热咳嗽，肺虚久咳，虚劳咳嗽，肺痈，瘰疬，疝瘕，喉痹。

为百合科贝母属植物川贝母、暗紫贝母、甘肃贝母、棱砂贝母、太白贝母、瓦布贝母的干燥鳞茎，《神农本草经》名"贝母"。6~7 月采挖鳞茎，晒干，入药。内服煎 3~9 g，或研末 1~1.5 g，或入丸、散，或蛇胆川贝液口服。脾胃虚寒及寒痰、湿痰者慎服。反乌头。

药理作用：①有显著的镇咳作用，并有祛痰、平喘作用。②有松弛肠道平滑肌，抗溃疡、抑制应激性溃疡的作用。③有降压作用，能扩张外周血管，伴以短时抑制呼吸。④能增强豚鼠离体子宫收缩，抑制离体兔肠，并有扩大瞳孔的作用。⑤平贝母对实验动物具有中枢神经系统抑制作用。

浙贝母《本草正》

味苦，性寒。入肺、心经。主清热散结，化痰止咳；治风热或痰热咳嗽，肺痈吐脓，瘰疬，瘿瘤，喉痹，痈肿疮毒，乳难，金疮，风痉。

为百合科贝母属植物浙贝母的干燥鳞茎,《神农本草经》名"贝母"。5月采挖鳞茎,晒干,入药。内服煎 3～10 g,或入丸、散。寒痰、湿痰及脾胃虚寒者慎服。反乌头。

药理作用:①有明显的祛痰作用,并有镇咳、平喘作用。②有解痉作用,贝母生物碱具有阿托品样作用,低浓度可使支气管松弛,高浓度则对支气管有轻微的收缩作用。③对动物心脏有抑制作用,能增加冠脉流量,扩张外周血管;浙贝母提取物静脉注射可使心率减慢,并产生房室完全阻滞,有降压作用。④有镇痛作用,使小鼠睡眠时间延长。⑤有抗肿瘤作用。⑥有兴奋子宫作用。⑦有抗菌作用,有抗炎、抗腹泻作用。⑧浙贝母滴眼剂有扩瞳作用。

土贝母《本草从新》

味苦,性凉。入肺、脾经。主散结,消肿,解毒;治乳痈,瘰疬痰核,肿瘤,痈疡肿毒,疣赘,蛇虫咬伤。

土贝母为葫芦科假贝母属植物假贝母的鳞茎。9～12月采挖鳞茎,蒸透,晒干。内服煎 9～30 g,或入丸、散;外用研末调敷,或熬膏贴敷。

药理作用:①有抗肿瘤作用,土贝母煎剂对小鼠宫颈癌、艾氏腹水癌等动物肿瘤有抑制作用。②对单纯疱疹病毒有抑制作用。③有抗炎作用。④有较强的杀精子作用。

天花粉、栝楼

天花粉《神农本草经》

味甘、微苦,性微寒。入肺、胃经。主清热生津,消肿排脓,化痰,散结;治消渴,身热烦满,热病口渴,肺热燥咳,消痈肿,抗早孕,散积聚症瘕。补虚安中。

为葫芦科多年生草质藤本植物栝楼或双边栝楼的块根,《神农本草经》名"栝楼根"。10～11月采挖后,剥去外皮,切片，晒干，生用。内服煎 9～15 g，或入丸、散。脾胃虚寒、大便溏泄者慎服；孕妇忌服。反乌头。

药理作用：①注射用天花粉对早孕兔子宫有收缩作用，有致流产和抗早孕作用。②对宫颈癌、结肠癌、肝癌、胃癌、肺腺癌有抑制作用。③可增强荷瘤小鼠红细胞黏附免疫复合物的能力，有促进植物血凝素作用，能促进干扰素的产生，增加体液免疫功能；对 T、B 淋巴细胞有抑制作用。④天花粉煎剂在体外对溶血性链球菌、肺炎球菌、白喉棒状杆菌有一定的抑制作用，对伤寒沙门菌、铜绿假单胞菌、痢疾杆菌、变形杆菌及金黄色葡萄球菌的作用均较弱。⑤天花粉蛋白对乙型脑炎病毒、柯萨奇病毒 B2、麻疹病毒、腺病毒 3 型、单纯疱疹病毒 1型、水疱性口炎病毒及乙型肝炎病毒等均有明显抑制作用；抗人类免疫缺陷病毒，抑制 HIV 感染和复制。⑥可使肝糖原增加，但未见有降血糖作用。⑦有抗溃疡作用。⑧有抗氧化作用。

栝楼《神农本草经》

味甘、微苦，性寒。入肺、胃、大肠经。主清热涤痰，宽胸散结，润燥滑肠；治肺热咳嗽，痰浊黄稠，胸痹，结胸，乳痈，肺痈，止烦渴，治痈肿疮毒。栝楼仁主便秘，栝楼皮主胸痹。

栝楼为葫芦科植物栝楼的干燥成熟果实，又名"瓜蒌"。秋季果实成熟时采收，阴干，压扁，生用。内服煎 10～15 g；或"瓜蒌皮注射液"静脉滴注；外用捣敷，或研末调敷。脾虚便溏及寒痰者忌用。反乌头。

药理作用：①有良好的祛痰效果。②具有扩张冠脉，抗心肌缺血，改善微循环，抑制血小板聚集，抗心律失常等作用；大剂量时能抑制心脏。③有抑制胃酸分泌及抗溃疡作用。④对大肠埃希菌等革兰氏阴性肠内致病菌有抑制作用，并对葡萄球菌、肺炎球菌、甲型溶血性链球菌、流感嗜血杆菌、奥杜盎小芽孢癣菌及星形诺卡菌等也有一定抑制作用。⑤煎剂有抗癌作用。⑥有抗缺氧、抗衰老作用，能明显增强果蝇生存率。⑦可使血糖先升高后下降，对肌糖原、肝糖原无影响。

紫菀、女菀

紫菀《神农本草经》

味苦、辛，性温。入肺经。主润肺下气，消痰止咳；治咳逆上气，胸中寒热结气，咳喘痰多，肺虚劳嗽，咳吐脓血，肺痿肺痈，小便不利，去蛊毒。久服安五脏，轻身。

为菊科多年生植物紫菀的根和根茎。冬季采挖根，晒干。炮制：紫菀，蜜紫菀，炒紫菀。内服煎 5 ~ 10 g，或入丸、散；润肺宜用炙紫菀。阴虚干咳者慎服。

药理作用：①紫菀水煎剂有祛痰作用，无镇咳及平喘作用。②在体外对大肠埃希菌、痢疾杆菌、变形杆菌、伤寒沙门菌、副伤寒沙门菌、铜绿假单胞菌及霍乱弧菌等 7 种革兰氏阴性肠内致病菌有一定的抑制作用；并有对抗致病性真菌的作用。③紫菀水煎剂对流感病毒有明显的抑制作用。④对小鼠艾氏腹水癌、肉瘤 180 有抗肿瘤活性。⑤有显著的抗氧化作用。⑥有利尿通便作用。

女菀《神农本草经》

味辛，性温。入肺、肾、脾经。主温肺化痰，健脾利湿；治咳嗽气喘，肠鸣泻痢，小便短涩。《本草正义》曰："考其功力，亦宣泄疏达之品，与紫菀似无甚区别。"

为菊科植物女菀的根或全草。多年生草本，高 30 ~ 100 cm，茎直立，上部有细柔毛。叶互生，基部叶线状披针形，长 5 ~ 12 cm，宽 5 ~ 12 mm，基部渐狭成短柄，先端渐尖，边缘粗糙；茎上部叶无柄，线状披针形至线形，上面光滑，绿色，下面有细软毛，边缘粗糙。头状花序多数，密集成复伞花序，外围有一层雌花，舌状白色；中央多数两性花，花冠筒状，黄色。瘦果，长圆形，全体有毛。见附图3-11。花期秋季。生于荒地、山坡湿润处，分布于东北、河北、华东、中原等地。夏季采全草，冬季采挖根，切段，晒干。内服煎9~15 g。

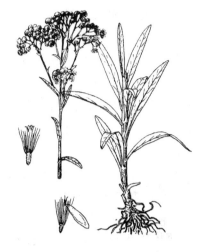

图 3-11　女菀

锦灯笼、酸浆

锦灯笼《神农本草经》

味酸、甘，性寒。入肺、肾经。主清肺化痰，解毒通淋；治咽痛音哑，痰热咳嗽，百日咳，骨蒸劳热，角膜炎，热淋涩痛，天疱湿疮，难产。

锦灯笼为茄科酸浆属植物挂金灯或酸浆的带宿萼的果实，《神农本草经》名"酸浆实"。秋季采收成熟果实，晒干，生用。内服煎4~8 g；外用捣敷，或煎水熏洗。脾虚泄泻者及孕妇忌用。

药理作用：①对金葡菌、铜绿假单胞菌、痢疾杆菌等有抑制作用，对乙型肝炎病毒表面抗原也有抑制作用。②锦灯笼果实水提物有抗癌作用，对白血病、小鼠 Ehrlich 腹水癌有抑制作用。③有加强蛙心收缩力的作用，能引起微弱的血管收缩及血压升高。④有收缩子宫、催产作用。⑤有抗炎、镇痛作用。⑥有免疫调节、抗氧化作用。⑦有抗过敏性哮喘作用。⑧有降血糖作用。⑨有利尿作用。⑩有促进疮疡愈合的作用。

酸浆《神农本草经》

味酸、苦，性寒。入肺、脾经。主清热毒，利咽喉，通利二便；治肺热咳嗽，烦满，咽喉肿痛，黄疸，痢疾，小便淋涩，水肿，大便不畅，黄水疮，湿疹，丹毒。定志益气。

酸浆为茄科植物酸浆及挂金灯的全草。6～9月采收晒干。内服煎9～15 g；外用煎水洗，或研末调敷，或鲜品捣敷。脾虚泄泻者忌用。

药理作用：①对宋氏志贺菌、铜绿假单胞菌、金黄色葡萄球菌有抑制作用，体外抑菌效果与临床治痢疗效不符。②有兴奋子宫及催产作用。③日本酸浆有解热及强心、利尿作用。④还有降血压、镇痛、抗炎作用。⑤有抗癌、抗氧化作用。⑥酸浆根素注射于动物，表现为大脑抑制，可使呼吸麻痹而死。

百部《名医别录》

味苦、微甘，性微温。入肺经。主润肺止咳，灭虱杀虫；治新久咳嗽，肺痨，百日咳，蛲虫，阴道滴虫，疥癣、牛皮癣，灭头虱。

为百部科草本多年生植物直立百部、蔓生百部、对叶百部的干燥块根。春秋采挖，晒干，切片。炮制：百部，蜜炙百部。内服煎5～15 g，阴虚劳嗽宜蜜炙用；外用熬膏，或煎水外洗。便溏者忌用。

药理作用：①对肺炎球菌、乙型溶血型链球菌、脑膜炎球菌、金黄色葡萄球菌、白色葡萄球菌、痢疾杆菌、伤寒沙门菌、副伤寒沙门菌、大肠埃希菌、变形杆菌、白喉棒状杆菌、肺炎克雷伯菌、鼠疫耶尔森菌、炭疽杆菌、枯草杆菌、霍乱弧菌、结核分枝杆菌等都有不同程度的抑菌作用。百部水浸液对真菌也有作用。②对甲型流感病毒有抑制作用。③对蚊蝇幼虫、头虱、衣虱以及臭虫、小蠊、蠕形螨虫等皆有杀灭作用，能驱除钩虫、蛲虫、阴道滴虫。④有镇静、镇痛作用。⑤有镇咳作用，能降低呼吸中枢的兴奋性。

款冬花《神农本草经》

味辛、微苦，性温。入肺经。主润肺下气，化痰止咳；治咳逆上气，新久咳嗽、气喘，劳嗽咳血，虚寒胃痛。

为菊科款冬属植物款冬的花蕾。在立冬前后花尚未出土时挖出根茎，摘下花蕾，不宜水洗，立即晾干，半干后烘干，不能日晒。炮制：款冬花，炒款冬花，蜜款冬花。内服煎 5 ~ 10 g，内伤久咳宜蜜炙用，或入丸、散、膏剂。肺热咳嗽、阴虚劳嗽者慎服。

药理作用：①款冬花煎剂有镇咳、祛痰和平喘作用。②款冬花提取物静脉注射，可兴奋中枢神经，有呼吸兴奋作用。③款冬花静脉注射对猫的血压呈短暂微降，继之急剧上升，并维持较长时间。④款冬酮能强烈收缩外周血管，使心搏出量增加，心率减慢；静脉注射对失血性休克犬不仅升压作用强，且维持时间长。⑤对血小板聚集有抑制作用。⑥对胃肠平滑肌有抑制作用，能抗应激性溃疡。⑦对子宫平滑肌小剂量兴奋，大剂量抑制。⑧有抗肿瘤作用，能抑制小细胞肺癌。⑨有抗炎、镇痛作用。⑩有抗过敏作用。⑪有抗结核作用。⑫还有神经保护、减肥作用。

竹茹、天竺黄、竹沥

竹茹《名医别录》

味甘，性微寒。入肺、胃经。主清热化痰，除烦止呕；治肺热咳嗽，胃热呕逆，虚烦不眠，心悸，妊娠恶阻，胎动不安。

竹茹为禾本科植物淡竹、青竿竹、大头典竹的竹竿去外皮刮出的中间层。全年均可采制，取新鲜茎，除去外皮，刮成丝状，晒干。炮制：竹茹，姜竹茹，炒竹茹。内服煎 5 ~ 10 g，或入丸、散。寒痰咳嗽、胃寒呕逆及脾虚泄泻者忌服。

药理作用：① 有增加尿中氯化物量的作用。②有增高血糖作用。③ 竹茹粉对白色葡萄球菌、枯草杆菌、大肠埃希菌及伤寒沙门菌等有较强的抗菌作用。

天竺黄《蜀本草》

味甘，性寒。入心、肝、肺经。主清热化痰，凉心定惊；治小儿惊风，癫痫，中风痰迷，热病神昏，痰热咳喘，小儿夜啼。

为禾本科植物青皮竹或薄竹等的竿内分泌液的干燥体。秋冬采收，砍破竹竿，取出生用。内服煎 3 ~ 9 g，冲服 0.6 ~ 1 g。寒嗽者忌服。

药理作用：①有减轻脑水肿的作用。②能使离体蛙心收缩力减弱，心率变慢，静注能降低麻醉兔血压，其机制可能与使小动脉扩张、外周阻力减低有关。③有镇痛、抗炎作用，其作用优于吲哚美辛，与杜冷丁相似。④有保肝作用。⑤有局部麻醉的作用。⑥可引起光敏性皮炎。

竹沥《名医别录》

味甘、苦，性寒。入心、肺、肝经。主清热豁痰，定惊利窍；治中风痰迷，肺热咳喘，痰壅胸闷，惊风，癫痫，壮热烦渴，子烦，破伤风；外用养血明目。

竹沥为禾本科植物淡竹等的茎经火烤后流出的液汁。取鲜竹竿烤取液汁入药，密封保存，鲜用。冲服 30 ~ 60 g，或入丸剂，或熬膏；或外用点眼。寒饮湿痰及便溏者忌服。

药理作用：①有明显的镇咳、祛痰、平喘作用。②有显著的抗深部真菌作用。③有抗惊厥作用。④有抗炎作用。

海蛤壳《神农本草经》

味咸，性微寒。入肺、胃、肾经。主清热化痰，软坚散结，制酸止痛；治痰热咳嗽，喘息烦满，胸胁痛，痰核瘿瘤，胃痛泛酸，水气浮肿，淋浊带下，臁疮湿疹。常服轻身。

蛤壳为海生动物文蛤或青蛤的贝壳，《神农本草经》名"海蛤""文蛤"。4～10 月间捕捉。获得后去肉，洗净，晒干。炮制：蛤壳，煅蛤壳。内服研粉煎 10～15 g，或入丸、散；外用调敷。制酸收敛宜煅用。虚寒咳嗽者慎服。

药理作用：①有抗衰老作用，能明显抑制动物脂质过氧化，明显提高超氧化物歧化酶活性。②有抗炎作用，能抑制大鼠肉芽组织增生，对小鼠由冰醋酸所致的急性腹膜炎有显著的抑制效果。

瓦楞子《名医别录》

味甘、咸，性平。入肝、肺、胃经。主消痰软坚，化瘀散结，制酸止痛；治顽痰结聚，瘿瘤，瘰疬，痰滞久咳，症瘕痞块，胃痛泛酸，瘀血经闭，冻疮，烫火伤。

瓦楞子为软体动物蚶科毛蚶、泥蚶、魁蚶的贝壳。秋冬至次春捕捞，置沸水中略煮，去肉，晒干。炮制：瓦楞子，煅瓦楞子。内服煎 10～15 g，研粉用，或入丸、散；外用调敷。生用消痰散结，煅用制酸止痛。

药理作用：①有中和胃酸、抗溃疡的作用。②有护肝作用。③有降血糖作用。④有降血脂作用。

苏叶、苏子

苏叶《本草经集注》

味辛，性温。入肺、脾、胃经。主解表散寒，行气化痰，安胎和胃；治四时感冒，发热恶寒，鼻塞身痛，咳嗽痰多，胸脘胀满，恶心呕逆，腹痛吐泻，梅核气，妊娠恶阻，胎动不安，水肿脚气，食鱼蟹中毒。紫苏梗，主疏郁、下气、安胎，治梅核气。

苏叶为唇形科草本植物紫苏和野紫苏的叶。9月上旬时采收，阴干，生用。内服煎汤5~9g，不宜久煎；外用捣敷，或煎水洗。温病及气弱表虚者忌服。

药理作用：①紫苏叶煎剂口服有微弱的解热作用，有镇痛作用。②能抑制葡萄球菌、大肠埃希菌、痢疾杆菌，对部分真菌有抑菌作用。③紫苏油可使血糖上升。④紫苏可缩短凝血时间、血浆复钙时间和凝血活酶时间，对内源性凝血系统有促进作用。⑤对大鼠有促进肠蠕动作用，使肠内物质运动加速。⑥有镇静、抗抑郁作用，可延长苯巴比妥减量后大鼠的睡眠时间。⑦有止咳平喘祛痰作用。⑧紫苏有抗炎、抗过敏作用。⑨有保护肝脏的作用。⑩有抗氧化作用。

苏子《名医别录》

味辛，性温。入肺、大肠经。主降气化痰，止咳平喘；治痰壅气逆，胸闷喘嗽，肠燥便秘。久服益智，轻身，减肥。

为唇形科草本植物紫苏和野紫苏的干燥成熟果实。秋季采收种子，晒干。炮制：紫苏子，炒苏子。内服煎5~10g，或入丸、散。脾虚便溏者慎用。

药理作用：①紫苏子可提高大鼠学习记忆能力，使视网膜反射能力增强，还有益智作用。②苏子有抑制血小板聚集，降低血浆黏度的作用。③有降血脂的作用，能降低胆固醇、甘油三酯、低密度脂蛋白。④有抗衰老作用，能抗疲劳，抗脑缺氧，有清除自由基的作用。⑤有抗炎、抗过敏作用。⑥对小鼠细胞免疫、体液免疫、非特异性免疫功能均有增强作用。⑦有止咳、平喘、化痰作用。⑧有保肝作用。⑨对乳腺癌、结肠癌和肾母细胞瘤有抗癌作用。

水芹、水苏

水芹《神农本草经》

味辛、甘，性凉。入肺、肝、膀胱经。主清热解毒，利尿，止血；治感冒，烦渴，口疮，目赤咽痛，心悸，黄疸，吐衄便血，下水气，疗痈肿，女了赤沃；外用治乳痈、瘰疬、痄腮。常服保养血脉，益心气，令人肥健嗜食。

为伞形科水芹属植物水芹的全草，《神农本草经》名"水靳"。多年生草本，高 15～80 cm，茎直立或基部匍匐，节上生根，基生叶

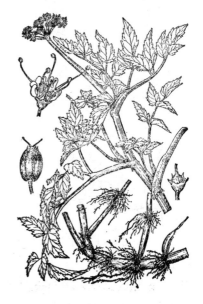

图 3-12　水芹

叶柄长达 10 cm，基部有叶鞘，叶似芹。复伞形花序顶生，花序梗长达 16 cm，小伞形花序有花 10～25，花瓣白色，倒卵形。双悬果椭圆形或近圆锥形。花期 6～7 月，果期 8～9 月。见附图 3-12。生于低洼湿地或沼泽、水沟中，分布几乎遍及全国。秋季采地上部分鲜用或晒干，生用。内服煎 30～60 g；外用捣敷，或捣汁涂。脾胃虚寒者慎用绞汁服法。

药理作用：①水芹注射液有明显的保肝作用，也有明显的退黄作用。②水芹注射液对心律失常作用良好，能对抗心肌缺血引起的心律失常，缩小心肌梗死面积。③有降低 β 脂蛋白、甘油三酯的作用。④能抑制小鼠迟发型超敏反应，有抗过敏作用。

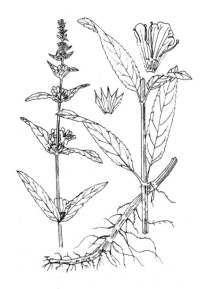

图 3 – 13　水苏

水苏《神农本草经》

味辛，性凉。入肺、胃经。主清热解毒，止咳利咽，止血消肿；治风热头痛，目眩，痧症，咳逆，肺痿、肺痈，咽痛失音，吐咯衄血，崩漏，痢疾，淋证。辟口臭，久服通神明。

为唇形科水苏属植物水苏、华水苏、毛水苏的全草或根。水苏为多年生草本，具横走根茎。茎高 20～80 cm，节上具小刚毛。叶对生，叶柄长 0.3～1.7 cm，叶片长圆状宽披针形，长 5～10 cm，宽 1～2.3 cm，先端微急尖，基部圆形至微心形，边缘具圆齿状锯齿，两面无毛。轮伞花序 6～8 花，上部稍密集排列成假穗状花序；花萼钟状；花冠粉红色或淡红紫色，筒内具毛环，檐部二唇形，上唇直立，下唇 3 裂，中裂片近圆形，雄蕊 4，均延伸至上唇片之下，花柱丝状。花期 7～9 月。见附图 3 – 13。生于水沟边及河岸上，分布于我国中东部大部分地区。秋季采全草晒干。内服煎 9～15 g，鲜品可用至 30 g；外用煎汤洗，或捣敷。体虚者及孕妇慎用。

药理作用：①水苏总黄酮苷有促进胆汁分泌的作用。②能使妊娠期、妊娠后期、分娩后的子宫收缩加强。③对兔、猫动情期影响较明显。

升麻《神农本草经》

味辛、甘，性微寒。入肺、脾、胃、大肠经。主发表透疹，清热解毒，升清阳；治风热头痛，口疮，咽痛，牙痛，鼻渊，斑疹，麻疹不透，疮毒，丹毒，脾虚泄泻，久痢，脱肛，内脏下垂，辟温疾障气邪毒。久服不夭，轻身长年。

为毛茛科升麻属植物升麻、大三叶升麻、兴安升麻的干燥根茎。秋季地上部分枯萎后，挖出根茎，晒干，切段入药。炮制：升麻，蜜升麻，酒升麻，升麻炭。内服煎 3～6 g，清热解毒可用至15 g，可入丸、散；外用煎汤含漱。发表透疹解毒宜生用，升阳举陷固脱宜制用。阴虚阳浮，喘满气逆，麻疹已透者忌服。

药理作用：①对金黄色葡萄球菌、白色葡萄球菌、卡他莫拉菌、结核分枝杆菌有抑制作用，对人类免疫缺陷病毒有抑制作用，对许兰毛癣菌等皮肤真菌有不同程度的抑制作用。②有抗炎作用，可诱生干扰素。③升麻水提取物注射于动物有降压、抑制心肌、减慢心率的作用。④有镇静作用，能降低血压，加强心跳振幅而不影响其节律。⑤有解热作用。⑥有镇痛、抗惊厥作用。⑦能松弛小肠平滑肌，对子宫有收缩作用。⑧可升高白细胞，抑制血小板的聚集及释放功能。⑨有护肝作用。⑩有抗骨质疏松作用。⑪有抗氧化作用。

藁本《神农本草经》

味辛，性温。入膀胱经。主祛风散寒，除湿止痛；治风寒头痛，颠顶痛，妇人疝瘕，阴中寒、肿痛，腹痛泄泻，口臭生疮，风湿痹痛，癣疾，痈肿疮毒。长肌肤，悦颜色。

为伞形科藁本属植物藁本、辽藁本的根茎及根。春秋二季挖取根茎，晒干，切片，生用。内服煎 3～10 g，或入丸、散；外用煎水洗，或研末调敷。阴血虚及热证头痛者忌服。

药理作用：①有解热作用，能通过抑制前列腺素产生抗炎作用。②对许兰毛癣菌等皮肤真菌有抑制作用，也有一定的抗病毒作用。③有镇静、镇痛作用，延长环己烯巴比妥钠的睡眠时间。④藁本提取物能加强蛙心的心搏，减慢心率，抑制心脏，并有降压作用；有抗心肌缺血、抗缺氧作用。⑤能抑制离体兔小肠收缩振幅、抑制豚鼠回肠张力，抑制离体兔子宫张力，对抗催产素引起的子宫兴奋作用。⑥有平喘作用，使气管平滑肌松弛，对抗组织胺引起的支气管收缩。⑦有抑制血小板聚集、抗血栓形成的作用。⑧能扩张血管，改善脑部微循环。⑨有利胆、抗溃疡作用。

葱白、葱实

葱白《名医别录》

味辛，性温。入肺、胃经。主发散解表，通阳散寒；治感冒风寒，阴寒腹痛，二便不通，痢疾，下利脉微，虫积腹痛；外用治疮痈肿痛。

葱白为百合科葱属植物葱的鳞茎。7~9月采挖鳞茎，除去叶及外膜，鲜用。内服煎9~15 g，或酒煎；外用捣敷，或煎水洗。表虚多汗者慎服。

药理作用：①有抗菌作用。②有镇静、镇痛作用。③有增加雄性小鼠血浆睾酮含量，增加包皮腺、前列腺重量的作用，有壮阳作用。④对急性心肌缺血有保护作用。⑤对痢疾志贺菌、多种真菌有抑制作用，对阴道滴虫有杀灭作用。

葱实《神农本草经》

味辛，性温。主温肾，明目，解毒；治肾虚阳痿，遗精，目眩，视物昏暗，疮痈，药食中毒。

葱实为葱的种子。7~9月采收果实，晒干，搓取种子，簸去杂质，入药。内服煎6~12 g，或入丸、散，或煮粥；外用熬膏贴敷，或煎水洗。

药理作用：有抗真菌作用。

荆芥 《神农本草经》

味辛、微苦，性微温。入肺、肝经。主祛风解表，透疹消疮，止血；治感冒发热，头痛，目痒，牙痛，咳喘气逆，咽喉肿痛，痘痧斑疹透发不畅，风疹，麻疹，疥癣，痈肿，疮疥，破结聚气，治产后血晕；荆芥炭治衄血，吐血，便血，崩漏。

为唇形科植物荆芥及多裂叶荆芥的全草，《神农本草经》名"假苏"。秋季割取地上部分，晒干，切段。炮制：荆芥，炒荆芥，醋制荆芥，蜜荆芥，荆芥炭，荆芥穗。内服煎 3 ~ 10 g，或入丸、散；外用煎水洗，或鲜品捣敷。表虚自汗，阴虚头痛者忌服，不宜久煎。

药理作用：①荆芥煎剂有解热、降温作用。②有镇痛、镇静作用。③有明显的抗炎作用。④荆芥煎剂对金黄色葡萄球菌和白喉棒状杆菌有较强的抗菌作用，对炭疽杆菌、乙型溶血性链球菌、伤寒沙门菌、痢疾杆菌、铜绿假单胞菌、结核分枝杆菌等均表现一定的抑制作用。⑤生品荆芥不能明显缩短出血时间，而荆芥炭则使出血时间明显缩短。⑥荆芥挥发油成分有肌肉松弛和抗痉挛的作用。⑦有祛痰平喘作用。⑧有抗过敏作用。⑨荆芥油能使蟾蜍心率减慢，心脏收缩力代偿性增强。⑩荆芥甲醇提取物有抗氧化作用。

辛夷、木兰皮

辛夷 《神农本草经》

味辛，性温。入肺、胃经。主散风寒，通鼻窍；治鼻塞鼻渊，风寒头痛，眩晕，齿痛，面皯，瘙痒，身体寒热。久服下气轻身，明目增年。

辛夷为木兰科植物望春花、乔木玉兰、武当玉兰的花蕾。2 ~ 3 月采花蕾晒干，入药。炮制：辛夷，炒辛夷，蜜辛夷。内服煎 3 ~ 9 g，或入丸、散；外用研末搐鼻。阴虚火旺者慎服。

药理作用：①辛夷水剂或乳剂，局部有收敛、刺激和麻醉作用；能收缩鼻黏膜血管，保护鼻黏膜。②辛夷挥发油制剂能使结膜血管扩张、充血，使瞳孔微有扩大。③辛夷有抗菌作用，对流感病毒有抑制作用。④有镇痛作用，有明显的抗炎作用。⑤有明显的降血压效果。⑥有显著的肌肉松弛作用。⑦有抗过敏作用，对组胺、乙酰胆碱有拮抗作用。⑧能兴奋子宫，对离体直肠痉挛性收缩有抑制作用。⑨对过敏性哮喘具有明显的保护作用。⑩对肝和肾均有保护作用，对微粒体脂质过氧化物的形成有抑制作用。

木兰皮 《神农本草经》

味苦，性寒。主清热，利湿；治酒疸，身大热在皮肤中，去面热赤疱酒齄，恶风癞疾，阴下痒湿。

为木兰科植物辛夷的树皮，《神农本草经》名"木兰"。晒干或鲜用。内服：研末 0.5～2 g，外用煎水洗。

苍耳子 《神农本草经》

味苦、辛、甘，性温。入肺、肝经。主散风除湿，通窍止痛；治风寒头痛，鼻渊，风湿痹痛，四肢拘挛痛，疔疮肿毒，恶肉死肌（风疹、湿疹、疥癣）。久服益气，耳目聪明，强志，轻身。

为菊科苍耳属植物苍耳的果实，《神农本草经》名"枲耳实"。3～10 月采成熟带总苞的果实，晒干。炮制：苍耳子，炒苍耳子，麸炒苍耳子。内服煎 3～10 g，或入丸、散；外用捣敷，或煎水洗。本品有小毒，不可过量服用。

药理作用：①有镇痛作用。②有抗炎作用。③有降血糖作用。④有镇咳作用，有呼吸兴奋作用，大剂量则为抑制作用。⑤苍耳子水煎剂可抑制心脏，使心率减慢，有短暂的降血压作用。⑥苍耳子煎剂对金黄色葡萄球菌、铜绿假单胞菌、炭疽杆菌、肺炎球菌、乙型溶血性链球菌、白喉棒状杆菌、单纯疱疹病毒有抑菌作用，其丙酮或乙醇提取物对红色毛癣菌也有抑菌作用。⑦对小鼠有明显的抗氧化作用。⑧对细胞免疫、体液免疫有抑制作用。⑨有抗肿瘤作用。⑩有明显的抗凝血酶作用。

白芷《神农本草经》

味辛，性温。入肺、大肠、胃经。主散风除湿，通窍止痛，消肿排脓；治感冒头疼，眉棱骨痛，牙痛，鼻渊，目翳昏花，筋骨疼痛；破宿血，治妇女血闭，赤白带下，痈疽疮疡；外用治雀斑粉刺。长肌肤，润泽可作面脂。

为伞形科当归属植物白芷和杭白芷的根。秋季采根，晒干，生用。内服煎 3 ~ 10 g，或入丸、散；外用研末调敷。血虚有热，或阴虚阳亢头痛者慎服。

药理作用：①有抗炎作用。②有明显的解热作用，并有镇痛作用。③小量白芷对动物延髓血管运动中枢、呼吸中枢、迷走神经及脊髓都有兴奋作用，能使血压上升，脉搏变慢，呼吸加深，并能引起流涎呕吐；大剂量能引起强直性间歇性痉挛，继以全身麻痹。④可松弛血管平滑肌，有降血压的作用，能扩张冠状动脉，降低蛙心的收缩力。⑤对兔回肠有明显的解痉作用，能增加兔子宫的收缩力，对大鼠子宫痉挛有解痉作用。⑥白芷煎剂对大肠埃希菌、痢疾杆菌、变形杆菌、伤寒沙门菌、副伤寒沙门菌、铜绿假单胞菌、霍乱弧菌、结核分枝杆菌等均有抑制作用，对致病真菌也有作用。⑦有光敏作用，可治疗白癜风。⑧有抗癌细胞毒作用。⑨抗辐射作用，对小鼠皮肤损害有防护作用。

浮萍《神农本草经》

味辛，性寒。入肺、膀胱经。主发汗解表，透疹，利尿；治风热表证，发热无汗，麻疹不透，丹毒，隐疹瘙痒，白癜风，烫伤；下水气，止消渴，长须发令黑。常服轻身。

为浮萍科植物紫萍或浮萍的全草，《神农本草经》名"水萍"。5～7月采收，晒干，生用。内服煎3～9 g，鲜品15～30 g，或入丸、散；外用煎水熏洗。表虚自汗者忌用。

药理作用：①有利尿作用，利尿成分为醋酸钾及氯化钾。②对蛙心有强心作用，钙可增强其作用，大剂量使心脏停止于舒张期，并能收缩血管使血压上升。③浮萍煎剂及浸剂有微弱的解热作用。④有促进黑色素细胞生长作用。⑤有抗肿瘤作用。⑥对库蚊幼虫及蚊蛹有杀灭作用，能抑制肠道埃可病毒。

薄荷 《药性本草》

味辛，性凉。入肺、肝经。主散风热，清头目，利咽喉，透疹，解郁；治风热表证，发热恶风，头痛目赤，咽喉肿痛，牙痛，口舌生疮，肝郁胁痛，麻疹不透，风疹瘙痒。令人口气香洁。

为唇形科薄荷属植物薄荷的茎叶。夏秋收割地上部分，晒干或阴干。炮制：薄荷，蜜薄荷。内服煎5～10 g，不宜久煎，宜后下，或入丸、散；外用煎水洗，或捣敷。表虚多汗者忌服。

药理作用：①薄荷水煎剂对金黄色葡萄球菌、卡他莫拉菌、白色葡萄球菌、肺炎链球菌、支气管败血鲍特菌、铜绿假单胞菌、白喉棒状杆菌有抑制作用，对单纯疱疹病毒也有抑制作用；对白念珠菌等多种真菌有较强的抑制作用。②有解热、镇痛、止痒作用，薄荷脑有微弱的局麻作用。③薄荷脑有抗刺激、止咳、祛痰作用。④薄荷有抗炎作用。⑤有抗疲劳作用。⑥薄荷油有抗着床、抗早孕作用。⑦具有利胆作用，能使胆汁分泌量明显增加，并有抗胃溃疡作用。⑧有抗肿瘤作用。⑨对小肠有解痉作用。⑩有促进透皮吸收的作用。

银柴胡 《本草纲目拾遗》

味甘、苦，性凉。入肝、胃经。主清虚热，除疳热；治阴虚发热，骨蒸劳热，潮热盗汗，阴虚久疟，小儿疳积发热。

为石竹科植物银柴胡的干燥根。早春或晚秋采挖，晒干，切片，生用。内服煎 5～10 g，或入丸、散。外感风寒，血虚无热者忌用。

药理作用：①有解热作用。②有抗过敏作用。③可降低血清胆固醇，使胆固醇/脑磷脂系数降低，还能降低主动脉类脂质的含量，有抗动脉粥样硬化作用。④有抗癌作用。⑤有杀精子作用。

胡黄连《新修本草》

味苦，性寒。入肝、胃、大肠经。主退虚热，除疳热，清湿热；治虚热骨蒸，潮热盗汗，湿热泻痢，黄疸，小儿疳积，目赤，吐血，衄血，痈肿疮疡，痔疮。

为玄参科多年生草本植物胡黄连的干燥根茎。秋季采挖，洗净，晒干，切片，生用。内服煎 6～10 g，或入丸、散；外用研末调敷，或浸汁点眼。脾胃虚寒者慎用。

药理作用：①胡黄连水煎剂对紫色毛癣菌等 10 种皮肤真菌有不同程度的抑制作用。②有保肝利胆作用。③对平滑肌痉挛有拮抗作用，有抗哮喘作用。④有抗炎作用。⑤有明显降低血糖、降低血脂的作用。⑥有抗大鼠胃溃疡作用。⑦对肿瘤有抑制作用。⑧对心脏有保护作用，对脑缺血损伤及神经细胞损伤有保护作用。⑨有抗抑郁作用。

白薇《神农本草经》

味苦、咸，性寒。入肺、肝、胃经。主清热凉血，通淋，疗疮；治温病发热，热入营血，忽忽不知人，狂惑，斑疹，骨蒸劳热，产后虚热，肺热咳嗽，喉痛，热淋，血淋，温疟洗洗发作有时，痈肿疮毒，毒蛇咬伤。

为萝藦科植物白薇、蔓生白薇的根及根茎。早春或晚秋挖根，晒干，切段。炮制：白薇，炒白薇，蜜白薇。内服煎 5～15 g，或入丸、散；外用研末撒敷，或鲜品捣烂敷。血分无热，中寒便滑者慎服。

药理作用：①有退热、利尿作用。②能直接加强心肌收缩，使心率变慢，可用于充血性心力衰竭。③有抗炎作用。④有祛痰、平喘作用。⑤有抗肿瘤作用，能抑制黑色素瘤细胞增殖。⑥有抑制糖尿病神经病变的作用。⑦有抗菌作用，对肺炎球菌有抑制作用。

秦艽 《神农本草经》

味苦、辛，性微寒。入胃、肝、胆经。主清虚热，祛风湿，退黄；治骨蒸潮热，小儿疳积发热，湿热黄疸，风寒湿痹，筋骨拘挛，中风半身不遂。

为龙胆科植物秦艽、麻花秦艽、粗茎秦艽或小秦艽的干燥根。春秋二季挖根，去黑皮，晒干，切片。炮制：秦艽，酒秦艽。内服煎 5～10 g，或入丸、散、酒剂。脾虚便溏者不宜服用。

药理作用：①有解热作用，促使肾上腺皮质激素分泌增加而实现其抗炎作用。②有镇静、镇痛作用，但较大剂量时则有中枢兴奋作用，③对蛙心有抑制作用，有明显而短暂的降低血压作用，使心率减慢。④有升高血糖的作用，并且使肝糖原明显降低。⑤有抗过敏性休克和抗组胺作用。⑥能明显降低胸腺指数。⑦能促进胃液及游离盐酸分泌增加，拮抗乙酰胆碱引起的肠管收缩。

玄参 《神农本草经》

味甘、苦、咸，性微寒。入肺、胃、肾经。主清热凉血，滋阴解毒；治热入营血，舌绛，发斑，身热烦渴，津伤便秘，骨蒸劳嗽，虚烦不眠，咽喉肿痛，目涩昏花，瘰疬痰核，痈肿疮毒。补肾气，令人目明。

　　为玄参科植物玄参及北玄参的根，《神农本草经》名"元参"。10～11 月挖取块根，晒半干后，堆积盖压，再晒再堆，至内部变黑时晒干，切片。炮制：玄参，盐玄参，黑豆盐制玄参，麻油蜜制玄参。内服煎 9～15 g，或入丸、散；外用捣敷，或研末调敷。脾虚便溏或有湿滞者忌服。反藜芦。

　　药理作用：①可引起血压下降，外周血管扩张，心收缩力增强，心率变慢和尿量增加；抗心肌缺血，抗心肌肥大，增强耐缺氧能力。②有解热作用。③对小鼠有镇静、抗惊厥作用。④对金黄色葡萄球菌、铜绿假单胞菌、白喉棒状杆菌、伤寒沙门菌、乙型溶血性链球菌、大肠埃希菌有抑制作用，对须毛癣菌、犬小孢子菌有抑制作用。⑤玄参浸膏对家兔有轻微的降血糖作用。⑥玄参有抗血栓作用。⑦对脑缺血损伤有保护作用。⑧有抗动脉粥样硬化作用。⑨有抗炎、抗氧化作用。⑩有保肝作用。⑪对高尿酸血症有抑制作用。⑫有保护神经元、调节免疫的作用。

牡丹皮《神农本草经》

　　味苦、辛，性微寒。入心、肝、肾经。主清热凉血，活血散瘀；治温病寒热发斑，血热吐衄，热病阴分伏热，骨蒸劳热，血滞经闭、痛经，痈肿疮毒，跌扑伤痛，风湿热痹；除症坚，治瘀血留舍脉络。

　　为毛茛科植物牡丹的根皮，《神农本草经》名"牡丹"。秋季采挖根，除去木心，晒干。炮制：丹皮，炒丹皮、酒丹皮、丹皮炭。内服煎 6～9 g，或入丸、散。血虚、虚寒、孕妇及月经过多者慎服。

　　药理作用：①能增加冠脉血流量，减少心输出量，对实验性心肌缺血有明显保护作用，且持续时间较长，同时降低心肌耗氧量；能明显抑制动脉粥样硬化斑块形成。②有解热、镇痛、镇静、抑制惊厥作用，延长环己巴比妥钠所致的小鼠睡眠时间。③有抗过敏、抗炎作用，可能是通过非特异性抗炎机制发挥作用。④牡丹皮煎剂对炭疽杆菌、枯草杆菌、大肠埃希菌、伤寒沙门菌、副伤寒沙门菌、变形杆菌、铜绿假单胞菌、葡萄球菌、溶血性链球菌、肺炎球菌、霍乱弧菌等均有较强的抗菌作用，牡丹叶煎剂对痢疾杆菌、铜绿假单胞菌和金黄色葡萄球菌有显著的抗菌作用。⑤能抑制血小板花生四烯酸产生血栓素 A_2，进而抑制血小板聚集，从而抑制血栓形成。⑥对体液及细胞免疫、非特异性免疫功能均有增强作用。⑦有抗肿瘤作用。⑧芍药苷对肾上腺素所致的脂细胞的脂肪分解有抑制作用；丹皮水提物能增加脂细胞中葡萄糖生成脂肪，明显增加胰岛素所致的葡萄糖生成脂肪。⑨有降血糖、保肝作用。⑩丹皮有抗抑郁、抗焦虑作用。⑪丹皮有抗癫痫作用。

黄柏 《神农本草经》

味苦，性寒。入肾、膀胱、大肠经。主清热燥湿，泻火解毒，除骨蒸；治五脏肠胃中结热，湿热痢疾、泄泻，黄疸，骨蒸劳热，口舌生疮，目赤肿痛，盗汗遗精，带下淋浊，痿躄，肠痔，阴阳亢奋，阴伤蚀疮，湿疹。

为芸香科植物黄皮树、黄檗的干燥树皮，《神农本草经》名"檗木"。5～6月剥下树皮，刮掉粗皮，晒干，切片。炮制：黄柏，炒、盐、酒黄柏，黄柏炭。内服煎 5～10 g，或入丸、散；外用研末调敷，或煎水洗。脾虚胃弱、无火热者忌服。

药理作用：①含小檗碱，故其药理作用与黄连大体相似，但含量较黄连低。②黄柏的乙醚浸提物对新型隐球菌和红色毛癣菌具有较强的抑菌作用，其作用比制霉菌素强，但对白念珠菌的抑制作用弱。③有抗炎、镇痛作用，有较弱的解热作用。④黄柏静脉注射有显著而持久的降压作用。⑤黄柏煎剂对阴道毛滴虫有抑制作用，对阴道菌群失调有调整作用。⑥黄柏碱对慢性病毒性肝炎有抑制作用。⑦对免疫功能有抑制作用，能抑制小鼠Ⅳ型超敏反应。⑧黄柏提取物对大鼠胃溃疡有抑制作用。⑨对中枢神经系统有抑制作用，自发活动、各种反射均受到抑制。⑩黄柏碱有轻度的箭毒样作用，小剂量能增强乙酰胆碱作用，大剂量能抑制乙酰胆碱引起的收缩反应。⑪有降血糖作用。⑫能抑制血小板聚集。⑬黄柏有杀精子作用。

紫草《神农本草经》

味苦，性寒。入心、肝经。主凉血止血，解毒透疹；治温热斑疹，紫癜，麻疹不透，血热吐衄、尿血、痔血，湿热黄疸，淋浊，热结便秘，湿疹，丹毒，痈疽疮疡；外用治水火烫伤。补中益气，利九窍。

为紫草科植物新疆紫草、紫草、内蒙紫草的干燥根。春、秋季挖根，晒干。内服煎 3~9 g，或入丸、散；外用以紫草油涂敷。胃肠虚弱、大便溏泻者禁服。

药理作用：①对京科 68-1 病毒、流感病毒、脊髓灰质炎病毒、人类免疫缺陷病毒、肝炎病毒有抑制作用；对金黄色葡萄球菌、大肠埃希菌、伤寒沙门菌、痢疾杆菌和铜绿假单胞菌有抑制作用；紫草水浸液对絮状表皮癣菌、犬小芽孢癣菌等真菌有抑制作用，煮沸后则失去抗菌力。②对渗出、水肿及增殖期炎症均有抗炎作用，能促进肉芽组织增殖，加速创伤愈合；紫草煎剂有解热作用。③使肠管弛缓，有利大肠滑肠的功效，能缓解胃肠道平滑肌的痉挛疼痛。④可拮抗凝血抑制因子。⑤能抑制乳腺癌、子宫颈癌、小细胞肺癌、鼻咽癌、肝癌、胰腺癌、前列腺癌、胃癌。⑥有避孕作用，明显抑制动情周期及生育力的效果，有明显的抗垂体促性腺激素及抗绒毛膜促性腺激素的作用。⑦有明显兴奋心脏的作用，小量兴奋，大量则抑制，最后停止于舒张期。⑧有降血糖作用。⑨有提高免疫功能的作用。⑩能抑制上皮细胞生长。

栀子《神农本草经》

味苦，性寒。入心、肝、肺、三焦经。主泻火除烦，凉血止血，清热解毒，清利湿热；治热病心烦，心火口疮，肝热目赤、头痛，湿热黄疸，胃中热，酒疱，齇鼻，吐衄尿血，热淋，白癞，赤癞，疮疡；外用治扭伤肿痛。

为茜草科植物栀子的干燥成熟果实。秋季果实成熟呈红黄色时采收，晒干。炮制：栀子，炒栀子，焦栀子，栀子炭。内服煎 5~10 g，或入丸、散；外用研末调敷，或酒浸外涂。泻火宜生用，止血宜炒炭用；脾虚便溏、胃寒作痛者慎服。

药理作用：①栀子有保肝作用，可使血清胆红素、谷丙转氨酶、碱性磷酸酶下降，也有利胆作用，有抗脂肪肝作用。②对胃黏膜有保护作用，能抑制大鼠自发性胃蠕动和胃收缩，但作用短暂；栀子苷有较弱的抗乙酰胆碱和抗组胺作用。③有促进胰腺分泌作用，显著的降低胰淀粉酶，有增加胰胆流量的作用。④有镇静作用，能延长睡眠时间。小鼠腹腔注射栀子醇提物体温平均降低 3 ℃。⑤能降低心肌收缩力，使心率减慢，血管扩张，有降压作用。⑥栀子煎剂对金黄色葡萄球菌、脑膜炎双球菌、卡他莫拉菌、伤寒沙门菌有抑制作用，有抑制柯萨奇病毒、杀灭钩端螺旋体和血吸虫的作用，对多种皮肤真菌也有不同程度的抑制作用。⑦有抗肿瘤、抗白血病作用。⑧有致泻作用。⑨有降血糖作用，对糖尿病肾有保护作用。⑩栀子有抗炎、镇痛、治疗软组织损伤的作用。

地榆《神农本草经》

味苦、涩，性微寒。入肝、胃、大肠经。主凉血止血，解毒敛疮；治吐衄尿血，便血，痔血，血痢，崩漏，赤白带下，痈肿疮毒，湿疹，阴痒，水火烫伤，蛇虫咬伤。

为蔷薇科地榆属植物地榆、长叶地榆的根。春秋二季挖根，切片，晒干。炮制：地榆，地榆炭，醋地榆，盐地榆，酒地榆。内服煎 6 ~ 15 g，或入丸、散；外用煎水洗，或捣汁涂敷。脾胃虚寒，血虚有瘀者均慎服。

药理作用：①能使凝血时间缩短，对纤维蛋白溶酶有较强的抑制作用。②有抗炎作用。③能促进伤口愈合，使渗出减少、组织水肿减轻，感染与死亡率降低，并使伤口恢复加速。④对大肠埃希菌、宋内氏志贺菌、变形杆菌、伤寒沙门菌、副伤寒沙门菌、铜绿假单胞菌、霍乱弧菌、结核分枝杆菌、脑膜炎双球菌等有抗菌作用；地榆的乙醇浸液对大肠埃希菌、枯草杆菌和金黄色葡萄球菌有抑制作用。⑤有镇吐、抗溃疡作用。⑥对白血病、宫颈癌、肝癌、胃癌、肺癌有抑制作用。⑦抗氧化，对羟自由基有明显的清除作用。⑧对肾功能有保护作用。

小蓟、大蓟

小蓟《名医别录》

味甘、微苦，性凉。入心、肝经。主凉血止血，解毒消痈；治各种血热出血，吐血，尿血，便血，崩漏，外伤出血，痈疽疮毒。

为菊科植物刺儿菜、刻叶刺儿菜的地上部分。6 月盛花时收割全草晒干。炮制：小蓟，炒小蓟，小蓟炭。内服煎 5 ~ 20 g，或捣汁服；外用研末调敷，或鲜品捣敷。虚寒出血及脾胃虚寒者慎服。

药理作用：①小蓟煎剂有良好的升压作用，并能强心及缩血管，增强兔主动脉条的收缩作用。②具有止血作用，使局部血管收缩，抑制纤溶而发挥效应。③有抗氧化、抗突变作用。④对金葡菌、溶血性链球菌、肺炎球菌、结核分枝杆菌、白喉棒状杆菌有抑制作用。⑤对子宫有兴奋作用，但对猫和大鼠子宫、兔小肠则有抑制作用。⑥有抗肿瘤作用。⑦对大鼠关节炎有消炎作用。

大蓟《名医别录》

味甘、微苦，性凉。入心、肝经。主凉血止血，散瘀，解毒消痈；治血热妄行，吐血，衄血，咯血，便血，血淋，崩漏，外伤出血，痈疽疮毒，瘰疬，湿疹，水火烫伤；大蓟根降血压。

为菊科植物大蓟的地上部分或根。夏秋季花开时收割全草，或秋末挖根，晒干。炮制：大蓟，大蓟炭。内服煎 10～15 g，或捣汁服；外用研末调敷，或鲜品捣敷、捣汁外涂。止血宜炒炭用。

药理作用：①使心收缩幅度变小，心率减慢，血压下降，继而出现不同程度的房室传导阻滞。②能抑制结核分枝杆菌的生长，对脑膜炎球菌、白喉棒状杆菌、单纯疱疹病毒也有抑制作用。③有止血作用。④对家兔子宫平滑肌有兴奋作用，对猫子宫及兔十二指肠呈抑制作用。⑤有抗氧化作用。⑥对肝癌、宫颈癌、胃癌、结肠癌有抑制作用，可杀死腹水癌细胞，对精巢细胞亦有同样作用；但对唾液腺细胞无损害。

仙鹤草、鹤草芽

仙鹤草《本草图经》

味苦、涩，性平。入肺、肝、脾经。主收敛止血，补虚，消积，止痢，杀虫；治咯血、吐血、衄血、尿血、便血、崩漏、外伤出血，腹泻、痢疾，食积痞满，脱力劳伤，癥瘕，疟疾，疔疮痈肿；外用治女子阴痒，赤白带下。常服益气。

为蔷薇科植物龙牙草的地上部分。开花前枝叶茂盛时割取地上部分，晒干，入药。炮制：仙鹤草，仙鹤草炭。内服煎 10～15 g，大剂可用 30～60 g，或入散剂；外用煎汁阴道用药，或熬膏涂敷，或鲜品捣敷。

药理作用：①对血吸虫、绦虫、蛔虫、阴道滴虫有杀灭作用。②可杀死人精液中的全部精子。③对小鼠肝癌、肉瘤 - 37、肠腺癌、乳腺癌、子宫颈癌、脑瘤、黑色素瘤有抑制作用。④仙鹤草及其醇提物有促进凝血、收缩血管、增加血小板计数的作用；另有报道，仙鹤草有抗凝血、抗血小板、抗血栓形成的作用。⑤有强心作用，能使血压上升，能兴奋呼吸，低浓度使血管收缩，高浓度则扩张；另有报道，其醇提物有降血压作用。⑥对兔和豚鼠离体肠管，低浓度兴奋，高浓度则抑制。⑦有抗炎、镇痛作用。⑧对枯草杆菌、金黄色葡萄球菌及革兰氏阴性细菌有抑制作用，对结核分枝杆菌有微弱的抑制作用。⑨有增强免疫功能的作用。⑩有明显的降低血糖作用。⑪有抗心律失常的作用。

鹤草芽《神农本草经》

味苦、涩，性凉。入肝、小肠、大肠经。主驱虫，解毒消肿；治绦虫感染，疮疡疥癣，赤白痢，疟疾；外用治阴道滴虫。

鹤草芽为仙鹤草的根芽，《神农本草经》名"牙子"。秋末或早春挖取，掰下带短小根茎的冬芽，晒干。内服研粉吞服，每日 30～45 g，早起空腹温开水冲服，不宜入煎剂；或者鹤草酚片口服；外用捣敷，或煎水阴道内用药，或以"鹤草芽栓"晚睡前置入。

药理作用：①能用于驱除绦虫，作用快，效力强，毒性小；有杀灭血吸虫的作用，能驱除蛔虫，对阴道滴虫、疟原虫、囊虫等亦有抑杀作用。②有抑制疟原虫和抗疟作用。③有导泻作用。④有抗肿瘤作用。⑤有杀灭精子作用。

血余《神农本草经》

味苦、涩，性平。入肝、胃经。主收敛止血，化瘀利尿；

治吐血，衄血，咳血，便血，尿血，痔血，崩中漏下，关格不通，利小便水道；疗小儿痫，大人痉，仍自还神化；外用于痈肿溃后或烫伤的生肌药。

血余为健康人头发经煅制而成的炭化物，《神农本草经》名"发髲"。内服煎5~10 g，研末服每次1.5~3 g；外用研末调敷。胃弱者慎服。

药理作用：①血余炭对于金黄色葡萄球菌、伤寒沙门菌、甲型副伤寒沙门菌及福氏志贺菌等均有抑制作用。②可缩短出血时间，收缩黏膜毛细血管，对血小板聚集和黏附也有增强趋势。③血余炭有抗炎作用。

五倍子《本草拾遗》

味酸、涩，性寒。入大肠、肺、肾经。主敛肺，涩肠，止血，解毒；治肺虚久咳，自汗盗汗，久痢久泻，脱肛，遗精，白浊，便血，衄血，崩漏，外伤出血；外用治痈肿疮疖，睫毛倒卷。

为漆树科植物盐肤木、青麸杨、红麸杨树叶上寄生的瘿绵蚜科昆虫角倍蚜或倍蛋蚜后形成的虫瘿。夏秋季采摘后，沸水煮3~5分钟，晒干或阴干。内服煎汤3~10 g，研末服1.5~3 g，或入丸、散；外用煎汤熏洗，或研末撒患处，或调敷。积滞未尽之泻痢忌服。

药理作用：①含鞣酸，其收敛作用使皮肤黏膜、溃疡面组织蛋白被凝固，有止血作用，能减轻肠道炎症而止泻。②对金黄色葡萄球菌、链球菌、肺炎球菌、伤寒沙门菌、副伤寒沙门菌、痢疾杆菌、炭疽杆菌、白喉棒状杆菌、铜绿假单胞菌、变形杆菌、大肠埃希菌、产气荚膜梭菌、炭疽杆菌均有明显的抑菌或杀菌作用，五倍子煎剂对流感甲型PR8株病毒以及真菌有抑制作用。③有杀灭精子的抗生育作用。④有保肝、抗溃疡作用。⑤五倍子鞣酸能和很多种金属离子、生物碱及甙类形成不溶性的复合物，可作化学解毒剂。⑥有降血糖作用。⑦有抗氧化、抗衰老作用。⑧有抗肿瘤作用。

乌梅《神农本草经》

味酸、涩，性平。入肝、脾、肺、大肠经。主敛肺，涩肠，驱蛔，生津；治久咳，久泻久痢，尿血，便血，崩漏，蛔厥腹痛，虚热消渴、烦满；去青黑痣、恶肉、瘤痒死肌。下气，安心。

为蔷薇科植物梅的近成熟果实经熏焙加工而成，《神农本草经》名"梅实"。5～6月采近成熟果实，熏焙（40℃左右）至全外皮黄，再闷至变黑色。炮制：乌梅，乌梅肉，醋乌梅，蒸乌梅，乌梅炭。内服煎3～10 g，或入丸、散；外用烧存性研末撒，或调敷。止泻止血宜炒炭用，不宜多食久食。

药理作用：①具有兴奋和刺激蛔虫后退的作用。②对痢疾杆菌、大肠埃希菌、白喉棒状杆菌、结核分枝杆菌、伤寒沙门菌、副伤寒沙门菌、肺炎球菌、百日咳鲍特菌、脑膜炎双球菌、铜绿假单胞菌、霍乱弧菌有抑制作用，对某些致病性真菌如须毛癣菌、絮状表皮癣菌、石膏样小芽孢菌等也有抑制作用。③有抗过敏作用。④对子宫颈癌、白血病有抑制作用。⑤有抑制肠管收缩、松弛胆管括约肌的作用。⑥有增强免疫功能的作用。⑦有很强的抗氧化作用。⑧有抗着床、抗早孕作用，能减弱精子的运动能力。⑨有镇咳作用。⑩有镇静、催眠、抗惊厥作用。⑪有抗纤维化作用。⑫有降血糖作用。

赤石脂《神农本草经》

味甘、涩、酸，性温。入脾、胃、大肠经。主涩肠固脱，止血，敛疮生肌；治久泻久痢，脱肛，便血，崩漏下血，带下赤白，遗精；外用治湿疹，疮疡久溃不敛，外伤出血。

为硅酸盐矿物多水高岭石与氧化物类赤铁矿或含氢氧化物

类褐铁矿组成的多矿物集合体。选红色滑腻如脂的块状体入药。炮制：赤石脂，醋赤石脂，煅赤石脂。内服打碎先煎，每次煎 15～30 g，或入丸、散；外用调敷。湿热积滞泻痢者及孕妇慎用，畏肉桂。

药理作用：①能吸附着肠道内有毒物质及食物异常发酵的产物，保护发炎的胃肠黏膜而发挥止泻作用。②可明显抑制血小板聚集，显著对抗血小板血栓形成。③可缩短凝血时间和大鼠血浆复钙时间，对胃肠道出血有止血作用，为祛瘀止血药。④外用对皮肤有抗炎、促进溃疡愈合的作用。

禹余粮《神农本草经》

味甘、涩，性微寒。入胃、大肠经。主涩肠，收敛止血、止带；治久泻、久痢，便血，崩漏、虚寒带下，血闭症瘕。炼饵服之，耐寒暑。

为氢氧化物类矿物褐铁矿的一种针铁矿石，《神农本草经》又名"太乙余粮"。主要含碱式氧化铁。挖出后去净杂土、泥土。炮制：禹余粮，煅禹余粮，醋禹余粮。内服煎 10～15 g，宜先煎去渣，取汁入其他药同煎，或入丸、散。暴病实邪不宜使用，孕妇慎服。

药理作用：①生用有明显缩短凝血时间及出血时间的作用，而煅品则延长凝血时间及出血时间。②对肠道内的细菌、毒素、毒物、异常发酵产物和炎症渗出物有吸附作用，并能抑制胃肠蠕动，有止泻作用。③有较弱的抗肿瘤作用。

鸡肉（肝、胆、肠、蛋）、鸡内金

鸡肉《神农本草经》

味甘，性微温。入脾、胃经。主温中益气，补虚填髓。治虚劳羸瘦，食少纳呆，虚寒反胃，脾虚泻痢。丹雄鸡主女人崩中漏下，赤白沃，通神，利水道；黑雌鸡主风寒湿痹，五缓六急，安胎。

《神农本草经》中的"丹雄鸡"为家禽红公鸡的肉，"黑雌鸡"为家禽黑母鸡或乌鸡的肉，杀后煮食100～200 g或炖汁服。

鸡肝，味甘，性温。入肝、肾、脾经。主补肝肾，明目，消疳；治肝虚目暗，目翳，夜盲，小儿疳积、遗尿，缺铁性贫血。

鸡肝内服煎汤30～60 g，或入丸、散。

鸡胆，味苦，性寒。入肝、肺、脾经。主清热，止咳，祛痰，解毒，明目；治百日咳，目赤流泪，翳障，耳后湿疮，砂淋，痔疮。

鸡胆内服：鲜鸡胆取汁冲服0.5～1个，或焙干研末冲服；外用鸡胆汁点眼。

鸡肠，主益肾，固精，止遗；治遗溺，小便频数、失禁，遗精，白浊，消渴。

鸡肠内服：焙干研末3～6 g冲服，或煮食饮汤。

鸡蛋，主滋阴润燥，宁心安神，养血安胎，解毒止痒；治热病烦闷，燥咳声哑，虚劳骨蒸，惊悸失眠，目赤咽痛，胎动不安，产后口渴，下痢，小儿疳积；外用生鸡蛋治烫伤，皮肤瘙痒；蛋清外用可作面膜，润肤美容。

鸡蛋生食或煮食1～3枚，外敷适量生用。

鸡内金《神农本草经》

味甘、涩，性平。入脾、胃、膀胱经。主健脾胃，消食积，化结石；治食积，泄泻，小儿疳积，胆石症，石淋，遗精，遗溺，症瘕经闭；醋浸外用治扁平疣、喉痹乳蛾、牙疳口疮。

鸡内金为家鸡的砂囊内膜，《神农本草经》名"肶胵里黄皮"。杀鸡时，取砂囊剥下内壁，洗净，晒干。炮制：鸡内金，炒鸡内金。内服煎 3 ~ 10 g，研末 1.5 ~ 3 g，或入丸、散；外用研末调敷，或鲜品生贴。

药理作用：①口服可增加胃液分泌量、酸度及消化能力，其中消化力之增加出现较迟缓，维持也较久；不含有任何消化酶，故其作用是由药物被消化后进入血液内之某种体液因素引起的。②可使胃运动功能明显增强，胃运动期延长，蠕动波增强，胃排空率也加快。③可降低糖尿病、高脂血症的血糖和血脂水平。④可加速放射性锶的排泄。

干姜、生姜、炮姜

干姜《神农本草经》

味辛，性热。入脾、胃、心、肺经。主温中散寒，回阳通脉，温肺化饮；治脘腹冷痛，呕吐，泄泻，寒饮喘咳，寒湿痹痛，蛔厥。

干姜为姜科植物姜的干燥根茎。10 ~ 12 月茎叶枯萎时采挖根茎，烘干，入药。内服煎 3 ~ 10 g，或入丸、散。阴虚内热、血热妄行者忌服。

药理作用：①姜对胃黏膜损伤及应激性溃疡有明显的保护作用。②姜有保肝、利胆作用。③对血管运动中枢及呼吸中枢有兴奋作用，对心脏也有直接兴奋作用，还能使血管扩张，促进血液循环。④有显著的镇痛作用。⑤有抗炎作用，能使幼年小鼠胸腺萎缩，肾上腺中的维生素 C 含量明显降低，作用与可的松相似。⑥可延长缺氧小鼠的存活时间，有抗氧化作用。⑦有强烈抑制血小板聚集作用。⑧对变态反应有抑制作用，能使肾上腺重量增加，具有促进垂体－肾上腺皮质系统功能的作用。⑨对肺炎球菌、溶血性链球菌、金葡菌、铜绿假单胞菌、痢疾杆菌有抑制作用。⑩有抗癌作用，可抑制白血病、肝癌细胞。

生姜《本草经集注》

味辛，性温。入肺、脾、胃经。主解表散寒，温中止呕，化痰饮；治风寒感冒，恶寒发热，头痛鼻塞，反胃，呕吐，腹胀腹痛，痰饮喘咳，鱼蟹、菌蕈等食物中毒。常服去臭气，通神明。

生姜为姜科植物姜的新鲜根茎。10～12月茎叶枯萎时采挖根茎，在湿温沙子中储存，保鲜。内服煎3～10 g，或捣汁冲服；外用捣敷，或加热熨敷患处，或绞汁涂搽。阴虚内热及实热证忌服。

药理作用：①可对胃酸及胃液的分泌呈双向调节作用，最初数小时内为抑制，后继以较长时间的兴奋；生姜可使胃液分泌增加并刺激游离盐酸分泌，但胃蛋白酶对蛋白的消化作用却降低，脂肪酶的作用增强；生姜可使肠张力、节律及蠕动增加，保护胃黏膜。②有止吐作用。③可使血压上升，对脉率则无显著影响；其酒精提取液对血管运动中枢及呼吸中枢有兴奋作用，对心脏也有直接兴奋作用。④生姜精油可非常显著地抑制鼠自发活动，能显著延长戊巴比妥钠所致的睡眠时间。⑤对肝损害有保护作用，有显著的利胆作用。⑥有抗炎、抗过敏作用。⑦有降低血清胆固醇、甘油三酯的作用。⑧有抗肿瘤作用。⑨有抗氧化作用。⑩能降低血糖，保护糖尿病所致的肾损伤。⑪生姜水浸剂有抗菌作用，并对紫色毛癣菌有抑制作用，对阴道滴虫有杀灭作用。

炮姜《珍珠囊》

味苦、辛，性温。入肝、脾、胃经。主温中止泻，温经止血；治中寒性脘腹疼痛、胀满，呕吐，泄痢，吐血，便血，崩漏。

为姜科植物姜干燥根茎的炮制品。采挖根茎晒干，用沙子炒热至干姜鼓起，表面为棕褐色，内部棕黄色为炮姜；炒炭至外表为黑色，内部棕褐色为姜炭。内服煎 3 ~ 6 g，或入丸、散；姜炭专用于温经止血。孕妇及阴虚内热者禁服。

药理作用：①能显著缩短出血和凝血时间。②对应激性及幽门结扎型胃溃疡、醋酸诱发的胃溃疡均有抑制作用。

厚朴《神农本草经》

味苦、辛，性温。入脾、胃、肺、大肠经。主燥湿消痰，下气消积，降逆平喘；治湿阻中焦，腹胀痞满、吐泻，痰壅气逆，胸满咳喘，痰结梅核，食积气滞、便秘，气血痹死肌。

为木兰科植物厚朴和凹叶厚朴的树皮。4~6 月采树皮、根皮或枝皮，阴干或晒干。炮制：厚朴，姜厚朴，药制厚朴。内服煎 3 ~ 10 g，或入丸、散。气虚、津伤血枯者不宜用，孕妇慎服。

药理作用：①对致龋变形链球菌有强抗菌作用，其作用比黄连素强；厚朴对金黄色葡萄球菌、肺炎球菌、痢疾杆菌、伤寒沙门菌、副伤寒沙门菌、八叠球菌、大肠埃希菌、铜绿假单胞菌、霍乱弧菌、变形杆菌、百日咳鲍特菌、枯草杆菌、溶血性链球菌、炭疽杆菌有较强的抑菌作用；对皮肤真菌也有抑制作用。②对胃黏膜溃疡有显著的抑制作用，可用来防治应激性胃功能障碍。③可抑制血小板聚集和 ATP 释放，有抗血栓作用。④厚朴碱对横纹肌有松弛作用，厚朴酚对脑干网状激活系统、丘脑下部激活系统和脊髓反射有明显的抑制作用。⑤有降血压作用。⑥可抑制吗啡的戒断反应。⑦对组织胺引起的支气管平滑肌收缩有抑制作用，对兔肠管及支气管和豚鼠支气管平滑肌呈兴奋作用。⑧有抗变态反应作用。⑨有镇痛、抗炎作用。⑩厚朴提取物对肿瘤有明显的抑制作用。⑪有抗氧化及护肝作用。⑫对心肌缺血再灌注损伤有保护作用。

花椒《神农本草经》

味辛，性温。入脾、胃、肾经。主温中止痛，除湿止泻，杀虫，止痒。治脾胃虚寒性脘腹冷痛、呕吐泄泻，虫积腹痛，心腹留饮宿食，肺寒咳喘；温肾阳除寒痹，坚齿发，头不白，明目；外洗治湿疹瘙痒，妇人阴痒。久服轻身好颜色，增年通神。

为芸香科植物花椒或青椒的成熟果皮，《神农本草经》名"秦椒""蜀椒"。9～11月剪下果穗晒干，去种子，以果皮入药。炮制：花椒，炒花椒，醋炒花椒，盐炒花椒。内服煎 3～6 g，或入丸、散；外用煎水洗、含漱，或研末调敷。阴虚火旺者忌服，孕妇慎服。

药理作用：①对实验性胃溃疡有明显的抑制作用，明显抑制胃肠推进运动或有双向调节作用。②明显抑制血小板聚集，延长血栓形成的时间，有抗血栓、抗凝血、抗动脉硬化作用。③有镇痛、镇静作用；对小鼠脑细胞功能有保护作用。④花椒水煎剂对甲型和乙型溶血性链球菌、葡萄球菌、肺炎球菌、炭疽杆菌、枯草杆菌、霍乱弧菌、变形杆菌、副伤寒沙门菌、痢疾杆菌、铜绿假单胞菌有抑制作用，其挥发油对 11 种皮肤癣菌和 4 种深部真菌均有抑制和杀灭作用。⑤对白血病、肺癌、肝癌有抑制作用。⑥花椒挥发油能使猪蛔虫严重中毒。⑦能加强肾上腺素对血压及子宫的作用，加强子宫收缩。⑧扩张冠状血管，对心肌损伤有保护作用。⑨能提高横纹肌张力，加强脊髓反射兴奋性。⑩花椒挥发油能显著提高小鼠溶菌酶含量，增强腹腔巨噬细胞吞噬能力。⑪有抗炎及局麻作用。⑫有预防肝损伤作用。

肉豆蔻《药性论》

味辛、微苦，性温。入脾、胃、大肠经。主温中行气，涩肠止泻；治胃寒胀痛，肠鸣腹痛，食少，呕吐，脾虚泄泻，五更泻，冷痢。

　　为肉豆蔻科高大乔木植物肉豆蔻的成熟种仁。冬春二季采摘，取出种仁，微火焙干，煨制去油用。炮制：肉豆蔻，麸煨肉豆蔻。内服煎 2 ~ 6 g，入丸、散每日 0.5 ~ 1 g。湿热泻痢及胃热者忌用，用量不宜过大。

　　药理作用：①能抑制中枢神经，有镇静、催眠作用。②肉豆蔻挥发油静脉注射有麻醉作用。③对金黄色葡萄球菌、肺炎球菌、枯草杆菌、链球菌有较强的抑菌作用。④有抗炎、镇痛作用。⑤有抗血小板聚集作用。⑥肉豆蔻油能促进胃液的分泌和刺激胃肠蠕动，增进食欲，大剂量则有抑制作用。⑦有保肝作用。⑧肉豆蔻挥发油可明显减慢心率，减少心律失常的发生，对心肌缺血再灌注有保护作用。⑨有抗肿瘤作用。⑩有降低胆固醇的作用。

白豆蔻、草豆蔻、草果

　　白豆蔻《开宝本草》

　　味辛，性温。入肺、脾、胃经。主化湿行气，温中止呕；治湿滞中焦，脘腹胀满，不思饮食，呕恶气逆，食积不消，头重胸闷，体倦嗜卧。

　　为姜科多年生草本植物白豆蔻的成熟果实。秋后采摘，晒干，捣碎用。内服煎 3 ~ 6 g，宜后下，或入丸、散。阴虚血燥及火盛无寒湿者忌服。

　　药理作用：①对痢疾杆菌有抑制作用，其挥发油对实验性结核能增强小剂量链霉素的作用。②白豆蔻提取物有较强的平喘作用。③有良好的芳香健胃作用，能促进胃液分泌，增强肠管蠕动，驱除肠内积气，并抑制肠内异常发酵；豆蔻油易于丧失其特有之香味，降低疗效。④白豆蔻煎剂对豚鼠肠管低浓度兴奋，高于1%及挥发油饱和水溶液均呈抑制作用。⑤有抗氧化作用。⑥可激活乙醇脱氢酶活性来降低乙醇血浓度发挥解酒作用。

草豆蔻《名医别录》

味辛，性温。入脾、胃经。主燥湿行气，温中止呕；治寒湿中阻，胃脘冷痛，中寒腹痛，恶心呕吐，痰饮积聚，脾胃虚寒，食谷不化，痞满作胀，久泻不止。

为姜科植物草豆蔻的近成熟种子。夏秋采集，晒至半干，除去果皮，取种仁，晒干，捣碎生用。内服煎 5～10 g，或入丸、散。阴虚津亏及无寒湿者忌服。

药理作用：①草豆蔻提取物有抑制幽门螺杆菌的作用。②有显著的抗氧化活性。③有止吐作用。④煎剂对豚鼠肠管低浓度兴奋，高于1%浓度及挥发油饱和水溶液则均呈抑制作用。⑤对胃酸无影响，但能显著升高胃蛋白酶的活性。⑥有抗炎作用。⑦有抗肿瘤作用，对胃癌、肝癌、慢性粒细胞性白血病有抑制作用。

草果《饮膳正要》

味辛，温。入脾、胃经。主燥湿散寒，祛痰截疟；治中焦寒湿，呕恶，纳呆食少，舌苔白腻，脘腹冷痛胀满，大便溏泄，下痢，痰饮，疟疾。

为姜科草本植物草果的成熟果实。秋后采摘晒干，取出种仁，入药。炮制：清炒或姜制、盐制、煨制草果。内服煎 3～6 g，捣碎用；或入丸、散。阴虚血少者忌用。

药理作用：①所含的 α-蒎烯和 β-蒎烯有镇咳祛痰作用。②草果提取物有镇痛、解热、平喘等作用。③有较强的抗炎作用，并对6种霉菌有明显的抑制作用。④给大鼠口服能抑制其胃肠运动；煎剂能使离体家兔十二指肠自发活动的紧张性升高，振幅加大；有抗溃疡作用。⑤小量口服有轻度利尿作用。⑥有驱豚鼠蛔虫作用。⑦对乙肝病毒有抑制作用。⑧有抗肿瘤作用，其挥发油对 8 种人癌细胞有较强的细胞毒活性。

鸡矢藤《生草药性备要》

味甘、微苦，性平。入肝、胃、肺经。主祛暑利湿，消积，解毒，止痛，化痰止咳；治中暑，风湿痹痛，食积腹胀，小儿疳积，痢疾，黄疸，肝脾肿大，久咳痰多，瘰疬，肠痈，脚气，烫火伤，湿疹，皮炎，跌打损伤，蛇咬蝎螫。

为茜草科草质藤本植物鸡矢藤的全草及根。夏季采收地上部分，秋冬挖取根部，地上部分切段，根部切片，晒干，生用或鲜用。内服煎 10 ~ 15 g，大剂量 30 ~ 60 g，或浸酒；外用捣敷，或煎水洗。

药理作用：①鸡矢藤总生物碱能抑制离体肠肌收缩，并可拮抗乙酰胆碱所致的肠肌痉挛。②鸡矢藤有镇静、镇痛和抗惊厥作用。③有祛痰作用。④鸡矢藤有抑制金黄色葡萄球菌、福氏志贺菌的作用，对肺炎链球菌也有作用。⑤有抗风湿、抗痛风作用。⑥鸡矢藤可促进胰岛素释放，降低血糖。

大豆黄卷、黑豆、赤小豆、绿豆

大豆黄卷《神农本草经》

味甘，性平。入脾、胃、肺经。主清热透表，除湿利气；治暑湿发热，食滞脘痞，湿痹筋挛，膝痛，水肿胀满，小便不利。

大豆黄卷为食物黑大豆发芽后晒干而成。10 月间种子成熟后采收。选种子在冷水中泡涨后，置于温暖处，促其发芽。待芽长约 1 cm 时，晒干。炮制：以淡竹叶、灯心草汁浸吸后晒干。大豆黄卷内服煎 6 ~ 15 g，或入散剂。

药理作用：①对肺炎球菌、金黄色葡萄球菌等均有抑制作用。②有抗病毒作用，可用于病毒性感冒、流感。③有防骨质疏松的作用。④有弱雌激素活性。

黑豆《本草图经》

味甘，性平。入脾、肾经。主祛风解毒，利水，健脾益肾；治水肿，黄疸，脚气，风痹筋挛，产后风痉，肾虚腰痛，遗尿，药物食物中毒；外用治痈肿疮毒。

为豆科植物大豆的黑色种子。全国各地均有栽培。黑豆内服煎 10～30 g，或入散剂，或磨汁饮；外用研末调敷，或取汁涂敷。脾虚腹胀、泄泻者慎服。

药理作用：①含微量的大豆黄酮及染料木素，两者皆有雌激素样作用，小鼠口服 6 天后测子宫重量有所增加；当体内雌激素较高时，有抗雌激素样作用。②有降脂、抗动脉粥样硬化作用。③有防治骨质疏松的作用。④有抗肿瘤作用。⑤有抗氧化、抗衰老、抗辐射作用。⑥有抗糖尿病及其并发症的作用。⑦大豆黄酮对小鼠小肠有解痉作用，其效力为罂粟碱的 37%。⑧有延缓皮肤衰老的作用。

赤小豆《神农本草经》

味甘、酸，性微寒。入心、小肠、脾经。主利水退黄，清热解毒；治水肿，脚气，黄疸，淋病，便血，排痈肿脓血。

为豆科植物赤小豆和赤豆的种子。8～9 月果实成熟后采摘荚果，取出种子晒干，生用。内服煎 10～30 g，或入散剂；外用生研调敷，或煎汤洗。阴虚津伤者慎用。

药理作用：①可抑制胰蛋白酶。②赤小豆煎剂对金黄色葡萄球菌、福氏志贺菌等有抑制作用。③有增强细胞免疫的作用。④有避孕、显著抑制精子的作用。⑤有抗氧化作用。

绿豆《日华子本草》

味甘，性寒。入心、肝、胃经。主清热消暑，利水解毒；治暑热烦渴，泻痢，痰喘，头痛目赤，口舌生疮，水肿尿少，疮疡痈肿，风疹丹毒，药物及食物中毒。

绿豆为豆科植物绿豆的种子。秋季采成熟种子后，晒干，生用。内服煎 15～30 g，大剂量可达 120 g，或生研绞汁服；外用研汁调敷。药用不可去皮。脾胃虚寒便溏者慎服。

药理作用：①有降脂与抗动脉粥样硬化的作用。②有抗肿瘤的作用。③有保护肝脏的作用。④对肾脏有保护作用。

藿香、佩兰、香薷

藿香《名医别录》

味辛，性微温。入脾、胃、肺经。主祛湿解表，化湿和胃；治暑湿感冒头痛，胸脘痞闷，湿滞中焦，呕逆泄泻，妊娠呕吐，鼻渊，手足癣。

为唇形科植物藿香的地上部分。6～7 月枝叶茂盛时割取全草，晒干，切段，生用。内服煎 6～10 g，或入丸、散，不宜久煎；外用鲜品捣敷，或煎水洗。胃热呕吐者忌用，阴虚火旺者不宜服。

药理作用：①广藿香有抗真菌作用，能抑制金黄色葡萄球菌、白色葡萄球菌、肺炎球菌、溶血性链球菌、大肠埃希菌、痢疾杆菌、铜绿假单胞菌、枯草杆菌、产气荚膜梭菌；还能抑制消化道、上呼吸道鼻病毒生长繁殖，抑制钩端螺旋体。②藿香有拮抗钙离子的活性成分，通过降低经细胞膜内的 Ca^{2+} 流量来控制平滑肌的过度兴奋，从而达到治疗消化不良、呕吐、腹泻和食欲不振的目的。③对胃肠平滑肌有解痉作用。④有抗炎作用。⑤有解热作用。⑥广藿香有止咳、化痰作用。

佩兰《神农本草经》

味辛，性平。入脾、胃、肺经。主芳香化湿，解暑；治外感暑湿或湿温，发热头重，胸闷腹胀，湿阻中焦，痞满呕恶，口中甜味，消渴，便溏，利水道。

为菊科植物佩兰的地上部分，《神农本草经》名"兰草"。

夏季采割茎叶，阴干，切段，生用。内服煎 6～10 g，鲜品可用 15～30 g。阴虚血燥、气虚者慎服。

药理作用：①佩兰挥发油对流行性感冒病毒有抑制作用。②对白喉棒状杆菌、金黄色葡萄球菌、八叠球菌、变形杆菌、伤寒沙门菌等有抑制作用。③有抗炎作用。④有促进子宫复旧、增加乳汁分泌的作用；佩兰口服能引起小鼠动情周期暂停，排卵受到抑制。⑤能增强胃底、胃体肌的张力，增强胃底肌张力活性由胆碱能 N 受体介导。⑥佩兰挥发油有明显的祛痰作用。⑦有抗肿瘤作用。⑧佩兰醇浸出物有急性毒性，能使家兔麻醉，甚至抑制呼吸，使其心率减慢、体温下降、血糖升高及引起糖尿诸症。

香薷《名医别录》

味辛，性微温。入肺、胃经。主发汗解表，和中化湿，利水消肿；治伤暑伏热，阴寒闭暑，恶寒发热，头痛恶心，胸闷肢倦，腹痛吐泻，水肿胀满，暑疠。久服益气，轻身不老。

为唇形科多年生草本植物石香薷、江香薷的干燥地上部分。夏秋采割，晒干，切段，生用。内服煎 3～9 g，或入丸、散；外用研末调敷，或鲜品捣敷。表虚者忌服。

药理作用：①香薷挥发油有显著抑制流感病毒和埃可病毒的作用。②对大肠埃希菌、金黄色葡萄球菌、脑膜炎双球菌、伤寒沙门菌、表皮葡萄球菌、乙型链球菌、乙型副伤寒沙门菌、痢疾杆菌、白喉棒状杆菌、肺炎克雷伯菌、变形杆菌、炭疽杆菌、铜绿假单胞菌等有较强的抑制作用。③有抗炎及解热作用。④有镇静、镇痛作用。⑤能增强特异性和非特异性免疫功能，使脾重增加。⑥香薷挥发油有直接抑制动物回肠自发性收缩的作用，对豚鼠和家兔回肠的抑制作用较强。⑦有镇咳祛痰作用。⑧有降血脂作用，降胆固醇作用大于甘油三酯。⑨有抗氧化作用。

芜荑《神农本草经》

味苦、辛，性温。入脾、胃经。主杀虫止痢，消积化食；治虫积腹痛，面黄消瘦，小儿疳积，久泻久痢，去三虫（蛔虫、钩虫、脑囊虫、疟原虫）；散皮肤骨节中淫淫温行毒（外用治疥癣、疮疡）。

芜荑为榆科植物大果榆种子的加工品。5～6月果实成熟时采下，晒干，搓去膜翅，取种子浸水发酵，再加入榆树皮面、红土、菊花末混合如糊，摊平，切块，晒干入药。内服煎3～10 g，或入丸、散；外用调敷。脾胃虚弱者慎服。

药理作用：①芜荑醇浸提取物在体外对猪蛔虫、蚯蚓、蚂蟥皆有显著的治虫效力。②抗真菌作用，芜荑浸液对紫色毛癣菌、奥杜盎氏小芽孢癣菌等12种皮肤真菌有不同程度的抑制作用。③芜荑提取物有明显的抗疟原虫的作用。

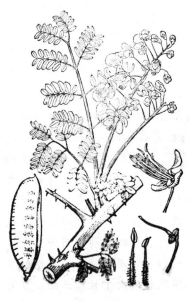

图3-14 云实

云实《神农本草经》

味辛、苦，性温。入脾、肺经。主解毒除湿，止咳化痰，杀虫；治泄痢，肠澼，久咳喘嗽，疟疾，小儿疳积，虫积。多食令人狂走，常服通神明。其根发表散寒，祛风活络；用于风寒感冒，风湿疼痛，跌打损伤，蛇咬伤。

为豆科植物云实的种子。云实为攀缘灌木，树皮暗红色，密生倒钩刺，二回羽状复叶，长20～30 cm，羽片 3～10 对，对生，有柄，基部有刺 1 对。总状花序顶生，长 15～30 cm，总花梗多刺，花左右对称，花瓣 5，黄色，盛开时反卷。荚果近木质，偏斜，长 6～12 cm，先端具尖喙，沿腹缝线膨大成狭翅，栗褐色，有光泽，种子 6～9 颗，长圆形，褐色。花、果期 4～10 个月。见附图 3-14。生于平原、丘陵地、山谷及河边，分布于华东、华北、中南、西南等地。8～10 月果实成熟时采集种子，晒干，入药。内服煎 9～15 g，或入丸、散。根内服煎 15～30 g，或泡酒服。

药理作用：①有止咳、祛痰与平喘作用。②云实水煎液对金黄色葡萄球菌、大肠埃希菌、某些痢疾杆菌有抑菌作用。③云实酒精提取物对麻醉狗有降压作用，水提取物在同剂量时则无影响。④有抑制黑色素生长的活性。

青皮、陈皮、香橼、佛手

青皮《本草图经》

味苦、辛，性温。入肝、胆、胃经。主疏肝理气，消积化滞；治肝郁气滞之胁肋、乳房、胃脘胀痛，乳核，乳痈，疝气，食积腹痛，症瘕积聚，久疟癖块。

青皮为芸香科植物橘的未成熟果实的皮。5～6 月采集后，晒干。炮制：青皮，醋青皮，麸炒青皮。内服煎 3～10 g，或入丸、散。醋炙舒肝止痛之力增强。

药理作用：①有祛痰、平喘作用，能对抗组胺引起的支气管收缩。②能降低胃、肠、胆囊及子宫的紧张性收缩，并使膀胱平滑肌兴奋；能扩张胆道，显著增加胆汁流量。③青皮水煎醇沉注射液给动物注射有显著的升压作用，且能兴奋呼吸。④有兴奋心肌的作用，可改善心肌的传导性、自律性。⑤青皮注射液有抗休克的作用，对创伤性休克、缺血性休克、中草药肌松剂过量引起的休克、内毒素休克以及麻醉意外及催眠药中毒等，均有显著疗效。⑥能降低骨骼肌细胞的能荷值。

陈皮《神农本草经》

味辛、苦，性温。入脾、肺经。主理气健脾，燥湿化痰；治胸膈满闷，脘腹胀痛，不思饮食，呕吐，呃逆，咳嗽痰多。利水谷，常服去臭，下气，通神。橘络：主理气通络，治胸闷胁痛。橘核：主理气散结，治睾丸肿痛、乳房结块。

陈皮为芸香科橘、茶枝柑、温州密柑、大红袍、福橘等的成熟果皮，《神农本草经》名"橘柚"。秋末冬初果实成熟时采收果皮，晒干，切丝。炮制：陈皮，陈皮炭，土炒、麸炒、盐炒、蜜炙、制陈皮等。内服煎 3～10 g，或入丸、散。橘的果皮内层筋络名"橘络"，橘的种子名"橘核"。

药理作用：①可调整消化系统功能，促进唾液、胃液等消化液分泌和消除肠内积气；皮下注射可抑制胃液分泌，有抗溃疡的作用。②能抑制胃肠平滑肌运动，也有报道其对胃肠平滑肌表现为双向调节作用。③有保肝、利胆作用。④能兴奋心脏，使心肌收缩力增强，剂量过大可降低心率，又可使冠脉流量增加。⑤对高脂饮食引起的动脉硬化有显著的防治作用。⑥有抗炎、抗过敏的作用。⑦有平喘祛痰的作用。⑧有抗真菌、抗病毒的作用。⑨抑制离体子宫，高浓度可松弛子宫。⑩有抗氧化作用，可增强免疫功能，但对 T 淋巴细胞转化率有抑制作用。⑪有抗肿瘤作用。⑫有抗肺纤维化及抗肺炎的作用。⑬可缩短出血及凝血时间。⑭有避孕作用。

香橼《名医别录》

味辛、微苦、酸，性温。入肝、脾、肺经。主舒肝理气，宽中，化痰；治肝胃气滞，胸胁胀痛，脘腹痞满，呕吐噫气，痰多咳嗽。

为芸香科植物枸橼或香圆的成熟果实。9～10 月采摘，晒干；或放 2～3 天，待果实表面略干时，切成厚片，晒干，入药。内服煎 3~6 g，或入丸、散。阴虚血燥及孕妇、气虚者慎服。

药理作用：①所含挥发油对胃肠道有温和的刺激作用，能促进肠胃的蠕动和消化液分泌，排除肠内积气。②有祛痰作用。③有较弱的抗炎、抗病毒作用。

佛手《滇南本草》

味辛、苦，性温。入肝、脾、胃、肺经。主疏肝解郁，理气和中，燥湿化痰；治肝气郁结之胁痛、胸闷，肝胃气滞之脘腹胀痛、嗳气、恶心，久咳痰多。

为芸香科植物佛手的干燥果实。晚秋果皮由绿变浅黄绿色时，用剪刀剪下，切片，晒干，生用。内服煎 3~10 g，或泡茶饮。阴虚有热、无气滞者慎服。

药理作用：①有祛痰作用，能抗过敏，解除支气管痉挛，发挥平喘作用。②有中枢抑制、延长睡眠时间的作用。③可增加心脏冠脉流量，提高耐缺氧能力，有降压作用；给猫静脉注射有短时间抑制心脏的作用。④可增强毛细血管的抵抗力和减少肾上腺抗坏血酸耗竭。⑤有抗炎、抗病毒作用。⑥佛手醇提物有解除胃肠平滑肌痉挛的作用，对离体大鼠肠管有明显的抑制作用。⑦外用有促进毛发生长的作用。⑧佛手有抗氧化作用。

枳实、枳壳

枳实《神农本草经》

味苦、辛、酸，性微寒。入脾、胃、大肠经。主破气消积，化痰除痞、导滞。治积滞内停，痞满胀痛，胸痹，结胸，泻痢后重，大便不通，胃下垂，子宫脱垂，脱肛，大风在皮肤中如麻豆苦痒；除痰结，长肌肉，利五脏，益气。

枳实为芸香科植物酸橙及其栽培变种或甜橙等的干燥幼

果。5～6月采幼果，切片，晒干。炮制：枳实，炒枳实，麸炒枳实，蜜枳实，烫枳实，枳实炭。内服煎3～10 g，治胃下垂可用至30 g，或入丸、散；外用研末调敷。孕妇慎服。

药理作用：①枳实煎液对小鼠子宫有抑制作用；对兔子宫（已孕及未孕）有兴奋作用，使其收缩有力，张力增加，甚至出现强直收缩。②对肠管呈抑制作用，对胃肠造瘘的犬，则呈一定的兴奋作用，能使其胃肠运动收缩节律有力。③枳实静脉注射对心脏呈现小量兴奋，大量抑制；能增加冠脉流量，有显著而迅速的升压、抗休克作用。④枳实静脉注射有利尿作用。⑤枳实能抗血小板聚集，抑制红细胞聚集，有明显的抗血栓形成作用。⑥有抗炎、抗变态反应的作用。⑦有镇静、镇痛、解热作用。⑧有抗菌作用。⑨能使胆囊收缩，使奥迪括约肌张力增加。⑩使大鼠血清及肝中胆固醇含量降低。⑪有抗氧化作用。

枳壳《雷公炮制论》

味苦、辛、酸，性微寒。入脾、肺、大肠经。主行气宽胸，化痰除痞；治胸膈痞满，胁肋胀痛，食积不化，脘腹胀满，痰饮内停，下痢后重，脏器下垂。

枳壳为芸香科植物酸橙及其栽培品未成熟的去瓤果实。7～8月采果实，去瓤，切片，晒干。炮制：枳壳，炒枳壳，麸炒枳壳，蜜枳壳。内服煎3～9 g，治胃下垂可至30～100 g，或入丸、散；外用煎水洗，或炒热熨。孕妇慎服。

药理作用：①枳壳提取物可增加冠脉流量，降低心肌氧耗量，有明显的利尿作用；有收缩血管升高血压的作用。②静脉注射枳壳注射液可显著增加犬脑血流量和肾血流量。③能减少胃液分泌，降低胃蛋白酶活性，有抗溃疡作用。④枳壳煎剂对在位子宫和未孕兔的子宫有明显的兴奋作用。⑤有抗变态反应的作用。⑥有抗肿瘤转移的作用。⑦可增加肠蠕动，松弛奥迪括约肌，增加胆汁流量，产生排石作用。⑧枳壳对胃肠平滑肌运动可有双向调节作用。

鳢鱼 《神农本草经》

味甘，性凉。入脾、胃、肺、肾经。主补脾益胃，利水消肿，安胎。治湿痹，脚气，面目浮肿，妊娠水肿，产后乳少，习惯性流产，肺痨体虚，胃脘胀满，肠风及痔疮下血，下大水；外用治疥癣。

为水生鳢科动物乌鳢的肉，俗名"黑鱼"，《神农本草经》名"蠡鱼"。捕捞后，除去内脏，洗净，鲜用或晒干。内服煮食250～500 g，研末服10～15 g；外用捣敷。

药理作用：①有清除自由基、抗氧化的作用。②有抗疲劳作用。③能增强小鼠记忆力。④可明显促进伤口愈合。

葶苈子 《神农本草经》

味辛、苦，性寒。入心、肺、膀胱经。主益心气，泻肺平喘，行水消肿。治咳喘痰多，心衰，胸满不得平卧，肺痈，症瘕积聚，水肿胀满，痈疽恶疮；破坚逐邪，通利水道；外用治瘰疬。久服轻身耐老。

葶苈为十字花科植物独行菜、琴叶葶苈、播娘蒿的种子。5月上旬收集种子，晒干。炮制：葶苈子，炒葶苈子，蜜葶苈。内服煎6～10 g，治心衰可用至20～30 g，或入丸、散。肺虚喘咳，脾虚肿满者不可单独服用。

药理作用：①呈强心苷样作用，能增强心肌收缩力，减慢心率，降低传导速度，大剂量引起心动过速、心室颤动等强心苷中毒症状；对衰竭的心脏可增加输出量，降低静脉压。②有利尿作用。③有降血脂作用。④有广谱抗菌作用，对数十种革兰氏阳性菌、阴性菌都有效；对20种真菌有抑制作用。⑤有抗癌作用，对鼻咽癌、子宫颈癌有很高的抗癌活性。⑥有镇咳、祛痰、平喘作用。⑦促进非特异性免疫和特异性免疫的功能。

桑白皮、桑叶

桑白皮《神农本草经》

味甘、辛，性寒。入肺、脾经。主泻肺平喘，利水消肿；治肺热喘咳，咳嗽痰多，咳血，水气浮肿，脚气，痤疮，消渴羸瘦。

桑白皮为桑科落叶灌木或小乔木植物桑的干燥根皮，《神农本草经》名"桑根白皮"。秋末或春季采根皮，晒干，切丝。炮制：桑白皮，蜜炙桑白皮。内服煎 5～15 g。泻肺行水宜生用，润肺止咳宜炙用。肺寒咳喘不宜用。

药理作用：①有利尿作用，可增加肾血流量。②有比较持久的降压作用，且伴有心动徐缓；对兔耳血管有扩张作用，能增加血流量。③有导泻作用；另有报道，能抑制胃肠自动节律性活动，有止泻作用；提取物对兔离体肠和子宫有兴奋作用。④有镇静、镇痛、安定、抗惊厥作用。⑤有降血糖作用。⑥对金黄色葡萄球菌、伤寒沙门菌、福氏志贺菌有抑制作用；对发癣菌也有抑制作用。⑦有抗炎作用。⑧桑白皮多糖通过增加淋巴细胞增殖和减少 B 细胞抗体生成发挥免疫调控作用。⑨有清除自由基、抗氧化作用。⑩桑白皮有镇咳、平喘作用。⑪有抑制血小板聚集作用。

桑叶《神农本草经》

味苦、甘，性寒。入肺、肝经。主疏散风热，清肺润燥，清肝明目；治风热感冒，风温初起，发热头痛，汗出恶风，肺热燥咳，咳嗽胸痛，咽喉肿痛，喉痹，肝热眩晕，目赤流泪，消渴。

桑叶为桑科植物桑树的干燥叶。9～11 月经霜后采取树叶，晒干，入药。炮制：桑叶，蜜炙桑叶。内服煎 6～10 g，或入丸、散剂；外用煎水洗眼，或捣敷。肺燥咳嗽宜用蜜炙桑叶。

药理作用：①桑叶煎剂对金葡菌、乙型溶血性链球菌、白喉棒状杆菌和炭疽杆菌均有较强的抗菌作用，对大肠埃希菌、伤寒沙门菌、痢疾杆菌、铜绿假单胞菌也有一定的抗菌作用，还有杀钩端螺旋体及抗病毒作用。②有抗炎作用。③有降血糖作用，有人认为桑叶中的某些氨基酸能刺激胰岛素的分泌以降低血糖。④桑叶提取物静脉注射可出现暂时的血压下降；可增加心肌收缩力，扩张冠状动脉。⑤可增加单核巨噬细胞吞噬功能，提高血清溶血素水平。⑥对鼠肠肌有抑制作用，有抗溃疡作用，对动情期鼠子宫有兴奋作用。⑦可排除体内胆固醇，降低血脂。⑧有抗凝血作用。⑨有延缓衰老的作用。⑩有抗肿瘤作用。⑪桑叶经乙醇提得的植物雌激素，喂饲小鼠可减慢其生长率。

冬瓜子、冬瓜皮

冬瓜子《神农本草经》

味甘，性微寒。入肺、大肠经。主清肺化痰，消痈排脓，利湿；治肺痈，肺热咳嗽，肠痈，带下，水肿；令人悦泽好颜色。

为葫芦科植物冬瓜的干燥成熟种子，《神农本草经》名"白瓜子"。食用冬瓜时收集种子，晒干。炮制：冬瓜子，炒冬瓜子。内服煎 10～15 g，用时捣服，或研末服。脾胃虚寒者慎服。

药理作用：①有免疫促进作用，有 PBA（无性系 B 细胞激活剂）活性及佐剂活性，使宽斑形成细胞数显著增高。②可分离纯化出 4 个具有抑制胰蛋白酶活力的组分，其中两个组分属小分子胰蛋白酶抑制剂。③有抗肿瘤作用。④有抗氧化作用。⑤有抗炎、镇痛作用。⑥有抗糖尿病作用。

冬瓜皮《开宝本草》

味甘，性微寒。入脾、小肠经。主利水消肿；治水肿胀满，小便不利，暑热烦渴，泄泻，疮肿。

为葫芦科植物冬瓜的干燥果皮。食用冬瓜时，削取外皮，晒干，入药。内服煎 15～30 g；外用煎水洗，或捣敷。虚肿者忌单独服用。

药理作用：冬瓜皮有利尿作用，非肾性水肿恢复期患者内服冬瓜皮煎剂 100 g，并饮水 1000 mL，在服药后 2 小时内排出尿量较对照组显著增加。

后补中品五十种

羊肉《本草经集注》

味甘，性热。入脾、胃、肾经。主温中暖肾，益气补虚，壮筋骨；治脏气虚寒，食少反胃，虚寒泻痢，筋骨痹弱，腰膝酸软，阳痿，小便频数，寒疝，虚劳羸瘦，产后虚弱，缺乳。

羊肉为牛科山羊属动物山羊、青羊或绵羊属动物绵羊的肉。内服煮食或煎汤 125～250 g，或入丸剂。外感时邪或有宿热者禁服，孕妇不宜多食。

大蒜《本草经集注》

味辛，性温。入脾、胃、肺经。主行滞气，暖脾胃，消症积，解毒，杀虫；治饮食积滞，脘腹冷痛，水肿胀满，泄泻，痢疾，阿米巴痢疾，钩虫，疟疾，百日咳；外用治痈肿疮疡，白秃癣疮，蛇虫咬伤，防治蛲虫。

为百合科植物大蒜的鳞茎。6 月叶枯时采挖，除去泥沙，通风晾干或烘烤至外皮干燥，入药。内服煎汤 5～10 g，生食、煨食或捣泥为丸；外用捣敷，作栓剂，或切片灸。阴虚火旺者慎服，目疾、口齿、喉、舌诸患者及时行病后均忌食。

药理作用：①大蒜挥发油、大蒜素对肝脏有保护作用。②有抗氧化作用，对活性氧自由基有较强的清除能力。③有降血糖作用，可增加血浆胰岛素水平。④大蒜提取物对单纯疱疹病毒、腺病毒、柯萨奇病毒、流感病毒、巨细胞病毒有抑制作用；对常见致病性皮肤真菌均有不同程度的抑制作用；对化脓性球菌、结核分枝杆菌、铜绿假单胞菌、白喉棒状杆菌、百日咳鲍特菌、志贺菌属、伤寒沙门菌、副伤寒沙门菌、炭疽杆菌、幽门螺杆菌、霍乱弧菌均有抑制作用；大蒜水浸液有杀灭阿米巴、阴道滴虫、蛲虫的作用。⑤可增强机体非特异性免疫功能和细胞免疫功能，有增加胸腺和脾重的作用。⑥大蒜中的植物杀菌素对人体精子有不同程度的抑精作用。⑦大蒜素有抗室性心律失常的作用，对心肌缺血再灌注有保护作用。⑧可使血压明显下降。⑨大蒜提取物能抑制血小极聚集，其抑制作用呈剂量依赖性。⑩能明显抑制鼻咽癌、肺癌、肉瘤、乳腺癌、肝癌、胃癌、结肠癌、白血病等肿瘤生长。⑪大蒜液通过诱发胃粘膜合成和释放内源性前列腺素，可阻止 HCl 及胃蛋白酶对胃粘膜的损伤。⑫有镇咳作用。⑬蒜制剂口服可改善慢性铅中毒的症状；其乙醇提取物能兴奋子宫及加强雌二醇对子宫的兴奋作用。

荜澄茄《开宝本草》

味辛，性温。入脾、胃、肾、膀胱经。主温中散寒，行气止痛，暖肾；治胃寒呕吐，呃逆，脘腹胀满冷痛，肠鸣泄泻，脾虚食少，寒疝腹痛，寒湿性小便淋沥浑浊。

为胡椒科植物荜澄茄的果实，也以樟科植物山鸡椒（山苍树）果实入药。在秋季果实充分成长而未成熟仍呈青色时采收，连果枝摘下，晒干，干燥后摘下带果柄的果实，入药。内服煎 2～5 g，或入丸、散；外用研末擦牙治齿浮热痛，搐鼻治鼻塞。阴虚火旺，内有实热者慎服。

药理作用：①荜澄茄油能松弛气管平滑肌，有祛痰、平喘作用。②荜澄茄油对金黄色葡萄球菌、大肠埃希菌、伤寒沙门菌和痢疾杆菌、铜绿假单胞菌有抑制作用；有杀真菌作用，为广谱抗真菌药物，其主要成分为柠檬醛。③对皮肤过敏反应有抑制作用。④荜澄茄油及其滴丸有抗缺氧作用，能延长腹腔注射异丙肾上腺素的小白鼠的在常压缺氧条件下的生存时间，并对氰化钾和亚硝酸钠中毒有缓解作用。⑤有抗心律失常，扩张冠状动脉，增加心肌血循环量的作用。⑥有抗血小板凝集及抗血栓的作用。⑦有灭蚊、抑制血吸虫、抗阴道滴虫的作用。⑧能抑制胃肠推进运动，有抗溃疡的作用。⑨有镇痛、镇静的作用。

刘寄奴 《雷公炮制论》

味辛、苦，性温。入心、肝、脾经。主散瘀止痛，破血通经，消食化积；治血滞经闭，痛经，产后瘀阻腹痛，症瘕，食积腹痛，赤白痢疾，跌打损伤，金疮出血，尿血，痈毒，烫伤。

刘寄奴为菊科植物奇蒿的干燥带花全草。7～9月花开时采收，连根拔取全草，晒干，入药。内服煎5～10 g，消食积可煎15～30 g，或入散剂；外用鲜品捣敷，或研末撒患处。气血虚弱、脾虚作泄者慎服；孕妇忌服。

药理作用：①能解除平滑肌痉挛。②有抗缺氧作用。③有增加离体豚鼠冠状动脉灌流量的作用。④有抗凝血、抗血小板聚集、抗血栓作用，可改善血液循环。⑤有抗菌作用。⑥有抗炎作用。⑦有保肝利胆作用。

月季花 《本草纲目》

味甘、微苦，性温。入肝经。主活血调经，消肿解毒，疏肝理气；治月经不调，痛经，闭经，跌打损伤，瘀血肿痛，瘰疬，肝郁胁痛，痈肿，烫伤。

为蔷薇科植物月季花的干燥花。6～9月选晴天采半开放的花朵，晾干，入药。内服煎汤或开水泡服3～6 g，不宜久煎，鲜品9～15 g；外用鲜品捣敷患处，或干品研末调敷。脾胃虚弱者及孕妇忌服。

药理作用：①有抗氧化作用。②有较强的抗真菌作用，在3%浓度时即对17种真菌有抗菌作用，其抗菌的有效成分是没食子酸。③可促进胰岛素分泌和肝糖原的合成，降低血糖。

半枝莲《江苏省植物药材志》

味辛、苦，性寒。入肺、肝、肾经。主清热解毒，化瘀，消肿，利尿；治热毒痈肿，咽喉肿痛，肺痈，肠痈，瘰疬，毒蛇咬伤，跌打损伤，各种出血，水肿，腹水，肺癌、肝癌、胃癌、直肠癌、宫颈癌。常服轻身。

为唇形科植物半枝莲的全草。每年5月、7月、9月均可收获一次，割取全草，切段，晒干，入药。内服煎15～30 g，或入丸、散；外用鲜品捣敷，或捣汁调涂。体虚及孕妇慎服。

药理作用：①对金黄色葡萄球菌、福氏志贺菌、伤寒沙门菌、铜绿假单胞菌、大肠埃希菌、甲型溶血性链球菌、肺炎球菌有抑制作用；半枝莲还有抗病毒作用。②有解热、抗炎作用。③对肝癌、肺癌、子宫颈癌、急性粒细胞型白血病、小鼠肉瘤、脑瘤有抑制作用。④可增强机体免疫力，促进Ⅳ型变态反应，大剂量给药可抑制小鼠胸腺指数。⑤所含的黄芩素苷有增加脑血流量，降低脑血管阻力，提高血脑屏障的通透性。⑥有抗动脉粥样硬化、对抗血小板凝聚的作用。⑦有利尿作用。⑧有降血压作用。⑨有对抗平滑肌收缩的作用，并有祛痰、平喘作用。⑩有抗衰老、抗氧化作用。⑪有保肝作用，能明显促进胃肠推进运动。

白花蛇舌草《广西中药志》

味微苦、甘，性寒。入肺、胃、肝、小肠经。主清热解毒，散结消肿，利湿退黄；治肺热喘嗽，肺痈，咽喉肿痛，肠痈腹痛，痢疾肠炎，黄疸，癌肿（恶性淋巴瘤、食管癌、结肠癌、黑色素瘤、乳腺癌等），水肿，热淋涩痛，痈肿疮毒，毒蛇咬伤。

为茜草科耳草属植物白花蛇舌草的干燥全草。夏秋二季采收，洗净，晒干，切段，生用。内服煎 15～60 g，外用捣敷。阴疽及脾胃虚寒者、孕妇忌用。

药理作用：①对急性淋巴细胞型、粒细胞型、单核细胞型以及慢性粒细胞型白血病肿瘤细胞有较强的抑制作用，对乳腺癌、吉田肉瘤、结肠癌、黑素瘤、肝癌细胞有抑制作用。②对金黄色葡萄球菌、福氏志贺菌、伤寒沙门菌、铜绿假单胞菌等有抑制作用。③有抗炎作用，是刺激网状内皮系统增生和增强吞噬细胞活力等因素所致。④增强免疫功能作用，可增强白细胞吞噬功能，增强异型小鼠脾细胞诱导的Ⅳ型超敏反应；增加小鼠脾抗体分泌细胞数，增强脾细胞的增殖反应；增强细胞毒性 T 淋巴细胞对 MX－87 靶细胞的杀伤率。⑤有保肝利胆作用。⑥对胃黏膜损伤有保护作用。⑦有抗氧化作用。⑧有镇静、镇痛、催眠作用。⑨有抑制精子生成的作用。

冬凌草《中华人民共和国药典》

味苦、甘，性微寒。入肺、胃、肝经。主清热解毒，散结止痛；治咽喉肿痛，感冒头痛，气管炎，肝癌，食道癌，慢性肝炎，盆腔炎，风湿痹痛，蛇虫咬伤。

冬凌草为唇形科植物碎米桠的全草。9～10月采收，切段，晒干，入药。内服煎 30～60 g，或泡酒服，或冬凌草片口服；外用鲜品捣敷，或煎汤洗。

药理作用：①对癌细胞有明显的细胞毒反应，有抑制食管癌、腹水癌、肝癌、肉瘤作用。②对左心室呈负性肌力作用，可减慢心率，降低血压，可能还具有扩张血管的作用。③对细胞免疫有一定的兴奋作用。④有抗菌作用。⑤对平滑肌张力有轻度的抑制作用。

老鹳草《本草纲目拾遗》

味辛、苦，性平。入肝、肾、大肠经。主祛风通络，活血，清热利湿；治风湿痹痛，麻木拘挛，筋骨酸痛，跌打损伤，泄泻痢疾，疮毒。

为牻牛儿苗科植物牻牛儿苗、老鹳草或野老鹳草的干燥地上部分。夏、秋二季果实近成熟时采割，晒干，切段，入药。内服煎 9～15 g，或浸酒，或熬膏；外用捣烂加酒炒热外敷，或制成软膏涂敷。

药理作用：①有抗菌、抗病毒作用，老鹳草煎剂对卡他莫拉菌、金黄色葡萄球菌、福氏志贺菌、乙型溶血性链球菌、肺炎球菌等有较明显的抑制作用；对伤寒沙门菌、大肠埃希菌、铜绿假单胞菌均有抑制作用。对亚洲甲型流感病毒京科681株和副流感病毒Ⅰ型、单纯疱疹病毒Ⅰ型有较明显的抑制作用。②能抑制十二指肠和小肠的活动，促进盲肠的逆蠕动，呈现止泻作用；剂量过大，则能促进大肠的蠕动而出现泻下作用。③有镇咳作用，无祛痰作用。④香叶醇有驱鼠蛔虫作用。⑤有抗炎、镇痛作用。⑥有抗氧化作用。⑦有保肝作用。⑧有降血糖作用。⑨有抑制肿瘤作用。⑩有黄体酮样作用。

豨莶草《新修本草》

味苦、辛，性寒。入肝、肾经。主祛风湿，利关节，清热解毒；治风湿痹痛，筋骨无力，腰膝酸软，肝阳头晕，中风麻木偏瘫，疟疾，痈肿疮毒，风疹，湿疮。

为菊科草本植物豨莶、腺梗豨莶、毛梗豨莶的地上部分。7～10月采割，晒干，切段，入药。炮制：豨莶草，酒豨莶草。内服煎10～30 g，或入丸、散，或制成片剂；外用捣敷，或煎水洗。

药理作用：①有抗炎、抗菌作用。②有抗疟作用，能抑制疟原虫。③有免疫功能抑制作用，能使小鼠巨噬细胞吞噬功能、溶菌酶活性、胸腺及脾脏重量、血清抗体滴度、Ea和EL花环形成率、血细胞内DNA和RNA吖啶橙荧光染色阳性率均降低。④有镇痛作用。⑤有降血压作用。⑥可改善微循环和抑制血栓形成。⑦有抗癌作用。⑧有抗过敏、止痒作用。

穿山龙 《东北药植志》

味苦，性平。入肝、脾、肺经。主祛风除湿，活血通络，止咳，截疟；治风湿痹痛，肢体麻木，风湿热，胸痹心痛，腹痛，痰多咳喘，疟疾，跌打损伤，痈肿，冻疮。

为薯蓣科植物穿龙薯蓣或柴黄姜的根茎。秋季采挖，晒干，切段，生用。内服煎10～15 g，或浸酒，或"穿山龙注射液"肌肉注射；外用鲜品捣敷，或熬膏涂。

药理作用：①有明显的止咳作用。②有显著的祛痰作用，主要有效成分是甾体皂苷类。③有平喘作用，对支气管痉挛亦有预防作用。④能显著降低兔血清胆固醇及血压，延缓心率，增强心收缩振幅，增加尿量，改善冠状循环，对主动脉斑块、肝脏脂肪沉积有减轻作用。⑤对体液免疫和细胞免疫均有显著的抑制作用，还有抑制诱导细胞增殖的作用。⑥有抗菌、抗炎、镇痛作用。⑦有抗肿瘤作用。⑧有降血糖作用。⑨可促进骨髓造血功能的恢复。

千年健 《本草纲目拾遗》

味苦、辛，性温。入肝、肾经。主祛风湿，健筋骨，活血止痛；治风寒湿痹，腰膝冷痛，肢节酸痛，下肢拘挛麻木，胃寒痛。

为天南星科植物千年健的干燥根茎。春、秋二季采挖，洗净，除去外皮，切片，晒干，入药。内服煎 9～15 g，或浸酒；外用研末调敷。阴虚内热者慎服。

药理作用：①有抗菌、抗病毒作用，对Ⅰ型单纯疱疹病毒有抑制作用，其挥发油可显著抑制布鲁氏杆菌生长。②有抗炎、镇痛作用。③有较强的抗凝血作用。④可明显拮抗气管平滑肌收缩。

苏合香《名医别录》

味辛、微甘，性温。入心、肝、脾经。主通窍辟秽，开郁豁痰，行气止痛；治中风痰厥，气厥之寒闭症，猝然昏倒，胸痹心痛，胸腹冷痛，惊痫，温疟，湿浊吐利；外用治冻疮、疥癣。

为金缕梅科植物苏合香树的树干渗出的香树脂，经加工精制而成，置阴凉处，密闭保存。内服宜入丸、散 0.3～1 g，不入煎剂；外用，适量溶于乙醇或制成软膏、搽剂涂敷。阴虚多火之人忌用。

药理作用：①有抗血小板聚集功能，可降低血浆纤维蛋白含量，促进纤溶酶活性，有抗血栓作用。②可扩张冠脉，增加冠脉血流量，使其恢复正常或接近正常；能明显减慢心率，预防室颤，降低心肌耗氧量。③有较弱的抗菌作用，可用于各种呼吸道感染。④局部应用可缓解炎症，如湿疹和瘙痒，并能促进溃疡与创伤的愈合。

安息香《新修本草》

味辛、苦，性平。入心、脾经。主开窍醒神，行气活血，止痛；治中风痰厥，气郁暴厥，中恶昏迷，心腹疼痛，产后血晕，小儿惊风，风痹肢节痛。

为安息香科植物安息香和白花树的干燥树脂。夏、秋二季割裂树干，收集流出的树脂，阴干，入药。炮制：安息香，酒制安息香。内服 0.6～1.5 g，多入丸、散。阴虚火旺者慎服。

药理作用：①有抗炎、解热、止痛作用。②可刺激呼吸道黏膜，使其分泌增加，稀释痰液，促进痰液的排出，而达到祛痰的目的。③对脑缺血缺氧有保护作用。④有促进血脑屏障通透性的作用。⑤有抗肿瘤作用。⑥有促进雌激素合成的作用。⑦有防腐作用，可外用作局部防腐剂。

檀香《名医别录》

味辛，性温。入脾、胃、心、肺经。主行气温中，开胃止痛；治寒凝气滞，胸腹胀痛，胃痛食少，霍乱吐泻，噎膈吐食，冠心病心绞痛，寒疝腹痛及肿毒。

为檀香科植物檀香树干的心材。全年可采，采得后切成小段，除去边材，劈成小碎块，晾干。内服煎 2～5 g，或入丸、散 1～2 g；外用可磨汁涂。

药理作用：①可增强胃肠蠕动，促进消化液的分泌。②檀香油的抗菌作用不强，可减少金黄色葡萄球菌的生长，对伤寒沙门菌、痢疾杆菌、鸟型结核分枝杆菌有抑制作用，对大肠埃希菌无作用。③檀香有镇静作用。④檀香油尚有利尿作用。

降香《证类本草》

味辛，性温。入肝、脾经。主化瘀止血，理气止痛；治肝郁胁痛，胸痹刺痛，吐血，衄血，跌打损伤，创伤出血，寒疝疼痛，呕吐腹痛。

为豆科植物降香檀、印度黄檀的树干或根部心材。全年可采，将树干削去外皮，锯成段，晒干，劈成小块，入药。内服煎 3～6 g，宜后下，研末服 1～2 g，或入丸、散；外用研末调敷。阴虚火旺、血热妄行者慎服。

药理作用：①能显著增加冠脉流量，减慢心率。②可使全血粘度显著降低，降低血脂，抑制血小板聚集。③可显著促进微循环障碍血流的恢复，有明显的降压作用。④有镇静、抗惊厥作用。⑤有镇痛作用。⑥有抗肿瘤作用。⑦能抑制胆囊收缩素受体及嘌呤转化酶的活性。

枳椇子《新修本草》

味甘，性平。入胃、肺经。主解酒毒，止渴除烦，止呕，利大小便；治酒精中毒，烦渴，呕吐，小儿疳积，二便不利。常服润五脏，健脾胃。

为鼠李科植物枳椇、北枳椇、毛果枳椇的带有肉质果柄的果实或种子。10～11月果实成熟时采收，碾碎果壳，筛出种子，晒干，入药。内服煎6～15 g，或泡酒服。脾胃虚寒者忌用。

药理作用：①对家兔有显著的利尿作用，而无任何副作用。②有短暂的降血压作用。③可抗应激、抗疲劳，增强耐寒和耐热能力。④有镇静、延长睡眠时间、抗惊厥的作用。⑤防治酒精性脂肪肝，降低血液中乙醇的浓度。⑥有抗胃溃疡的作用。⑦有明显的抗突变、抗肿瘤作用。⑧有抗脂质过氧化作用。

荔枝核《本草衍义》

味甘、微苦，性温。入肝、胃经。主行气散结，散寒止痛；治疝气痛，睾丸肿痛，胃脘痛，痛经，产后腹痛。

为无患子科植物荔枝的种子。6～7月果实成熟时采收，食荔枝肉后收集种子，晒干。炮制：荔枝核，炒荔枝核，醋荔枝核，盐荔枝核。内服煎6～10 g，研末1.5～3 g，或入丸、散；外用研末调敷。

药理作用：①有降血糖作用，肝糖原含量亦显著降低。②可降低甘油三酯和胆固醇。③有抗氧化作用。④能够抑制乙肝病毒复制。⑤有护肝作用。⑥有抑制乳腺增生作用。⑦有抑制乳腺癌、鼻咽癌的作用。⑧有抗流感病毒、呼吸道合胞病毒的作用。⑨能对抗鼠伤寒沙门菌的诱变作用。

玫瑰花 《食物本草》

味甘、微苦，性温。入肝、脾经。主行气解郁，和血，止痛；治肝胃气痛，食少呕恶，新久风痹，肝郁吐血，月经不调，赤白带下，痢疾，乳痈，肿毒，跌扑伤痛。

为蔷薇科植物玫瑰和重瓣玫瑰的花。5~6月盛花期前，采摘已充分膨大但未开放的花蕾，文火烘干或阴干，入药。内服煎5~10 g，浸酒或熬膏。阴虚火旺者慎服。

药理作用：①玫瑰花提取物对人类免疫缺陷病病毒、白血病病毒和 T 细胞白血病病毒均有抗病毒作用。②有营养心肌、改善心肌缺血、降低血黏度和血小板聚集率的作用。③可舒张血管平滑肌。④玫瑰油有促进胆汁分泌的作用。⑤玫瑰花水煎剂能解除小鼠口服锑剂的毒性反应，可能由于玫瑰花煎剂改变了酒石酸锑钾的结构所致。⑥有抗肠系膜微循环障碍的作用。⑦有抗氧化作用。⑧玫瑰花儿茶精类物质有烟酸样作用，可用于放射病的综合治疗，并有抗肿瘤作用。⑨有抗抑郁、抗疲劳作用。⑩有抗炎作用。

九香虫 《本草纲目》

味辛、咸，性温。入肝、脾、肾经。主理气止痛，温中助阳；治胃寒胀痛，肝胃气痛，脾肾亏损，元阳不足，肾虚阳痿，腰膝酸痛。

为蝽科昆虫九香虫的干燥体。11月至次年3月前捕捉，捕后用酒少许将其闷死，取出阴干；或置沸水中烫死，干燥，入药。炮制：九香虫，炒九香虫。内服煎 3～9 g，或入丸、散 0.6～1.2 g。阴虚阳亢者慎服。

药理作用：①对金黄色葡萄球菌、伤寒沙门菌、甲型副伤寒沙门菌、福氏志贺菌均有较强的抗菌作用。②有抗癌作用，对食道癌、胃癌有抑制作用。③有较强的抗凝血作用，较强的溶纤活力。④可显著提高人体性功能。⑤有镇痛作用。

青木香《名医别录》

味辛、苦，性寒。入肝、胃、肺经。主平肝止痛，解毒消肿；治胸腹胀痛，痧症，肠炎下痢，高血压，咳喘，疝气，蛇咬毒，痈肿，疔疮，皮肤瘙痒或湿烂。

为马兜铃科植物马兜铃的干燥根。春、秋二季采挖，除去须根及泥沙，晒干，切片，入药。内服煎 3～9 g，或入散剂；外用研末调敷或磨汁涂。本品有小毒，虚寒患者慎服，肝肾功能不全者禁服。

药理作用：①降压作用，无论静脉注射或口服均能引起一定的降压作用，一般煎剂作用较强。②治腹痛，有催吐作用，可引起呕吐及头晕等副作用。③青木香粗制剂对小鼠有镇静、抗炎作用。④有抗癌作用，另据报道有致癌作用。⑤有抗菌作用。⑥青木香静脉注射能抑制犬肠管运动，松弛横纹肌。

水红花子《滇南本草》

味咸，性微寒。入肝、脾经。主散血消症，消积止痛，清热利湿；治症瘕结聚，水臌，食积胃痛，腹胀，消渴，目赤，疮肿，瘰疬。

为蓼科植物红蓼的果实。8～10 月果实成熟时采收果穗，晒干，打下果实，入药。炮制：水红花子，炒水红花子。内服煎 6～15 g，研末、熬膏或浸酒；外用捣烂调敷，或熬膏涂。

药理作用：①对宫颈癌、胃癌、肝癌、盲肠癌、艾氏腹水

癌和肉瘤 – 180 有抑制作用，可试用于甲状腺肿瘤。②水红花子水煎剂对痢疾志贺菌及福氏志贺菌均有抑菌作用。③有明显的利尿作用，其机理是使肾小球滤过量增加，抑制远端肾小管对水的重吸收。④有免疫抑制作用，可用于移植排斥反应。⑤有抗肝纤维化作用。⑥有抗氧化作用。⑦水红花子水提物可抑制大鼠肝再生及骨髓细胞的增殖。

神曲 《药性论》

味甘、辛，性温。入脾、胃经。主行气消食，和胃；治饮食停滞，消化不良，脘腹胀满，食欲不振，呕吐腹泻。

神曲为辣蓼、青蒿、杏仁等药物加工发酵而成。切块，晒干，入药。炮制：神曲，炒神曲。内服煎 6 ~ 15 g，或入丸、散。消食宜炒焦用。阴虚胃火盛者及孕妇慎服。

药理作用：①含多量酵母菌和 B 族维生素，可增进食欲，维持正常消化功能。②可增强胃肠推进功能。③有抗胃溃疡的作用。④有调节肠道菌群失调的作用。

浮小麦 《本草蒙筌》

味甘，性凉。入心经。主敛汗，益气，除虚热；治骨蒸劳热，盗汗，自汗。

为禾本科植物小麦未成熟的干瘪轻浮种子。5 月果实成熟时采收，打下颖果，用水漂洗，取瘪瘦轻浮未脱净皮的麦粒，晒干。炮制：浮小麦，炒浮小麦。内服煎 15 ~ 30 g，或研末服 3 ~ 5 g。止汗用炒浮小麦良。

药理作用：①能参与体内三大营养物质的代谢过程。②有抑制汗腺分泌的作用。

诃子 《药性论》

味苦、酸、涩，性平。入肺、大肠经。主涩肠止泻，敛肺止咳，利咽开音；治久泻，久痢，脱肛，肠风下血，肺虚咳嗽，久咳失音。

为使君子科落叶乔木诃子、绒毛诃子的干燥成熟果实。秋冬果实成熟时采收，采后去除杂质，晒干。炮制：诃子、炒诃子、煨诃子。内服煎 3~8 g。涩肠止泻宜炒诃子、煨诃子，敛肺利咽开音宜生用。凡有表邪，内有湿热积滞者不宜用。

药理作用：①对各种志贺菌、铜绿假单胞菌、白喉棒状杆菌、金黄色葡萄球菌、大肠埃希菌、肺炎球菌、溶血性链球菌、变形杆菌、鼠伤寒沙门菌、伤寒沙门菌有抑制作用，也具有抗真菌作用。②有抗炎、镇痛作用。③有抗癌作用，对小鼠腹水肉瘤、梭形细胞肉瘤有抑制作用。④有显著抑制脂质过氧化的作用。⑤对平滑肌有解痉作用，与大黄相似，先致泻而后收敛。⑥炮制后，鞣质含量增高，抑制肠管收缩，有止泻作用。⑦有护肝及促进胆汁分泌的作用。⑧有降压的作用。⑨有抗动脉粥样硬化的作用。⑩有强心、抗心绞痛的作用。

青黛 《药性论》

味咸，性寒。入肝、肺、胃经。主清热解毒，凉血消斑，祛暑定惊；治温毒斑疹，吐血，衄血，咯血，小儿惊痫，暑热抽搐，肝火犯肺咳嗽，痰中带血，咽喉肿痛，口疮，丹毒，疟腮，疮肿，蛇虫咬伤。

为爵床科植物马蓝、蓼科植物蓼蓝、豆科植物木兰、十字花科植物菘蓝的叶或茎叶经加工制得的干燥粉末或团块。内服研末 1.5~6 g，本品难溶于水，宜入丸、散剂；外用研末撒患处，或调敷。胃虚寒者慎服。

药理作用：①青黛成分靛玉红对急慢性粒细胞白血病、大鼠癌 W256 实体瘤、小鼠肉瘤-180、肺癌、乳腺癌有抑制作用。②靛玉红能增强动物的单核巨噬系统的吞噬能力；对胸腺 T 淋巴细胞和脾脏 T 淋巴细胞有促进增殖作用，其抗癌作用可能与提高机体免疫能力有关。③对炭疽杆菌、肺炎克雷伯菌、志贺菌属、霍乱弧菌、金黄色葡萄球菌、白葡菌有抑制作用，对犬小孢子菌、断发毛癣菌、石膏样小孢子菌、紫色毛癣菌、石膏样毛癣菌、红色毛癣菌、絮状表皮癣菌等均有较强的抑制作用。④有抗炎、镇痛作用。⑤有抗胃溃疡的作用。⑥有保肝作用。⑦能明显减少免疫复合物肾炎模型动物的蛋白尿。

枇杷叶 《名医别录》

味苦，性凉。入肺、胃经。主清肺止咳，降逆止呕；治肺热咳嗽，咯痰黄稠，阴虚劳嗽，胃热呕哕，妊娠恶阻，消渴，肺风面疮，酒糟鼻赤。

为蔷薇科植物枇杷的干燥叶。全年皆可采收，6~7月采收为多，去树枝，晒干。炮制：枇杷叶，蜜枇杷叶，炒枇杷叶。内服煎9~15 g，大剂量可用至30 g，鲜品15~30 g，或熬膏，或入丸、散；入汤剂，需包煎。入肺用蜜枇杷叶，入胃用姜汁炒枇杷叶。胃寒呕吐及风寒咳嗽者忌服。

药理作用：①所含苦杏仁苷在下消化道被微生物酶分解出微量氢氰酸，后者对呼吸中枢有镇静作用，故有平喘镇咳作用；枇杷叶有祛痰、抗肺纤维化的作用。②有抗炎作用。③有降血糖作用。④有抗菌、抗病毒作用。⑤有抗肿瘤作用，对人类口腔肿瘤有抑制作用。⑥可促进胃肠蠕动及胃液分泌，并有利胆作用。⑦有延缓皮肤衰老的美容作用。⑧有清除自由基、抗氧化的作用。

白前 《名医别录》

味辛、甘，性微温。入肺经。主泻肺降气，祛痰止咳；治肺气壅实之咳嗽痰多，气逆喘促，胃脘疼痛，小儿疳积，跌打损伤。

为萝藦科植物柳叶白前、芫花叶白前的根及根茎。栽后第二年秋或第三年春季发芽前选晴天挖取根和根茎，晒干，切段，入药。内服煎 5～15 g，或入丸、散。肺虚喘咳者慎用。

药理作用：①有镇咳、祛痰、平喘作用。②有抗炎、镇痛作用。③有明显抑制应激性溃疡的作用。④有抗血栓形成的作用。⑤有诱导白血病细胞分化的作用，使之具备吞噬功能。

满山红《东北常用中草药手册》

味辛、苦，微温。入肺、脾经。叶主止咳，祛痰；治急、慢性支气管炎，咳嗽。根主止痢；治肠炎、痢疾。

本品为杜鹃花科灌木兴安杜鹃的干燥叶，根也入药。夏、秋二季采收树叶，阴干；根随时可采，鲜用或切片晒干。内服煎 15～30 g，或用 40% 的乙醇浸服 6～12 g；满山红根，内服煎 15～30 g。

药理作用：①有镇咳、祛痰、平喘的作用，患者用药后痰量减少，易于咳出；能对抗组织胺引起的支气管痉挛。②有降血压的作用，可使静脉压与动脉压均下降。③满山红浸剂及酊剂具有洋地黄样强心作用，可使心脏节律变慢，收缩幅度增加，血流速度加快并使心电图恢复正常。④满山红水煎剂或乙醇提取液有抗菌作用，对白葡菌、金黄色葡萄球菌、甲型溶血性链球菌、铜绿假单胞菌有抑制作用。⑤有兴奋交感神经中枢的作用及镇痛作用。

矮地茶《本草图经》

味辛、微苦，性平。入肺、脾、肝经。主化痰止咳，利湿，活血；治咳嗽，痰中带血，慢性支气管炎，湿热黄疸，水肿，淋证，白带，经闭，痛经，风湿痹痛，跌扑损伤。

为紫金牛科植物紫金牛的全株，又名"平地木"。夏、秋季茎、叶茂盛时采挖，除去泥沙，干燥。内服煎汤 15～30 g。

药理作用：①有明显的止咳、祛痰、平喘作用。②有降低气管－肺组织耗氧量的作用。③矮地茶煎剂对金黄色葡萄球菌、结核分枝杆菌、流感嗜血杆菌、肺炎球菌有抑制作用；对流感病毒、人类免疫缺陷病毒也有抑制作用。④有抗肿瘤作用。⑤有抗炎、镇痛作用。

木蝴蝶《本草纲目拾遗》

味苦、甘，性凉。入肺、肝、胃经。主清肺利咽，舒肝和胃；治咽痛，喉痹音哑，肺热咳嗽，肝郁气滞之胃脘痛，疮疡久溃不敛。

为紫薇科植物木蝴蝶的干燥成熟种子，又名"千张纸""玉蝴蝶"。秋冬采收，晒干，生用。内服煎汤 3～6 g；外用贴敷，或研末调敷。

药理作用：①含黄芩苷元，有抗炎、抗变态反应的作用。②有止咳祛痰的作用。③有利胆作用。④有降胆固醇的作用。⑤木蝴蝶乙醇提取物有降血糖的作用。⑥对人体鼻咽癌（KB）细胞有细胞毒活性。⑦对人类免疫缺陷病毒有抑制作用。⑧对心肌梗死有保护作用。⑨有抗氧化作用。⑩有抗白内障作用。⑪有利尿作用。⑫有抗肺炎球菌、抗真菌作用。

青果《日华子本草》

味甘、酸、涩，性平。入肺、胃经。主清肺利咽，生津止渴，解毒；治咳嗽痰血，咽喉肿痛，暑热烦渴，醉酒，鱼蟹中毒。

青果为橄榄科橄榄属植物橄榄的果实。8～9月待果实外皮呈绿色带微黄时采摘，洗净，鲜用或用微火烘干。内服煎 6～12 g，或熬膏，或入丸剂；外用研末撒患处，或油膏调敷。脾胃虚寒或大便秘结者慎服。

药理作用：①对金黄色葡萄球菌、肺炎克雷伯菌、变形杆菌、肺炎链球菌、大肠埃希菌有抑制作用，青果水提液具抗乙肝表面抗原（HBsA g）作用。②有抗炎作用。③能兴奋唾液腺、增加唾液分泌，从而起助消化作用。④青果提取物对半乳糖胺引起的肝细胞中毒有保护作用；亦能缓解四氯化碳对肝脏的损害。⑤有镇痛作用。⑥有抗氧化作用。

芦根 《名医别录》

味甘，性寒。入肺、胃经。主清热生津，止呕，除烦，透疹解毒；治热病烦渴，胃热呕哕，肺热咳嗽，肺痈吐脓，热淋，麻疹，解河豚鱼毒。

为禾本科植物芦苇的根茎。7～10月挖取根茎，剪去须根，切段，晒干。内服煎15～30 g，鲜品60～120 g，或鲜品捣汁；外用煎汤洗。脾胃虚寒者慎服。

药理作用：①有镇痛、解热作用，有较弱的镇静作用。②所含的薏苡素对骨骼肌有抑制作用，能抑制蛙神经肌肉的收缩。③对金黄色葡萄球菌、卡他莫拉菌、白喉棒状杆菌、福氏志贺菌、伤寒沙门菌、甲型副伤寒沙门菌、甲型溶血性链球菌有抑制作用。④有抗炎作用。⑤有保肝作用。⑥皮下注射可使血糖略有下降。⑦有抗癌作用。⑧芦根提取物静脉注射可引起家兔血压短暂下降。⑨有松弛肠管的作用，能显著抑制离体兔小肠收缩。⑩芦根中的苜蓿素给大鼠口服，可使其血中的甲状腺素显著增高。⑪有轻度抗氧化作用，也有免疫促进作用。⑫有轻度雌激素样作用。

胡荽 《食疗本草》

味辛，性温。入肺、胃经。主发表透疹，开胃消食，止痛；治外感风寒，疹出不畅，食积，脘腹胀痛，呕恶，头痛；外用治肛门瘙痒，丹毒，疮肿初起，蛇伤。

为伞形科草本植物芫荽的全草。我国各地均有栽种。3～5月采收，晒干，切段，生用或鲜用。内服煎3～6 g，或鲜品捣汁服；外用煎汤洗，或捣敷。热盛而疹出不畅者忌服。

药理作用：①胡荽有促进外周血液循环的作用。②能增进胃肠腺体分泌和胆汁分泌。③胡荽挥发油有抗真菌作用。

柽柳《开宝本草》

味甘、辛，性平。入肺、胃经。主发表透疹，疏风，解毒；治风热感冒，麻疹初起，疹出不透，风湿痹痛，皮肤瘙痒。

为柽柳科灌木或小乔木植物柽柳的嫩枝叶。又名"西河柳"，全国各地均产。4~8月采集，晒干，切段，生用。内服煎8~15 g，或入散剂；外用煎汤擦洗。麻疹已透及体虚多汗者禁服，用量过大会令人心烦、呕吐等。

药理作用：①柽柳对实验性小鼠有明显的止咳作用，无祛痰作用。②对肺炎球菌、甲型溶血性链球菌和流感嗜血杆菌有抑制作用。③柽柳有解毒、抗炎作用。④柽柳有解热、镇痛作用。⑤柽柳所含的柳苷能麻醉中脑及延脑中枢，过量可引起中毒。

金荞麦《新修本草》

味苦，性微寒。入肺、脾、胃经。主清热解毒，清肺化痰；治肺痈，咳吐脓痰，肺热咳嗽，咯痰黄稠，咽喉肿痛，瘰疬，痢疾，痈肿疮毒，蛇虫咬伤。

为蓼科草本植物野荞麦的根茎及块根。秋季采挖，切碎，晒干，生用。内服煎10~15 g。

药理作用：①金荞麦根水煎剂对肺癌和宫颈癌、鼻咽鳞癌有显著的抑制作用，可抑制黑色素瘤自发性肺转移。②对金黄色葡萄球菌、肺炎链球菌、大肠埃希菌、铜绿假单胞菌均有抑制作用。③能增强小鼠腹腔巨噬细胞的吞噬功能。④金荞麦浸膏有解热、抗炎作用。⑤金荞麦浸膏有轻微的镇咳作用。

柿叶《滇南本草》

味苦，性寒。入肺、肝经。主止咳定喘，生津，止血；治咳喘，消渴，吐血及各种内出血，高血压；外用治面部褐斑、臁疮。

为柿科属植物柿的叶。霜降后采柿叶，晒干，入药。内服煎 3～9 g，或泡茶，或入丸、散；外用研末敷，或调敷患处。

药理作用：①柿叶提取物能使犬和大鼠的冠脉流量增加，对心肌缺血有保护作用；可增加犬心输出量，减慢心率，减轻心脏后负荷。②能缩短出血时间和凝血时间。③柿叶有效成分琥珀酸可使血浆和全血比黏度下降，对实验性血栓有明显的抑制作用。④能降低血糖，降低血清胆固醇含量。⑤柿叶黄酮可清除氧自由基，有抗氧化作用。⑥柿叶提取物有抑制体液免疫及保护羊红细胞膜的作用，大剂量时可抑制细胞免疫。⑦抗肿瘤作用，能抑制小鼠前胃鳞状上皮增生，阻止癌变。

儿茶《饮膳正要》

味苦、涩，性凉。入肺、肝、脾经。主清热化痰，敛疮止血；治鼻渊，热痰咳嗽，消渴，黄疸，湿热泻痢，咯血，吐血，尿血，崩漏；外用治牙疳，口疮，喉痹，湿疮，溃疡不敛，痔疮。

为豆科落叶植物儿茶的去皮枝干的煎膏，又名"孩儿茶"。冬季采后去外皮，以枝干部分砍成大块，煎煮，过滤，浓缩，冷却成块状。内服 1～3 g，多入丸、散；外用研末撒，或调敷患处。

药理作用：①儿茶水煎剂对金黄色葡萄球菌、白喉棒状杆菌、变形杆菌、福氏及宋氏志贺菌、伤寒沙门菌均有抑制作用，对甲型流感病毒及常见致病性皮肤真菌也有抑制作用。②有保肝利胆作用。③有抗氧化作用，可以抑制自由基的生成，延缓衰老。④能降低血糖，降低血清胆固醇含量。⑤可抑制十二指肠及小肠运动，且能促进盲肠的逆蠕动，而有止泻作用。⑥孩儿茶有显著的抗血小板聚集和抗血栓形成作用。⑦降低组织耗氧量，尤其是心肌耗氧量，降低血压，调节心血管系统功能。⑧有一定的镇痛、抗放射、升高白细胞和抗肿瘤作用，并因能抑制瘤细胞与纤微蛋白粘连而阻止瘤细胞扩散。

仙人掌《花镜》

味苦，性寒。入肺、肝、胃经。主行气活血，清热解毒，凉血止血，清肺止咳；治咽喉痛，肺热咳嗽，疰腮，乳痈，胃脘痛，痢疾，痞块，吐血，痔血，疮疡疔疖，烫伤，冻伤，蛇伤。久服降脂、减肥。

为仙人掌科植物仙人掌及绿仙人掌的根及茎。随用随采全草入药。内服煎 10~30 g，或捣汁服，或焙干研末服 3~6 g；外用鲜品捣敷。忌铁器，虚寒证及孕妇慎用。

药理作用：①有抗炎、镇痛、抗菌作用，对金黄色葡萄球菌抑制效果最显著，而且对此菌的 18 个抗青霉素系也有高度的抑制作用，对枯草杆菌也有高度抑制作用。②有降血糖作用。③有降血脂、减肥作用。④小剂量增强免疫功能，增加胸腺、脾脏重量；大剂量有免疫抑制作用。⑤有抗胃溃疡作用。⑥有抗应激、延缓衰老的作用。⑦仙人掌中含有致幻作用的成分。

荠菜《名医别录》

味甘、淡，性凉。入肝、胃、膀胱经。主凉肝止血，平肝明目，清热利湿；治吐血、衄血、咯血、尿血、崩漏，目赤疼痛，眼底出血，高血压病，赤白痢疾，肾炎水肿，乳糜尿。

为十字花科植物荠菜的带根全草。全国各地均有分布，3~5 月采集，晒干，生用。内服煎 15~30 g，鲜品加倍，或入丸、散；外用捣汁点眼。

药理作用：①荠菜水煎剂及流浸膏能使出血、凝血时间缩短。②对冠脉血管有舒张作用，并能使血压下降。③对人工形成的大鼠胃溃疡有抑制作用。④荠菜水煎剂及流浸膏动物实验有兴奋子宫的作用。⑤荠菜给小鼠实验有抗肿瘤作用。

苎麻根《名医别录》

味甘，性寒。入肝、心、膀胱经。主凉血止血，清热安胎，利尿，解毒；治血热咯血、吐血、衄血、血淋、便血、崩漏，胎动不安，胎漏下血，紫癜，热淋涩痛，痈疮肿毒，虫蛇咬伤。

为荨麻科半灌木植物苎麻的根和根茎。冬、春采挖，晒干，切片，生用。内服煎 10～30 g，或捣汁服；外用鲜品捣敷，或煎汤熏洗。无实热者慎用。

药理作用：①苎麻根提取物浸泡鼠尾人工创面，可使出血量减少、出血时间缩短。②用浸有苎麻根提取物的药棉覆盖于大鼠的肝、肾伤口，未见明显的止血作用。③苎麻根有抗菌作用。④对未孕子宫能加强收缩力，而对怀孕子宫能抑制其活力。

苦瓜《滇南本草》

味苦，性寒。入心、脾、肺经。主祛暑涤热，明目，解毒；治暑热烦渴，消渴，目赤痛，痢疾，疮痈肿毒。

为葫芦科植物苦瓜的果实，为常用蔬菜之一。9～10 月采收果实，切片晒干或鲜用。内服煎 6～15 g，鲜品 30～60 g，或煅存性研末服；外用鲜品捣敷，或取汁涂。脾胃虚寒者慎服。

药理作用：①苦瓜给家兔口服可降低血糖，其降血糖包括对胰脏的及非胰脏的两种作用；另有报道，降血糖作用并不确实。②有抗癌作用。③有抗病毒作用。④对免疫功能的影响，苦瓜可延迟同种移植的皮肤排斥反应，消除 T 细胞依赖性抗原引起的空斑形成细胞反应等。⑤有抗生育作用、抗寄生虫作用。

地丁《本草纲目》

味苦、辛，性寒。入心、肝经。主清热解毒，凉血消肿；治痈肿疔疮，丹毒，痄腮，乳痈，肠痈，瘰疬，湿热泻痢，黄疸，目赤肿痛，毒蛇咬伤。

为堇菜科植物紫花地丁的干燥全草。春秋二季采收，鲜用或晒干，切段，入药。内服煎 10～30 g，鲜品 30～60 g；外用捣敷，或制成软膏涂敷。阴疽漫肿无头或脾胃虚寒者慎服。

药理作用：①紫花地丁有抑菌作用，对金黄色葡萄球菌、卡他莫拉菌、链球菌、肺炎球菌、伤寒沙门菌、痢疾杆菌、变形杆菌、铜绿假单胞菌均有抑制作用；能抑制 H1N1 流感病毒、人类免疫缺陷病毒。②有杀灭钩端螺旋体的作用。③紫花地丁有促进脾淋巴细胞和腹腔巨噬细胞活性的作用；另有报道，紫花地丁对体液免疫有抑制作用。④有利胆作用。⑤紫花地丁有利尿和轻泻作用。

千里光《本草拾遗》

味苦、辛，性寒。入肺、肝、大肠经。主清热解毒，明目，利湿；治流感，风热感冒，肺痈，咽喉肿痛，目赤肿痛、障翳，痄腮，泻痢，黄疸，小便涩痛，痈肿疔毒，丹毒，湿疹，癣疮，滴虫性阴道炎，烧烫伤。

为菊科千里光属植物。9～10 月收割全草，鲜用或晒干，入药。内服煎 15～30 g，鲜品加倍；外用煎水洗，或熬膏涂敷，或鲜品捣敷，或捣汁点眼。

药理作用：①千里光煎剂对痢疾志贺菌、宋氏志贺菌、鲍氏志贺菌和金黄色葡萄球菌、伤寒沙门菌、副伤寒沙门菌、八叠球菌有较强的抗菌作用，对铜绿假单胞菌、大肠埃希菌、变形杆菌、脑膜炎双球菌也有一定的抑制作用。②对黄疸出血型钩端螺旋体的抑制作用很强。③对阴道滴虫有抑制作用。④对人类免疫缺陷病毒、副流感病毒、呼吸道合胞病毒有抑制作用。⑤对运动神经有麻痹作用。⑥有使离体豚鼠子宫收缩的作用。⑦有洋地黄样强心作用，能减慢心率，延长 Q - R 间隙，降低血压，减少呼吸率等。⑧对大鼠肠管有明显的解痉作用。⑨有抗氧化作用。⑩千里光中所含生物碱具有抗肿瘤作用，这与引起肝脏毒性有一定的关系；另有报道，有保肝作用。

珍珠草《生草药性备要》

味微苦，性凉。入肝、胃、膀胱经。主清热解毒，利尿，明目；治痢疾，泄泻，黄疸，水肿，热淋，石淋，目赤，夜盲，小儿疳积，痈肿，毒蛇、狂犬咬伤。

为大戟科植物叶下珠的带根全草，又名"叶下珠"。7～9月采收，鲜用或阴干，入药。内服煎 15～30 g；外用捣敷。

药理作用：①对金黄色葡萄球菌、大肠埃希菌和铜绿假单胞菌有抑菌作用，对福氏志贺菌、溶血性链球菌、伤寒沙门菌也有抑制作用。②对乙肝病毒有抑制作用。③能抑制肝细胞坏死，有保肝降酶作用。④对胰腺癌、肝癌有抑制作用。⑤珍珠草有抗血栓形成作用。

鸭跖草《本草拾遗》

味甘、淡，性寒。入肺、胃、膀胱经。主清热泻火，解毒，利水通淋；治风热感冒，温病发热，咽喉肿痛，痈肿疔毒，水肿，小便热淋涩痛。

为鸭跖草科植物鸭跖草的全草。一年生草本，植株高 15～60 cm，茎多分枝，节部生根，茎基部匍匐，上部直立，仅叶鞘及茎上部被短毛。单叶互生，无柄或近无柄，叶片卵圆状披针形或披针形，长约 4～10 cm，宽约 1～3 cm，先端渐尖，基部下

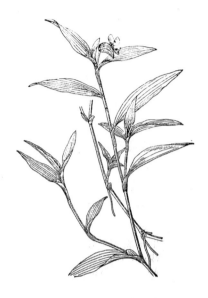

延成膜质鞘，抱茎，有白色缘毛，全缘。总苞片佛焰苞状，有 1.5～4 cm 长的柄，与叶对生；聚伞花序生于枝上部者，花 3～4 朵，具短梗；生于枝最下部者，有花 1 朵；花瓣 3，深蓝色。蒴果椭圆形，2 室，2 瓣裂，每室种子 2 颗。种子表面凹凸不平，具白色小点。花期 7～8 月，果期 8～10 月。见附图 3-15。生于湿润的路边、沟边、田埂，分布几遍全国各地。6～7 月采收全

图 3-15 鸭跖草

草，鲜用或阴干，入药。内服煎 15～30 g，鲜品 60～90 g，或捣汁服；外用捣敷适量。脾胃虚寒者慎服。

药理作用：①有抗菌作用，对全黄色葡萄球菌、宋氏志贺菌、痢疾志贺菌、铜绿假单胞菌、伤寒沙门菌、八叠球菌、大肠埃希菌、枯草杆菌有抑制作用。②对流行性感冒病毒、鼻病毒有抑制作用。③有抗内毒素及抗炎作用。④有解热、镇痛、止咳作用。⑤有保肝作用。⑥有降血糖作用。⑦可降低低密度胆固醇，升高高密度胆固醇。⑧能兴奋子宫。⑨可收缩血管，有缩短凝血时间的作用。⑩有抗氧化作用。⑪对小鼠脑缺血再灌注有保护作用。

金钱草《本草纲目拾遗》

味甘、微苦，性凉。入肝、胆、肾、膀胱经。主清热利湿，排石退黄，消肿解毒；治湿热黄疸，胆石症，石淋，热淋，肾炎水肿，热毒疮疖，蛇伤，烧烫伤。

为报春花科植物过路黄的全草。夏秋采收，切段，晒干，生用。内服煎 15～60 g，或捣汁服；烧烫伤可以鲜品外敷。

药理作用：①有利胆排石和松弛奥迪括约肌的作用。②有利尿排石和促进尿结石溶解的作用。③有抗菌、抗病毒作用。④对小鼠炎症及大鼠踝关节肿胀、肉芽肿均有显著的抑制作用。⑤对细胞免疫、体液免疫均有抑制作用，能增强小鼠巨噬细胞的吞噬功能。⑥对血管平滑肌有松弛作用。⑦有清除活性氧及抗氧化作用。⑧可降低高尿酸血症的血清尿酸水平。⑨有镇痛作用。⑩有排铅、抗突变作用。

海金沙《嘉祐本草》

味甘、淡，性寒。入膀胱、小肠、脾经。主清利湿热，通淋止痛；治热淋、石淋、血淋、膏淋，带下，湿热黄疸，水湿肿满，泻痢，吐衄，外伤出血。

为海金沙科植物海金沙的成熟孢子。秋季孢子未脱落时采割藤叶，晒干，搓揉或打下孢子，过筛，生用。内服煎 6～10 g，布包入煎，或研末每次 2～3 g 冲服。肾阴虚者慎服。

药理作用：①对金黄色葡萄球菌、铜绿假单胞菌、福氏志贺菌、伤寒沙门菌、大肠埃希菌、溶血性链球菌均有抑制作用。②有利胆、利尿、排石作用，能增加输尿管蠕动。③可抑制尿路结石的形成及生长。④有抗氧化作用。⑤有抗雄性激素作用，能促进小鼠毛发再生长。⑥有镇痛作用。

半边莲《滇南本草》

味甘，性平。入心、小肠、肺经。主清热解毒，利尿消肿；治毒蛇咬伤，多种癌症，痈肿疔毒，扁桃体炎，漆疮，湿热黄疸，臌胀水肿，湿疹足癣，跌打扭伤肿痛。

为桔梗科植物半边莲的带根全草。7～9 月生长茂盛时，趁晴天采收全草，晒干，切段，生用。内服煎 15～30 g，或捣汁服；外用鲜品捣敷，或捣汁调涂。脾胃虚寒者慎用。

药理作用：①有显著而持久的利尿作用，尿中氯化物的排泄量亦明显增多。②半边莲碱对植物神经节、肾上腺髓质、延脑各中枢（尤其是呕吐中枢）、神经－肌肉接头，以及颈动脉体和主动脉体的化学感受器都有先兴奋、后抑制的作用。③有镇静和降低体温的作用，也有抗惊厥的作用。④半边莲有呼吸兴奋作用，半边莲碱吸入有扩张支气管的作用。⑤半边莲浸剂有显著而持久的降压作用，半边莲生物碱对离体兔心和蛙心有兴奋作用，使收缩力加强，振幅增大；高浓度时则出现暂时的兴奋，继以抑制，最后发生传导阻滞和停搏。⑥半边莲生物碱能抑制血管平滑肌增殖，防治动脉粥样硬化。⑦有利胆作用。⑧有抗蛇毒作用。⑨可抑制胃液分泌和扩张胃肌而呈抗溃疡作用。⑩半边莲煎剂有轻泻作用，并能抑制食欲。⑪有抑菌、镇痛、抗炎作用。⑫有抗癌作用。

玉米须 《四川中药志》

味甘、淡，性平。入肾、胃、肝、胆经。主利尿消肿，清肝利胆；治水肿（慢性肾炎、肾病综合征、溶血性贫血并发血红蛋白尿），小便淋沥，黄疸，胆囊炎，胆结石，高血压，糖尿病，乳汁不通。

为禾本科植物玉蜀黍的花柱和柱头。于玉米成熟时采收，摘取花柱，晒干，入药。内服煎 15～30 g，大剂量 60～90 g，或烧存性研末；外用烧烟吸入。煮食去苞须，不作药用时勿服。

药理作用：①玉米须煎剂对人有轻度的利尿作用，利尿作用主要是肾外性的，对肾脏的作用很弱。②玉米须水煎液、乙醇浸液、静脉注射煎剂均有明显的降压作用，在低浓度时对末梢血管有扩张作用。③可非常显著地降低血糖，也有降血脂作用。④玉米须制剂能促进胆汁排泄，降低其黏度，减少其胆色素含量。⑤还能加速血液凝固过程，增加血中凝血酶原含量，提高血小板数，可作为止血药兼利尿药应用于膀胱及尿路结石。⑥有明显抑制肿瘤生长的作用。⑦有抗痛风性关节炎的作用。⑧可延缓胸腺的萎缩，从而间接提高机体细胞免疫功能。

四、实用神农本草经下品

芒硝、朴消

芒硝《神农本草经》

味咸、苦，性寒。入胃、大肠经。主泻下，软坚，清热；治实热积滞，大便闭结，腹胀痞痛；外用治肠痈，乳痈，口疮，目赤翳障，咽喉肿痛，丹毒。荡涤胃肠，推陈致新，除邪气。

芒硝又名"芒消"，《神农本草经》名"消石"。为硫酸盐类矿物芒硝经加工精制而成的结晶体，主要含硫酸钠；无水硫酸钠称"元明粉"。内服打碎煎 10～15 g，或用药汁熔化后服，或入丸剂；外用适量。脾胃虚寒者慎用，孕妇忌服。

药理作用：①在肠道内成为高渗溶液，使肠内水分增加，引起机械刺激，促进肠蠕动，服后 4～6 小时发生泻下作用，排出流体粪便。②有显著的抗炎、镇痛、抗菌作用。③有利胆、溶解胆结石的作用。④有抗肿瘤作用。⑤芒硝有利尿作用。

朴消《神农本草经》

味苦、咸，性寒。入胃、大肠经。主泻热软坚，解毒消肿；治实热积滞，腹胀便秘，目赤肿痛，喉痹，痈肿疮毒，除寒热邪气，逐六腑积聚、结固痰癖。

为硫酸盐类矿物芒硝或人工制品芒硝的粗制品。一般不供内服；研末吹喉，或水化调敷、点眼、调搽、熏洗。脾胃虚寒者及孕妇忌服。

石膏、寒水石

石膏《神农本草经》

味辛、微甘，性寒。入肺、胃经。主清热泻火，除烦止渴；治高热，烦渴，神昏谵语，发狂，发斑，肺热喘咳，中暑，胃火头痛，牙痛，口疮，消渴。煅石膏治痈疽疮疡溃不收口，烧伤。

为硫酸盐类矿物硬石膏族石膏，主要为含水硫酸钙，煅石膏为无水硫酸钙。炮制：生石膏，煅石膏。内服煎 15～60 g，打碎先煎，或入丸、散；外用研末撒，或调敷。清热泻火宜生用，敛疮止血宜煅用；脾胃虚寒及血虚、阴虚发热者均忌服。

药理作用：①石膏煎剂对发热家兔有解热作用。②内服有解毒、抗炎的作用。③有镇静、解痉作用。④石膏煎剂可使烧伤大鼠血浆环单磷酸腺苷及前列腺素 E_2 含量增高，T 淋巴细胞数增加，淋巴细胞转化率也增高，并使腹腔巨噬细胞吞噬功能加强。⑤煅石膏外用能收敛黏膜，减少分泌。⑥石膏煎剂有降低乙型肝炎病毒脱氧核糖核酸（HBV DNA）含量的作用。⑦石膏长期应用，可使各器官（脑下垂体、肾上腺、腭下腺、胰脏）及血清中的钙含量较对照组下降，但脾脏及胸腺等的钙含量则高于对照组。

寒水石《神农本草经》

味辛、咸，性寒。入心、胃、肾经。主清热泻火；治壮热烦渴，咽喉肿痛，口舌生疮，惊痫癫狂，腹中积聚邪气，水肿，尿闭，丹毒，烫伤，皮中如火烧。

为硫酸盐类矿物，北寒水石又称"红石膏"；南寒水石为碳酸盐类矿物，又称"方解石"；二者均供药用，《神农本草经》名"凝水石"。随时采挖，去净泥沙、杂石，生用。内服研碎，煎 6～15 g，或入丸、散；外用研末撒，或调敷。脾胃虚寒者忌服。

药理作用：①对发热家兔有解热作用。②有抗炎、止痛的作用。③对金黄色葡萄球菌、表皮葡萄球菌、变形杆菌、肺炎球菌有较强的抗菌作用。④对小鼠肠推进运动有促进作用，进而产生通便泻下的作用。

卤碱 《神农本草经》

味苦、咸，性寒。主清热泻火，化痰，软坚，明目；治大热烦渴，风热目赤涩痛，大骨节病，克山病，甲状腺肿，风湿性心脏病，风湿性关节炎，高血压，慢性支气管炎；消痰磨积，柔肌肤。

卤碱为卤块（固体卤水）经加工煎熬制成的白色结晶体。主要为氯化镁，还含有钠、钾、钙、硫酸根、硅、氟、锶、铁、硼、溴，以及微量的锂、铝、锰、锌、铜、钛、铬、硒、镍、碘、汞、银、钍、锗等元素。内服：开水溶化后冷服，每日 2～3 次，每次 1～2 g；外用制成膏剂涂搽，或用溶液洗，或点眼。用量宜先小剂量，超量会发生副作用，甚至中毒。

药理作用：有增强放射效应的作用，放射加卤碱阳离子导入，可使肿瘤生长速度明显变缓。

大黄、羊蹄

大黄 《神农本草经》

味苦，性寒。入脾、胃、大肠、肝、心经。主泻下攻积，清热泻火，解毒，止血，活血祛瘀；治食积便秘，热结胸痞，湿热泻痢，黄疸，血热吐衄，目赤，咽喉肿痛，口舌生疮，肠痈腹痛，症瘕结聚，瘀血经闭，跌打损伤，热毒痈疡，丹毒，水火烫伤。荡涤脾胃，推陈致新，通利水谷，调中化食，安和五脏。

为蓼科植物掌叶大黄、唐古特大黄或药用大黄的根及根茎。秋末或次春挖根，阴干或晒干。炮制：大黄，酒大黄，醋大黄，蜜大黄，制大黄，大黄炭。内服煎 5～15 g，泻下通便不宜久煎，宜后下；或研末 0.5～2 g 冲服，或入丸、散；外用研末调敷，或煎水洗，或煎水灌肠。脾胃虚寒、血虚气弱者慎服，妇女胎前、产后、月经期、哺乳期均忌服。

药理作用：①大黄泻下的有效成分是结合状态的大黄酸和类似物；本品因含鞣质及没食子酸等，又具收敛作用，故大剂量使用先泻后便秘。②有增加血小板、促进血液凝固等止血作用。③可促进胆汁等消化液分泌，有护肝、利胆、排石和增进消化、抗溃疡的作用。④能抑制胰酶的分泌，对急性胰腺炎有治疗作用。⑤有止血、活血作用。⑥大黄酊剂、浸剂有降压作用，以酊剂效果较好。⑦大黄素对抗乙酰胆碱引起的小鼠离体肠痉挛作用强于对抗豚鼠气管痉挛的作用。⑧大黄有降低血清胆固醇的作用。⑨有利尿作用，以大黄酸作用最强；可改善肾功能，降低蛋白尿。⑩有抗炎、解热作用，抗菌谱广，大黄酸和大黄素对金黄色葡萄球菌抗菌作用强，对痢疾杆菌、伤寒沙门菌、霍乱弧菌、大肠埃希菌、铜绿假单胞菌、溶血性链球菌、肺炎球菌、白喉棒状杆菌、炭疽杆菌及皮肤真菌等均有抗菌作用。⑪大黄蒽醌衍生物可抑制免疫功能，大黄多糖可提高机体免疫力。⑫有抗肿瘤作用。⑬能使心脏收缩力加强，保护心肌缺血，抗心律失常。⑭有抗氧化作用。

羊蹄《神农本草经》

味苦，性寒。入心、肝、大肠经。主清热通便，凉血止血，杀虫止痒；治大便秘结，吐衄，肠风，痔血，崩漏，女子阴蚀，痈疮肿毒，跌打损伤，头秃疥瘙。

羊蹄又名"土大黄"，为蓼科植物羊蹄或尼泊尔酸模的根。多年生草本，高60～100 cm，根粗大，断面黄色，茎直立，通常不分枝。单叶互生，具柄，叶片长圆形至长圆状披针形，基生叶较大，长16～22 cm，宽4～9 cm，先端急尖，基部圆形至微心形，边缘微波状皱褶。总状花序顶生，花两性，淡绿色，外轮3片展开，内轮3片成果被；果被广卵形；瘦果宽卵形，有3

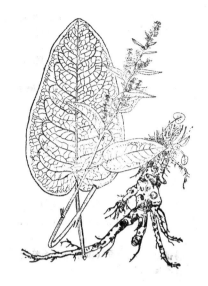

图4-1　土大黄

棱，先端尖，角棱锐利，黑褐色，光亮。花期4月，果期5月。见附图4-1。喜生于低山温暖地区的路旁及沟边。分布于我国中部及西南部。9～11月挖根，鲜用或切片晒干。内服煎9～15 g，或捣汁，或熬膏；外用捣碎外敷，或磨汁涂，或煎水洗。脾胃虚寒、泄泻者慎服。

药理作用：①羊蹄水煎剂对金黄色葡萄球菌、炭疽杆菌、乙型溶血性链球菌、白喉棒状杆菌有抑制作用，羊蹄根酊剂对多种致病真菌也有抑制作用。②羊蹄煎剂与亚洲甲型流感病毒在试管内直接接触后注入鸡胚，有预防感染的作用。③对急性淋巴细胞型白血病、急性单核细胞型白血病和急性粒细胞型白血病患者血细胞脱氢酶都有抑制作用。④有降低血压的作用。⑤小剂量有收敛作用，大剂量有轻泻作用。⑥有利胆作用。⑦可促进血小板再生。⑧可缩短血液凝固时间，有止血作用。⑨有抗氧化作用。

青蒿 《神农本草经》

味苦、微辛，性寒。入肝、胆、肾经。主清虚热，退骨蒸，截疟；治暑热，暑湿，湿温，阴虚发热，骨蒸劳热，疟疾，黄疸，瘙痒，恶疮，杀虱。

为菊科植物黄花蒿的全草，《神农本草经》名"草蒿"。花蕾期采收，切断，晒干，入药。炮制：青蒿，炒青蒿，鳖血青蒿，醋青蒿。内服煎 6～15 g，不宜久煎，或入丸、散；治疟 20～40 g 鲜品绞汁服，效良，或双氢青蒿素片口服；外用研末调敷，或鲜品捣敷，或煎水洗。脾虚泄泻者及孕妇慎服。

药理作用：①青蒿素可明显抑制恶性疟原虫无性体的生长，对其有直接杀伤作用；尚有抗血吸虫及钩端螺旋体的作用。②青蒿水煎液对表皮葡萄球菌、卡他莫拉菌、炭疽杆菌、白喉棒状杆菌有较强的抑菌作用，对金黄色葡萄球菌、铜绿假单胞菌、痢疾杆菌、结核分枝杆菌、大肠埃希菌、甲型和乙型副伤寒沙门菌等也有抑制作用。青蒿挥发油对所有皮肤癣菌有抑菌作用，青蒿素有抗流感病毒的作用。③有明显的抗炎、解热作用，金银花与青蒿有协同解热作用。④有抗内毒素作用。⑤青蒿素对体液免疫有明显的抑制作用，对细胞免疫有促进作用，可增加脾脏重量，有免疫调节作用。⑥青蒿素可减慢心率，抑制心肌收缩力，降低冠脉流量；静脉注射有降血压作用，对抗乌头碱所致的兔心律失常。⑦有抗肿瘤作用。⑧可使胚胎吸收或引起流产。⑨有抗纤维化的作用，用于硬皮病、肝纤维化。

腐婢 《神农本草经》

味苦、微辛，性寒。主清热解毒；治疟疾寒热邪气，泄痢，阴不起，醉酒头痛，痈疔丹毒，蛇虫咬伤，创伤出血。

为马鞭草科植物豆腐柴的茎叶。夏秋季采茎叶，晒干。内服煎 10～15 g，或研末服；外用鲜品捣敷，或研末调涂，或煎水洗。

药理作用：有促进生长、抗疲劳的作用。

天名精、鹤虱

天名精《神农本草经》

味苦、辛，性寒。入
肝、肺经。主清热化痰，解
毒，杀虫，破瘀，止血；治
喉痹乳蛾，急慢惊风，牙
痛，利小便，祛瘀血、血
痕，吐衄下血，虫积，去
痹，除胸中结热，止烦渴；
外伤出血，疔疮肿毒，痔
瘘，皮肤痒疹，毒蛇咬伤。

为菊科植物天名精的全
草。多年生草本，高 50 ~
100 cm。茎直立，上部多分
枝，密生短柔毛，叶互生；
下部叶片宽椭圆形或长圆

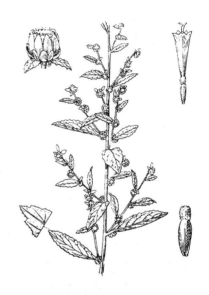

图 4-2　天名精

形，长 10 ~ 15 cm，宽 5 ~ 8 cm，先端尖或钝，基部狭成具翅的
叶柄，边缘有不规则的锯齿或全缘，上面有贴生短毛，下面短
柔毛和腺点，上部叶片渐小，无柄。头状花序多数，沿茎枝腋
生，平立或稍下垂，总苞钟状球形，总苞片 3 层，外层极短，
卵形，中层和内层长圆形，先端圆钝，无毛；花黄色，外围的
雌花花冠丝状，3 ~ 5 齿裂，中央的两性花花冠筒状，先端 5 齿
裂。瘦果条形，先端有短喙，有腺点，无冠毛。花期 6 ~ 8 月，
果期 9 ~ 10 月。见附图 4-2。生于山坡、路旁或草坪上，全国
各地均有分布。7 ~ 8 月采全草及根，晒干入药。内服煎 6 ~

10 g，或研末 2 ~ 4 g，或入丸、散；外用捣敷，或煎水熏洗，或含漱。有小毒，脾胃虚寒者慎服。

药理作用：①天名精内酯对小鼠的中枢神经系统产生短暂兴奋后即转入抑制，使其四肢肌肉松弛，并呈麻醉状态，大剂量则引起阵发性痉挛而致死；与巴比妥类有显著的协同作用。主要作用部位可能在延脑及脑干部分。②有降温、退热作用。③静脉注射可引起血压降低。④对犬、鼠呼吸有抑制作用。⑤对金葡菌、痢疾杆菌、伤寒沙门菌、大肠埃希菌有抑制作用。

鹤虱《新修本草》

味苦、辛，性平。入脾、胃经。主杀虫消积；驱蛔虫、蛲虫、绦虫、钩虫，治虫积腹痛，痰凝气滞；外洗治女阴瘙痒。

鹤虱为天名精的种子。晚秋采收，晒干。内服煎 5 ~ 8 g，驱虫宜研末冲服，或作丸、散；外用煎水洗。有小毒，孕妇及腹泻者忌用。

药理作用：①鹤虱能杀虫，驱除蛔虫。②对痢疾杆菌等多种革兰氏阴性菌有杀灭和抑制作用。③有扩张冠状动脉、降血压作用。④鹤虱煎剂有抑制中枢作用，可抑制呼吸，抗惊厥，降温。⑤有抗生育作用。⑥有抗腹泻作用。

旋复花《神农本草经》

味苦、辛、咸，性微温。入肺、脾、胃、大肠经。主消痰行水，降气止呕；治咳喘痰黏，结气呕噫，胸膈痞闷，惊悸。下气，除水湿，利大肠。

为菊科植物旋复花或欧亚旋覆花的头状花序。7 ~ 10 月花开放时采花序，晒干。炮制：旋复花，炒旋复花，蜜旋复花。内服煎 3 ~ 10 g，宜布包煎。阴虚燥咳及气虚便溏者不宜用。

药理作用：①对气管痉挛有对抗作用，有显著的止咳作用，也有祛痰效果。②旋复花煎剂对金黄色葡萄球菌、肺炎球菌、乙型溶血性链球菌、铜绿假单胞菌、结核分枝杆菌、大肠埃希菌、炭疽杆菌、白喉棒状杆菌、福氏志贺菌、白色葡萄球菌有抑制作用。③对阴道滴虫和溶组织内阿米巴均有强大的杀原虫作用。④对肿瘤细胞有良好的细胞毒活性。⑤能增加胃液中盐酸的分泌量，促进胃肠蠕动。⑥有抗炎作用。⑦抑制免疫功能。⑧其他作用：利尿作用，中枢兴奋作用，提高平滑肌张力，抗氧化作用。

松萝《神农本草经》

味苦、甘，性平。入肺、肝、肾经。主祛痰止咳，清热解毒，除湿通络；治咳嗽痰多，肺痨，痰疟，头痛，目赤，目翳，瘰疬，乳痈，女子阴寒肿痛，崩漏，白带，痈肿疮毒，风湿痹痛，烫火伤。

为松萝科植物长松萝、环裂松萝的地衣体。6～9月采收，切断，晒干，生用。内服煎6～10 g；外用煎汤洗，或研末调敷。

药理作用：①有很强的抗菌作用，对结核分枝杆菌及革兰氏阳性菌敏感，对肺炎链球菌、溶血性链球菌、白喉棒状杆菌有效，对金葡菌、百日咳鲍特菌、枯草杆菌、大肠埃希菌、变形杆菌也有抑制作用。②能增加网状内皮系统的吞噬功能，刺激抗体生成。③有抗炎作用。④有解热、镇痛作用。⑤可兴奋呼吸，有祛痰作用。⑥松萝甲醇提取物有抗血小板、抗血栓形成的作用。⑦有抗氧化作用。⑧有抗肿瘤作用。

麻黄、麻黄根

麻黄《神农本草经》

味辛、苦，性温。入肺、膀胱经。主发汗解表，宣肺平喘，利水消肿；治风寒感冒，伤寒头痛，咳嗽气喘，风水，小便不利，风湿痹痛，肌肤不仁，风疹瘙痒，疹出不透，破症坚积聚。

为麻黄科植物麻黄、中麻黄或木贼麻黄的干燥草质茎。8～10 月割取地上部分，洗晾后，晒干，切段，入药。炮制：麻黄，蜜麻黄，麻黄绒，炒麻黄，甘草制麻黄。麻黄内服煎 3～10 g，或入丸、散；外用研末吹鼻，或研末调敷。发汗解表宜生用，止咳平喘多蜜炙用；体虚自汗、盗汗及虚喘者禁服。

药理作用：①麻黄碱能促进肾上腺素能神经和肾上腺髓质嗜铬细胞释放去甲肾上腺素和肾上腺素，麻黄碱还可直接兴奋 α、β – 受体而发挥拟肾上腺素作用。其表现为：麻黄碱使心肌收缩力增强，心输出量增加，显著增加离体豚鼠心脏冠脉流量；麻黄碱使冠脉、脑、肌肉血管扩张，血流量增加，使肾、脾等内脏和皮肤、黏膜血管收缩，血流量降低；麻黄碱常引起收缩压和舒张压上升，使脉压增大。②麻黄碱及伪麻黄碱均可引起支气管扩张；麻黄碱可使瞳孔扩大，有散瞳作用；使胃肠道平滑肌松弛，抑制其蠕动，延缓胃肠道内容物的推进及排空；对子宫有抑制作用；麻黄碱能使膀胱肌张力增加，甚至产生尿潴留，可用于儿童遗尿症。③麻黄碱有中枢兴奋作用，较大治疗量即能引起失眠、神经过敏、不安、震颤等症状。④有发汗解热、抗炎作用。⑤有抗菌、抗病毒作用，对亚洲甲型流感病毒有抑制作用。⑥有抗过敏作用，可使兔脾脏和胸腺重量明显减轻。⑦有镇咳平喘祛痰作用。⑧麻黄碱可使疲劳的骨骼肌紧张度显著且持久地升高。⑨伪麻黄碱有显著的利尿作用。⑩麻黄和氨茶碱同时应用可使氨茶碱的血药浓度降低，消除速率增加。⑪对小鼠慢性肾功能衰竭有改善作用。⑫麻黄多糖可清除自由基，有抗氧化作用。

麻黄根《本草经集注》

味甘、微涩，性平。入肺经。主敛肺止汗；治自汗，盗汗。配滑石、牡蛎外用治足汗。

为麻黄科植物麻黄或中麻黄的干燥根及根茎。秋末挖取地下部分，晒干，切段，生用。麻黄根煎服 3～9 g，或入丸、散；外用研末粉扑。

药理作用：①可提取分离出多种降压成分，但麻黄素有升压作用，其降压活性不经由血管紧张素受体的阻断，而主要由神经节的传导阻滞所致。②所含的生物碱可使蛙心收缩减弱，对末梢血管有扩张作用。③对肠管、子宫等平滑肌呈收缩作用。④有止汗作用。⑤麻黄根素 B 有抗肿瘤作用。

荩草 《神农本草经》

味苦，性平。主止咳定喘，杀虫解毒；治久咳，上气喘逆，惊悸，咽喉痛，口疮，鼻渊，淋巴结炎，乳腺炎，白秃，疬气，疥癣。

为禾本科植物荩草的全草。一年生草本。秆细弱，无毛，基部倾斜，高 30～45 cm，多节，常分枝，基部的节着土后易生根。叶片卵状披针形，长 2～4 cm，宽 0.8～1.5 cm，叶缘具纤毛，基部是心形，抱茎，除下部边缘生纤毛外，余均无毛。总状花序细弱，长 1.5～3 cm，

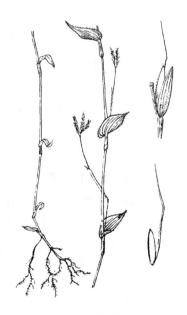

图 4-3　荩草

2～10 枚，呈指状排列或簇生于茎顶。有柄小穗退化，仅剩短柄；无柄小穗长 4～4.5 mm，卵状披针形，灰绿色或带紫色；第 1 颖具 7～9 脉，先端钝；第 2 颖与第 1 颖等长，舟形，具 9 脉，而两侧脉不明显，先端尖；第 1 外稃长圆形，先端尖，长

约为第 1 颖的 2/3；第 2 外稃与第 1 外稃等长，近基部伸出 1 曲膝的芒；雄蕊 2，花药黄色或紫色，长 0.7～1 mm。颖果长圆形，与稃体几等长。花、果期 8～10 月。见附图 4-3。生长于山坡草地或阴湿处，全国各地都有分布。7～9 月割全草，晒干，生用。内服煎 6～15 g；外用煎水洗，或捣敷。

柳枝、柳花

柳枝《本草拾遗》

味苦，性寒。入胃、肝经。主祛风利湿，解毒消肿；治风湿痹痛，小便淋浊，黄疸，风疹瘙痒，疔疮，丹毒，龋齿，龈肿。

为杨柳科植物垂柳的枝条。全年可采，切断，晒干，生用。内服煎 15～30 g；外用煎水含漱，或煎水熏洗。

药理作用：①柳枝中水杨苷可作苦味健胃药。②有短暂的解热止痛作用。③柳枝提取物水杨苷元 4%～10% 浓度可有局部麻醉作用。

柳花《神农本草经》

味苦，性寒。主祛风利湿，止血散瘀；治风水，湿痹，黄疸，咳血，吐血，便血，血淋，妇女经闭，面热黑。

为杨柳科植物垂柳的花序，《神农本草经》名"柳华""柳絮"。春季花初开放时采收，晒干。内服煎 6～12 g，或研末 2～6 g，或捣汁服；外用烧存性，研末撒。

鹿藿《神农本草经》

味苦、辛，性平。入胃、脾、肝经。主祛风止痛，活血，解毒；治风湿痹痛，头痛，牙痛，腰脊疼痛，产后瘀血腹痛，产褥热，瘰疬，痈肿疮毒，跌打损伤。

为豆科植物鹿藿的茎叶。多年生缠绕草本，各部密被淡黄色柔毛。茎蔓长。3出羽状复叶；侧生小叶斜阔卵形，或斜阔椭圆形，长2～6 cm，宽1.5～4.5 cm，先端短急尖，基部圆形；顶生小叶近于圆形，长2.5～6 cm，宽2.5～6.5 cm；小叶纸质，上面疏被短柔毛，下面密被长柔毛和淡黄色透明

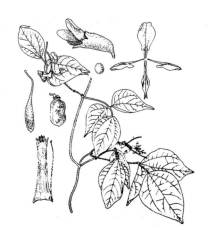

图4－4　鹿藿

腺点；托叶线状披针形，不脱落。总状花序腋生，有花10余朵；花黄色，长7 mm；花萼钟状，5裂；花冠蝶形，龙骨瓣有长喙；雄蕊10，2体，花药1室；子房上位，胚珠2，花柱长，基部弯曲被毛，柱头头状。荚果短矩形，红紫色，长约1.5 cm，阔约9 mm；有1～2颗黑色有光泽的种子。花果期5～9月。见附图4－4。生长于杂草中或附攀树上，产于南方各地。5～6月采收茎叶，晒干，生用。内服煎9～30 g，外用捣敷。

药理作用：①可抑制人类精子的活动，有抗生育作用。②对大肠埃希菌、金黄色葡萄球菌、巨细胞病毒有很好的抑制作用，其乙醇提取物有抗支原体、衣原体和铜绿假单胞菌的作用。③有抗癌作用，对黑色素瘤、胃腺癌有抑制作用。

松节、松香

松节《名医别录》

味苦，性温。入肝、肾经。主祛风燥湿，舒筋通络，活血止痛；治风寒湿痹，历节风痛，转筋挛急，脚痹痿软，跌打伤痛。

为松科植物油松、马尾松、赤松、红松、云南松等枝干的

瘤状结节。四季可采，晒干，切片，生用。内服煎 10~15 g，或浸酒；外用浸酒涂搽。阴虚血燥者慎服。

药理作用：①有一定的镇痛抗炎作用。②松节提取物有明显的抗菌作用。③松节油有抗流感病毒、单纯疱疹病毒和其他病毒的作用。④松节的酸性多糖有抗肿瘤作用。⑤松节提取物有多种免疫活性。⑥松香提取物有抑制平滑肌痉挛和解痉作用。⑦松节油有镇咳祛痰作用。⑧松节油乳剂有良好的溶解胆色素型胆结石的作用。

松香《神农本草经》

味苦、甘，性温。入肝、脾经。主祛风燥湿，排脓拔毒，生肌止痛；治痈疽恶疮，瘰疬，头疮白秃，疥癣风气，风湿痹痛，治痔瘘，金疮，扭伤，妇女白带，血栓闭塞性脉管炎。常服安五脏（经炼制色白如玉的松香）。

为松科植物马尾松、油松等渗出的油树脂，经蒸馏除去挥发油后所得的固体树脂，《神农本草经》名"松脂"。炮制：松香，炒松香，葱制松香。主要供外用研末调敷；内服煎 3~5 g，捣碎，或入丸、散、酒剂。血虚、内热实火者忌服，不可久服。

药理作用：①松香提取物可抑制胃肠平滑肌收缩，有解痉作用。②有止咳祛痰作用。③有免疫增强作用。④对白细胞有双向调节作用。

血竭《雷公炮制论》

味甘、咸，性平。入心、肝经。主活血化瘀，止血，敛疮生肌；治跌打损伤，内伤瘀痛，痛经，产后瘀阻腹痛，外伤出血不止，瘰疬，痔疮，臁疮久溃不敛。

为棕榈科植物麒麟竭果实和藤茎中的树脂，又名"龙血竭"。采收果实后榨取树脂，然后煎熬成糖浆，冷却凝固成块状；或在树茎上钻取小孔，使树脂渗出，凝固而成。内服研末，冲服 1～1.5 g，或入丸、散剂；外用研末调敷，或入膏药贴敷。本品有小毒；无瘀血者慎服，孕妇及月经期患者忌服。

药理作用：①对各种葡萄球菌、奈瑟菌、大肠埃希菌、伤寒沙门菌、铜绿假单胞菌、乙型溶血性链球菌、白喉棒状杆菌、福氏志贺菌及多种致病真菌有不同程度的抑制作用。②能显著缩短家兔血浆再钙化时间，增加其凝血作用。③能降低全血黏度及血浆黏度，降低红细胞压积，加快红细胞及血小板电泳速度，改善微循环。④可抑制血小板聚集，有明显的抗血栓形成和稳定动脉硬化斑块的作用。⑤可加快心率，扩张冠状动脉，增加冠脉流量。⑥有抗炎、镇痛作用。⑦有促进创面愈合的作用。⑧有降血脂的作用。⑨有防治肺纤维化作用。

自然铜 《雷公炮制论》

味辛，性平。入肝、肾经。主散瘀止痛，续筋接骨；治跌打损伤，骨折筋断，瘀滞肿痛，闪腰岔气。

为天然硫化物类矿物黄铁矿的矿石。主含二硫化铁（FeS_2）。四季可采，除去杂质。炮制：生自然铜，煅自然铜。内服煎 10～15 g，多入丸、散；煅自然铜醋淬研末服每次 0.3 g；外用调敷适量。不可长期服用。

药理作用：①能增加骨痂钙、磷含量，对骨折愈合有促进作用。②有抗真菌作用，外用治疗体癣。③有抗肿瘤作用。

苏木 《新修本草》

味甘、咸、微辛，性平。入心、肝、大肠经。主散瘀消肿，活血调经；治跌打损伤，骨折筋伤，瘀滞肿痛，经闭痛经，产后瘀阻，胸腹刺痛，疮痈肿痛，痢疾，破伤风。

为豆科灌木苏木的干燥心材。多于秋季采伐，取树干，除去树枝及边材，留取中心部分，锯断，晒干，砍成小块或打成丝条，入药。内服煎汤 3～10 g，或研末；外用适量研末撒。血虚无瘀者不宜服用，孕妇忌服。

药理作用：①可增加冠脉流量，减慢心率，减低左室作功，增加心肌耗氧量，改善微循环。②苏木注射液能抑制血小板聚集，显著降低血黏度，有降胆固醇的作用。③可抑制淋巴瘤、白血病、腹水癌。④有镇静、催眠作用，大剂量还有麻醉作用，对抗中枢兴奋。⑤对金黄色葡萄球菌、溶血性链球菌、肺炎球菌、白喉棒状杆菌、流感嗜血杆菌、福氏志贺菌及丙型副伤寒沙门菌等有较强的抑菌作用，对百日咳鲍特菌、伤寒沙门菌、甲型和乙型副伤寒沙门菌及肺炎克雷伯菌也有抑制作用。⑥有抗炎作用，可用于慢性心肌炎。⑦有较强的免疫抑制作用，可减缓急性排斥反应，对移植心脏有保护作用。⑧可显著降低糖尿病肾的炎症反应，减少蛋白尿。⑨有较强的免疫抑制作用对重症肌无力小鼠有治疗作用。

威灵仙《新修本草》

味辛、咸、微苦，性温。入膀胱、肝经。主祛风除湿，通络止痛；治风湿痹痛，肢体麻木，筋脉拘挛，屈伸不利，脚气肿痛，头痛、牙痛，胆石症，久积症瘕，骨鲠咽喉，跌打伤痛，紫癜，白癜，顽癣。

为毛茛科植物威灵仙、棉团铁线莲、东北铁线莲的根及根茎。秋季挖根茎，切段，晒干。内服煎 5～10 g，治骨鲠喉、胆石症可用至 30 g；外用捣敷，或煎水洗，或作发泡剂。易过敏患者禁外用，气虚血弱者及孕妇慎用。

药理作用：①威灵仙浸剂对蟾蜍心脏有先抑制后兴奋的作用，其浸剂的药效比煎剂约大 3～5 倍，并有降压作用。②能促进麻醉大鼠胆汁分泌，有利胆作用。③能松弛食管上段及肠管平滑肌，但对小鼠离体肠管有明显的兴奋作用。④有显著的抗利尿作用。⑤威灵仙浸剂有降血糖作用。⑥有镇痛、抗炎作用。⑦有抗菌、抗真菌作用。⑧对胃癌、肠癌、皮肤癌、肺鳞癌、子宫肌瘤、乳腺瘤有抑制作用。⑨有免疫抑制作用。⑩有引产作用。

王孙《神农本草经》

味苦、辛，性温。主治寒湿久痹，四肢疼酸，腰膝冷痛，外伤出血。

为百合科植物巴山重楼的根茎。多年生草本，高25~45 cm。根茎细长而横生，直径约4~8 mm。茎单1，直立；单叶，通常4叶轮生于茎顶；叶片广椭圆形，长4~8 cm，宽2~3.5 cm，先端尖，基部楔形，全缘，无柄。花单生于叶轮之上，具长柄；外列花被4瓣，淡黄绿色，狭披针形，先端反卷，萼片状；内列花被4瓣，线形；雄蕊8枚，花丝细长，花药基部着生，长形；子房上位，球形，花柱4枚。肉质浆果，紫黑色，室背开裂。花期夏季。见附图4-5。生于山地。分布于江苏、浙江、安徽、江西、四川等地。白露至霜降间挖取根茎，晒干，生用。内服煎3~9 g，外用捣敷。

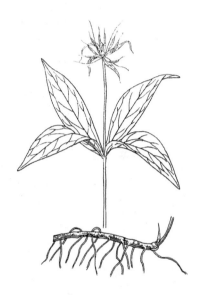

图4-5　巴山重楼

陆英《神农本草经》

味甘、微苦，性平。入肝经。主祛风除湿，舒筋活血；治风寒湿痹，四肢拘挛，中风偏瘫，膝寒痛，喉痹，乳痈，黄疸，痢疾，风疹，丹毒，疥癞，短气不足，水肿，跌打损伤。

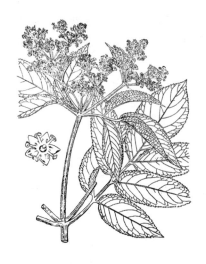

图 4-6 陆英

为忍冬科植物陆英的茎叶。高大草本或半灌木，高达 2 m。茎有棱条，髓部白色。奇数羽状复叶对生，托叶小，线性或呈腺状突起；小叶 5 ~ 9，最上 1 对小叶片基部相互合生，有时还和顶生小叶相连，小叶片披针形，长 5 ~ 15 cm，宽 2 ~ 4 cm，先端长而渐尖，基部钝圆，边缘具细锯齿。大形复伞房花序顶生，花小，萼筒杯状，萼齿三角形，花冠辐状，冠筒长约 1 mm，花冠裂片卵形，反曲；花药黄色或紫色；子房 3 室，花柱极短，柱头 3 裂。浆果红色，近球形；核 2 ~ 3 粒，卵形，表面有小疣状突起。花期 4 ~ 5 月，果期 8 ~ 9 月。见附图 4-6。生于林下、沟边或山坡草丛，分布于华东，陕西、甘肃、青海，以及南方大部分地区。7 ~ 9 月采茎叶，晒干，入药。内服煎 9 ~ 15 g，鲜品 60 ~ 120 g；外用捣敷，或煎水洗，或研末调敷。孕妇忌服。

药理作用：①陆英煎剂有镇痛作用，其镇痛成分体内半衰期为 3.9 h。②对大鼠实验性肝损伤有明显的保护作用，可减轻肝细胞变性及坏死。③有增加磷的吸收、促进骨痂骨化的作用。④有抗菌、抗炎作用。⑤有抗凝血作用，可降低全血黏度。

防己 《神农本草经》

味苦、辛，性寒。入膀胱、肝、肾经。主祛风止痛，利水消肿；治水肿，臌胀，历节痛风，湿热痹痛，肝火头痛、胃火牙龈肿痛，脚气肿痛，尘肺，胸痹，胸闷心慌，疥癣疮肿。

为防己科植物粉防己的块根，又名"汉防己"。9～11月挖根，晒干，切片。炮制：防己，炒防己。内服煎6～10 g，或入丸、散；或者应用汉防己甲素注射液。食欲不振，阴虚无湿邪者慎用。

药理作用：①有镇痛、解热作用，超过一定剂量时镇痛作用反而减弱甚至消失。②有消炎及对抗过敏介质和阻止介质释放的作用。③汉防己有显著的降压作用，可降低心脏收缩力，能明显增加冠脉流量，对心肌缺血缺氧有保护作用，还有抗心律失常作用。④能明显降低血脂、抗血小板聚集。⑤有松弛横纹肌的作用。⑥汉防己甲素能抑制子宫平滑肌，可引起豚鼠、猫的支气管平滑肌收缩，引起兔肠平滑肌先兴奋后抑制。⑦对腹水癌、肝癌、急性白血病、乳腺癌、卵巢癌、肺癌、视网膜母细胞瘤有抑制作用。⑧有抗痢疾杆菌、抗真菌、抗阿米巴的作用。⑨粉防己碱有钙拮抗作用。⑩有利尿作用。⑪有抑制免疫作用。⑫有治疗矽肺的作用。

萆薢《神农本草经》

味苦，性平。入肾、胃、膀胱经。主利湿祛浊，祛风除痹，强骨节；治膏淋，白浊，带下，风寒湿痹，周痹，腰背痛，臁疮溃疡，湿疹。

为薯蓣科植物粉背薯蓣、山萆薢等的干燥根茎。9～12月挖取根茎，切片，晒干。炮制：萆薢，泔制萆薢，麸萆薢。内服煎10～15 g，或入丸、散。肾虚阴亏者慎服。

药理作用：①有抗炎、镇痛、抗痛风的作用。②萆薢提取物有抗真菌的作用，可抑制须毛癣菌、稻瘟病菌及霉菌。③可降低血清胆固醇，有显著降低动脉粥样硬化斑块发生率的作用。④萆薢皂苷有拟胆碱样作用，能扩张末梢血管、降低血压、增强胃肠平滑肌的运动，并能升高血糖，对抗小鼠的化学性惊厥，提高大鼠胃肠等各种组织的通透性。⑤所含的薯蓣皂苷或薯蓣皂素毒苷有杀昆虫的作用。⑥有抗心肌缺血的作用。⑦有抗肿瘤的作用。

白茅根《神农本草经》

味甘，性寒。入肺、胃、膀胱经。主凉血止血，清热利尿；治血热吐血，衄血，尿血，津伤虚羸，热病烦渴，肺热咳喘，黄疸，胃热呕逆，水肿，热淋涩痛；补中益气。

为禾本科植物白茅的根茎，《神农本草经》名"茅根"。春秋挖根，鲜用或晒干，切段。炮制：白茅根，茅根炭。内服煎 10～30 g，鲜者 30～60 g。虚寒呕吐、尿多不渴者不宜用。

药理作用：①可利尿，给药 5～10 天，利尿作用最为明显。②白茅根粉能明显缩短兔血浆的复钙时间，有止血作用。③有免疫增强作用。④对福氏及宋氏志贺菌、肺炎球菌、卡他莫拉菌、流感嗜血杆菌、金葡菌有抑制作用。⑤对肝癌有抑制作用。⑥所含的薏苡素对骨骼肌的收缩及代谢有抑制作用。⑦有抗炎、解热镇痛作用。⑧能减少血尿、蛋白尿，改善肾功能。

石韦《神农本草经》

味苦、甘，性凉。入肺、膀胱经。主利尿通淋，凉血止血，清肺止咳；治热淋，血淋，石淋，水肿，小便不利，痰热咳喘，咯血，吐血，衄血，崩漏，外伤出血。

为水龙骨科植物庐山石韦、石韦或有柄石韦的干燥叶。8～11 月采收全草，去根，晒干，切碎，生用。内服煎 9～15 g；外用研末调敷。

药理作用：①有镇咳、祛痰、平喘作用，对慢性气管炎有减少支气管液分泌的作用。②对金黄色葡萄球菌、变形杆菌、伤寒沙门菌、炭疽杆菌、痢疾杆菌、大肠埃希菌有抑制作用，有显著抗单纯疱疹病毒、流感病毒、钩端螺旋体的作用。③能增强免疫力，增强机体吞噬细胞的吞噬活性，并有某些抗癌作用。④对前列腺素生物合成的抑制率为42%。⑤对肾有保护作用。⑥石韦多糖有降血糖作用。⑦有抗炎作用。

萹蓄《神农本草经》

味苦，性微寒。入脾、膀胱经。主利尿通淋，杀虫止痒；治湿热下注，小便短赤，淋沥涩痛，带下，泻痢，黄疸，湿疮浸淫，疥癣疳痔，杀三虫（蛔虫、蛲虫、钩虫）。

为蓼科植物萹蓄的全草。夏季采收，晒干，切碎，生用。内服煎 10～15 g，杀虫可用 30～60 g，或入丸、散；外用煎汤外洗。脾胃虚弱及阴虚者慎服。

药理作用：①可使尿量、钠和钾排出增加。②萹蓄煎剂对葡萄球菌、铜绿假单胞菌、福氏志贺菌、宋氏志贺菌皆有抑制作用，对皮肤真菌须毛癣菌、羊毛状小芽孢菌有抑制作用。③萹蓄水及乙醇提取物静脉注射，对猫、兔和狗均有降压作用。④有加速血液凝固和使子宫张力增高的作用，可用作流产及分娩后子宫出血的止血剂。⑤可增强呼吸运动的幅度及肺换气量。⑥有轻度收敛作用，可作创伤用药。⑦有降血糖作用。⑧有抗氧化、减肥作用。

瞿麦《神农本草经》

味苦，性寒。入心、肝、小肠经。主清热利尿，破血通经；治湿热癃结（热淋、血淋、石淋），小便不通，湿疮瘙痒，明目去翳，治闭经，破胎堕子；出刺，决痈肿。

为石竹科植物瞿麦和石竹的带花全草。夏秋季花未开放时割取地上部分晒干，切段，生用。内服煎 6～15 g，或入丸、散；外用煎汤洗，或研末撒。下焦虚寒及妊娠、新产者慎服。

药理作用：①瞿麦煎剂有利尿作用。②能保护肾组织细胞，对肾草酸钙结石形成有明显的抑制作用。③瞿麦煎剂对肠管有显著的兴奋作用，能使肠管紧张度上升，肠蠕动增强。④有抑制心脏、扩张血管、降低血压的作用。⑤瞿麦煎剂能杀死血吸虫虫体。⑥对金葡菌、大肠埃希菌、伤寒沙门菌、福氏志贺菌、铜绿假单胞菌、枯草杆菌、变形杆菌有抑制作用。⑦对小鼠有促进流产、抗生育作用。⑧有抗肿瘤作用，有抑制腹水癌、食管癌的作用。⑨可抑制人体 B 细胞免疫球蛋白的分泌。⑩有抗氧化的作用。

木通、八月札

木通《神农本草经》

味苦，性寒。入心、小肠、膀胱经。主利尿通淋，清心除烦，通经下乳；治小便短赤，淋浊，水肿，胸中烦热，咽痛，口舌生疮，通利九窍（通乳、通经等）、血脉关节（风湿痹痛）。令人不忘。

为木通科植物木通、三叶木通或白木通的干燥藤茎，《神农本草经》名"通草"。秋季割取老藤茎，晒干，切断，入药。内服煎 3~6 g，或入丸、散。孕妇慎服。

药理作用：①有非常显著的利尿作用。②木通水浸剂或煎剂对多种革兰氏阳性菌、革兰氏阴性菌及致病真菌有不同程度的抑制作用。③对大鼠的实验性关节炎也有某些抑制作用。④能延长环己巴比妥钠引起的小鼠睡眠时间，有一定的镇痛作用。⑤木通高浓度可使肠管收缩，心房抑制。⑥木通的乙醇提取物有抑制肿瘤的作用。

八月札《本草拾遗》

味微苦，性平。入肝、胃、膀胱经。主疏肝理气，散结止痛，除烦利尿；治肝胃气滞，脘腹、胁肋胀痛，饮食不消，痢疾，疝气，腰痛，月经不调，痛经，瘿瘤，瘰疬，恶性肿瘤（肝癌、胃癌、肺癌、乳腺癌等），癌性疼痛。

为木通科植物木通、三叶木通或白木通的成熟果实，又名
"预知子"。9～10月果熟时采摘，晒干，入药。内服煎 9～
15 g，大剂量可用30～60 g，或浸酒。孕妇慎服。

药理作用：①对大肠埃希菌、痢疾杆菌、结核分枝杆菌等
有一定的抑制作用。②能解除平滑肌痉挛，治疗尿路结石，缓
解胃肠道胀闷，增强消化能力。③有抗癌作用。可抑制小鼠肉
瘤－180、肉瘤37的活性，对 JTC－26 的抑制率为50%～
70%；对消化系统肿瘤有较好的抗肿瘤作用。

苦壶卢 《神农本草经》

味苦，性寒。主利水消肿，清热，散结；治大水，黄疸，
鼓胀，面目四肢浮肿，下水治癃闭，症瘕，疮癣；令人吐。

苦壶卢为葫芦科植物亚腰葫芦的瓠壳，《神农本草经》名
"苦瓠"。苦壶卢为哑铃状，下部大于上部。秋季采成熟葫芦晒
干，除去种子，入药。内服煎 6～9 g，或入丸、散；外用煎水
熏洗，或煮汁外涂。虚寒体弱者禁服。

附注：葫芦科植物壶卢和瓢瓜，比苦壶卢大，瓢瓜为扁球
形；有甜瓠、苦瓠两种，甜瓠可作蔬菜食，苦瓢有毒，不可
食用。

药理作用：①葫芦素 B、E 有细胞毒作用，对肝癌有显著
的抑制作用。②葫芦素有保肝降酶、治疗脂肪肝、抗肝纤维化
的作用。③苦葫芦有抗炎作用。

滑石 《神农本草经》

味甘、淡，性寒。入膀胱、肺、胃经。主利尿通淋，清热
解暑，祛湿敛疮；治膀胱湿热，小便不利，尿淋涩痛，水肿，
暑热烦渴，泄泻，女子乳难（难产）；外用治湿疹，湿疮，痱
子。荡胃中积聚寒热。

为硅酸盐类矿物滑石的块状体。主含硅酸镁，采挖后除去

泥沙及杂石，粉碎，入药。内服煎 9 ~ 24 g，包煎，或入丸、散；外用研末撒患处，或调敷。热病津伤、肾虚滑精者均忌服。

药理作用：①对伤寒沙门菌、脑膜炎球菌和金黄色葡萄球菌有抑制作用。②滑石粉对皮肤、黏膜有保护作用。③内服除保护发炎的胃肠黏膜而发挥镇吐、止泻作用外，还能阻止毒物在胃肠道中的吸收。④滑石中所含的镁能增加草酸钙结石的溶解度，治疗草酸钙结石。

石蚕《神农本草经》

味咸，性寒。主五癃，破五淋，堕胎，内解结气，利水道，除热。

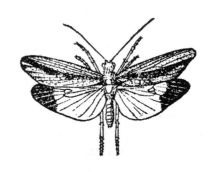

图 4 - 7 - 1　石蚕

为石蚕科昆虫石蛾或其近缘昆虫的幼虫。虫蛾生长在水边，产卵孵化成幼虫入水中，似蚕，有胸足三对，腹部有原足一对。自作碎石、草叶为栖管，露出头胸及足匍行于水底，食水草小虫，渐次化蛹而为成虫。成虫石蛾，黄褐色，长约 2 cm，展翅阔 6 cm，形体如蛾。见附图 4 - 7（2 个图）。夏秋季可在水上采幼虫，晒干，入药。内服煎 3 ~ 5 g，或捕捉石蛾的幼虫后食用，或晒干研末服。

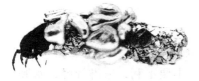

图 4 - 7 - 2　石蚕的带栖管图

附注：宋向文等《〈神农本草经〉石蚕考证》一文，原载《中药材》2015 年第二期，认为石蚕为水龙骨科植物日本水龙骨，其论据不足为信。因为宋向文等忽略了药物应用这一根本问题，《神农本草经》石蚕的主治与水龙骨科植物日本水龙骨主治明显不相同。

大腹皮、槟榔

大腹皮《开宝本草》

味辛，性微温。入脾、胃、大肠、小肠经。主行气导滞，利水消肿；治胸腹胀闷，嗳气吞酸，水肿，脚气，小便不利；健脾开胃调中。

为棕榈科植物槟榔的果皮。冬季采收未成熟的果实，煮后晒干，刨取果皮，生用。内服煎 6～15 g，或入丸、散；外用煎水外洗，或研末调敷。气虚体弱者慎用。

药理作用：①大腹皮煎剂有兴奋胃肠道的作用，对胃窦、十二指肠、空肠、回肠、结肠均可增强动力。②大腹皮水煎剂灌胃可使小鼠血清溶菌酶含量增高，有较强的抗补体活性，但对胸腺、脾脏、外周 T 细胞无影响。③有抗凝血作用，有促进纤维蛋白溶解的作用。

槟榔《名医别录》

味苦、辛，性温。入胃、大肠经。主驱虫消积，行气利水；治虫积（绦虫、蛔虫、姜片虫、钩虫、鞭虫、蛲虫），食积气滞，脘腹胀痛，泻痢后重，脚气，水肿，疟疾。

为棕榈科植物槟榔的成熟种子，3～7 月采收成熟的果实，煮后干燥，去果皮，取种子，切片，晒干，入药。炮制：槟榔，炒槟榔，焦槟榔。内服煎 6～15 g，单用杀虫可用 60～120 g，或入丸、散；外用煎水洗。脾虚便溏、气虚下陷者忌用，孕妇慎用。

药理作用：①对肝吸虫有明显的抑制作用，可麻痹虫体；槟榔对绦虫、蛲虫、姜片虫、钩虫、蛔虫均有驱虫作用。②槟榔碱有兴奋 M 胆碱受体的作用，使胃肠平滑肌张力升高，增加肠蠕动，使消化液分泌旺盛，食欲增加；增强总胆管收缩力，加速胆汁排出，利于总胆管内结石的排出；槟榔碱也能兴奋 N－胆碱受体，表现为兴奋骨骼肌、神经节与颈动脉体。③槟榔水浸剂对许兰毛癣菌、紫色毛癣菌等皮肤真菌均有不同程度的抑制作用，槟榔有抗流感病毒作用。④有明显抑制血管紧张素转换酶（ACE）的活性，有快速而显著的降血压作用。⑤对肿瘤细胞有抑制作用，也有报道槟榔可能有致癌作用。⑥有抗炎、抗过敏作用。⑦对妊娠子宫有兴奋作用，可引起痉挛。⑧槟榔水提液对精子有抑制作用。⑨有抗血栓活性。⑩有缩瞳作用，可用于青光眼。

鼠李 《神农本草经》

味苦、甘，性凉。入肝、肾经。主清热利湿，消积杀虫；治水肿腹胀，寒热瘰疬，疮疡，疥癣，齿痛，疝瘕，便秘。

为鼠李科植物冻绿的果实。落叶灌木或小乔木，高达 4 m。小枝褐色或紫红色，对生或近对生，枝端常有针刺；叶对生或近对生，叶片椭圆、长圆或倒卵状形，基部楔形，边缘具细锯齿，叶背面沿脉有金黄色柔毛。花黄绿色，聚伞花序生于枝端或叶腋，花瓣 4。核果近球

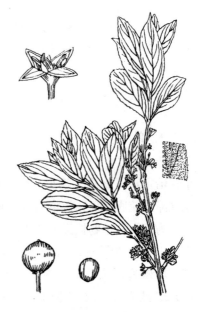

图 4 - 8　冻绿

形，径 6 ~ 8 mm，熟时黑色，具 2 分核。基部有宿存萼筒，果梗长 5 ~ 12 mm，无毛。种子近球形，背侧基部有短沟。花期 4 ~ 6 月，果期 5 ~ 8 月。见附图 4 - 8。生于向阳山地、丘陵、

灌丛或疏林中。分布于华东、中南、西南及河北、山西、陕西、甘肃等地。果实成熟时采收，烘干。内服煎 6～12 g，或研末，或熬膏；外用研末调敷。

榆白皮《神农本草经》

味甘，性微寒。入肺、脾、膀胱经。主利水通淋，祛痰，消肿解毒；治淋证，水肿，大小便不通，带下，咳喘痰多，失眠，内外出血，除痈肿发背，瘰疬、秃疮、疥癣。久服不饥。

为榆科植物榆树的根皮，《神农本草经》名"榆皮"。春秋采根皮或春夏季采树皮，以内皮入药，晒干。内服煎 9～15 g，或研末服；外用煎水洗，或捣敷，或研末调敷。脾胃虚寒者慎服。

药理作用：①对甲型和乙型溶血性链球菌、白色葡萄球菌、铜绿假单胞菌、伤寒沙门菌、大肠埃希菌、结核分枝杆菌有抑菌作用。②对前列腺增生有显著的抑制作用。③有抗炎作用。

郁李仁、郁李根

郁李仁《神农本草经》

味苦、辛，性平。入大肠、小肠经。主润肠通便，利水消肿；治大腹水肿，面目四肢浮肿，肠燥便秘，脚气。

为蔷薇科落叶灌木欧李、郁李或长柄扁桃的成熟种子，《神农本草经》名"郁核"。夏秋季果实成熟后，取果核仁，晒干，入药。炮制：郁李仁，炒郁李仁，朱砂拌郁李仁，蜜郁李仁，郁李仁霜。内服煎 6～12 g，捣碎用，或入丸、散。孕妇慎用。

药理作用：①郁李仁所含的郁李仁苷有强烈的泻下作用，有促进小肠运动的作用，泻下作用机制类似番泻苷。②郁李仁中提取的蛋白成分静脉给药有抗炎和镇痛作用。③有镇咳、祛痰、平喘作用。④有扩张血管、降低血压的作用。

郁李根《神农本草经》

味苦、酸，性凉。入胃经。主齿龈肿，龋齿，气滞积聚。

郁李根为蔷薇科植物郁李的树根。9～12月采挖，切段，晒干。内服煎3～10 g；外用煎水含漱。

蓼实《神农本草经》

味辛，性温。主温中化湿，下水气；治吐泻腹痛，面目浮肿，小便不利，症积痞胀，瘰疬，痈肿疮疡。常服耐风寒。

为蓼科植物水蓼的果实。水蓼，一年生草本。高20～60 cm，茎直立或斜生，不分枝或基部分枝，无毛，基部节上有不定。单叶互生，有短叶柄，托叶鞘筒形，长约1 cm，褐色，膜质，疏生短伏毛；叶片披针形，长4～8 cm，宽0.8～2 cm，先端渐尖，基部楔形，两面有黑色腺点，叶缘具缘毛。穗状花序顶生或腋生，细长，上部弯曲，下垂；花被4～5深裂，裂片淡绿色，上部白色

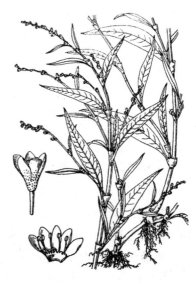

图4-9 水蓼

或淡红色，密被褐色腺点。瘦果卵形，长2～3 mm，侧扁，暗褐色，具粗点。花果期6～10月。见附图4-9。生于阴湿地或水边，我国南北各地均有分布。秋季成熟时采收果穗，阴干，打下种子。内服煎6～15 g，或研末服；外用煎汤浸洗，或研末调敷。体虚气弱者及孕妇禁服。

药理作用：①有抗菌作用。②有抗肿瘤作用。③有抗氧化作用。

莱菔子《日华子本草》

味辛、甘，性平。入脾、胃、肺经。主消食除胀，降气化痰；治食积气滞，嗳气吞酸，脘腹胀满，胸闷，食少，咳喘痰多，腹泻下痢，治痞块，利大小便。

为十字花科草本植物萝卜的种子。夏秋间种子成熟后采收，晒干，生用或炒用。内服煎 6～10 g，生用吐风痰，炒用消食下气化痰。气虚无滞者慎用。

药理作用：①莱菔子水提物对葡萄球菌、痢疾杆菌、伤寒沙门菌、大肠埃希菌等多种细菌有显著的抑制作用，对多种癣菌也有不同程度的抑制作用。②莱菔素与细菌外毒素混合后有明显的解毒作用。③莱菔子水提物具有明显的降压作用，可抑制心肌肥大。④莱菔子注射剂静脉注射，可使体动脉收缩压、舒张压、体动脉平均压（MAP）均降低，肺动脉收缩压、肺动脉舒张压、肺动脉平均压也降低。⑤莱菔子注射液静脉注射可使在体血管阻力、肺血管阻力明显减低。⑥有收缩胃十二指肠平滑肌的作用。⑦有镇咳、祛痰、平喘作用。⑧对食管癌、结肠癌、乳腺癌有抑制作用。⑨有降血脂作用。

小茴香《新修本草》

味辛，性温。入肝、肾、脾、胃经。主散寒止痛，理气和中；治寒疝腹痛，少腹冷痛，睾丸胀痛，脘腹胀痛，食少吐泻；温肾暖腰膝，止痛经。

为伞形科多年生草本植物茴香的成熟果实。9～11月果实成熟后打下果实，去杂质，晒干。炮制：小茴香，盐炒小茴香。内服煎 3～6 g，或入丸、散；外用研末调敷，或炒热温熨。阴虚火旺者慎服。

药理作用：①有促进肠蠕动、兴奋肠管的作用，浓度增高则出现松弛作用。②有抗溃疡作用，抑制应激性溃疡。③有利胆作用，促进胆汁分泌，并使胆汁固体成分增加。④对豚鼠气管平滑肌有松弛作用。⑤可使肝组织再生增加，肝的重量增加。⑥可促进阴道内皮角化及性周期，使乳腺、输卵管、子宫内膜、子宫肌层重量增加，有雌激素样作用。⑦有中枢麻痹及镇痛作用，对蛙心肌开始稍有兴奋，接着引起麻痹。⑧小茴香提取的植物聚多糖有抗肿瘤作用。⑨小茴香挥发油对真菌孢子、结核分枝杆菌、大肠埃希菌、金黄色葡萄球菌、枯草芽孢杆菌、变形杆菌有抑制作用。⑩有清除自由基、抗氧化作用。

艾叶 《名医别录》

味苦、辛，性温。入肝、脾、肾、肺经。主温经止血，散寒止痛，祛湿止痒，安胎；治崩漏下血，月经不调，痛经，带下，胎动不安，胎漏，吐衄咯血，脘腹冷痛，咳喘，泄泻久痢，霍乱转筋；外用治湿疹瘙痒，痔疮，痈疡，寻常疣。

为菊科多年生草本植物艾的干燥叶。夏季花未开时采摘，晒干或阴干，入药。炮制：艾叶，艾绒，艾炭。内服煎 3 ~ 10 g，或艾叶油胶丸口服治咳喘；外用捣绒制艾炷、艾条以供灸疗，或鲜艾叶捣烂外敷，或煎水洗。生用散寒止痛，炒用温经止血。阴虚血热者慎服。

药理作用：①有广谱抗菌作用，以野艾叶、艾条或艾绒烟熏，可用于室内消毒，可与菖蒲或与苍术、雄黄、白芷等混合烟熏。②对13种致病性皮肤真菌均有明显的抗菌作用。③艾叶烟熏对腺病毒、鼻病毒、流感病毒、乙肝病毒等有抑制作用。④艾叶油有镇咳、祛痰作用，能直接松弛豚鼠气管平滑肌，发挥平喘作用，并增加豚鼠肺灌流量。⑤艾叶油有护肝作用，也有明显的利胆作用。⑥有抗肿瘤作用。⑦艾叶水浸液能降低毛细血管通透性，促进血液凝固，制炭后止血作用增强。⑧野艾可兴奋家兔离体子宫，产生强直性收缩。⑨对离体蛙心在大量时有抑制作用，对蛙心、猫心能增强其收缩力，并能减慢心率，使冠脉血流量增加。⑩有抗过敏及免疫抑制作用。⑪艾叶油有镇静作用。⑫有很强的抗氧化活性。

乌药《本草拾遗》

味辛，性温。入肝、脾、肾、膀胱经。主温肾行气；治少腹疼痛，脘腹胀痛，胸闷胁痛，肾虚尿频，遗尿，产后腹痛，头痛，寒疝，身重体疼。

乌药为樟科植物乌药的干燥根。冬春采挖，晒干，切片用。内服煎 3～10 g；外用浸酒涂搽。

药理作用：①有兴奋大脑皮质的作用，并有促进呼吸、兴奋心肌、加速血循环、升高血压及发汗作用。②对金黄色葡萄球菌、甲型溶血性链球菌、伤寒沙门菌、变形杆菌、铜绿假单胞菌、大肠埃希菌均有抑制作用；对单纯疱疹病毒、呼吸道合胞病毒、柯萨奇病毒有抑制作用。③对胃肠平滑肌有双重作用，能增加消化液的分泌。④有促进血凝及良好的止血作用。⑤有保肝作用。⑥有抗关节炎作用，与抑制 T 细胞和巨噬细胞的异常活化有关。⑦有抗疲劳作用。⑧外用使局部血管扩张，血循环加速，缓和肌肉痉挛性疼痛。

丁香、柿蒂、甜瓜蒂

丁香《雷公炮制论》

味辛，性温。入脾、胃、肾经。主温中降逆，散寒止痛，温肾助阳；治胃寒呕吐、呃逆，妊娠恶阻，脘腹冷痛，泻痢，奔豚气，疝气，阳痿，宫冷；外用治癣。

为桃金娘科乔木丁香的花蕾。采摘由绿转红的花蕾，晒干，生用。内服煎 1.5～6 g，或入丸、散；外用研末调敷。热证及阴虚内热者忌用，畏郁金。

药理作用：①丁香煎剂对葡萄球菌、链球菌、伤寒沙门菌、副伤寒沙门菌、白喉棒状杆菌、变形杆菌、铜绿假单胞菌、大肠埃希菌、痢疾杆菌、布鲁氏杆菌、结核分枝杆菌等均有抑制作用，丁香油对鼠疫耶尔森菌、霍乱弧菌、炭疽杆菌、伤寒沙门菌、白喉棒状杆菌、变形杆菌、大肠埃希菌、枯草杆菌及金葡菌等有抑制作用。②对多种皮肤癣菌有抑制作用。③有杀灭肠蛔虫的作用。④丁香为芳香健胃剂，可缓解腹部气胀、增强消化能力、减轻恶心呕吐；可明显抑制小鼠应激性溃疡。⑤有止痛作用，能减轻牙痛。⑥有抗炎、解热作用。⑦有止泻作用。⑧有抗血栓和抗凝血作用。⑨有抗氧化作用，可增强小鼠抗缺氧的能力。⑩有降血糖作用。⑪有抗癌作用。

柿蒂《名医别录》

味苦、涩，性平。入胃经。主降逆止呃；治呃逆，噫气，反胃。

为柿科属植物柿的宿存花萼。9～12 月采收成熟柿子的果蒂（带宿存花萼），去柄，晒干。内服煎 5～10 g，或入丸、散。

药理作用：①有抗心律失常作用，可显著对抗氯仿诱发的室颤。②有镇静作用，可增强戊巴比妥钠所致的小鼠的催眠作用。③有抗生育作用，柿蒂柄的抗生育作用强。④对胃平滑肌既有兴奋作用，又有抑制作用。

甜瓜蒂《神农本草经》

味苦，性寒。入脾、胃、肝经。主涌吐痰食，除湿退黄；治中风痰涌，癫痫，湿热黄疸，症瘕，咳逆上气及食诸果病在胸腹中，皆可吐、下之；外用治鼻息肉。

为葫芦科植物甜瓜的果柄，《神农本草经》名"瓜蒂"。食用甜瓜时，收集果柄，晒干。内服煎 3～6 g，或入丸、散；

外用研末吹鼻。本品有毒，体虚、失血及上部无实邪者禁服，不宜过量服用。

药理作用：①甜瓜蒂注射液可使 ALT 明显下降，肝小叶中央坏死区大部分修复，空泡变性和脂肪变性明显减少，肝糖原蓄积增多；葫芦苦素 B 能明显抑制肝纤维组织。②对鼻咽癌、宫颈癌、慢性淋巴白血病、淋巴肉瘤、肉瘤 S180、艾氏腹水癌、肝癌、肺癌有细胞毒与抗癌作用。③葫芦苦素对小鼠细胞免疫有明显增强作用，对体液免疫也有较强作用。④能增加小鼠的毛细血管通透性，使血压缓降，伴心动缓慢。⑤有抗炎作用。⑥甜瓜蒂提取物可抑制小鼠排钾、受精和黄体形成，有避孕作用。

高良姜《名医别录》

味辛，性热。入脾、胃经。主散寒止痛，温中止呕；治脘腹冷痛，胃寒呕吐，嗳气吞酸，温通血脉。

为姜科山姜属植物高良姜的根茎。8～10 月采挖生长 4～6 年的根茎，切段，晒干，入药。内服：煎 3～6 g，或入丸、散。胃火呕吐、热泻者忌服。

药理作用：①高良姜水提物有明显的抗溃疡作用，可抑制胃肠运动，纠正腹泻；有明显的利胆作用。②有镇痛、抗炎作用。③有抗血栓形成及抗凝血作用。④对心绞痛有快速止痛作用，有促进微动脉血流作用。⑤可延长常压密闭缺氧小鼠的存活时间，提高小鼠在低氧条件下的氧利用能力。⑥有抑制鼻咽癌、乳腺癌、肝癌、胃癌的作用。⑦有降血糖作用。⑧高良姜煎剂对炭疽杆菌、溶血性链球菌、白喉棒状杆菌、肺炎球菌、葡萄球菌、枯草杆菌、结核分枝杆菌有抑制作用。⑨有抗氧化作用。⑩有促渗透作用，可促进透皮吸收。

豚卵《神农本草经》

味甘、咸，性温。入肺、肾经。主温肾纳气，散寒止痛，镇惊定痫；治哮喘，少腹急痛，贲豚，阴茎痛，五癃，疝气痛，惊痫癫疾，邪气挛缩。

为动物猪的睾丸。内服煮食或煎汤，每次 2 个；外用捣敷。

药理作用：①能减轻动物子宫和卵巢重量的增加。②可以促进造血功能。③有延缓衰老作用。④有抗冠心病作用。⑤有免疫作用。⑥有抗早孕作用。

乌贼骨《神农本草经》

味咸、涩，性微温。入肝、肾经。主收敛止血，固精止带，制酸止痛，收湿敛疮；治呕血，吐衄，崩漏，便血，肾虚遗精，滑精，带下赤白，泛酸胃痛，寒热症瘕，阴蚀肿痛，湿疹，溃疡，外伤出血。

为乌贼科海生动物无针乌贼、金乌贼的内壳，又名"海螵蛸"，《神农本草经》名"乌贼鱼骨"。做菜时收集乌贼鱼的骨状内壳，晒干，打碎入药。炮制：乌贼骨，炒乌贼骨，醋乌贼骨。内服煎 10~30 g，研末 1.5~3 g；外用研末撒患处，或调敷。止血、固精、止带宜炒用。阴虚多热者不宜多服，久服易致便秘。

药理作用：①海螵蛸吸附胃蛋白酶、中和胃酸，保护胃黏膜，促进溃疡愈合。②有收敛止血作用。③海螵蛸水煎液有抗辐射作用。④海螵蛸有明显的促进骨缺损修复的作用，其中陈年海螵蛸的这种作用更为明显。⑤海螵蛸有抗肿瘤作用。⑥海螵蛸可有效地降低血磷，纠正低钙血症。

刺猬皮《神农本草经》

味苦，性平。入胃、大肠、肾经。主固精缩尿，收敛止血，化瘀止痛；治胃脘痛，反胃吐食，下血赤白五色，血汁不止，五痔，阴蚀，阴肿痛引腰背，遗精，遗尿，脱肛，烧烫伤。

为猬科动物刺猬、短刺猬的干燥外皮,《神农本草经》名"猬皮"。捕后杀死,剥皮,阴干。炮制:刺猬皮,制刺猬皮,炒刺猬皮。内服煎3～10 g,研末1.5～3 g,或入丸剂;外用调敷。孕妇慎服。

药理作用:有止血作用和促进平滑肌蠕动作用。

白及《神农本草经》

味苦、甘、涩,性微寒。入肺、胃、肝经。主收敛止血,消肿生肌;治咳血,吐血,衄血,便血,外伤出血,烫灼伤,痈肿败疽,手足皲裂,伤阴死肌(肛裂、胃溃疡),胃中邪气(吞酸胃痛),痹缓不收。

为兰科植物白及的块茎。秋季挖块根,去须,蒸透后晒半干,硫磺熏后切片,晒干,生用。内服煎3～10 g,白及粉1.5～3 g;外用研末撒,或涂敷。不可久服,反乌头。

药理作用:①白及水提取液浸纱布外用,出血可立即停止;白及静脉注射可显著缩短凝血时间及凝血酶原时间,使末梢血管内红细胞凝集,形成人工血栓,从而有修补血管缺损的作用。②可显著地抑制胃酸分泌,保护胃黏膜,对胃溃疡、胃与十二指肠穿孔有治疗作用。③有预防实验动物肠粘连的作用。④对结核分枝杆菌、金葡菌、链球菌、白念珠菌及发癣菌QM248有抑制作用。⑤有抗癌及防癌作用。⑥白及2%的制剂可起到代血浆的作用,并有维持血容量及提高血压的作用。⑦有增强免疫、抗氧化作用。

高岭土、灶心土

高岭土《神农本草经》

味苦,性温。入脾、肺、肾经。主温中暖肾,涩肠止泻,止血,敛疮;治反胃,泄痢,男子遗精,女子月闭,寒热症瘕，吐衄便血，臁疮，痔子。

为硅酸盐类高岭石矿物高岭石或蒙脱石族矿物蒙脱石，《神农本草经》名"白垩"。主含铝、钾、钠、钙、镁、铁、钛、钡、锶、钒、铬、铜等元素。挖取后，去净其他杂质，打碎，生用。内服入丸、散 4.5 ~ 9 g，或以"蒙脱石散"冲服；外用研末敷。不可长期服用。

灶心土《名医别录》

味辛，性温。入脾、胃经。主温中止血，止呕，止泻；治妇人崩中，吐血，衄血，便血，胃寒呕逆，虚寒泄泻。

灶心土为多年柴草熏烧而结成的炉灶中黄红色土块，又名"伏龙肝"。内服煎 15 ~ 30 g，先煎汤代水，再入其他药物煎服，或入散剂；外用研末调敷。凡出血、呕吐、泄泻属热证者禁服。

药理作用：①对胃肠的末梢神经有镇静、麻醉作用，能减少对胃肠黏膜的刺激，有止呕作用。②外用撒布疮面能使血管收缩，分泌物减少，有收敛止血的作用。

萤火《神农本草经》

味辛，性微温。入肺、肝经。主明目，乌发，去热气；治青盲目暗，头发早白，小儿水火烫伤。通神。

为萤科动物萤火虫的全体，《神农本草经》名"荧火"。7 ~ 9 月捕后烫死，晒干。内服煎 7 ~ 14 只；外用研末点眼。

大青盐《神农本草经》

味咸，性寒。入心、肾、肝、肺、膀胱经。主泻热，凉血，明目，润燥；治大便秘结，目赤肿痛，风眼烂弦，尿血，吐血，齿舌出血，高热烦渴；令人吐。益气，坚筋骨，去蛊毒。

大青盐为氯化物类矿物石盐的结晶体，《神农本草经》名"戎盐"。自盐湖中采集，晒干。主要含氯化钠，还夹有氯化钾、氯化镁、氯化钙、硫酸镁、磷酸钙、硫酸铁等。内服煎 0.9~1.5 g，或入丸、散；外用研末擦牙，或溶解后漱口，或洗眼。水肿者禁服。

夜明砂 《神农本草经》

味辛，性寒。入肝经。主清肝明目，散血消积；治目赤肿痛，青盲，雀目，目翳，白睛溢血，疳积，瘰疬，疟疾，皮肤洗洗时痛，破寒热积聚，除惊悸。

夜明砂为蝙蝠科等多种蝠类动物的粪便，《神农本草经》名"天鼠屎"。从山洞中铲取，除去杂质，晒干，入药。内服布包煎 3~10 g，或研末每次 1~3 g；外用研末调敷。孕妇慎服。

药理作用：夜明砂可提高视力，可能与所含的维生素 A 有关。

谷精草 《开宝本草》

味辛、甘，性平。入肝、肺经。主疏散风热，明目退翳；治目赤翳障，羞明流泪，雀目，头痛，鼻渊，喉痹，牙痛，风疹瘙痒。

为谷精草科植物谷精草带花茎的头状花序。9~10月采收，将花茎拔出，晒干，生用。内服煎 9~12 g，或入散剂；外用煎汤外洗，或烧存性，研末撒患处，或研末吹鼻，烧烟熏鼻。血虚目疾者慎服，禁用铁器煎药。

药理作用：①谷精草水浸剂对奥杜盎氏小芽孢癣菌、铁锈色小芽孢癣菌等均有不同程度的抑制作用；对絮状表皮癣菌、羊毛状小芽孢癣菌、须疮癣菌、石膏样小芽孢癣菌等皮肤真菌也有效。②谷精草对铜绿假单胞菌作用较强，对肺炎球菌、金葡菌、福氏志贺菌和大肠埃希菌作用弱。③谷精草滴眼液对白内障有治疗作用。④对神经损伤有保护作用。⑤有抗氧化作用。⑥谷精草乙醇提取物能防治糖尿病及其并发症。

铁落 《神农本草经》

味辛，性凉。入心、肝经。主平肝镇惊，解毒敛疮，补血；治癫狂，热病谵妄，心悸易惊，风湿痹痛，血虚萎黄，恶疮，疡疽疮痂疥气在皮肤中；主明目，坚肌耐痛。

为生铁煅红时被锤落的铁屑。主含四氧化三铁，晒干入药，或醋淬用。内服煎 30~60 g，或入丸、散；外用研末调敷，或醋调熨敷。不可过服，肝虚及中气虚寒者禁服。

地龙 《神农本草经》

味咸，性寒。入肝、脾、膀胱经。主清热熄风，通络平喘，利尿；治热病发热狂躁，惊痫，抽风，肝阳头痛，目赤肿痛，中风偏瘫，风湿痹痛，肺热喘咳，咽喉红肿，小儿疳疾；利水道，杀毛滴虫；仍自化作水。

地龙为钜蚓科动物多种蚯蚓的干燥全体，《神农本草经》名"白颈蚯蚓"。5~9 月捕后剖开腹部，洗去内脏及泥沙，晒干。炮制：地龙，酒地龙，炒地龙，制地龙。内服煎 5~10 g，或研末每次 1~2 g，或入丸、散，或鲜品拌糖化服，或加盐化服；外用鲜品捣烂敷，或取汁调涂，或干品研末调敷。脾胃虚寒者不宜服，孕妇忌服。

药理作用：①有镇静、抗惊厥作用。②可使部分内脏血管扩张，有急剧明显的降血压作用。③有抑制心脏传导、对抗心律失常的作用。④有抑制血栓形成、降低血液黏度、改善微循环的作用。⑤有抗组胺及平喘、止咳作用，有收缩豚鼠离体肠管和大鼠子宫的作用。⑥有镇痛、抗炎作用，能调节体温中枢，使散热增加，体温下降。⑦对铜绿假单胞菌、大肠埃希菌、肺炎球菌、伤寒沙门菌、白葡菌、乙型溶血性链球菌、结核分枝杆菌有抑菌作用。⑧对多种癌细胞有抑制作用。⑨可促进巨噬细胞吞噬功能，有增强的免疫作用。⑩有抗肝纤维化作用。⑪有抗氧化作用。⑫有保护糖尿病肾的作用。⑬可促进神经细胞修复和再生。⑭地龙水煎醇提物对人精子有快速杀灭作用。⑮有加速创面愈合的作用。

蛞蝓《神农本草经》

味咸，性寒。入肝、脾、肺经。主清热祛风，消肿解毒，破痰通经；治贼风喎僻，筋脉拘挛，惊痫，喘息，咽肿，喉痹，痈肿，丹毒，经闭，肿瘤，痔疮，脱肛。

为蛞蝓科属动物黄蛞蝓、野蛞蝓的全体。捕捉后焙干研末，每服2~3条；外用鲜品捣敷5~10条。非实热及脾胃虚寒者慎服。

药理作用：①可诱导肿瘤细胞凋亡，抑制肿瘤细胞核酸的合成，对ARS肉瘤（腹水型）、肺腺癌549、P388淋巴细胞性白血病有明显的抑制作用。②有镇咳、祛痰、平喘的作用。③有抑制肺动脉高压，治疗肺气肿的作用。④蛞蝓的毒性低，安全性高。

雀瓮《神农本草经》

味甘，性平。入肝经。主息风止痉，解毒消肿；治小儿惊风，癫痫，脐风，寒热结气，乳蛾肿痛。

雀瓮为刺蛾科动物黄刺蛾的虫茧。黄刺蛾头胸部均黄色，足暗红褐色；前翅内半部黄色，外半部褐色，两条暗褐色横线从翅尖向后斜伸，内面1条为内半部黄色的分界线，后翅赭黄色；见附图4-10。产果树上，全国各地均有野生。秋季从树枝上取下黄刺蛾带有石灰质硬茧的蛹，蒸后，干燥，入药。药

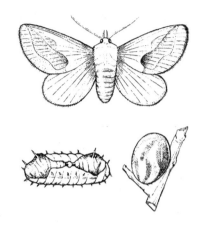

图 4 – 10　黄刺蛾

品呈椭圆形空壳，直径 6 ~ 10 mm，正面则为一圆口，表面灰色，有纵形褐色条纹，体轻，石灰质，捏则易碎，味淡。内服入丸、散 1 ~ 5 个。

药理作用：①小鼠腹腔注射雀瓮水提取液可以显著延长小鼠的缺氧存活时间。给大鼠股静脉注射雀瓮对垂体后叶素所引起的大鼠急性心肌缺血、心律失常、心率减慢均有明显的对抗作用。②有抗惊厥作用。③有催眠作用。④有明显的镇痛作用。⑤有抗炎及抗溃疡作用。

蛇蜕 《神农本草经》

味甘、咸，性平。入肝、脾经。主祛风定惊，解毒，退翳；治惊痫瘛疭，癫疾，寒热，目翳，风疹，口疮，喉痹，聤耳，痈肿恶疮，瘰疬，烧烫伤，毒虫伤。火熬之良。

为游蛇科动物多种蛇类蜕下的皮膜。收集后晾干、入药。炮制：蛇蜕，酒蛇蜕，甘草水制蛇蜕，蜜蛇蜕，蛇蜕炭。内服煎 3 ~ 6 g，研末每次 1.5 ~ 2 g；外用煎水洗，或研末调敷。孕妇、产妇忌服。

药理作用：①有抗炎症作用。②对血管通透性亢进有抑制作用。

白鲜皮 《神农本草经》

味苦，性寒。入肝、脾、胃、膀胱经。主清热燥湿，祛风解毒；治风疹，疥癣，湿痹死肌（湿疹），黄疸，女子阴中肿痛，风湿热痹，不可屈伸起止行步。

为芸香科植物白鲜和狭叶白鲜的根皮，《神农本草经》名"白鲜"。春秋采挖根茎，去木心晒干。内服煎 6～10 g，或入丸、散；外用煎水洗，或捣敷。脾胃虚寒者慎服。

药理作用：①对金葡菌、大肠埃希菌、枯草芽孢杆菌、白念珠菌、黄曲霉菌有杀灭作用，对多种致病真菌如紫色毛癣菌、同心性毛癣菌、许兰毛癣菌均有不同程度的抑制作用。②对蛙心有兴奋作用，可使其心肌张力增加，输出量增加，血压下降，有抗心律失常、抗动脉硬化的作用。③对子宫平滑肌有强力的收缩作用，并有抗生育作用。④有抗癌作用，对肝癌、结肠癌、胰腺癌有抑制作用。⑤给发热的家兔口服白鲜皮煎剂，能使其体温下降。⑥有抗炎作用。⑦有保肝作用。⑧有止血作用。⑨有抗溃疡作用。⑩白鲜皮多糖可明显增加免疫器官胸腺和脾脏的重量，提高网状内皮系统的吞噬功能。

营实、蔷薇根

营实　《神农本草经》

味酸，性凉。入肺、脾、肝、膀胱经。主清热解毒，祛风活血，利水消肿；治痈疽恶疮，结肉跌筋，风湿痹痛，关节不利，败疮，阴蚀，月经不调，水肿，小便不利。

营实为蔷薇科植物野蔷薇的果实。攀援灌木，小枝有短、粗稍弯曲皮刺。小叶 5～9，近花序的小叶有时 3，连叶柄长5～10 cm；小叶片倒卵形、长圆形或卵形，长 1.5～5 cm，宽0.8～2.8 cm，先端急尖或圆钝，基部近圆形或楔形，边缘有锯齿，上面无毛，下面有柔毛，小叶柄和轴有散生腺毛。花多朵，排成圆锥状花序，花直径 1.5～2 cm；萼片披针形，有时中部具 2 个线形裂片；花瓣 5，白色，宽倒卵形，先端微凹，基部楔形；雄蕊多数；花柱结合成束。果实近球形，直径 6～8 mm，红褐色或紫褐色，有光泽。花期 5～6 月，果期 9～10

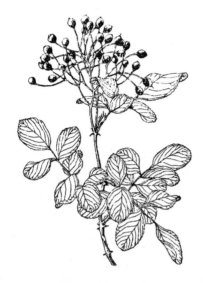

图 4 - 11　野蔷薇

月。见附图 4 - 11。生于路旁、田边或丘陵地的灌木丛中。分布于山东、江苏、河南等地。秋季采收，以半红半青时为佳，晒干。内服煎 15～30 g；外用鲜品捣敷。

药理作用：营实的丁醇提取物对小鼠灌胃给药有泻下作用，从营实的假果中可分离得泻下成分野蔷薇苷 A 乙酸酯。

蔷薇根《名医别录》

味苦、涩，性凉。入脾、胃、肾经。主清热解毒，祛风除湿，活血调经，固精缩尿，消骨鲠；治邪气五脏客热，鼻衄，口疮，久痢，关节疼痛，高血脂，月经不调，白带，子宫脱垂，遗精，尿频，痈肿疮毒，烫伤。

蔷薇根是野蔷薇的根。秋季挖根，切片，晒干，生用。内服煎 10～15 g，研末服 1.5～3 g；外用研末敷，或煎水含漱，或煎汤洗。

药理作用：①对血小板活性、聚集性和血栓形成都有抑制作用。②能降低血清胆固醇和甘油三酯，野蔷薇根提取物对高脂血症大鼠心、肝细胞可能有保护作用，有抗动脉粥样硬化作用。③有抗实验性心肌梗死作用，野蔷薇根注射液静注能改善侧支循环，对抗缺血性心肌损伤，并有抑制心率减慢的作用。

石见穿《本草纲目》

味辛、苦，性微寒。入肝、脾经。主活血化瘀，清热利湿，散结消肿；治湿热黄疸，心腹积聚，噎膈，痰喘，痛经，经闭，带下，痢疾，痈肿，瘰疬，带状疱疹，风湿骨痛，跌打伤肿，症瘕（食管癌、胃癌、贲门癌、乳腺癌、肝癌、肺癌）。

石见穿为唇形科植物华鼠尾草的全草，又名"紫参""五凤花""小丹参"。7～8月割全草，晒干。内服煎6～15 g，或鲜用绞汁服；外用捣敷。

药理作用：①可配伍应用于多种癌症，如肝癌、肺癌、胃癌、鼻咽癌、直肠癌、食道癌。②通过抗氧化而产生保肝作用。③可影响孕激素的分泌，治疗子宫内膜异位症。

凌霄花《神农本草经》

味甘、酸，性微寒。入肝、心包经。主破瘀通经，凉血祛风；治血滞经闭，痛经，崩中漏下，妇人产乳余疾，症瘕，寒热赢瘦，皮肤瘙痒，痤疮，酒渣鼻，跌打损伤。

为紫葳科植物凌霄或美洲凌霄的干燥花，《神农本草经》名"紫葳"。7～10月采摘刚开放的花，晒干，生用。内服煎3～6 g，或入散剂；外用研末调敷，或煎水熏洗。气血虚或无瘀者慎服，孕妇忌服。

药理作用：①凌霄花所含的芹菜素对平滑肌有中度解痉作用，并有抗溃疡作用。②有降低血清胆固醇作用。③有止咳、抗炎、镇痛作用。④有抑制收缩血管平滑肌、改善血液循环、抗血栓的作用。⑤可抑制未孕小鼠子宫平滑肌，对已孕子宫呈节律性的兴奋和抑制作用。⑥对福氏志贺菌和伤寒沙门菌有抑制作用。⑦有抗癌、抗氧化作用。

鼠妇《神农本草经》

味酸、咸，性凉。入肝、肾经。主破血散瘀，利水，解毒，止痛；治症瘕，惊痫，疟母，小便不通，血瘀经闭，牙痛寒热，鹅口疮。

为卷甲虫科动物普通卷甲虫或潮虫科动物鼠妇的干燥全体。4~9月捉捕后烫死，晒干。内服煎3~6g，或入丸、散；外用研末调敷。孕妇及体虚无瘀者忌服。

药理作用：①有镇痛作用。②鼠妇提取物口服或做成油膏局部应用，有治疗麻风的作用。③可增加心肌收缩力，改善氯化钡引起的兔心律失常。

蟑螂《神农本草经》

味咸，性寒。入肝、脾、肾经。主散瘀，化积，解毒；治血瘀，症坚寒热，破积聚，小儿疳积，喉痹，乳蛾，肿瘤，痈肿疮毒，虫蛇咬伤，内寒无子。

为蜚蠊科大蠊属动物美洲大蠊、澳洲蜚蠊及蜚蠊属动物东方蜚蠊的全体，《神农本草经》名"蜚蠊"。捉捕后烫死晒干，入药。内服煎0.5~1.5g，或研末服；外用捣敷。孕妇忌服。

药理作用：①有抗病毒作用。②有抗肿瘤作用。③有保肝作用。④有抗炎、镇痛、消肿作用，促进组织修复。⑤能提高巨噬细胞吞噬率和吞噬指数。⑥有抗氧化作用。

榧子《神农本草经》

味甘，性平。入肺、胃、大肠经。主杀虫消积，润肺，通便；治腹中邪气，小儿疳积，肠燥便秘，痔疮，肺燥咳嗽；杀肠虫（钩虫、蛔虫、绦虫、姜片虫、蛲虫）。

为红豆杉科常绿乔木植物榧树的成熟种子，《神农本草经》名"彼子"。10~11月采摘果实，堆放加工后，捡取种子，洗净晒干。炮制：榧子仁，炒榧子仁。内服煎15~50g，连壳生用，打碎入煎；或嚼服炒榧子仁10~40枚；或入丸、散。脾虚肠滑、大便不实者慎服；服用榧子期间不宜食用绿豆。

药理作用：①有驱钩虫作用，对蛔虫、蛲虫、姜片虫有效。②日本产榧子含生物碱，对子宫有收缩作用，民间用以堕胎。③有润肺、止咳、润肠通便的作用。④可抑制淋巴细胞性白血病。

南瓜子《现代实用中药》

味甘，性平。入胃、大肠经。主杀虫，下乳，利水消肿；治绦虫、蛔虫、血吸虫、丝虫、钩虫、蛲虫；产后缺乳，产后手足浮肿，百日咳，痔疮。

为葫芦科藤本植物南瓜的干燥种子。夏秋季采收成熟种子，晒干，入药。内服煎 30～60 g；治绦虫去壳研末 60～120 g，冷开水调服，2 小时后服槟榔 60～120 g 的水煎剂，再过半小时服元明粉15 g，促使泻下，以利虫体排出。

药理作用：①对绦虫、弓蛔虫等有明显驱虫作用。②抗日本血吸虫作用，南瓜子氨酸不能杀灭成虫，但能使虫体萎缩、生殖器官退化和子宫内虫卵减少。③南瓜子氨酸可使肝细胞呈轻度萎缩，肝内有少量脂肪浸润，停药后则迅速恢复正常。④大量南瓜子氨酸给小鼠口服或腹腔注射，可使动物兴奋狂躁，而兔和猫则可能表现安静；但能使兔血压升高和呼吸加快；对离体兔肠有抑制作用。

贯众《神农本草经》

味苦、涩，性微寒。入肝、胃经。主清热解毒，凉血止血，杀虫，散结；治风热感冒，温病斑疹，吐血，咳血，衄血，便血，血痢，崩漏，带下，破症瘕，杀三虫（钩虫、蛔虫、绦虫）。

为鳞毛蕨科植物粗茎鳞毛蕨的根茎及叶柄残基。8～10 月采挖收集晒干。炮制：贯众，贯众炭。内服煎 5～15 g，或入丸、散；外用研末调涂。止血宜炒炭用；脾胃虚寒、阴虚内热者及孕妇慎服。

药理作用：①能麻痹绦虫、钩虫，驱除蛔虫、血吸虫、肺线虫。②对各种流感病毒、腺病毒、脊髓灰质炎病毒、埃可病毒、柯萨奇病毒、乙型脑炎病毒、单纯疱疹病毒等七种有代表性的病毒株有较强的抗病毒作用。③对金葡菌、甲型溶血性链球菌、丙型溶血性链球菌、肺炎链球菌、白喉棒状杆菌有较强的抑制作用；对皮肤真菌也有抑制作用。④有抗炎、镇痛作用。⑤对家兔子宫有显著的兴奋作用，可使子宫收缩增强、张力提高，有抗早孕、堕胎作用。⑥有雌激素样作用。⑦有抗肿瘤作用，抑制宫颈癌、肉瘤180、脑癌22、肺癌、乳腺癌。⑧有保肝降酶作用。⑨贯众炒炭后有止血作用。⑩有抗白血病、抗衰老作用。

使君子 《开宝本草》

味甘，性温。入脾、胃经。主杀虫，消积，健脾；治虫积腹痛，驱蛔虫、胆道蛔虫、蛲虫、肠道滴虫；治小儿疳积，乳食停滞，泻痢。

为使君子科植物使君子的干燥成熟果实。8月底当果壳由绿变棕褐或黑褐色时采收，晒干或烘干。炮制：使君子，炒使君子，煨使君子。内服煎6～15 g，捣碎入煎，或入丸、散剂；小儿嚼服，每岁1～1.5粒，总量不超过20粒。服量过大或与热茶同服，可引起呃逆、眩晕、呕吐等反应。服后忌饮茶水。

药理作用：①驱蛔虫作用，使君子水浸膏于0.5～2小时内可使蚯蚓昏迷或死亡。②使君子粉和百部粉合用有一定的驱蛲虫作用。③使君子水浸剂在体外对紫色毛癣菌、同心性毛癣菌、许兰毛癣菌、奥杜盎氏小芽孢癣菌、铁锈色小芽孢癣菌、羊毛状小芽孢癣菌、腹股沟表皮癣菌、星形诺卡菌等皮肤真菌都有不同程度的抑制作用。④有镇咳、祛痰、平喘作用。⑤对小鼠肝癌、宫颈癌有抑制作用。⑥能使幼鼠神经元细胞坏死，引起脑损伤。

雷丸《神农本草经》

味苦，性寒。入胃、大肠经。主消积，杀虫；治小儿疳积，风痫，虫积腹痛，杀肠虫（绦虫、蛔虫、钩虫、蛲虫），治阴道毛滴虫。

为多孔菌科真菌雷丸的菌核。多生于竹林下，秋季选枝叶枯黄的病竹，在根部挖取菌核，晒干。内服研粉冲服 15 ～ 21 g；治疗绦虫、钩虫用量 1 日 60 g，分 3 次服，连服 2 ～ 3 天；或入丸剂、胶囊剂，不宜煎服。有小毒，不可久服；脾胃虚寒者慎服。

药理作用：①雷丸中的蛋白酶对绦虫蛋白质有分解作用，致虫节破坏，产生驱绦虫作用。②雷丸 50% 的乙醇提取液有抑制蛔虫的作用。③有抗阴道毛滴虫作用。④有通便作用。⑤有抗癌作用。⑥有抗炎作用。⑦雷丸多糖有明显的免疫增强作用。

川楝子、苦楝皮

川楝子《神农本草经》

味苦，性寒。入肝、胃、小肠、膀胱经。主行气止痛，杀虫疗癣；治肝郁气滞之脘腹胁肋疼痛，疝气，虫积腹痛，大热烦狂，利水道，杀蛔虫、蛲虫、阴道滴虫、血吸虫；外用治疥疡、头癣。

为楝科植物川楝树的干燥成熟果实，《神农本草经》名"楝实"。冬季采摘果实，晒干，切片。炮制：川楝子，炒川楝子，盐川楝子，醋川楝子。内服煎 3 ～ 10 g，或入丸、散；外用研末调敷。本品有小毒，用量不宜过大，不宜久服；脾胃虚寒者及孕妇慎服。

药理作用：①川楝素可使蛔虫肌肉痉挛，使虫体不能附着肠壁而被驱出体外。②对呼吸中枢有抑制作用。③能抗肉毒中毒，川楝素能在神经－肌肉接头处对抗肉毒的阻遏作用。④有抗氧化作用。⑤有抗菌、抗炎作用，主要对皮肤真菌有抑制作用。⑥有抗病毒作用。⑦有抗癌作用。

苦楝皮《名医别录》

味苦，性寒。入脾、胃、肝经。主杀虫，疗癣；治蛔虫、蛲虫、钩虫、阴道滴虫病；外用疗癣湿疮。

为楝科植物楝树和川楝树的根皮或树皮。春秋二季采集，剥取根皮或树干皮，刮去栓皮，晒干，切丝，生用。内服煎6～9 g，鲜品15～30 g，需文火久煎，或入丸、散；外用适量，煎水洗或研末调敷。本品有毒，不宜过量或持续服用；肝肾功能不全者忌服。

药理作用：①对蛔虫有抑制以至麻痹作用，并有效抑制曼氏血吸虫。②对呼吸中枢有抑制作用。③川楝素是选择性地作用于突触前的神经肌肉传递阻断剂，作用于突触前神经末梢，作用方式是抑制刺激神经诱发的乙酰胆碱释放，对肉毒中毒动物具有治疗作用。④有抗胃溃疡、抗腹泻、利胆作用；能使肠肌呈现痉挛性收缩。⑤苦楝皮水浸液对多种致病性真菌有抑制作用。⑥川楝素有抗肿瘤作用。

草木灰《神农本草经》

味辛，性微温。主黑子，去疣息肉，疽蚀，疥瘙，治大骨节病。

为柴草烧成的灰，《神农本草经》名"冬灰"。草木灰的主要成分是碳酸钾，含钾6%～12%，含磷1.5%～3%；还含有钙、镁、硅、硫和铁、锰、铜、锌、硼、钼等微量营养元素。用各种草类及树枝烧灰，浸泡后饮服，每次15～36 g，或调膏外敷。

以上68种为中下品。

朱砂 《神农本草经》

味甘，性凉。入心经。主镇心安神，清热解毒；治心烦，失眠，心神不宁，惊悸，癫狂，惊风，眼目昏暗，疮疡肿毒。养精神，安魂魄。

为硫化物类辰砂族矿物辰砂，《神农本草经》名"丹砂"。主要含硫化汞，混有雄黄、磷灰、沥青等杂质。随时可采，用浮选法筛选辰砂。内服：加水研为细粉，冲服 0.3～1 g，或入丸、散剂；外用和他药研末干撒。本品有毒，不可过量，不可长期服用；孕妇忌服；肝肾功能不正常者慎服。

药理作用：①有镇静、催眠、抗惊厥作用。②有抗心律失常作用。③外用能杀灭皮肤细菌及寄生虫。④给家兔灌胃能使尿排出的总氮量增加，体重亦有增加。⑤雌鼠口服朱砂后可抑制生育，且胎儿汞含量高于对照组，故妊娠期应禁服朱砂。

白矾、胆矾

白矾 《神农本草经》

味涩、酸，性寒。入肺、肝、脾、大肠经。外用主解毒杀虫，燥湿止痒；内服主止血止泻，祛痰开闭。治痰厥中风、癫痫、久泻、久痢、衄血、便血、崩漏、带下；外用治口舌生疮，喉痹，齿龈出血，烂弦风眼，耳内流脓，脱肛，痔疮，子宫脱垂，疥癣湿疮，痈疽肿毒，水火烫伤，阴蚀阴痒。坚筋骨、固齿。

为硫酸盐类矿物明矾石经加工提炼而成的结晶，又名"明矾"，《神农本草经》名"矾石"。全年可采，将矿石用水溶解，过滤，浓缩，放冷后即成结晶。炮制：白矾，枯矾。内服煎 1～3 g，研末服 0.6～1.5 g，或入丸、散；外用：吹喉，调敷，化水洗漱。有小毒，不可长期服用；体虚胃弱者忌服。

药理作用：①有广谱抗菌作用，对大多数革兰氏阳性菌、阴性菌都有效，对绿色链球菌、溶血性链球菌、肺炎球菌、白喉棒状杆菌作用最强；对牛型布鲁氏杆菌、百日咳鲍特菌、脑膜炎球菌作用次之，对皮肤真菌也有明显的抑制效力。②有明显的抗阴道滴虫作用。③有强烈的凝固蛋白的作用，低浓度有收敛、消炎、防腐作用，高浓度又引起组织溃烂。④白矾经十二指肠给药，对麻醉大鼠可明显增加其胆汁流量。⑤有降血脂作用。⑥有降低记忆力的作用。⑦外用可以止血、止汗、硬化皮肤（特别是足部）。⑧白矾有抗早孕作用。

胆矾《神农本草经》

味酸、涩、辛，性寒。入肝、胆、肺经。主涌吐痰涎，解毒收湿，祛腐蚀疮，催吐；治癫痫，喉痹，喉风，痰涎壅塞，误食毒物；外用治目痛、目涩痒，金疮，牙疳、口疮，烂弦风眼，女子阴蚀痛，痔疮，肿毒。

为硫酸盐类矿物胆矾的晶体，或人工制成的含水硫酸铜，《神农本草经》名"石胆"。在铜矿中采挖，选择蓝色有玻璃光泽的结晶，或人工制造。炮制：胆矾，煅胆矾。内服：打碎，温水化服 0.3~0.6 g 催吐用（限服 1 次），或入丸、散；外用研末调敷，或水溶外洗，或 0.5% 水溶液点眼。本品有毒，不宜过量，不可长期服用；体虚者忌服，防止中毒。

药理作用：①胆矾动物实验具有利胆作用，可明显促进胆汁分泌。②有催吐作用，内服后可刺激胃壁神经，反射性引起呕吐。③胆矾浓溶液对局部黏膜具有腐蚀作用，故可退翳。④对化脓性球菌、伤寒沙门菌、副伤寒沙门菌等有较强的抑制作用。⑤可引起溶血性贫血和肾功能衰竭。

石龙芮《神农本草经》

味苦、辛，性平。入心、肺经。主消肿，拔毒散结，截疟；治痈疖肿毒，毒蛇咬伤，散结气（痰核、瘰疬），风湿痹痛，止齿痛，外敷治疟疾。

为毛茛科植物石龙芮的全草。一年生或二年生草本，高 10 ~ 50 cm，须根簇生。茎直立，上部多分枝，无毛或疏生柔毛。下部似芹菜叶，上部叶较小，三全裂，裂片披针形或线形，无毛，基部扩大成膜质宽鞘，抱茎。聚伞花序有多数花；花两性，小花顶生，花瓣5，倒卵形，长 1.5 ~ 3 mm，淡黄色；雄蕊多数，花药卵形，长约 0.2 mm。瘦果极多，有近百枚，紧密排列在

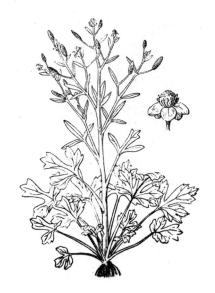

图 4 - 12　石龙芮

花托上，倒卵形，稍扁，长 1 ~ 1.2 mm，无毛，喙长 0.1 ~ 0.2 mm。花 4 ~ 6 月，果 5 ~ 8 月。见附图 4 - 12。生于平原湿地或河沟边，全国均产。5 月采全草，阴干，切段，入药。内服煎 3 ~ 9 g，炒后研末为散 1 ~ 1.5 g；外用捣敷，或熬膏外涂患处，或穴位调敷。全株均有毒；孕妇禁服。

　　药理作用：①对铜绿假单胞菌、金葡菌、大肠埃希菌、变形杆菌有抑制作用。②有对抗支气管痉挛的作用，可抑制回肠平滑肌收缩。③石龙芮新鲜叶含原白头翁素，能引起皮炎、发泡，如加热或久置，变为白头翁素，可丧失其辛辣味或刺激性。④石龙芮含有的 7 种色胺衍化物都对大鼠子宫的 5 - 羟色胺受体有收缩作用。

石南、石南实

石南《神农本草经》

味辛、苦，性平。入肝、肾经。主祛风湿，止痒，强筋

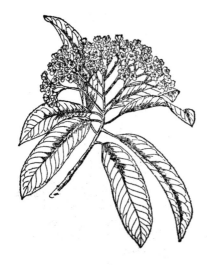

图 4-13 石楠

骨，益肝肾；治风湿痹痛，内伤头风头痛，风疹，脚膝软弱，肾虚腰痛，阳痿，遗精；利筋骨皮毛。

为蔷薇科植物石楠的叶及带叶嫩枝。常绿灌木或小乔木，高 4~6 m，有时可达 12 m；枝褐灰色，无毛。叶片革质，长椭圆形、长倒卵形或倒卵状椭圆形，长 9~22 cm，宽 3~6.5 cm，先端渐尖，基部圆形或宽楔形，边缘有细密而尖锐的锯齿，近基部全缘，上面光亮，幼时中脉有绒毛，成熟后两面皆无毛，中脉显著，侧脉 25~30 对；叶柄粗壮，长 2~4 cm，幼时有绒毛，以后无毛。复伞房花序顶生，花密生，直径 6~8 cm；萼筒杯状，长约 1 mm，无毛；花瓣白色，近圆形，直径 3~4 mm，内外两面皆无毛；雄蕊 20，外轮较花瓣长，内轮较花瓣短，花药带紫色；花柱 2，有时为 3，基部合生，柱头头状，子房顶端有柔毛。果实球形，直径 5~6 mm，红色，后成褐紫色，有 1 粒种子；种子卵形，长 2 mm，棕色，平滑。花期 4~5 月，果期 10 月。见附图 4-13。产于华东、华南等全国大部分地区，庭院多有栽培。7~11 月采叶及带叶嫩枝，切段，晒干，入药。内服煎 3~10 g，或入丸、散；外用研末撒，或研末吹鼻。有小毒，阴虚火旺者禁服。恶小蓟。

药理作用：①石南叶 10%浸剂在试管内可杀死日本血吸虫尾蚴，也能杀灭钉螺。②石南叶煎剂对蛙心、兔心有兴奋作用；乙醇浸出液能抑制离体蛙心，收缩离体兔耳血管，抑制离体肠管，降低麻醉犬血压。③能抑制血小板凝集，是选择性强的血小板活化因子阻断剂。

石南实《神农本草经》

味辛、苦，性平。入脾、肾经。主逐风痹；治风湿性关节炎。

为蔷薇科植物石楠的果实。秋季采集成熟果实，晾干。内服煎 6～9 g，或浸酒。有小毒。

蕲蛇《雷公炮制论》

味甘、咸，性温。入肝、脾经。主祛风湿，通经络，定惊搐；治风湿顽痹，筋脉拘挛，肌肤麻木，中风，口眼歪斜，半身不遂，小儿惊风，破伤风，杨梅疮，麻风，疥癣。

为蝰科动物五步蛇除去内脏的干燥全体，又名"白花蛇"。夏秋二季捕捉，除去内脏，烘干或晒干，入药。内服煎 3～10 g，研粉服 1～1.5 g，或浸酒、熬膏，或入丸、散。本品有毒，阴虚内热及血虚生风者忌服。

药理作用：①蕲蛇注射液对犬有显著的降血压作用。②有镇痛、镇静、催眠作用。③有抗炎作用。④有抗凝血、抗血栓形成和溶栓作用；另有报道，蕲蛇还有促凝血作用。⑤蕲蛇酶静脉注射对小鼠脑梗死有保护作用。⑥有降血糖作用。⑦对胃癌有抑制作用。

入地金牛《神农本草经》

味辛、苦，性微温。入肝、胃经。主活血化瘀，行气止痛，祛风通络，解毒消肿；治风寒湿痹，历节痛，除四肢厥气，筋骨疼痛，跌打骨折，咽肿，牙痛，胃痛，毒蛇咬伤；外治烧烫伤。

入地金牛为芸香科植物两面针的根或枝叶，又名"两面针"，《神农本草经》名"蔓椒"。7～10月采收，切片，晒干。

内服煎 4.5~9 g，研末 1.5~3 g，或浸酒；外用煎水洗，或捣烂外敷。有小毒，孕妇禁服，用量不宜过大，忌与酸味食物同服。

药理作用：①有镇痛、镇静作用。②有抗脑缺血作用。③有强心作用。④两面针有解痉作用，可对抗乙酰胆碱、匹罗卡品、$BaCl_2$ 及组胺引起的肠管收缩。⑤对鼻咽癌、肺癌、肝癌、白血病有抑制作用。⑥有抗菌、抗炎作用。⑦有保肝、抗氧化作用。⑧有局麻作用。⑨两面针结晶 -8 腹腔注射可诱发小鼠、大鼠僵住症。

桃仁、桃花

桃仁《神农本草经》

味苦、甘，性平。入心、肝、大肠经。主活血祛瘀，润肠通便，消痈排脓，止咳祛痰；治瘀血经闭，痛经，产后瘀滞腹痛，症瘕，跌打损伤，瘀血肿痛，肺痈，肠痈，咳嗽气喘，便秘。

为蔷薇科植物桃或山桃的干燥种仁，《神农本草经》名"桃核仁"。夏季果实成熟时采集种仁，去皮，晒干。炮制：桃仁，婵桃仁，炒桃仁，桃仁霜，麸炒桃仁。内服煎 6~10 g，用时捣碎，或入丸、散。无瘀滞者及孕妇慎服，有小毒，过量服用可引起中毒。

药理作用：①对血管壁有直接扩张作用，可增加血流量，改善微循环，降低血压。②有抑制血液凝固和溶血作用，可以抗血栓、抗心肌梗死。③有镇静、镇痛作用。④有抗炎作用。⑤能抑制小鼠血清中的皮肤过敏性抗体的抗血清引起的被动皮肤过敏反应的色素渗出量。⑥桃仁中的苦杏仁苷有镇咳作用，使痰易咳出。⑦有抗肿瘤、调节免疫的作用。⑧有兴奋子宫的作用。⑨有抗肝脂质过氧化损伤的作用。⑩有抗肝纤维化及矽肺纤维化的作用。⑪桃仁中的脂肪油对蛲虫、蛔虫有驱虫作用。

桃花《神农本草经》

味苦，性平。入心、肝、大肠经。主利水通便，活血化瘀；治水肿，小便不利，痰饮，闭经，症瘕，癫痫，疮疹，砂石淋，便秘；令人好颜色。

为蔷薇科植物桃或山桃的花。2～4月采集将要开放的桃花，阴干，于干燥处保存。内服煎3～6 g，研末1.5 g；外用捣敷，或研末调敷。不宜久服，孕妇禁服。

药理作用：①桃花提取物可以抑制丙二醛生成，具有抗氧化等生物功效。②有美容增色作用。

蓍实《神农本草经》

味酸、苦，性平。主益气，明目；治气虚体弱，视物昏花。常服聪慧先知，不饥。蓍草治头风疼痛，风火牙痛，风湿痹痛，经闭腹痛，腹部痞块，跌打损伤，痈肿疮毒，毒蛇咬伤。

蓍实为菊科植物高山蓍的果实。多年生草本，高50～100 cm。具短根状茎。茎直立，有棱条，上部有分

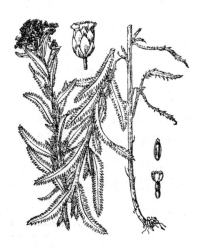

图4-14　高山蓍

枝。叶互生，无柄；叶片长线状披针形，长6～10 cm，宽7～15 mm，篦齿状羽状深裂或浅裂，裂片条形或条状披针形，两面生长柔毛，下部叶花期常枯萎，上部叶渐小。头状花序多数，花径5～6 mm，集生成伞房状；总苞钟状，总苞片卵形，

3 层；边缘舌状花，雌性，5 ~ 11 朵，白色，花冠长圆形，先端 3 浅裂；中心管状花，两性，白色，花药黄色，伸出花冠外面。瘦果扁平，宽披针形，有淡色边肋。花期 7 ~ 9 月，果期 9 ~ 10 月。见附图 4 - 14。生于向阳山坡草地、林缘或路旁，分布于东北、华北及宁夏、甘肃、河南等地。蓍实 9 ~ 10 月采收晒干，蓍草 7 ~ 9 月采收晒干均入药。蓍实内服煎 5 ~ 10 g，或入丸、散；蓍草内服煎 5 ~ 15 g。本品有小毒。

药理作用：①蓍草有抗炎作用。②蓍草有解热、镇痛、镇静作用。③蓍草有抗菌作用。

蚤休 《神农本草经》

味苦，性微寒。入肝、肺经。主清热解毒，消肿止痛，凉肝定惊；治痈肿疮毒，咽喉肿痛，喘咳，乳痈，症瘕结聚，癫疾，惊痫，摇头弄舌，热气在腹中；外用治阴蚀，毒蛇咬伤。

为百合科草本植物华重楼、云南重楼、七叶一枝花的干燥根茎，又名"重楼"。9 ~ 10 月挖根茎，晒干切片，生用。内服煎 3 ~ 10 g，研末 1 ~ 3 g；外用捣敷。本品有小毒，虚寒证、阴证疮疡及孕妇忌用。

药理作用：①可以直接杀伤肿瘤细胞，抑制 RNA 癌瘤细胞病毒逆转录酶，并通过调节免疫功能发挥抗肿瘤作用。②七叶一枝花煎剂有明显的平喘作用，也有止咳作用，但无祛痰作用。③蚤休 100% 制剂在试管内对肠道杆菌和化脓性球菌、白念珠菌等多种致病菌皆有抗菌作用，煎剂未有抑菌作用；醇提取物有杀灭钩端螺旋体的作用，对甲型及亚洲甲型流感病毒也有较强抑制作用。④有抗炎、镇痛、镇静作用。⑤有抗肝纤维化作用。⑥有止血作用。⑦有收缩子宫的作用。⑧有杀灭精子的作用。⑨有急性口腔毒性和胃肠毒性。

鲤鱼胆《神农本草经》

味苦，性寒。入肝、心经；主清热明目，退翳消肿，利咽；治肝热目赤肿痛，青盲，障翳，咽痛喉痹。常服强悍意志气。

为淡水养殖食用鲤鱼的带胆汁的胆囊。杀鱼时取之晾干，入药。内服入丸、散 1～2.5 g；外用鲜胆汁点眼、滴耳、涂患处。本品有毒，不宜多服，肝、肾功能不全者忌服。

蜀羊泉《神农本草经》

味苦，性微寒。入肝、肺经。主清热解毒；治咽喉肿痛，乳腺炎，疟腮，头秃恶疮，热气，龋齿，疥癣瘙痒，视物不清。

为茄科植物青杞，又名"裂叶龙葵"，以全草或果实入药。多年生直立草本，高约 50 cm，茎具棱角，多分枝。叶互生；叶柄长 1～2 cm；叶羽状分裂，裂片阔线形或披针形，先端渐尖，基部突窄，延为叶柄。二歧聚伞花序，顶生或腋外生。花冠青紫色，先端深五裂，裂片长圆形；雄蕊 5；子房卵形，2 室，柱头头状。浆果近球形，熟时红色；种子扁圆形。花期夏秋间，果期秋末冬初。见附图 4－15。

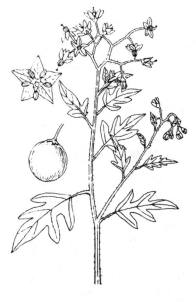

图 4－15　青杞

生长于山坡向阳处，全国大部分地区出产。7～9 月割取全草晒干。内服煎 15～30 g；外用捣烂外敷，或煎水熏洗。有小毒。

射干 《神农本草经》

味苦、辛，性寒。入肺经。主清热解毒，祛痰利咽；治痰热咳喘，喉闭咽痛不得消息，散结气（瘰疬结核），腹中邪逆（疝母、症瘕），痈肿疮毒。

为鸢尾科植物射干的干燥根茎。春初秋末采挖根茎，晒干，切片。炮制：射干，炒射干。内服煎 5～10 g，或入丸、散；外用鲜品捣敷，或浸酒外涂。脾虚便溏者及孕妇忌服。本品有小毒，多服令人虚。

药理作用：①有抗炎、解热作用，有显著的消肿和明显的抑制棉球肉芽组织增生的作用。②对多种细菌有抗菌作用，对皮肤真菌有抑制作用，可抑制腺病毒、流感病毒、疱疹病毒以及咽喉疾病有关病毒。③射干醇提取物有降血压作用。④射干提取物皮下注射有明显的利尿作用。⑤有弱的抗溃疡作用，而利胆作用持久。⑥有抗血栓作用。⑦对人子宫颈癌细胞株有抑制作用。⑧有清除自由基的作用。⑨有增强唾液分泌的作用。⑩有雌性激素样作用。⑪有祛痰、抗过敏作用。

罂粟壳 《本草发挥》

味酸、涩，性平。入肺、大肠、肾经。主涩肠止泻，敛肺止咳，止痛；治肺虚久咳，喘息，久泻久痢，胃疼腹痛及筋骨疼痛，脱肛，遗精，白带。

为罂粟科草本植物罂粟的干燥成熟果壳。夏季采收，除去果汁、蒂及种子，晒干，入药。炮制：罂粟壳，醋炙罂粟壳，蜜炙罂粟壳。内服煎 3～10 g，或入丸、散。本品有毒，易成瘾，不可久服；婴儿、孕妇及哺乳期妇女忌用。

药理作用：①有明显的镇痛、催眠作用，其有效成分为吗啡。②有明显的呼吸抑制与镇咳作用。③可明显增加大鼠纹状体及边缘区多巴胺代谢物二羟苯乙酸（DOPAC）和高香草酸（HVA），5－羟色胺代谢物也增加，而对脑及心脏内的单胺递质本身含量未见有明显影响。④可扩张冠状动脉、脑动脉、肺动脉及外周血管；大剂量静注罂粟碱则抑制心肌，使房室间及心室的传导系统受阻。⑤能抑制消化酶的分泌，降低肠管蠕动；罂粟碱可直接松弛胃肠道平滑肌，有解痉作用。⑥反复应用吗啡后可产生对中枢抑制作用的耐受性，但对瞳孔、平滑肌等作用则无耐受性。

细辛《神农本草经》

味辛，性温。入肺、肾、心经。主祛风散寒，通窍，止痛，温肺化饮；治风寒表证，头痛，鼻塞，鼻渊，痰饮咳喘，牙痛，口疮，胸痹心痛，风湿痹痛，百节拘挛；益肝胆，通精气，治癫痫。常服明目，利九窍。

为马兜铃科植物北细辛、汉城细辛或华细辛的根。9 月中旬挖根，阴干，切段，入药。内服煎 1.5～9 g，研末 1～3 g；外用研末吹鼻、塞耳、敷脐，或煎水含漱。阴虚、血虚、气虚多汗及火升炎上者禁服。有小毒，不可过量多服。反藜芦。

药理作用：①有镇静、镇痛作用，细辛挥发油有明显的中枢抑制作用。②有解热、抗炎、抗惊厥作用。③细辛提取物静脉注射，小剂量可增强心肌收缩性能，大剂量则抑制，并停搏在舒张期。④对犬心源性休克有对抗作用。⑤细辛醇浸剂可对抗吗啡所致的呼吸抑制，松弛支气管平滑肌，产生平喘作用。⑥对溶血性链球菌等革兰氏阳性菌和伤寒沙门菌和结核分枝杆菌有抑制作用；细辛还能抑制黄曲霉菌、黑曲霉菌、白念珠菌等真菌及霉菌。⑦细辛挥发油对兔离体子宫、肠管，低浓度使张力先增加后下降，振幅增加，高浓度则呈抑制作用；对大鼠离体子宫呈抑制作用。⑧有抗氧化作用。⑨有抗组胺及抗变态反应，抑制细胞免疫、体液免疫的作用。⑩有抗肾病变的作用。⑪有升高血糖及局麻作用。

半夏《神农本草经》

味辛，性温。入脾、胃、肺经。主燥湿化痰，降逆止呕，消痞散结；治咳喘痰多，呕吐反胃，心下坚，胸脘痞满，痰热结胸，风痰眩晕，头痛，夜卧不安，瘿瘤痰核，痈疽肿毒；堕胎。

为天南星科植物半夏的干燥块茎。9月下旬挖出块茎，脱皮，晒干，切片。炮制：生半夏，清半夏，姜半夏，法半夏。内服煎3～9 g，或入丸、散；生半夏多毒，以外用为主，研末用酒或醋调敷。本品有毒；反乌头。阴虚燥咳，津伤口渴，血证者忌服；孕妇慎服。

药理作用：①生半夏、姜半夏和明矾半夏的煎剂，均有明显的镇咳作用，也有祛痰作用。②对唾液分泌有显著的抑制作用，可降低胃液酸度，抑制胃蛋白酶活性，对胰蛋白酶也有抑制作用。③制半夏可抑制呕吐中枢，发挥镇吐作用。④有抗心律失常的作用。⑤有降血脂的作用。⑥有抗肿瘤的作用。⑦影响小鼠已着床的子宫内膜和胚胎，产生抗早孕作用。⑧有镇静、镇痛、催眠作用。⑨半夏浸膏对离体蛙心和兔心呈抑制作用，有短暂降压的作用，具有快速耐受性。

杏仁《神农本草经》

味苦，性微温。入肺、大肠经。主止咳平喘，润肠通便；治外感咳嗽喘满，上气雷鸣，喉痹，肠燥便秘，寒心贲豚，胸膈痞闷。

为蔷薇科乔木植物山杏、西伯利亚杏、东北杏或杏的干燥成熟种子，《神农本草经》名"杏核仁"。夏季摘下果实，取果核敲碎，得杏仁，晒干。炮制：杏仁，燀杏仁，炒杏仁，杏仁霜，蜜杏仁，甘草制杏仁。内服：打碎煎3～10 g，或入丸、散，或杏仁露口服；外用捣敷。有小毒；阴虚咳嗽及大便溏泄者忌服，婴儿慎服。

药理作用：①有镇痛、抗炎作用，可用于风湿性关节炎。②小剂量服用后，水解产生微量的氢氰酸，不致引起中毒，呈镇静呼吸中枢的作用，而显镇咳平喘的功效。③苦杏仁提取物对小鼠移植性肝癌、子宫颈癌、膀胱癌有明显的抑制作用。④苦杏仁苷有抗突变作用。⑤苦杏仁油有驱虫、杀菌作用，对蛔虫、钩虫、蛲虫均有效，能杀死蚯蚓，并能杀灭伤寒、副伤寒沙门菌。⑥可明显促进巨噬细胞的吞噬功能，促进淋巴细胞增殖，促进小鼠 NK 细胞活性。⑦有防治肾间质纤维化的作用，有抗肝纤维化作用。⑧可抑制胃蛋白酶、抗溃疡，有防治萎缩性胃炎的作用。⑨有抗动脉粥样硬化的作用。⑩杏仁脂肪油外用有美容作用。

天南星《神农本草经》

味苦、辛，性温。入肺、肝、脾经。主燥湿化痰，祛风止痉，散结消肿；治中风痰壅，口眼㖞斜，半身不遂，风痰眩晕，咳嗽痰多，手足麻痹，心痛结气，癫痫，惊风，破伤风；外用治瘰疬，外伤筋痿，拘缓，痈肿疮毒，毒蛇咬伤。

为天南星科植物天南星、异叶天南星及东北天南星的块根，《神农本草经》名"虎掌"。10 月上旬采挖块茎，除去表皮，晒干。炮制：天南星，制南星，胆南星，或以白矾、姜汁等制用。内服煎 3～9 g，或入丸、散；痰热患者宜用胆南星；生天南星毒性大，多外用，研末以醋或酒调敷。阴虚燥咳、热极生风者及孕妇忌服。甘草解天南星毒。

药理作用：①天南星水煎剂腹腔注射有抗惊厥作用，尚能消除肌肉震颤症状；对小鼠肌肉注射破伤风毒素所致的惊厥，天南星有推迟动物死亡的效果。②有镇静、镇痛作用。③天南星水剂有祛痰作用。④对宫颈癌等肿瘤有抑制作用。⑤有清除超氧阴离子自由基、抑制肝线粒体脂质过氧化反应等活性。⑥天南星中两种生物碱 S201 和 S202 对离体犬的心房和乳头肌收缩力及窦房结频率均有抑制作用，并能拮抗异丙肾上腺素对心脏的作用。⑦天南星乙醇提取物有抗心律失常的作用。⑧对革兰氏阳性菌和阴性菌都有明显的抑制作用。⑨有杀灭钉螺的作用。

白附子、白芥子

白附子《中药志》

味辛、甘，性温。入胃、肝经。主燥湿化痰，祛风止惊，解毒散结；治中风痰壅，口眼歪斜，破伤风，瘰疬，症瘕，风痰眩晕，偏正头痛，痈肿疮毒；外用治毒蛇咬伤、白癜风、黄褐斑。

为天南星科草本植物独角莲的干燥根茎。秋季采挖根茎，除去须根及外皮，晒干，切片。炮制：白附子，制白附子。内服煎 3~6 g；外用鲜白附子捣烂外敷，或研粉酒调涂。本品有毒，生品毒性大，不宜内服；阴虚燥热动风者及孕妇忌服。

药理作用：①有显著的祛痰作用，也有止咳作用。②白附子抗结核分枝杆菌的作用，其疗效仅次于链霉素。③有镇痛、镇静、抗惊厥作用。④有抗炎、抑菌作用。⑤有显著的抗凝血酶作用。⑥有催吐作用。⑦通过调节免疫、抗氧化，抑制肿瘤细胞生长。⑧有局部刺激作用。

白芥子《名医别录》

味辛，性温。入肺、胃经。主温肺化痰，利气散结，通络止痛；治寒痰喘咳，痰多清稀，胸胁胀痛，痰湿流注，肢体麻木，关节疼痛，阴疽肿痛；外用治面瘫，穴位贴敷治哮喘。

为十字花科草本植物白芥或芥的干燥成熟种子。夏末秋初采集种子，除去杂质，晒干。炮制：白芥子，炒白芥子。内服煎3～8 g，用时捣碎，或入丸、散；外用研末调敷，或穴位贴敷。本品有毒，对皮肤黏膜有刺激性，易发泡；有消化道溃疡、出血及皮肤过敏者忌用。过量服用易致腹泻。

药理作用：①白芥子所含的异硫氰酸苄酯具有广谱抗菌作用，对酵母菌有抑制作用，对紫色毛癣菌、许兰毛癣菌等20种真菌及数十种革兰氏阴性或阳性细菌均有效。②遇水后经芥子酶的作用生成挥发性油，芥子油的主要成分异硫氰酸烯丙酯具刺鼻辛辣味及刺激作用，能使皮肤发红、温暖，甚至引起水泡。③有抗辐射、抗衰老作用。④有抗雄性激素样作用，可抑制前列腺增生。⑤有镇咳、祛痰、平喘作用。⑥有抗炎、镇痛作用。⑦有抗肿瘤作用。

八角莲《神农本草经》

味苦、辛，性凉。入肺、肝经。主化痰散结，祛瘀止痛，清热解毒；治咳嗽，咽喉痛，瘿瘤，瘰疬，带状疱疹，无名肿毒，毒蛇咬伤，跌打伤，风湿痹痛。

为小檗科植物八角莲、六角莲或川八角莲的根及根茎，《神农本草经》名"鬼臼"。南方出产。秋季采集根及根茎，晒干，生用。内服煎3～12 g，或入丸、散；外用磨汁涂，或浸醋、酒调涂。本品有毒；体质虚弱者慎服，孕妇忌服。

药理作用：①有抗癌活性。②有明显的抗柯萨奇B组病毒、抗单纯疱疹病毒作用。③有抗炎、抗菌作用。④对兔耳血管有扩张作用；但对蛙后肢血管、家兔小肠及肾血管则有轻度的收缩作用。⑤可抑制离体兔肠，兴奋兔及豚鼠的离体子宫。⑥八角莲提取物对离体蛙心有兴奋作用，能使其停止于收缩状态。

附子、川乌头、天雄

附子《神农本草经》

味辛、甘，性热。入心、肾、脾经。主回阳救逆，助阳补火，散寒止痛；治阴盛格阳，大汗亡阳，吐泻厥逆，阳虚久泻久痢，心腹冷痛，虚寒痛经，宫冷不孕，破症坚积聚，阴疽疮漏，寒湿痿躄拘挛，脚气水肿，膝痛不能行步。

为毛茛科植物乌头的侧根加工品。7～8月挖取乌头的子根，除去母根、须根，用胆巴水溶液浸泡加工，切片。炮制：盐附子，黑附片，白附片；将盐附子炮制成淡附片入药，或将附片加工炮制为炮附片。内服宜久煎，每次3～15 g，回阳救逆可用至18～30 g，或以参附注射液静脉滴注，或入丸、散；外用研末调敷，或鲜品切薄片贴敷患处、调敷穴位等。本品有毒；阴虚阳盛，真热假寒者及孕妇忌服；本品为乌头的侧根，应为十八反之一。

药理作用：①有抗炎作用，对踝关节炎有抑制作用，有人认为附子本身具有糖皮质激素样作用。②有镇痛、镇静作用，可使降低的体温恢复，延长生存时间，降低死亡率。③附子有强心和升压作用，能加速心率，对实验性缓慢型心律失常有改善作用，对内毒素引起的休克有治疗作用；能扩张外周血管；对急性心肌缺血有明显的保护作用。④能明显缩短血浆凝血酶凝结时间，有促进血小板聚集的作用。⑤乌头多糖有降低血糖的作用。⑥附子注射液可提高小鼠体液免疫功能及豚鼠血清补体含量；也能增强机体细胞免疫，使T细胞和RE花环形成细胞明显上升，可使兔淋巴细胞转化率显著上升。⑦附子多糖有抗肿瘤作用。⑧有抗过敏及平喘作用。⑨可兴奋肠管，使其自发性收缩，抑制胃排空。⑩有抗氧化作用。

川乌头《神农本草经》

味辛、苦，性热。入心、肝、肾、脾经。主祛风胜湿，温经止痛；治风寒湿痹，关节疼痛，肢体麻木，半身不遂，筋脉挛痛，恶风洗洗出汗，头风头痛，心腹冷痛，寒疝，破积聚，阴疽肿毒。

为毛茛科植物乌头的干燥母根。7～8月挖取乌头的母根，除去子根及须根，晒干，切片。炮制：生川乌，制川乌，分黑豆、甘草、白矾、生姜、银花制等各种制川乌。内服：水煎服每次3～9 g，宜先煎0.5～1小时，或研末1～2 g，或入丸、散；酒浸、酒煎服易致中毒，用量应减为1～2 g；外用研末调敷。乌头有大毒，生川乌毒性更大，以外用为主；阴虚阳盛、热证疼痛及孕妇均忌服；反半夏、栝楼、天花粉、川贝母、浙贝母、白蔹、白及。

药理作用：①有抗炎、镇静、镇痛作用。②有平喘作用。③有抗胃癌、肝癌、肉瘤作用。④有强心、扩张冠脉血管的作用；另有报道，乌头类生物碱是主要毒性物质，而非强心成分。⑤对免疫器官和体液免疫均呈免疫抑制作用，对特异性、非特异性免疫和细胞免疫有促进作用。⑥有局部麻醉作用。⑦有降血糖作用。

天雄《神农本草经》

味辛，性热。入肾经。主祛风散寒，益火助阳；治风寒湿痹，历节风痛，四肢拘挛、缓急，心腹冷痛，破积聚邪气，金疮；强筋骨，健行。

天雄为川乌头形长而细的块根。7～8月采挖乌头后，除去块状母根及子根，选天雄形长而细的块根，干燥。炮制：以干姜炮制后药用。内服：煎2～6 g，或入丸、散；外用研末调敷。本品有大毒，阴虚阳盛者及孕妇禁服；忌豉汁。

药理作用：①有肾上腺皮质激素样作用，对垂体－肾上腺皮质系统也有兴奋作用，能显著降低大白鼠肾上腺内维生素C的含量，增加尿中17－酮类固醇的排泄，减少末梢血液中嗜酸性白细胞数。②能兴奋迷走神经中枢，而有强心作用。③乌头碱对小鼠有镇痛作用。④乌头碱及乌头次碱均有麻醉作用。⑤对动物甲醛性和蛋清性关节炎有明显的消炎、退肿作用。

吴茱萸《神农本草经》

味辛、苦，性热。入肝、脾、胃、肾经。主散寒止痛，温中止呕，助阳止泻；治脘腹冷痛，厥阴头痛，胃寒呕吐，吞酸呃逆，寒湿泄泻，寒疝腹痛，痛经，风寒湿痹，脚气肿痛。

为芸香科植物吴茱萸、石虎或疏毛吴茱萸接近成熟的果实。夏季采未成熟的果实，晒干或焙干。炮制：吴茱萸，盐炒吴茱萸，黄连制吴茱萸，酒炒吴茱萸，醋炒吴茱萸，姜制吴茱萸。内服煎 1.5~5 g，或入丸、散；外用研末调敷或煎水洗。本品有小毒；不宜多服久服，无寒湿气滞者不宜用，阴虚火旺者忌服。

药理作用：①吴茱萸对心肌缺血再灌注损伤有保护作用，其水提醇沉液可使蟾蜍心肌收缩力增强。②吴茱萸汤可迅速而显著地升高休克兔血压，并延缓后期血压的下降，对心率影响不明显。③对犬有显著的降血压作用。④吴茱萸给药后观察球结膜微循环，出现血流速度迅速增快，部分微血流态改善。⑤有抗胃溃疡作用，可减少胃液分泌量，并降低胃液酸度。⑥可抑制胃条的自发性活动，使其肌张力和收缩幅度均下降，频率减少；小剂量兴奋小肠，大剂量抑制小肠活动。⑦有止呕、止泻作用。⑧有抑制血小板聚集、抗凝血、抗血栓形成的作用。⑨有镇痛、抗炎作用。⑩有抑制宫颈癌、鼻咽癌、白血病、结肠癌、黑色素瘤的作用。⑪有保肝作用。⑫有兴奋子宫和松弛子宫平滑肌的双重作用。

蜣螂《神农本草经》

味咸，性寒。入肝、胃、大肠经。主破瘀，定惊，通便，散结，拔毒去腐；治小儿惊痫，瘰疬，症瘕，噎膈反胃，腹胀便秘；外用治寒热恶疮，疔肿，痔漏，大人癫疾狂易。

为金龟子科动物屎壳郎的全虫。6~8 月利用灯光捕后烫死，晒干或烘干。内服煎 3 ~ 5 g，研末 1 ~ 2 g，外用研末调敷，或捣烂敷。本品有毒；其性猛，易伤脾，脾胃虚寒者及孕妇忌服。

药理作用：①有抗前列腺增生的作用。②有较好的抗凝血作用。③有抗炎、促进伤口愈合的作用。④对蟾蜍离体心脏有抑制作用，灌注于蟾蜍的后肢血管，有暂时的扩张作用。⑤对家兔肠管及子宫有抑制作用，对蟾蜍的神经肌肉标本有麻痹作用。⑥蜣螂毒素注射于小白鼠后，小白鼠表现不安，数十分钟后因痉挛发作致死；静脉注射于家兔后，家兔血压一时下降，随即上升，呼吸振幅增大，呼吸频率加快。

蜈蚣 《神农本草经》

味辛，性温。入肝经。主息风止痉，攻毒散结，通络止痛；治中风，惊痫，痉挛抽搐，破伤风，角弓反张，风湿顽痹，顽固性疼痛，疮疡肿毒，瘰疬，疗心腹寒热积聚，去恶血，啖诸蛇虫鱼毒，杀鬼物老精（指治疗惊厥、癫痫及心肌缺血的不适表现）。

为蜈蚣科动物少棘巨蜈蚣和多棘蜈蚣的干燥体。春夏捕后用沸水烫死，晒干或烘干。炮制：蜈蚣，炙蜈蚣，酒蜈蚣。内服煎 2 ~ 4.5 g，或研末服 0.5 ~ 1 g，或入丸、散；外用研末调敷，或油浸调涂。本品有毒，用量不宜过大；血虚生风者及孕妇忌服。

药理作用：①蜈蚣小剂量有强心作用，大剂量呈抑制作用；对心肌缺血有保护作用，有扩张血管、降低血压的作用。②可降低胆固醇，降低血黏度，改善微循环。③有抗惊厥、抗癫痫作用。④有抗肿瘤作用。⑤有抗炎、镇痛作用。⑥对多种皮肤真菌有不同程度的抑制作用；对葡萄球菌、八叠球菌、铜绿假单胞菌、白念珠菌并不显示直接的抑制作用。⑦能显著增加胃液量，增加胃酸和胃蛋白酶活力；增加胰液分泌和胰淀粉酶活力；促进小肠推进运动。⑧有显著的促进免疫功能作用，可增加胸腺和脾脏重量。⑨有延缓衰老的作用。⑩有致畸和堕胎的作用。

全蝎 《蜀本草》

味咸、辛，性平。入肝经。主息风止痉，攻毒散结，通络止痛；治中风口眼㖞斜，小儿惊风寒热，抽搐，癫痫，偏正头痛，风湿顽痹，筋脉拘挛，破伤风，瘰疬，痰核症瘕，风疹，疮疡肿毒。

为钳蝎科动物东亚钳蝎的干燥体。在春末至秋初均可捕捉，置沸水中煮至僵硬，阴干，或加盐煮后晒干。内服煎 2 ~ 5 g，或研末服 0.6 ~ 1 g，或入丸、散；外用熬膏，或油浸涂敷。有小毒，用量不宜过大；血虚生风者及孕妇忌服。

药理作用：①有镇痛、镇静、抗惊厥作用，对破伤风有抑制作用。②有抗癫痫作用。③可使心肌收缩张力下降，心率加快，同时也引起心律不齐；蝎毒可使心收缩力加强，心率变慢；全蝎使兔主动脉条轻微松弛，对小鼠心肌细胞钠通道有阻滞作用。④蝎毒毒素对大鼠脑神经细胞线粒体结构和功能具有显著的影响，可抑制线粒体细胞色素氧化酶和琥珀酸脱氢酶的活力，降低呼吸控制率（RCR）、氧化磷酸化效率（ADP/O）和耗氧速率（QO_2），增加线粒体膜的流动性。⑤蝎毒对神经、肌肉和神经肌肉接头传递有降低其兴奋性作用。⑥有降血压作用。⑦有抗肿瘤作用，对胃癌、腹水癌、食管癌、直肠癌、喉癌、鼻咽癌、白血病、肝癌有抑制作用。⑧有抗静脉血栓的作用。⑨有免疫促进作用。⑩有抗炎作用。⑪有扩张肾毛细血管，减轻肾脏病理变化，降低蛋白尿的作用。

露蜂房 《神农本草经》

味微甘，性平。入肝、胃经。主祛风止痛，攻毒杀虫；治惊痫瘈疭，风湿痹痛，喉舌肿痛，牙痛，瘰疬，皮肤内风毒邪气（风疹瘙痒、顽癣、痈肿恶疮），癫疾鬼精，肠痔。火熬之良。

为胡蜂科昆虫果马蜂、日本长脚胡蜂或异腹胡蜂的巢。全年可采，采集后晒干，剪成小块。炮制：炒蜂房，蜂房炭，酒蜂房。内服煎 5~10 g，研末服 1~3 g；外用煎水洗，或研末调敷。本品有小毒；气虚血弱者慎用，肾功能不全者忌服。

药理作用：①有抗炎作用。②露蜂房有镇痛、解热作用，对正常小鼠可使其体温明显下降。③有镇静、麻醉作用。④有止血作用。⑤能增强心脏收缩，有暂时性降压与利尿作用。⑥有抗癌作用，对胃腺癌、宫颈癌、口腔上皮癌、肺癌、肝癌、白血病有抑制作用。⑦有增强免疫功能的作用。⑧露蜂房有降血脂作用。⑨有雄性激素样作用，可补肾壮阳。

商陆《神农本草经》

味苦，性寒。入肺、肾、大肠经。主泻下利水，消肿散结；治水肿胀满，肾病水肿，胸中邪气，疬癣（乳腺增生），症瘕；通大小便，除痈肿；外用治瘰疬、银屑病。

为商陆科植物商陆或垂序商陆的根。秋季或次春挖根，切片，晒干。炮制：商陆，醋制商陆。内服煎 3~10 g，或入散剂；内服宜醋制，宜从小量开始，饭后服；外用研末调敷，或鲜品捣敷。本品有毒；体虚水肿者慎服，孕妇忌服。

药理作用：①商陆根可明显增加尿流量，直接滴于蛙肾，则见其毛细血管扩张，血流量增加；商陆可降低蛋白尿、保护肾功能。②有祛痰、镇咳及平喘作用。③商陆浸液对许兰毛癣菌、奥杜盎氏小芽孢癣菌有抑制作用，商陆对流感嗜血杆菌、肺炎球菌（部分菌株）、痢疾志贺菌、结核分枝杆菌、单纯疱疹病毒、柯萨奇病毒有一定的抑制作用。④连用 7 天，有很强的抑制肉芽增生的作用，可显著减轻胸腺重量，其抗炎作用与氢化可的松相似。⑤可促进巨噬细胞吞噬功能，诱生肿瘤坏死因子，促进 T 淋巴细胞增殖功能，诱生白介素－2，发挥增强免疫的作用。⑥对肺癌、宫颈癌、肝癌、白血病有抗肿瘤作用。⑦商陆总皂苷可能是一种激活核苷酸还原酶的生物活性物质，能显著提高氚－胸腺嘧啶核苷（^{3}H－TdR）参入率，延长动物的耐冻时间。⑧商陆多糖可促进骨髓造血功能。⑨有抑制精子、终止妊娠的作用。⑩有抗胃溃疡作用。

泽漆《神农本草经》

味辛、苦，性微寒。入肺、小肠、大肠经。主行水消肿，化痰止咳，解毒杀虫；治水气肿满，痰饮喘咳，疟疾，菌痢，瘰疬，骨髓炎，结核性瘘管，无名肿毒，疥癣，利大小便。

泽漆又名"猫眼草"，为大戟科植物泽漆的地上部分。高10～30 cm。全株含白色乳汁，茎基部分枝带紫红色；上部淡绿色。叶互生，叶片倒卵形或匙形，长 1～3 cm，宽0.5～1.8 cm，先端钝圆，边缘中部以上有细锯齿，无柄。茎顶有 5 片轮生的叶状苞；总花序多歧聚伞状，顶生，有 5 伞梗，每伞梗生 2～3 个小梗，每小伞梗又第 3 回分为 2 叉；杯状聚伞花序钟形，总苞顶端 4 裂，裂间腺体 4，肾形；子房 3 室，花柱 3。蒴果无毛。种子卵形，表面有凸起的网纹。花期 4～5 月，果期 6～7 月。见附图 4－16。生于沟边、路旁、

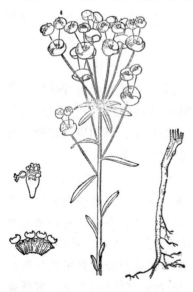

图 4－16　猫眼草

田野。分布于除新疆、西藏以外的全国各省（区）市。4～5月开花时采集地上部分，晒干。内服煎3～9g，或熬膏，或入丸、散；外用煎水洗，或熬膏调涂，或研末调敷。本品有毒，孕妇和脾胃虚者慎用。小豆为之使。恶薯蓣。

药理作用：①泽漆茎叶对人工发热家兔有轻度降温作用，退热作用似与垂体－肾上腺系统无关。②泽漆根制剂对离体兔耳有血管扩张作用，对肠管有兴奋作用。③能降低毛细血管通透性。④对结核分枝杆菌、金葡菌、铜绿假单胞菌、伤寒沙门菌有抑制作用。⑤有化痰、止咳作用。⑥有抗肿瘤作用，可用于肝癌、食道癌。

溲疏《神农本草经》

味苦、辛，性寒。入膀胱、肾、胃经。主清热，利尿；治发热，除邪气，胃中热，止遗溺，利水道。

为虎耳草科植物溲疏的干燥果实。落叶灌木，高达3 m，小枝中空，赤褐色；叶对生，有短柄，叶片卵形至卵状披针形，先端尖至钝渐尖，基部稍圆，边缘具小齿；幼枝及叶两面均具星状毛。圆锥花序直立，长3～10 cm，具星状毛；花瓣5，

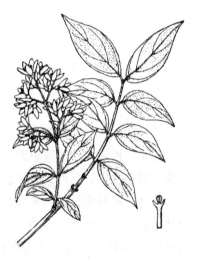

图4－17　溲疏

白色或外面有粉红色斑点，长圆形或长圆状卵形，长约8 mm，外面有星状毛；蒴果近球形，先端扁平，径4～5 mm，有多数细小种子。花5～6月，果期7～10月。见附图4－17。生于山地或栽植于庭园，分布于山东、江苏、安徽、浙江、江西、湖

北、贵州等地。采收果实后，晒干入药。内服煎 3～9 g，或入丸剂；外用煎水洗。本品有毒，应慎服。

蝼蛄《神农本草经》

味咸，性寒。入胃、膀胱经。主利水通淋，消肿解毒；治小便不利，水肿，石淋，产难，出肉中刺，溃痈肿，瘰疬，下哽噎，解毒，除恶疮。

为蝼蛄科动物非洲蝼蛄或华北蝼蛄的全体。夏秋夜晚以灯光诱捕，捕后烫死，晒干或烘干。炮制：蝼蛄，焙蝼蛄。内服煎 3～4.5 g，研末 1～2 g；外用研末调涂，或鲜品捣敷。有小毒，体虚者慎服，孕妇忌服。

药理作用：①含有 13 种氨基酸和多种微量元素，可能是利尿作用的物质基础。②蝼蛄粉混悬液灌胃，对家兔不能证实其利尿作用。③可加快伤口或烧伤的愈合。④蝼蛄提取物对人体癌细胞有细胞毒性。⑤长期喂饲，对家兔与小白鼠并未见中毒现象。

马陆《神农本草经》

味辛，性温。主治腹中大坚症，破积聚，疗寒热痞结，胁下满，胃痛食少，息肉，痈肿恶疮，白秃。

为圆马陆科爬行动物约安巨马陆或其他马陆动物的全虫。夏秋捕后晒干或烘干。炮制：用糠头炒后，用竹刀刮去头足。内服：研粉服 1～2 g；外用熬膏调涂，或捣敷患处。本品有毒，内服宜慎。

药理作用：①马陆提取物（有效成分为苯甲醛）表现出广谱抗菌作用，高浓度时对部分细菌有杀灭作用，但一般呈抑制作用，它对肠道菌有较好抑制效果；同青霉素联合使用有协同作用。②马陆蒸馏液有兴奋呼吸的作用。③可兴奋肠、子宫平滑肌，使之产生节律性收缩。④马陆蒸馏液中分离出的虫酮有升高血压的作用，而分离出的虫胺磷酸盐反而有降压作用，实验观察到虫酮与虫胺互相配合能更好地调节血管功能。

土鳖虫《神农本草经》

味咸，性寒。入肝经。主破血逐瘀，续筋接骨；治血瘀经闭，症积痞块，跌打瘀肿，筋伤骨折，木舌重舌；破坚，生子大良。

土鳖虫又名"土元""䗪虫"，《神农本草经》名"䗪虫"，为鳖蠊科动物地鳖或冀地鳖的雌虫全体。夏秋捕后烫死晒干。炮制：䗪虫，炒䗪虫，酒䗪虫，酥制䗪虫。内服煎 3～10 g，研末 1～1.5 g，或浸酒饮；外用煎汤含漱，或鲜品捣敷。有小毒，年老体弱者及月经期患者慎服，孕妇禁服。

药理作用：①有抗缺氧作用，可使心脏在严重缺氧环境下较长时间内仍保持正常功能。②有抗凝血及抗血栓形成的作用，对血管内皮细胞有保护作用。③能纠正环磷酰胺引起的体重下降及增加脾脏、胸腺免疫器官的重量。④有镇痛作用。⑤有降血脂作用。⑥有保肝作用。⑦有抗肿瘤作用。

水蛭《神农本草经》

味咸、苦，性平。入肝经。主破血逐瘀，散结消症；治瘀血经闭，症瘕积聚，无子，血瘀腹痛，跌打损伤；抗血栓，利水道，保肾，堕胎。

为水蛭科水生动物蚂蟥、水蛭或柳叶蚂蟥的全体。夏季捕后，用石灰或白酒闷死，晒干。炮制：水蛭，制水蛭，米制水蛭，油制水蛭。内服煎 3～9 g；或入丸、散，研末服每次0.5～1.5 g。本品有毒；体虚血弱者及月经期患者慎服，有出血倾向者及孕妇忌用。

药理作用：①有抗凝血和抑制血栓作用，可降低血小板的活性，抑制血小板的释放、聚集、黏附；水蛭素是最强的凝血酶特效抑制剂，作用强于虻虫、蛰虫、桃仁等；水蛭具有溶栓的作用。②可影响血液流变学，明显降低血黏度。③有降低胆固醇、甘油三酯的作用。④水蛭抑制成纤维细胞增殖，保护内皮细胞，改善心血管功能；水蛭素还能增加心肌营养性血流量。⑤能促进脑血肿和皮下血肿的吸收，减轻周围炎症和水肿，缓解颅内高压，改善局部血流循环，促进毛细血管和胶质细胞的增生。⑥可预防急性肾小管坏死，改善肾功能，对糖尿病肾有保护作用。⑦有抗早孕、终止晚期妊娠及收缩子宫的作用。⑧有抗肿瘤作用。⑨有抗炎作用。⑩对肺纤维化有保护作用。⑪水蛭对瘢痕成纤维细胞有抑制作用。⑫可促进周围神经再生。

虻虫 《神农本草经》

味苦、微咸，性凉。入肝经。主破血逐瘀，散结消症；治血瘀经闭，产后恶露不尽，干血痨，少腹蓄血，症瘕积块，跌打伤痛，喉痹，痈肿。通利血脉及九窍。

为虻科飞虻华虻及其同属多种，或黄虻的雌性全体，《神农本草经》名"蜚虻"。夏季捕后沸水烫死，晒干。炮制：虻虫，炒虻虫，米炒虻虫。内服煎 1.5 ~ 3 g，研末 0.3 ~ 0.6 g，或入丸剂；外用研末调敷，或鲜品捣敷。本品有毒；气血虚弱者、孕妇及月经期患者均忌服。

药理作用：①有明显的活化纤溶系统的作用，有抗凝血酶作用。②虻虫水煎剂对回肠运动有明显的抑制作用，对小鼠小肠推进功能无明显影响。③有抗炎作用。④有镇痛作用。⑤对组织缺氧有保护作用。⑥对家兔离体子宫有兴奋作用。⑦对内毒素所致的肝出血性坏死病灶的形成有显著的抑制作用。⑧虻虫醇提取物有明显的溶血作用。⑨有免疫抑制作用。⑩能扩张血管，增强蛙心的收缩幅度，对急性心肌缺血有保护作用。

黄药子《神农本草经》

味苦，性寒。入肺、肝经。主散结消瘿，清热解毒，凉血止血；治邪结气，肿瘤，瘿瘤，瘰疬，咽喉肿痛，吐衄，咳血，百日咳，肺热咳喘，痈肿恶疮，毒蛇咬伤。

黄药子为薯蓣科植物黄独的块茎，《神农本草经》名"药实根"。冬季采挖后，切片，晒干，生用。内服煎 3～9 g，或浸酒；外用鲜品捣敷，或研末调敷，或磨汁涂。有小毒，对肝肾均有毒性，剂量不宜过大，煎剂加入当归后毒性减低。

药理作用：①有抗甲状腺肿的作用。②有抗菌、抗病毒作用，醇制剂对单纯疱疹病毒有较强的抗病毒作用。③有抗肿瘤作用，对甲状腺肿瘤有独特的疗效。④有直接抑制心脏的作用，使心肌收缩力减弱，心率减慢，心室及心房扩张。⑤有抗炎作用。⑥可抑制肠平滑肌，兴奋子宫平滑肌。⑦黄药子有抗氧化作用。

山慈菇、丽江山慈菇

山慈菇《本草拾遗》

味甘、微辛，性寒。入肝、胃、肺经。主清热解毒，消痈散结；治痈肿疔毒，瘰疬结核，症瘕痞块，咽喉肿痛，肺热咳嗽，蛇、虫咬伤。

为兰科草本植物杜娟兰、独蒜兰或云南独蒜兰的假鳞茎。夏秋采挖地下茎，煮至透心，晒干，切片，生用。内服煎 3～6 g，或入丸、散；外用磨汁涂，或研末调敷。本品有小毒，正虚体弱者慎服。

药理作用：①山慈菇所含的杜鹃兰素有降血压的作用。②有抗诱变作用。③有抗肿瘤作用，能增强血液中白介素 -2、肿瘤坏死因子的活性。④有降血脂作用。

丽江山慈菇《全国中草药汇编》

味苦、微辛，性微温。主散结止痛，止咳平喘；治症瘕痞块（乳腺癌，鼻咽癌，唾腺肿瘤，皮肤肿块），瘰疬，痛风，咳嗽，哮喘；护肝，缩小脾脏。

为百合科植物山慈菇的鳞茎。夏秋采挖鳞茎，晒干。内服研末 0.3 ~ 0.6 g，同蜂蜜蒸后服；外用鲜品捣烂涂敷，或醋调敷。本品有剧毒，正虚体弱者及有肾病、胃肠病、心脏病者忌服。

药理作用：①有抗痛风作用。②有抗炎作用。③对多种动物的移植性肿瘤有抑制作用。④能抑制瘢痕增殖。⑤防止各种粘连形成，抑制纤维化。

常山、蜀漆

常山《神农本草经》

味苦、辛，性寒。入肝、脾经。主截疟，劫痰，催吐；治疟疾，胸中痰饮积聚，伤寒寒热，痰结吐逆，疟母，治阿米巴，钩端螺旋体。

为虎耳草科植物常山的根。秋季挖根，切片，晒干。炮制：常山，酒常山，醋制常山。内服煎 5 ~ 9 g，或入丸、散剂；涌吐可生用，截疟宜酒炒用。本品有小毒，正气不足、久病体虚者及孕妇慎用。

药理作用：①常山全碱的抗疟效价约为奎宁的 26 倍。②有抗阿米巴作用，比依米丁大 1 倍。③有抗钩端螺旋体作用。④有退热作用，其作用较柴胡显著。⑤有明显的降压作用，其作用是由于抑制心脏和扩张内脏血管所致。⑥常山抑制肠道平滑肌，并抑制未孕子宫，已孕者则常呈兴奋作用。⑦有催吐作用。⑧对流感病毒 PR8 有抑制作用。⑨常山总碱对肝癌、肉瘤、脑瘤、膀胱癌、乳腺癌、前列腺癌有抑制作用。

蜀漆《神农本草经》

味苦、辛，性温。主除痰，截疟；治痰结积聚，腹中症坚，疟疾。

蜀漆为虎耳草科植物常山的嫩枝叶。6～8月采收嫩枝叶，晒干。内服煎3～6 g，或研末。本品有毒，不可多服；正气虚弱者慎服。

药理作用：常山水叶（蜀漆）的抗疟效价为根的5倍，但不能防止复发。

皂荚、皂角刺

皂荚《神农本草经》

味辛、咸，性温。入肺、肝、胃、大肠经。主祛痰止咳，开窍通闭，杀虫散结；治痰咳喘满，风痹，口噤，痰涎壅塞，神昏不语，癫痫，喉痹，风头泪出；通二便，利九窍，杀丝虫；外用治痈肿疥癣。

为豆科植物皂荚的果实或不育果实，不育果实称"猪牙皂"。秋季果实成熟变黑时采摘，晒干。炮制：皂荚，猪牙皂，炒猪牙皂。内服1～3 g，多入丸、散；外用研末吹鼻，或煎水洗，或研末调敷，或熬膏涂，或烧烟熏。本品有毒；体虚、咯血者及孕妇忌服。

药理作用：①是含皂苷的植物，能降低表面张力，对胆固醇有特别的亲和力，胆固醇可对抗其溶血作用。②能刺激胃黏膜而反射性地促进呼吸道粘液的分泌，产生祛痰作用。③对某些革兰氏阴性肠内致病菌有抑制作用，对某些皮肤真菌及紫色毛癣菌、星形诺卡菌也有抑制作用。④对离体大鼠子宫有兴奋作用。⑤美国皂角中所含之三刺皂荚碱有罂粟碱样作用，可治疗高血压病、支气管哮喘、消化性溃疡及慢性胆囊炎等。

皂角刺《本草衍义补遗》

味辛，性温。入肝、肺、胃经。主解毒透脓，搜风散结；治痈疽肿毒，瘰疬，疬风，疥疹顽癣，骨质增生，症瘕（肝癌、肺癌、淋巴癌、乳腺癌、食管癌、宫颈癌），宫外孕，产后缺乳，胎衣不下。

为豆科植物皂荚、山皂荚的棘刺。9 月至次年 3 月间采收，趁鲜切片，晒干。内服煎 3 ~ 9 g，或入丸、散；外用醋煎涂，或研末外撒，或调敷。疮痈已溃者及孕妇禁服。

药理作用：①有抗癌作用，对肉瘤、淋巴癌、肝癌、宫颈癌有治疗作用。②皂角刺醇提取物对金黄色葡萄球菌有较强的抑制作用，其乙酸乙酯提取物对大肠埃希菌、枯草芽孢杆菌、金葡菌和卡他莫拉菌有抑制作用。③有抗凝血作用。④有抗肝纤维化作用。⑤有抗过敏作用。

蛴螬《神农本草经》

味咸，性微温。入肝经。主破瘀，散结，止痛，解毒；治恶血症痕，血瘀经闭，痛风，破伤风，喉痹，痈疽，丹毒，破折血在胁下坚满痛，目中青翳白膜。

为鳃金龟科动物东北大黑鳃金龟及其近缘动物，成虫有鞘翅、可飞，幼虫名蛴螬。5 ~ 8 月翻鸡粪土捉幼虫，用沸水烫死，晒干或烘干。内服研末 2 ~ 5 g，或入丸、散；外用研末调敷，或鲜品捣敷，或制成滴眼剂。本品有毒，体弱者或孕妇忌服。

药理作用：①有保肝、抗肝纤维化作用。②水浸液能兴奋离体兔子宫，抑制离体兔肠管。③对兔冠状血管、离体兔耳血管、蟾蜍肺血管皆有收缩作用，更高浓度（1∶1000 以上）还能收缩蟾蜍内脏血管。④大剂量有利尿作用。⑤能兴奋离体心脏，浓度更高则导致舒张期停止。⑥有抗肿瘤、抑制胃癌的作用。

干漆《神农本草经》

味辛，性温。入肝、脾经。主破瘀，消积，杀虫；治瘀血经闭，血瘀症瘕，风寒湿痹，五缓六急；续筋骨，填髓脑，安五脏。生漆杀囊虫、丝虫、血吸虫。

为漆树科植物漆树树脂经加工而成的干燥品。割伤漆树树皮，收集自动流出的树脂，干后入药。炮制：干漆，炒干漆，煅干漆。内服入丸、散 2～4 g；外用烧烟熏。本品有小毒，生干漆毒性大；过敏体质者慎服，孕妇忌服。半夏为之使。

药理作用：①有解痉作用。②小剂量使心脏收缩力加强，搏动加快，血压升高；大剂量则抑制心脏，血压下降，瞳孔缩小。③有促凝血作用；另有报道，干漆能明显延长凝血时间，有抗凝血酶的作用。

鸢尾根《神农本草经》

味辛、苦，性寒。入肝、胃经。主活血祛瘀，利水湿，解毒，消积；治食积胀满，症瘕，臌胀，咽喉肿痛，风湿疼痛，痔瘘，跌打损伤，下蛔虫；外用治痈疖肿毒，外伤出血。

为鸢尾科植物鸢尾的根茎，《神农本草经》名"鸢尾"。全年可采，挖根切片，晒干，入药。内服煎 1～3 g，或磨汁、研末；外用捣烂外敷。本品有毒；体虚便溏者及孕妇忌服。

药理作用：①鸢尾黄酮苷能抑制大鼠的透明质酸性的浮肿而不抑制角叉菜胶性浮肿，对鼠因腹腔注射氮芥引起的腹水渗出亦有抑制作用。②有镇痛、抗炎作用。③有抗癌作用。④有抗过敏作用。⑤有祛痰止咳作用。⑥鸢尾黄酮苷能促进家兔唾液分泌，注射较口服的作用更快而强。

石龙子《神农本草经》

味咸，性寒。主利水通淋，破结散瘀，解毒；主癃闭，石淋，瘰疬，恶疮，臁疮，利小便水道。

为石龙子科爬行动物蜥蜴的干燥全体。6～10 月捕后，除去内脏，烘干。内服烧存性研末 1.5～3 g，或入丸、散；外用熬膏涂，或研末调敷。本品有小毒；孕妇忌服。

药理作用：本品有抗癌作用，其醇提取物能抑制人肝癌细胞的呼吸；体内试验报道，石龙子可延长移植肿瘤动物的寿命。

芫花《神农本草经》

味辛、苦，性温。入肺、肾、大肠经。主泻水逐饮，祛痰止咳，杀虫疗癣；治水肿，臌胀，痰饮胸水，令人泄；疗咳嗽，喉鸣喘，咽肿短气，痈肿疮癣，杀虫鱼。

为瑞香科属植物芫花的花蕾，《神农本草经》名"芫华"。春季花未开放前采摘花蕾，晒干。炮制：生芫花，醋芫花。内服煎 1.5～3 g，研末 0.6～1 g，每日 1 次；外用研末调敷，或煎水洗。本品有毒，生芫花毒性大；体质虚弱者，或有严重心脏病、溃疡病、消化道出血者及孕妇忌服。用量宜轻，逐渐增加，中病即止。反甘草。

药理作用：①芫花煎剂能使排尿与排钠、排钾量明显增加。②有镇咳、祛痰作用。③有镇痛、镇静及明显的抗惊厥作用。④能使肠蠕动增加，张力提高，可使大鼠离体十二指肠呈强直收缩；加大剂量则呈现抑制作用。⑤有抗生育、引起流产的作用。⑥对单胺氧化酶未表现有强的抑制活性。⑦有抗白血病作用。⑧对肺炎球菌、溶血性链球菌、流感嗜血冒杆菌均有抑制作用；对许兰毛癣菌、奥杜盎氏小孢子菌、星形诺卡菌等皮肤真菌均有不同程度的抑制作用。⑨芫花叶有增加冠脉流量、抗心律失常的作用，对离体蛙心有明显的抑制作用。⑩可增加小鼠急性缺氧耐受力。⑪芫花水溶液可使金鱼 30 min 内死亡，有毒鱼作用。

甘遂《神农本草经》

味苦，性寒。入肺、肾、大肠经。主泻水逐饮，消肿散结；治水肿，腹水，结胸，留饮，症瘕结聚，癫痫，喘咳，利水谷道。

为大戟科植物甘遂的块根。春、秋采挖根部，洗净外皮，晒干。炮制：甘遂，醋甘遂，甘草制甘遂。内服入丸、散0.5~1.5 g，有效成分不溶于水，不入水煎剂；外用生甘遂研末调敷。本品有毒，内服宜用炮制品，并不宜多服，中病即止；气虚阴亏、脾胃虚弱者及孕妇忌服。反甘草。

药理作用：①能刺激肠管，增加肠蠕动，产生泻下作用。②对人体有利尿作用。③无论是腹腔或是肌内注射均有抗生育作用，对家兔中期妊娠有明显的中止作用。④可提高机体的细胞免疫而达到抗病毒活性，对人类免疫缺陷病毒、流感病毒、肝炎病毒有很强的抑制作用；另有报道，甘遂有抑制免疫作用。⑤有抗肿瘤作用，对肺癌、白血病、结肠癌、黑色素瘤、肾癌、皮肤癌有抑制作用。⑥有镇痛作用。⑦生甘遂小量能使离体蛙心收缩力增强，但不改变其频率，大量则呈抑制作用。⑧生甘遂有治疗胰腺炎的作用。

大戟 《神农本草经》

味苦、辛，性寒。入肺、肾、大肠经。主泻水逐饮，消肿散结；治水肿，胸腹积水，痰饮积聚，二便不利，痈肿，瘰疬，中风皮肤疼痛，吐逆。

为大戟科植物大戟的根。秋季挖取地下根，切片，晒干。炮制：大戟，醋大戟，煨大戟。内服煎1~3 g，或入丸、散；外用研末敷，或熬膏敷，或煎水熏洗。本品有毒；生大戟毒性大，仅作外用。体虚者慎服，虚寒阴水患者及孕妇忌服。反甘草。

药理作用：①有兴奋平滑肌的作用，可使肠蠕动增加，肠平滑肌张力提高，有致泻作用。②大戟乙醇提取物有兴奋妊娠离体子宫的作用。③生红大戟水煎液喂饲小白鼠，2~3小时后其尿量明显增加；另有报道，利尿作用不明显。④有镇痛作用。⑤对离体蛙心作用，高浓度时呈现明显的抑制作用，低浓度时作用较弱或不明显。⑥大戟提取液对末梢血管有扩张作用，能抑制肾上腺素的升压作用。⑦对金黄色葡萄球菌及铜绿假单胞菌有抑制作用，但除去鞣质后抗菌作用即消失。⑧有明显的抗肿瘤作用。

藜芦《神农本草经》

味苦、辛，性寒。入肺、胃、肝经。主吐风痰，杀虫毒；治中风痰涌，风痫癫疾，黄疸，久疟，泄痢，头痛，喉痹；外用治鼻息肉，疥癣，恶疮。

为百合科植物藜芦、牯岭藜芦、毛穗藜芦、兴安藜芦及毛叶藜芦的根及带根全草。5~6月未抽花茎时采挖，晒干或用开水浸烫后晒干，切段，入药。内服煎0.3~0.6 g；或入丸、散剂；外用研末，搐鼻或调敷。本品有毒，体虚气弱者及孕妇忌服；如服后呕吐不止，可用葱白汤解救。反细辛、芍药及诸参。

药理作用：①藜芦乙醇提取物能使血压降低，并伴有心率减慢、呼吸抑制。②能舒张血管，缓解心肌缺血，抗动脉粥样硬化。③可改善微循环，促进毛细血管开放。④有保肝作用。⑤有抗真菌、抗病毒作用。⑥有抗肿瘤活性。⑦有抗氧化、抗自由基作用。⑧藜芦所含总生物碱具强烈的局部刺激作用，口服能致恶心呕吐，催吐祛痰。⑨藜芦水浸液对蚊、蝇、蚤、虱有强烈的毒杀作用。

洋金花《本草纲目》

味辛，性温。入肺、肝经。主平喘止咳，麻醉止痛，止痉；治哮喘咳嗽，风湿痹痛，肌肉疼痛，心腹冷痛，癫痫，惊风，跌扑损伤；或用于外科麻醉。

为茄科草本植物白花曼陀罗的花。4~11月花初开时采收，晒干或低温干燥，生用。内服0.3~0.6 g，宜入丸、散，如卷烟分次燃吸，每日不超过1.5 g；外用煎水洗，或研末调敷。本品有毒；表证未解、外感高热、痰多黏稠者及孕妇、青光眼、高血压、心脏病患者均忌服。

药理作用：①洋金花生物碱小剂量能兴奋迷走神经中枢，使心率减慢，较大剂量则阻滞M胆碱受体，使心率加快。②洋金花所含的东莨菪碱对大脑皮层下某些部位呈抑制作用，可使意识丧失，产生麻醉。③东莨菪碱对延髓呼吸中枢和脊髓有不同程度的兴奋作用，能缓解支气管及胃肠平滑肌痉挛，有一定的镇痛和恢复血压的作用。④洋金花所含的强心苷能明显加强心肌收缩性能，可降低心房和房室结的自律性，高浓度可致心律失常。⑤洋金花5%~50%的浸出液滴眼有散瞳、调节眼肌麻痹的作用。⑥洋金花有抑制唾液腺、汗腺分泌的作用。

天仙子 《神农本草经》

味苦、辛，性温。入心、胃、肝经。主解痉止痛，平喘，安神；治癫狂，风痫，风湿痹痛，神经痛，喘咳，胃痛，久痢，久泻，脱肛，牙痛，痈肿，恶疮。

本品为茄科植物莨菪（天仙子）、小天仙子的干燥成熟种子，《神农本草经》名"莨菪子"。夏、秋二季果皮变黄色时采摘果实，曝晒，打下种子，晒干。内服煎汤0.6~1.2 g，散剂0.06~0.6 g，必要时以消旋山莨菪注射液肌内注射；外用：煎水洗，研末调敷或烧烟熏。本品有大毒，内服宜慎。

药理作用：①对小鼠肝癌细胞有明显的杀伤作用，可抑制癌细胞分裂。②天仙子所含的东莨菪碱有镇静、镇痛的中枢抑制作用，小剂量表现为中枢兴奋，对中枢神经系统的作用是双向性的；可促进脑缺血再灌注损伤的恢复，有脑保护作用。③东莨菪碱能解除迷走神经对心脏的抑制，使心率加快。④东莨菪碱可以拮抗肾上腺素引起的收缩作用，减轻血管内皮细胞损伤，降低全血比黏度，改善微循环。⑤有抑制腺体分泌的作用，有明显的弛缓平滑肌的作用。⑥天仙子所含的阿托品具有散瞳、升高眼压及调节麻痹的作用。⑦有保护胃黏膜的作用。⑧对肾功能衰竭有保护作用，另对脊髓损伤也有治疗作用。

蟾蜍、蟾酥

蟾蜍《神农本草经》

味辛，性凉。入心、肝、脾、肺经。主破症结，行水湿，化毒，定痛；治痈疽，疔疮，发背，瘰疬，恶疮，破症坚血（胃癌、肝癌、膀胱癌等），臌胀，水肿，小儿疳积，破伤风，慢性咳喘。服之不患热病。

为蟾蜍科动物中华大蟾蜍或黑眶蟾蜍的全体，《神农本草经》名"虾蟆"。夏秋捉捕后，除去内脏，晒干。炮制品：干蟾，炙干蟾。内服煎 1 只，大者 0.5 只，或入丸、散 1 ~ 3 g，或以华蟾素静脉滴注；外用烧存性研末调涂，或鲜蟾捣后外敷。本品有毒，凡虚弱之人、无热毒者及孕妇忌用。

药理作用：①蟾蜍制剂可增强心肌收缩力，增加心搏出量，减低心率并消除水肿与呼吸困难，有类洋地黄样作用。②蟾蜍升压作用迅速而平稳，维持时间长，且能使肾、脑、冠脉血流量增加，优于肾上腺素缩血管药。③有局麻作用，其局麻作用大部分比可卡因强。④抗肿瘤作用，蟾蜍制剂具有增高小鼠脾脏溶血空斑形成细胞（PEC）活性率，促进巨噬细胞功能及增高血清溶菌酶浓度等作用；能增加脾脏和胸腺的重量。

蟾酥《药性论》

味辛，性温。入心、胃经。主解毒，止痛，开窍醒神；治痈疽疔疮，咽喉肿痛，中暑神昏，腹痛吐泻，心力衰竭、休克，破伤风；外用治牙痛，瘰疬。

为蟾蜍科动物中华大蟾蜍或黑眶蟾蜍的耳后腺干燥分泌物。多于夏、秋二季捕捉蟾蜍，洗净，挤取耳后腺及皮肤腺的白色浆液，加工，干燥。炮制：蟾酥，蟾酥粉。内服 0.015～0.03 g，多入丸、散用；外用研末调敷，或掺膏药内贴。本品有毒；外用不可入目，孕妇禁服。

药理作用：①小剂量有强心作用，可直接作用于心肌，与洋地黄相比，作用较弱并缺乏持久性，因此无积蓄作用，亦有报告精氨酸能延长其强心作用；大剂量可引起心律不齐。②对心肌梗死患者，能增加心肌营养性血流量，改善微循环，增加心肌供氧。③对中枢神经系统有兴奋作用，还有升高血压的作用，作用迅速持久。④有促进造血功能的作用。⑤能兴奋子宫平滑肌，有催产作用。⑥抗肿瘤与抗辐射作用，能抑制小鼠肉瘤、子宫颈癌、颚上下颌未分化癌、间皮癌、胃癌、脾肉瘤、肝癌等肿瘤细胞的呼吸。延长患精原细胞瘤、腹水癌和肝癌小鼠的生存期。⑦有止痛和表面麻醉作用。⑧有抗炎、抗菌、抗内毒素休克作用。⑨对血小板聚集程度与速度均有抑制作用，能减缓弥漫性血管内凝血发生。⑩有增强网状内皮系统吞噬功能，提高机体的非特异性免疫和细胞免疫的作用。⑪有兴奋呼吸作用，水煎剂有镇咳、平喘作用，但祛痰效果较差。⑫有兴奋横纹肌的作用，对肠管平滑肌及气管平滑肌，先引起收缩，然后转为松弛。

闹羊花 《神农本草经》

味辛，性温。入肝经。主祛风，除湿，定痛；治风寒湿痹，偏正头痛，跌打肿痛，贼风在皮肤中淫淫痛，龋齿，顽癣，疥疮。

闹羊花为杜鹃花科植物羊踯躅的花，《神农本草经》名"羊踯躅"。落叶灌木，高 1～2 m；老枝光滑，无毛，褐色，幼枝有短柔毛及刚毛。单叶互生；叶柄短，长 2～6 mm；叶片

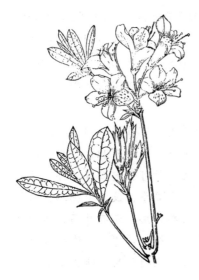

图4-18 闹羊花（羊踯躅）

纸质，常簇生于枝顶，椭圆形至椭圆状倒披针形，长6～15 cm，宽3～6 cm，先端钝，具短尖，基部楔形，边缘有睫毛，两面密被灰白色柔毛。短总状伞形花序，顶生，花冠宽钟状，金黄色至黄褐色，皱缩，先端5裂，裂片椭圆形至卵形，边缘有较长的细毛。见附图4-18。生于山坡、石缝、灌木丛中。分布于江苏、浙江、江西、福建、湖南、湖北、河南、四川、贵州等地。4～5月采花，晒干，入药。内服煎1～3 g，研末0.3～0.6 g，或入丸、散、酒剂；外用研末调敷，或鲜品捣敷。本品有大毒；不宜多服，不可长期服用，孕妇及气血虚弱者禁服。

药理作用：①闹羊花煎剂有显著的镇痛作用，但安全范围较窄。②有降低血压、减慢心率的作用；抗心律失常，高浓度可诱发心律失常。③对子宫、肠管、支气管平滑肌有兴奋作用。④对高级神经中枢有麻痹作用，对横纹肌先兴奋后抑制。⑤有麻醉和杀虫作用。⑥有抑制免疫作用。⑦闹羊花毒性强烈，性质属接触毒与食入毒。

茵芋《神农本草经》

味辛、苦，性温。入肝、肾经。主祛风胜湿；治骨节风湿痹痛，四肢挛急，脚弱，羸瘦如疟状，发作有时。

为芸香科植物茵芋或乔木茵芋的茎叶。采茎叶切断，晒干。内服0.6～1.6 g，浸酒或入丸、散。本品有毒，用量不宜过大；阴虚而无风湿实邪者禁服。

药理作用：①茵芋碱有麻黄碱样作用，可升高麻醉猫的血压，增强瞬膜收缩，加强肾上腺素对血压及子宫的作用，加强猫或兔的在位子宫收缩，抑制小肠收缩及扩张冠状血管等。②能提高横纹肌张力，加强脊髓反射的兴奋性，这可能与中枢神经系统兴奋有关。③可抑制心肌，如静脉注射于兔，可引起其心肌抑制甚至麻痹，血压逐渐降低，最终痉挛而死。

硫黄《神农本草经》

味酸，性热。入肾、脾经。主补火壮阳，祛寒燥湿，杀虫止痒；治阳痿，遗精，尿频，妇人阴蚀，带下，寒喘，心腹冷痛，久泻久痢，便秘，痔漏，疥疮，顽癣，秃疮，阴疽，恶疮。

为硫黄族矿物经加工而成的结晶体，《神农本草经》名"石硫黄"。主含硫，并含砷、硒、碲等。采挖得自然硫后，将泥块状的硫黄及矿石，在坑内用素烧罐加热熔化，取其上层之硫黄溶液，倒入模型内，冷却后取出。炮制：硫黄，制硫黄。内服入丸、散 1.5～3 g；外用油调敷，或研末撒，或烧烟熏，或硫磺膏外用，硫磺皂外洗。本品有毒，内服宜用制硫黄，不宜多服，不可长期服用；阴虚火旺者及孕妇忌用。

药理作用：①有溶解角质、杀疥虫、杀细菌、杀真菌的作用。②内服后刺激肠壁增加蠕动，而起缓泻作用。③有抗炎、镇咳、祛痰作用。④硫黄对氯丙嗪及硫喷妥钠的中枢抑制作用有明显的增强作用。

雄黄、雌黄

雄黄《神农本草经》

味辛、苦，性温。入肝、胃经。主解毒杀虫，燥湿祛痰，截疟；治痈疽疔疮，喉风喉痹，癫痫，疟疾寒热，积聚痞块，咳喘；外用治鼻中息肉，丹毒，湿疮、疥癣、鼠瘘、恶疮、疽痔死肌，蛇虫咬伤。杀精物恶鬼邪气、百虫毒，胜五兵。

为硫化物类雄黄族矿物雄黄。雄黄在矿中质软如泥，见空气即变坚硬。主要含二硫化二砷，并含硅、铅、铁、钙、镁等杂质。采挖后除去杂质。炮制：雄黄粉。外用研末调敷，或烧烟熏；内服 0.05～0.1 g，入丸、散，不入汤剂，内服禁用火煅。本品有大毒；内服宜慎，中病即止，不可多服，不宜长期服用；孕妇及阴血亏虚者禁服。

药理作用：①雄黄水浸剂对多种皮肤真菌有不同程度的抑制作用，对人型、牛型结核分枝杆菌及耻垢分枝杆菌有抑制生长的作用；用菖蒲、艾叶、雄黄合剂烟熏 2～4 h 以上，对金黄色葡萄球菌、变形杆菌、铜绿假单胞菌均有杀菌作用。②有抗血吸虫作用。③有免疫抑制作用；另有报道，雄黄可提高小鼠细胞免疫功能。④有抗肿瘤作用，也有致癌作用。

雌黄 《神农本草经》

味辛，性平。入肝经。主燥湿，杀虫，解毒；治疥癣，恶疮，蛇虫咬伤，寒痰咳喘，癫痫，头秃，白癜风，杀虫毒虿，身痒诸毒。

为硫化物类矿物雌黄的矿石。主含三硫化二砷，尚含锑、铁、硅、铅、锌、铜、镍、钒、铋、钼、锡、钛、锰、钡、银、锶、钙、镁、铝、汞等。采挖后，除去杂石、泥土。炮制：研成粉末。内服入丸、散 0.15～0.3 g；外用调敷或制膏涂。本品有毒，阴亏血虚者及孕妇禁服。

药理作用：①对多种皮肤真菌有抑制作用。②对恶性肿瘤有治疗作用。

地胆 《神农本草经》

味辛，性微温。入肝、肺经。主攻毒，逐瘀，消症；治瘰疬，鼠瘘，恶疮死肌，鼻息肉，破症瘕（抗癌），堕胎。

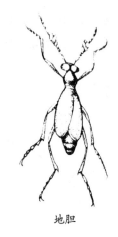

地胆

为芫青科飞虫地胆和长地胆的全虫。地胆又名"土斑蝥"，体长 18 ～ 23 mm。全体黑蓝色，稍带紫色，有光泽。头部大，复眼圆形，黑褐色。触角蓝色。前胸背板狭长，圆柱形。鞘翅短，柔软，翅端尖细，翅面多纵皱，全翅黑紫色，有细刻点。腹部小部分露于翅外。长地胆，体长 18 ～ 30 mm。主要特征是翅鞘极短，色黑，具粗大刻点。腹部大部分外露。脚黑色，密生毛。见附图 4 - 19。成虫常栖于草丛中，全国大部分地区均有分布。夏季捕捉，烫死晒干。炮制：米炒地胆，去头足翅。外用酒煮汁涂；内服入丸、散 0.3 ～ 0.6 g。本品有毒；不可多服，体虚者及孕妇禁服。恶甘草。

药理作用：①有抑菌作用。②有抗炎作用。③有抗肿瘤作用。

铅丹《神农本草经》

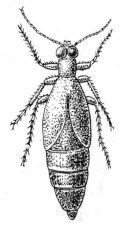

图 4 - 19　长地胆

味辛、咸，性寒。入心、脾、肝经。外用主解毒祛腐，收湿敛疮；内服主坠痰镇惊，除热下气。外用治痈疽，溃疡，外痔，湿疹，金疮出血，口疮，目翳，汤火灼伤；内服治惊痫癫狂，疟疾，痢疾，吐逆反胃。

铅丹又名"黄丹""樟丹"，为用铅加工制成的四氧化三铅。将纯铅放在铁锅中加热，炒动，利用空气使之氧化而成。炮制：以水漂去消盐，飞去砂石，澄干，微火炒紫色，地上去火毒，入药。外用：作为熬制膏药的基础剂，或研末撒、调敷；内服每次 0.15~0.3 g，入丸、散。本品有毒；不可过量，不可持续服用，慎防铅中毒。虚寒吐逆者忌服。

药理作用：能直接杀灭细菌、寄生虫，并有抑制黏液分泌的作用。

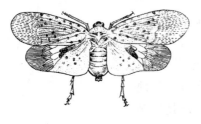

图 4-20 樗鸡

樗鸡《神农本草经》

味苦、辛，性平。入肝经。主活血通经，攻毒散结；治血瘀经闭，腰伤疼痛，阳痿，不孕，瘰疬，疥癣，狂犬咬伤；破血堕胎。补中，益精强志，生子好色。

为蜡蝉科飞虫樗鸡的成虫。体长 14~22 mm，宽 6~8 mm，头狭小，复眼黑褐色，前胸背板浅褐色，腹部大，黑褐色，腹部背面黑色，间被白色粉霜。前翅基半部淡褐色而稍绿，有黑斑 20 多个；翅末端黑色，翅脉白色。后翅基部呈红色，黑斑 7~8 个，翅端黑色。见附图 4-20。多群栖于樗、榆、刺槐、女贞等果树上，我国北方多产。7~8 月捉后蒸死，晒干。炮制：去足、翅，用面粉炒至黄色，去面用。内服研末 0.1~0.2 g，入丸、散用；外用研末贴敷，或调涂。本品有毒；不可近目。

药理作用：①有抗癌作用。②可增加小鼠体重、红细胞数、白细胞数、血色素及血清 AST 和 ALT 与对照组比较无差异。③樗鸡匀浆滤纸片贴于人体上臂皮肤，无红肿反应；樗鸡外用可引起小鼠耳水肿，但无发泡现象。④樗鸡去头足翅混悬液对小鼠灌胃，其最大耐受量分别为 7.59 g/kg，6.44 g/kg。

巴豆《神农本草经》

味辛，性热。入胃、大肠、肺经。主泻下祛积，逐水消肿，祛痰利咽，蚀疮杀虫；治寒邪食积所致的胸腹胀满急痛，破症瘕结聚，坚积，留饮痰癖，喘满，大腹水胀，去喉风喉痹；荡涤五脏六腑，开通闭塞，利水谷道。外用除痈肿、疮毒、死肌（疥癣，疣痣），杀虫鱼。

为大戟科灌木或小乔木巴豆的种子。8~11月采收，晒干。炮制：巴豆仁，巴豆霜，以巴豆霜毒性低。内服入丸、散，巴豆霜0.1~0.3 g；外用捣膏敷，或煎水洗。本品有毒；不宜过量服用，中毒可用黄连、黄柏或绿豆汤冷饮。无寒实积滞、体虚者及孕妇禁服。不宜与牵牛子同用。

药理作用：①外用引起皮肤发红，可发展为脓疱甚至坏死；巴豆油能使大鼠皮肤局部释放组织胺。②巴豆油口服，可刺激消化道，产生催吐作用；能刺激肠粘膜，导致炎症反应，于30 min至3 h时内产生剧烈腹痛、腹泻；巴豆能增加胆汁和胰液的分泌。③巴豆油能通过对化学感受器的作用反射性升高血压。④可使血小板中环磷鸟苷（cGMP）浓度增加，是一种有力的血小板凝集剂。⑤巴豆油皮下注射可加快呼吸频率，但呼吸氧交换量明显下降。⑥巴豆煎剂对流感嗜血杆菌、铜绿假单胞菌、金黄色葡萄球菌及白喉棒状杆菌均有一定的抗菌作用，巴豆油对结核分枝杆菌、流行性乙型脑炎病毒有抑制作用；巴豆种仁杀灭钉螺的作用最强。⑦有抗炎、镇痛作用。⑧既有抗肿瘤作用，又有促肿瘤发生的作用。⑨可抑制巨噬细胞吞噬功能，减轻胸腺重量。⑩能引起肾上腺皮质激素分泌增加。⑪巴豆毒蛋白能抑制蛋白质的合成。

斑蝥 《神农本草经》

味辛，性温。入肝、胃、肾、小肠经。主攻毒蚀疮，逐瘀散结；治痈疽，瘰疬，肝癌、食管癌、肺癌、乳腺癌、宫颈癌，闭经，鼠瘘，破石瘕；外用治恶疮、疽、疣，蚀死肌，或用于面瘫，顽癣。

为芫青科动物南方大斑蝥或黄黑小斑蝥的全虫。全国均有分布，6～8 月易于大量捕捉，烫死晒干。炮制：米制斑蝥，麸炒斑蝥，醋制斑蝥；除去头、足、翅。内服研末，每次 0.03～0.06 g，或入丸剂，或口服斑蝥素胶囊；外用敷贴发泡，或穴位贴敷，或制膏外涂。本品有很强的腐蚀力，内服应从小量开始，逐步增加，以防中毒。本品有大毒；凡体质虚弱，心、肾功能不全，消化道溃疡者，孕妇均禁服。斑蝥畏巴豆。

药理作用：①对小鼠腹水型肝癌、网织细胞肉瘤、宫颈癌、食管癌、白血病均有抑制作用，可干扰癌细胞的核酸代谢，继而使癌细胞的形态和功能发生改变，杀伤癌细胞。②可刺激骨髓细胞 DNA 合成，促进骨髓造血干细胞增殖，有升高白细胞的作用。③有增强机体免疫功能的作用。④有明显的抗炎作用。⑤有抗病毒、抗菌的作用，可抑制紫色毛癣菌等 12 种致病皮肤真菌，还可杀死丝虫幼虫。⑥有雌激素样作用，尿中雌性激素与黄体酮增加，剂量越大作用越强。⑦可使动物和人的皮肤发红起泡，其有效刺激物为斑蝥素。⑧有抗纤维化作用，可使成纤维细胞明显下降。

后补下品四十八种

鹅不食草《食性本草》

味辛，性温。入肺、肝经。主祛风散寒，通鼻开窍，解毒退翳；治感冒，头痛，鼻渊，鼻息肉，咳嗽，哮喘，喉痹，耳聋，目赤翳膜，疟疾，痢疾，风湿痹痛，跌打损伤，肿毒，疥癣。

鹅不食草又名"石胡荽"，为菊科植物石胡荽的全草。9～11 月采收，鲜用或晒干，入药。内服煎 5～9 g，或捣汁；外用鲜品捣敷，或捣烂塞鼻，或研末搐鼻。胃病患者慎服，实热火盛者忌用。

药理作用：①有止咳、祛痰、平喘作用。②有抗过敏作用，具有显著的抗变态反应活性。③有抗炎作用。④有抗肿瘤等作用。⑤鹅不食草煎剂对革兰氏阳性、革兰氏阴性球菌、杆菌等多种细菌有明显的抑制作用，对结核分枝杆菌、流感病毒也具有抑制作用。⑥有抗阿米巴和抗疟原虫的作用。⑦有保肝作用。

山豆根《开宝本草》

味苦，性寒。入肺、胃经。主清热解毒，利咽消肿；治咽喉肿痛，齿龈肿痛，肺热咳嗽，烦渴，黄疸，热结便秘，痈疖肿毒，秃疮，痔疮，疥癣，毒蛇咬伤，蜘蛛伤。

为豆科植物越南槐的根及根茎。8～10月采挖，除去杂质，晒干，切片，生用。内服煎6～12 g，或入丸、散；外用煎汤含漱，或鲜品捣敷。本品有毒；脾胃虚寒泄泻者慎服。

药理作用：①有抗肿瘤、增强免疫功能的作用，其提取物苦参碱和氧化苦参碱对小鼠移植肉瘤180、吉田肉癌、肝癌、食道癌、白血病、子宫颈癌有明显的抑制作用。②有升高白细胞的作用。③对网状内皮系统功能有兴奋作用，可使吞噬细胞增高。④有抗溃疡作用。⑤对金葡菌、白葡菌、链球菌、大肠埃希菌、絮状表皮癣菌及白念珠菌均有明显的抑制作用。⑥有抑制高级神经中枢、兴奋低级神经中枢的作用。⑦有保肝作用。⑧对关节炎动物模型有抗炎作用。⑨小剂量兴奋心脏，使心肌收缩力加强，心率加快；有增加冠脉流量、抗心律失常的作用。⑩山豆根碱及苦参碱等具解痉平喘作用。⑪可抑制血小板聚集，有抗动脉血栓形成的作用，对脑缺血再灌注损伤有保护作用。⑫抗过敏，抑制迟发型超敏反应。

白果《日用本草》

味甘、苦、涩，性平。入肺、肾经。主敛肺定喘，止带缩尿；治哮喘痰嗽，久咳痰多，带下白浊，遗精尿频，无名肿毒，癣疮。

为银杏科植物银杏的干燥种子。秋末种子成熟后采收，除去肉质外皮，晒干，入药。炮制：除去硬壳，生用或炒用。内服捣碎煎 3~9 g，或捣汁服；外用鲜品捣敷，或切片敷。本品有小毒；不可多服，有实邪者忌服。

药理作用：①对人型结核分枝杆菌、葡萄球菌、链球菌、白喉棒状杆菌、炭疽杆菌、枯草杆菌、大肠埃希菌、伤寒沙门菌等有抑制作用，对紫色毛癣菌、奥杜盎氏小芽孢癣菌、星形诺卡菌等 7 种皮肤真菌有抑菌作用。②对卡氏肺孢菌有抑制作用。③使呼吸道酚红排泌增加，似有祛痰作用，有平喘作用。④有抗炎、抗过敏作用。⑤有短暂的降压作用，可使毛细血管的通透性增加，产生水肿，此作用又可为扑尔敏所对抗。⑥有抗衰老、清除自由基的作用。⑦有免疫抑制作用。⑧有使离体子宫收缩的作用。⑨有抗肿瘤作用。⑩给小鼠皮下注射，半小时后可致其惊厥，并使其延髓麻痹，随即呼吸、心跳停止而死。⑪白果肉尚有收敛作用。

海浮石《本草拾遗》

味咸，性寒。入肺、肝、肾经。主清肺化痰，软坚散结；治痰热壅肺，咳喘痰稠难咳，瘿瘤瘰疬，血淋，石淋，小便淋沥涩痛；外用治疮肿，目翳。

海浮石为火山喷出的岩浆凝固形成的多孔状石块。多附着在海岸边，7~9 月用镐刨下，清水泡去盐质及泥沙，晒干。炮制：浮石，煅浮石。内服煎 10~15 g，打碎先煎，或入丸、散；外用研末吹耳，或点眼。虚寒咳嗽者忌服。

药理作用：①有明显的止咳作用。②有促进尿液形成及排泄的作用。③有促进支气管分泌物排出的作用。

青礞石《嘉祐本草》

味甘、咸，性平。入肺、心、肝、胃、大肠经。主坠痰下气，平肝镇惊，消食攻积；治顽痰胶结，咳逆喘急，癫痫发狂，烦躁胸闷，惊风抽搐，宿食癖积，症瘕。

为变质岩类黑云母片岩或绿泥石化云母碳酸盐片岩。黑云母片岩主要含钾、镁、铁、铝的硅酸盐，尚含钛、钙、锰等杂质。采挖后，除去泥沙和杂石。炮制：青礞石，煅青礞石。内服布包煎 10～15 g，入丸、散 3～6 g。脾胃虚寒蕴湿者忌服。

药理作用：①有泻下作用。②有抗炎作用。③能促进阳离子交换，产生吸附作用，故有攻痰利水作用，可用于治疗食管贲门癌梗阻和癫痫等症。

猴枣《饮片新参》

味苦、微咸，性寒。入心、肺、肝、胆经。主消痰镇惊，清热解毒；治痰热喘嗽，痰厥，小儿惊痫，瘰疬痰核，痈疽。

本品为猴科动物等内脏的结石。采得后打碎，拣去核，研极细，入药。内服 0.5～1.5 g，入丸、散。寒痰及无实热者忌服。

炉甘石《外丹本草》

味甘，性平。入肝、胃经。主收湿止痒，生肌敛疮，解毒，退翳；治湿疹，黄水疮，皮肤瘙痒，阴部湿痒，疮疡溃后久不收口，目赤肿痛，睑缘湿烂，多泪怕光，翳膜胬肉。

为碳酸盐类矿物菱锌矿石或水锌矿石。为不溶于水的天然碳酸锌。采挖后除去泥土、杂石。炮制：制炉甘石。外用：研末撒或调敷，水飞点眼；不作内服。

药理作用：①可以吸收创面分泌液，有收敛、保护创面的作用。②外用可抑制局部葡萄球菌生长。③有局部抗炎、止痒和轻度防腐作用。

硼砂《日华子本草》

味甘、咸，性凉。入肺、胃经。主清热解毒，消肿，化痰；治咽喉肿痛，口舌生疮，鹅口疮，目赤翳障，阴痒，阴道炎，痔疮；内服治痰热咳嗽。

为天然硼酸盐类矿物硼砂的矿石，经提炼精制而成的结晶体。本品须置于密闭容器中，防止风化。炮制：生炉甘石，煅炉甘石。外用：以沸水熔化后洗患处，或研末调敷，或配制成眼药外用，或吹喉；防腐宜生用，收敛宜煅用；内服宜生用，入丸、散，每日 1.5~3 g。体弱者慎服。

药理作用：①硼砂与硼酸一样有弱的抑菌作用，对大肠埃希菌、铜绿假单胞菌、炭疽杆菌、福氏志贺菌、痢疾志贺菌、伤寒沙门菌、副伤寒沙门菌、变形杆菌及葡萄球菌、白念珠菌均有抑制作用，还能抑制白喉棒状杆菌、中型布鲁氏杆菌、肺炎球菌、脑膜炎球菌及溶血性链球菌等。②用以冲洗溃疡、脓肿，特别是黏膜发炎，如结膜炎、胃炎等。③口服用于尿道杀菌，能碱化尿液。④小鼠硼砂灌胃或腹腔注射 5 天，有显著的抗电惊厥的作用。

马勃《名医别录》

味辛，性平。入肺经。主清热利咽，解毒，止血；治咽喉肿痛，肺热咳嗽、失音，血热妄行之吐血、咳血、衄血、痈疽，臁疮。

为灰包科真菌类植物大马勃、紫色马勃、脱皮马勃的子实体。7~10 月成熟时及时采收，干燥，切成小方块，生用。内服煎 3~6 g，包煎，或入丸、散；外用研末撒，或研末调敷，或作吹药。

药理作用：①有明显的对抗口腔出血的效能，不亚于淀粉海绵或明胶海绵，对鼻出血亦有效。②马勃煎剂对金葡菌、铜绿假单胞菌、变形杆菌、肺炎球菌有一定的抑制作用，对少数致病真菌也有抑制作用；煎剂用活性炭脱去大量色素后，抗菌作用大减。③马勃脂溶性物质对肝癌、神经胶质瘤细胞有抑制作用，马勃多糖对宫颈癌、小鼠艾氏腹水癌细胞有抑制作用。④有抗炎、止咳作用。⑤有镇痛作用。⑥有促进成纤维细胞增殖的作用。

棕榈《本草拾遗》

味苦、涩，性平。入肝、肺、大肠经。主收敛止血；治吐血、衄血、便血、尿血、崩漏、外伤出血，泻痢、带下。

为棕榈科植物棕榈的叶柄及叶鞘纤维。9～10月采收其剥下的纤维状鞘片，除去残皮，晒干，入药。炮制：棕榈皮，煅棕榈炭，炒棕榈炭。内服煎 6～15 g；外用研末外撒。出血而瘀滞未尽者不宜独用。

药理作用：①可缩短凝血时间，具有止血作用。②棕榈的水醇提取物对小鼠有减肥作用，不产生稀便，不影响食欲，其机理可能是影响营养物质的吸收或生物代谢。③可减轻小鼠的胸腺、脾脏重量，但是不影响其免疫功能。④可显著降低小鼠的血糖。

丝瓜络《本草纲目》

味甘，性平。入肺、胃、肝经。主祛风通络，理气活血，止咳化痰；治气滞胁痛，乳痈，乳汁不通，风湿痹痛，筋脉拘挛，麻痹，睾丸痛，肺热咳嗽，水肿腹水，跌打肿痛。

为葫芦科植物丝瓜成熟果实的维管束。秋季采摘后晒干，去外皮及果肉种子，切碎，生用。内服煎 3～12 g，或烧存性研末，每服 1～3 g；外用烧存性研末调敷。

药理作用：①有镇痛、镇静作用。②有抗炎、止咳作用，可明显增加呼吸道分泌作用。③对肺炎球菌及呼吸道常见细菌有抑制作用。④丝瓜络所含的齐墩果酸有保肝作用。⑤大剂量有强心利尿作用。⑥有明显的降血脂作用。⑦对心肌缺血性损伤有防治作用。⑧有抗孕作用，可终止小鼠妊娠。

通草《本草拾遗》

味甘、淡，性微寒。入肺、胃、膀胱经。主清热利水，通乳；治膀胱湿热，小便淋沥涩痛，水肿尿少，产后乳汁不下，黄疸，湿温病，经闭，带下。

为五加科植物通脱木的茎髓。秋季割取老藤茎，趁鲜取出髓部，晒干。内服：煎 2～5 g。气阴两虚者及孕妇慎用。

药理作用：①有明显的利尿效果，其中通脱木的作用最强，能明显增加大鼠尿中钾离子的排出，而对尿钠、尿氯无明显影响，故认为通草利尿与排钾有关。②有解热、抗炎作用。③能促进肝脏及其他组织中脂肪的代谢，通草中的乳糖有利于婴儿肠道菌群的稳定，并能促进钙吸收，还有导泻作用。④有抗氧化作用。⑤能够增加哺乳期乳汁的分泌。

路路通《本草纲目拾遗》

味苦，性平。入肝、肾、膀胱经。主祛风活络，利水通经，行气，下乳；治风湿痹痛，肢萎筋结，黄疸，脘腹疼痛，利水消肿；通乳，治闭经；通血脉，治外伤肿痛，风疹瘙痒。

为金缕梅科植物枫香树的干燥成熟果序。冬季采收，干燥，生用。内服煎 5～10 g；外用研末撒，或烧烟嗅气。

药理作用：①有明显的抗肝细胞毒活性，有保肝作用。②有抗炎作用，可用于类风湿性关节炎。③有降血脂作用。④可改善微循环，用于抗血栓，防治脑梗死。

桑枝《本草图经》

味辛、苦，性微寒。入肝、肺经。主祛风湿，通经络，行水气；治风湿痹痛，关节拘挛，中风半身不遂，高血压，水肿，脚气，白癜风。

为桑科乔木桑树的嫩枝。春末、夏初采集，切段，晒干，生用或炒用。内服煎 15～30 g。

药理作用：①有降血糖作用。②有降血脂作用，对甘油三酯和胆固醇均有作用。③有抗炎、抗菌、抗病毒作用。④有抗肿瘤作用。⑤有抗氧化作用。⑥有降血压作用。⑦可提高淋巴细胞转化率、增强小鼠网状内皮细胞的吞噬功能。

香加皮《中药志》

味苦、辛，性微温。入肾、肝、心经。主利水，祛风湿，壮筋骨，强心；治肢体浮肿，小便不利，心悸气短，心力衰竭，风寒湿痹，关节拘急疼痛，腰膝酸软。

为萝藦科植物杠柳的根皮。春、秋二季采挖，除去木心，将根皮阴干或晒干，生用。内服煎 3～6 g，或入丸、散、酒剂，或以香加皮提取物胶囊口服；或浸酒外用。本品有小毒，不宜多用。

药理作用：①具有强心、升血压作用，可使心脏收缩加强，大量使用则使心脏停止在收缩期，不能对抗巴比妥的中枢抑制作用。②有显著的抗炎作用，多次给药可使肾上腺重量增加，使肾上腺皮质分泌功能增强。③可增强呼吸系统功能，使猫自主活动减少，呼吸徐缓；可使小鼠运动兴奋。④有抗癌作用。

猫须草《广州部队常用中草药手册》

味甘、微苦，性凉。入肝、膀胱经。主清热祛湿，利尿排石；治急慢性肾炎，膀胱炎，尿路结石，胆结石，风湿性关节炎，高血压。

猫须草为唇形科植物肾茶的全草。夏秋采全草，晒干，切段，生用。内服煎 30～60 g。

药理作用：①有利尿作用，在排出水分的同时，不会造成体内电解质失调，不会对肾脏造成压力。②可净化肾脏，加强排出毒素和滞留水分，防治肾结石。③可对抗慢性肾功能衰竭。④能对抗自由基侵害，增强精力和体能。⑤有抗炎及治疗痛风的作用。⑥可降低血压，能促进血管壁肌肉的松弛，使血管舒张或扩张，进而降低血压。⑦可降低胆固醇水平，调节血糖水平。

土茯苓 《本草纲目》

味甘、淡，性平。入肝、胃经。主解毒除湿，通利关节；治梅毒，淋浊，泄泻，筋骨挛痛，痛风，痈肿，疮癣，瘰疬，瘿瘤，汞中毒。

为百合科植物光叶菝葜的根茎。8～10 月采挖，浸漂，切片，晒干，或用开水煮沸数分钟后切片，晒干用。内服煎 10～60 g；外用研末调敷。肝肾阴虚者慎服，忌犯铁器，服时忌茶。

药理作用：①有拮抗汞毒性及驱汞作用，对棉酚有解毒作用。②有利尿作用。③有镇痛作用。④有抗心律失常作用，有 β 受体阻滞剂样作用。⑤有显著降低动脉粥样硬化的作用。⑥有抗炎、抗菌作用，对肺炎克雷伯菌、金黄色葡萄球菌、白念珠菌、大肠埃希菌、乙型溶血性链球菌有强弱不等的抑制作用。⑦有防治高尿酸血症、保护肾脏的作用。⑧对肝损伤有保护作用。⑨有抗肝癌、膀胱肿瘤的作用。⑩其他作用：抗胃溃疡、降血压、抑制致敏 T 淋巴细胞的作用。

牵牛子 《名医别录》

味苦、辛，性寒。入肺、肾、大肠经。主泻下逐水，祛积杀虫；治水肿胀满，腹水，二便不通，痰饮积聚，气逆喘咳，虫积腹痛，疟癖症瘕，阴囊肿胀，痈疽肿毒，痔瘘便毒。

为旋花科植物牵牛、阔叶牵牛的种子。9～10月果实成熟未开裂时将藤割下，晒干，收集自然脱落的种子，入药。炮制：牵牛子，炒牵牛子，醋牵牛子。内服煎3～10 g，或入散剂，每次1～3 g；内服宜醋制，宜从小量开始，饭后服。本品有毒；体质虚弱者慎服，孕妇忌服。不宜与巴豆同用。

药理作用：①在肠内刺激肠道，增进肠蠕动，导致泻下；与硫酸镁、大黄不同，在泻下时，不引起血糖的剧烈变化；牵牛子的水、醇浸剂对小鼠皆有泻下作用，但经煎煮后即失去作用。②有利尿作用，但大量服用刺激肾脏，产生血尿。③可兴奋平滑肌，对家兔离体肠管及子宫均有兴奋作用。④对蛔虫、绦虫有杀灭作用。⑤有抗肿瘤作用。⑥对东莨菪碱所致的小鼠记忆障碍有明显的改善作用。

番泻叶 《饮片新参》

味甘、苦，性凉。入大肠经。主泻下导滞；治热结便秘，习惯性便秘，积滞腹胀，水肿臌胀，胃、十二指肠溃疡出血。

为豆科植物狭叶番泻和尖叶番泻的小叶。生长旺盛时，选晴天采下叶片，及时摊晒，经常翻动，晒干或烘干，生用。内服煎3～6 g，后下，或泡茶饮1.5～3 g，或研末装胶囊服。体虚、孕妇、经期及哺乳期患者忌服。

药理作用：①抑制肠道对葡萄糖、钠和水的吸收，增加肠腔内容积，反射性地使小肠和结肠蠕动增强，一般服后6 h内发生泻下。②口服使血小板数及纤维蛋白原含量增加，凝血时间、凝血活酶时间、血浆复钙时间和血块收缩时间缩短；胃内喷洒，对胃、十二指肠出血有效。③番泻叶浸液对大肠埃希菌、变形杆菌、痢疾杆菌、甲型溶血性链球菌以及白念珠菌和某些致病性皮肤真菌有抑制作用。④番泻苷腹腔注射可使降低的肠黏膜组胺含量恢复至正常水平。⑤曾报道番泻叶有箭毒样作用，能阻断神经－肌肉接头冲动的传递、阻止乙酰胆碱与M

受体的结合而使肌肉松弛。

甘松《本草拾遗》

味辛、甘，性温。入脾、胃经。主行气止痛，开郁醒脾；治脘腹胀痛，不思饮食，抗心律失常；外用治牙痛，脚气膝浮。

为败酱科植物甘松、宽叶甘松的根和根茎。以 8~9 月采挖为佳，挖后除去泥土，不用水洗，以免损失香气，晒干或阴干，切段，生用。内服煎 3~6 g，或入丸、散；外用研末调敷，或泡水含漱，或煎汤外洗。

药理作用：①有中枢镇静作用，具有一定的安定作用，但毒性较缬草为大。②甘松中分离的甘松新酮能提高 PC12D 细胞中的神经生长因子介导的神经突生长。③有对抗心律失常的作用，为一较安全的药物；对异位性室性节律的抑制，强于奎尼丁及甘松挥发油；而在损伤性心房扑动及乌头碱性心房颤动方面的抑制，则与奎尼丁相同；甘松对心肌有直接的抑制作用。④甘松静脉注射，提高冠脉流量，减慢心率，降低心肌耗氧量，对抗垂体后叶素引起的急性心肌缺血，减轻 T 波的升高。⑤可使支气管扩张，有拮抗组织胺、5-羟色胺及乙酰胆碱的作用；对平滑肌有直接解痉作用。⑥可增强小鼠耐缺氧能力。⑦甘松醇提取物有降压和抗溃疡作用。⑧有抗抑郁作用。⑨有微弱的抗菌、驱风作用，对皮肤、黏膜无局部刺激性。

胡椒《新修本草》

味辛，性热。入胃、大肠经。主温中散寒，下气，消痰，解毒；治寒痰食积，脘腹冷痛，反胃，呕吐清水，泄泻，冷痢。并解食物毒。

为胡椒科植物胡椒的果实。当果穗基部的果实开始变红时，剪下果穗，晒干或烘干后即成黑褐色，取下果实，通称

"黑胡椒"。如全部果实均已变红时采收，用水浸渍数天，擦去外果皮，晒干，则表面呈灰白色，通称"白胡椒"。内服煎 0.6 ~ 1.5 g，或入丸、散；外用研末调敷，或置膏药内贴之。阴虚有火者忌服。

药理作用：①能引起血压上升。②实验证明，胡椒的水、醚或酒精提取物有杀绦虫的作用，对吸虫及线虫作用不明显。③有镇静、抗抑郁及明显的抗惊厥作用。④有镇痛、抗炎作用。⑤胡椒水煎剂对胃排空有明显的抑制作用，抑制小肠运动；橙黄色胡椒醇浸膏对子宫有收缩作用，并能兴奋离体肠管。⑥对心脏有抑制作用（包括收缩力及频率），可减少冠脉流量，抑制心律失常。⑦有保肝作用。⑧有抗癌作用。⑨有抗氧化作用。

石榴皮《名医别录》

味酸、涩，性温。入大肠、肾经。主涩肠止泻，止血，驱虫；治虫积腹痛（绦虫），久泻，久痢，便血，脱肛，滑精，崩漏，白带；外用治疥癣、银屑病。

本品为石榴科植物石榴的干燥果皮。秋季果实成熟后收集果皮，晒干，入药。炮制：石榴皮，炒石榴皮，石榴皮炭。内服煎 3 ~ 10 g，或入散剂，止血宜炒炭用；外用煎水熏洗，或研末调涂。

药理作用：①石榴皮碱有杀灭绦虫的作用，可使绦虫的肌肉陷入持续收缩状态。②对白喉棒状杆菌、金葡菌、溶血性链球菌、痢疾杆菌、变形杆菌等有抑制作用，对霍乱弧菌、幽门螺杆菌、伤寒沙门菌、铜绿假单胞菌及结核分枝杆菌等有明显的抑制作用；有抑制流感病毒（甲型 PR3 株）、生殖器疱疹病毒的作用。③石榴皮水浸剂对紫色毛癣菌、红色表皮癣菌、奥杜盎小孢子菌、星形诺卡菌等 10 种皮癣真菌有抑制作用。④有兴奋脊髓、引起痉挛的作用。大剂量可使实验动物末梢麻痹、中枢麻痹而死亡。⑤有抗生育作用。⑥有降血脂作用。⑦有抗氧化作用。⑧对静脉内皮细胞有保护作用，对蟾蜍心率及心肌收缩力有抑制作用。⑨有抑制乳腺癌、宫颈癌的作用。

鸦胆子《本草纲目拾遗》

味苦，性寒。入大肠、肝经。主清热解毒，止痢截疟，腐蚀赘疣；治热毒血痢，冷痢久泻，阿米巴痢疾，疟疾，痔疮，痈肿，阴痒，白带；外用治鸡眼，赘疣。

为苦木科灌木或小乔木鸦胆子的成熟果实。秋季采集，晒干，去壳取仁用。内服，每次吞服 5～15 粒或 0.5～2 g，1 日 3 次，多以龙眼肉包裹或装入胶囊内吞服，亦可压去油后作丸、片剂；外用应用胶布保护好周围正常皮肤，以免受到腐蚀。本品有小毒；孕妇及小儿慎用，胃肠出血及肝病、肾病患者应忌用或慎用。

药理作用：①有抗变形虫活性和细胞毒的作用，能杀灭阿米巴；体外有抗恶性疟原虫活性，以氯仿提取物的活性最强；能驱除犬肠道线虫和绦虫，驱杀钩虫、肺吸虫成虫、滴虫、草履虫和尿路原虫，杀灭蚊幼虫和卵。②有抗肿瘤作用，可抑制小鼠皮肤癌和乳头状瘤、S180 瘤株、肝癌、子宫颈癌。③有较强的抗菌、抗病毒作用。④有抗白血病作用。⑤有免疫增强作用。⑥有降血脂作用。⑦有抗消化道溃疡的作用。⑧有兴奋平滑肌的作用。⑨鸦胆子油可降低颅内压。

阿魏《新修本草》

味苦、辛，性温。入肝、脾、胃经。主消积，散痞，杀虫；治肉食积滞，瘀血症瘕，胸腹胀满、冷痛，虫积腹痛，疟疾，痢疾。

为伞形科植物阿魏、新疆阿魏或阜康阿魏的树脂。春末夏初盛花期至初果期，分次由茎上部往下斜割，收集渗出的乳状树脂，阴干。炮制：阿魏，制阿魏。内服 1～1.5 g，多入丸、散；外用熬制药膏，或研末入膏药内敷贴。脾胃虚弱者及孕妇忌服。

药理作用：①可抗过敏，能阻止过敏介质释放及肥大细胞脱颗粒作用，并能直接拮抗组胺和过敏性慢反应物质对气道平滑肌的收缩反应，有平喘作用。②抑制子宫平滑肌收缩，并抑制小肠平滑肌的运动。③有抗早孕、抗生育作用。④有抗炎、免疫抑制作用，能拮抗炎症介质。⑤有使雌激素受体兴奋和拮抗的双重作用。⑥新疆阿魏水煎剂及水－醇提取液能降低离体蛙心的心跳振幅，增加心率。⑦有抑菌杀虫作用，阿魏煎剂在体外对人型结核分枝杆菌有抑制作用。⑧有抗氧化及保肝作用。

蚕砂《名医别录》

味甘、辛，性温。入肝、脾、胃经。主祛风除湿，和胃化浊；治风湿痹痛，关节拘挛，中风不遂，口眼㖞斜，暑湿伤中，吐泻转筋，闭经，崩漏，风疹湿疹瘙痒。

为蚕蛾科昆虫家蚕蛾幼虫的干燥粪便。6～8 月采集，晒干，生用。内服煎 6～15 g，宜以纱布包后入煎，以防煎液浑浊；外用适量。

药理作用：①有抗炎、镇痛作用。②蚕砂中的营养物质对动物生长有促进作用。③对肿瘤细胞有杀伤作用，配合光辐射照射对小鼠移植肉瘤 S180、肺癌、宫颈癌 U14、肝癌均有明抑的制作用。④蚕砂水提取液具有抗牛凝血酶作用，可显著延长人血纤维蛋白原的凝聚时间。⑤蚕砂能降低小鼠血糖。

木瓜《名医别录》

味酸，性温。入肝、脾经。主平肝舒筋，和胃化湿；治风湿痹痛，肢体酸重，筋脉拘挛，吐泻转筋，湿痹脚气，水肿，痢疾。

　　为蔷薇科植物皱皮木瓜或宣木瓜的近成熟果实。7~8月上旬采收,用铜刀切开,低温干燥。炮制:木瓜,炒木瓜。内服煎6~10 g,或入丸、散;外用煎水熏洗。湿热偏盛、小便淋闭者慎服。

　　药理作用:①可促进肝细胞修复,显著降低丙氨酸转移酶。②对肠道菌和葡萄球菌有较明显的抑菌作用,对肺炎链球菌抑菌作用较差,较敏感细菌有各种志贺菌及其变种、致病性大肠埃希菌、普通大肠埃希菌、变形杆菌、肠炎杆菌、白色葡萄球菌、金黄色葡萄球菌、铜绿假单胞菌、甲型溶血性链球菌等。③有抗炎作用。④有镇痛作用。⑤对癌肿有抑制作用,对巨噬细胞吞噬和免疫器官呈抑制作用。⑥有抗氧化、松弛胃肠平滑肌的作用。

臭梧桐 《本草纲目拾遗》

　　味苦、微辛,性平。入肝、胆、脾经。主祛风除湿,平肝降压,解毒杀虫;治风湿痹痛,半身不遂,高血压病,偏头痛,疟疾,痢疾,痈疽疮毒,湿疹疥癣。

　　为马鞭草科植物臭梧桐的嫩枝及叶。6~7月开花前采,割取花枝及叶,捆扎成束,晒干,入药。内服煎10~15 g,鲜品30~60 g,或浸酒,或入丸、散;外用煎水洗,或捣敷,研末掺或调敷。臭梧桐经高热煎煮后,降压作用减弱。

　　药理作用:①臭梧桐煎剂、水浸剂、热浸剂及其提取物,均有不同程度的降血压作用,水浸剂和煎剂作用最强。②臭梧桐与鬼针草配合制成水煎剂或乙醇浸剂,对关节炎有明显的抑制作用,与每日腹腔注射水杨酸钠300 m g/k g作用相似;臭梧桐与豨莶草(2:1)制成的豨桐丸,也有相似的抗炎作用。③臭梧桐素B有较强的镇痛作用。④臭梧桐素A的镇静作用较强,与催眠药戊巴比妥钠有协同作用。

海桐皮《海药本草》

味苦、辛，性平。入肝、脾经。主祛风湿，通经络，止痛；治风湿痹痛，腰膝疼痛，四肢拘挛，跌打损伤，大麻风，疥癣、湿疹瘙痒。

为豆科植物刺桐或乔木刺桐的树皮。4 月剥取树皮或根皮，切片，晒干，生用。内服煎 5～15 g，或浸酒；外用煎洗或研末调敷。血虚者慎服。

药理作用：①有抗菌、抗炎、镇痛作用。②对中枢神经系统有镇静作用。③海桐皮所的含生物碱能麻痹和松弛横纹肌。④可增强心肌收缩力，抑制心肌和心脏传导系统，大剂量可引起心律紊乱及低血压。⑤海桐皮水浸剂在试管内对多种皮肤真菌有不同程度的抑制作用。

伸筋草《本草纲目拾遗》

味苦、辛，性平。入肝、脾、肾经。主祛风除湿，舒筋活络；治风寒湿痹，关节酸痛，皮肤麻木，筋脉拘挛，肢软麻痹，黄疸，咳嗽，带状疱疹，跌打损伤，疮疡，烫伤。

为石松科常绿蕨类植物石松、华中石松或灯笼草的全草，全年可采，连根拔起，去净泥土，晒干，切碎用。内服煎 10～15 g，或浸酒；外用捣敷。孕妇慎用。

药理作用：①伸筋草水浸剂有解热降温作用。②可使兔血压下降，对蛙心收缩力有增强作用。③对大鼠、豚鼠小肠有兴奋作用，可增强兔小肠的蠕动，对兔、大鼠及豚鼠子宫有兴奋作用。④有利尿、增进尿酸排泄的作用，可解除小儿痉挛性尿潴留及便秘等。⑤有抗炎、镇痛作用。⑥伸筋草混悬液能显著延长戊巴比妥钠的睡眠时间。⑦对体液免疫有抑制作用，对细胞免疫有双向调节作用。⑧有抗氧化作用。⑨伸筋草透析液对实验性矽肺有治疗作用。

寻骨风 《植物名实图考》

味辛、苦，性平。入肝、胃经。主祛风湿，通经络，止痛；治风湿痹痛，肢体麻木，筋骨拘挛，脘腹疼痛，睾丸肿痛，牙痛，跌打伤痛，乳痛。

为马兜铃科植物寻骨风的根茎或全草。5 月花开前连根拔取全草，切段晒干，入药。内服煎 10～20 g。或浸酒服，或寻骨风注射液肌注。用量较大时可出现恶心、呕吐、头痛、头晕等不良反应。阴虚内热者及孕妇禁服。

药理作用：①有抗炎、镇痛作用，可治疗大鼠实验性关节炎。②寻骨风注射液有解热作用。③抗肿瘤作用，其全草的粉末混于饲料中喂食小鼠，对艾氏腹水癌和腹水总细胞数均有明显的抑制作用，对艾氏癌皮下型瘤亦有明显效果；煎剂内服也有效。④有显著的抗着床作用，可终止妊娠。

海风藤 《本草再新》

味辛、苦，性微温。入肝、心经。主祛风湿，和血通络，宽中理气；治风寒湿痹，肢节疼痛，筋脉拘挛，半身不遂，胸痹，脘腹冷痛，水肿，跌打瘀痛。

为胡椒科植物风藤、海风藤的干燥藤茎。9～10 月采割全株，除去根及叶，洗净，晒干，切片，生用。内服煎 6～15 g，大剂量用至 30 g，或浸酒。

药理作用：①能增加小鼠心肌营养血流量，降低狗心肌缺血区侧枝血管阻力，对冠心病和脑缺血损伤有较好的疗效。②可拮抗内毒素引起的血压下降，并能减轻内毒素使肺血管壁通透性增高引起的肺水肿。③有抑制肿瘤作用。④有抗炎、镇痛作用。⑤可破坏胚胎的生长和发育，抑制着床过程。⑥可抑制血小板活化因子。⑦海风藤提取物能提高学习记忆能力，抗老年痴呆。

肿节风《中华人民共和国药典》

味辛、苦，性平。入心、肝经。主清热解毒凉血，活血消斑散瘀，祛风除湿通络；治血热发斑发疹，紫癜，风湿痹痛，肢体麻木，类风湿，女子痛经，血瘀腹痛，肺痈，肠痈，泻痢，跌打伤，外伤骨折，癥瘕（消化道癌、胰腺癌、肝癌、肺癌等肿瘤），银屑病。

肿节风为金粟兰科植物草珊瑚的全草或根。全年均可采收，晒干，切段，生用。内服煎 9～15 g，或用成药片剂、注射液，或浸酒服；外用研末调敷，或鲜品捣敷，或煎水熏洗。阴虚火旺者及孕妇慎服。

药理作用：①有抗癌作用，对腹水癌、肺腺癌、乳腺癌有抑制作用。②对多种病菌有抗菌作用，有明显的抗流感病毒作用，浸膏及其总黄酮对动物有促进细胞吞噬的作用。③有抗胃溃疡作用，可促进胃黏膜保护层修复，增加胃液分泌，促进食欲。④有祛痰、平喘作用。⑤有促进骨折愈合作用。⑥可缩短出血及凝血时间，对阿糖胞苷引起的血小板及白细胞下降有显著抑制作用。⑦能使脾及胸腺重量明显减轻，对体液免疫有抑制作用。⑧有保肝、抗氧化作用。

乌梢蛇《药性论》

味甘，性平。入肝经。主祛风通络，止痉；治风湿顽痹，肌肤麻木，筋脉拘挛，肢体瘫痪，破伤风，麻风，风疹疥癣。

为游蛇科动物乌梢蛇除去内脏的全体。夏、秋捕捉，除去内脏，烘干。炮制：除去头及鳞片，切段。内服煎 6～12 g，研粉服 1.5～3 g，或入丸、散、酒剂；外用研末调敷。血虚生风者慎服。

药理作用：①有抗炎作用。②有镇痛作用。③有镇静、抗惊厥作用。④有抗五步蛇毒的作用。⑤有升高白细胞作用，可促进小鼠 NK 细胞活性。⑥有镇咳、祛痰、平喘作用。

青风藤《本草纲目》

味苦、辛，性平。入肝、脾经。主祛风除湿，利尿消肿；治风湿痹痛，历节风，鹤膝风，肢体麻木，脚气湿肿，水肿，脉结代，胃脘痛，痈肿恶疮，皮肤痒疹。

青风藤为防己科植物青藤、毛青藤、汉防己或清风藤科植物清风藤等的藤茎。青风藤6至7月割取藤茎，除去细茎枝叶，切段，晒干。内服煎6~12 g，或浸酒，或熬膏；外用煎水洗。本品有毒，脾胃虚弱者慎服。

药理作用：①有镇痛、镇静作用。②有镇咳、抗炎作用，可抑制抗原释放组织胺，有抗过敏作用。③青风藤的降压作用迅速、显著而持久，但连续多次给药，则产生快速耐受性。④有免疫抑制作用，能使脾、胸腺重量下降，还能增强巨噬细胞吞噬能力。⑤可抗心律失常，有抗心肌缺血、保护再灌注损伤的作用，可阻断神经节及神经肌肉传递，释放组胺，降低心肌的收缩性，抑制肾上腺素诱发的自律性，减慢心率。⑥青风藤生物碱对多巴胺受体、脑啡肽受体、肾上腺素受体、血管紧张素Ⅱ受体等均有较显著的作用。⑦青藤碱可抑制药物戒断症状，可试用于戒毒。⑧对胃肠道有兴奋作用，也可抑制兔肠管的收缩。⑨对滴虫、疟原虫有抑制作用。⑩有较弱的抗氧化作用。

丁公藤（广州空军《常用中草药手册》）

味辛，性温。入肝、脾、胃经。主祛风除湿，消肿止痛；治风湿痹痛，半身不遂，风湿性关节炎，类风湿性关节炎，坐骨神经痛，跌打肿痛。

为旋花科植物丁公藤及光叶丁公藤的藤茎，又名"包公藤"。全年均可采收，切段成片，晒干。内服煎3~6 g，或浸酒，或"丁公藤注射液"肌肉注射；外用浸酒外擦。本品有小毒，有强烈的发汗作用，虚弱者慎服。

药理作用：①丁公藤有明显的拟副交感作用，丁公藤碱眼药水可治疗青光眼。②丁公藤提取物为直接作用于受体的拟胆碱能药，有缩瞳作用。③丁公藤有抗炎、镇痛作用。④可对抗气管平滑肌、子宫平滑肌痉挛。⑤大鼠试验表明，包公藤甲素可显著减慢心率、增加心收缩力、降低耗氧量。⑥丁公藤注射液可阻滞神经冲动的传导。⑦丁公藤对细胞免疫和体液免疫有促进作用。

雷公藤《中国药用植物志》

味苦、辛，性凉。入肝、脾经，可通行十二经。主祛风除湿，消肿止痛；治风湿顽痹，关节红肿热痛，手指晨僵，关节变形，肾小球肾炎，肾病综合征，红斑狼疮，干燥综合征，白塞病，肿瘤，顽癣瘙痒，皮疹，皮炎，麻风病，银屑病。

为卫矛科植物雷公藤的根茎木质部。栽培 3～4 年便可采收，秋季挖取根部，除去外皮，晒干入药。内服煎根木质部 15～25 g，带皮根 10～12 g，需文火煎 1～2h；或研末装胶囊每次 0.5～1.5 g；或雷公藤多苷片口服。外用研末外撒，或制成酊剂、软膏涂搽。本品有小毒，带皮根茎有大毒；凡有心、肝、肾器质性病变者禁服，白细胞减少者慎服，孕妇禁服。

药理作用：①雷公藤内酯、内酯二醇对白血病、鼻咽癌有抗肿瘤活性，可抑制乳腺癌与胃癌。②对关节炎、类风湿性关节炎有明显的抑制作用。③可明显抑制脾淋巴细胞增生，抑制细胞免疫和体液免疫；抑制迟发型超敏反应，降低小鼠碳粒廓清速率，使小鼠胸腺、脾重减轻；另有报道，在药效剂量下，可使胸腺增重。④可双向调节巨噬细胞吞噬功能，小剂量兴奋，大剂量抑制。⑤有兴奋垂体－肾上腺皮质系统的作用，可使蛋白尿减少或消失，血浆蛋白明显升高。⑥可使雄性大鼠附睾精子成活率明显下降，畸形率上升，睾丸与附睾重量减轻。

⑦有抗菌作用，有抗人类免疫缺陷病毒活性，对血吸虫的肝脏虫卵肉芽肿有明显的抑制作用。⑧可改善血液流变学，有活血化瘀作用。

草乌 《药谱》

味辛、苦，性大热。入心、肝、肾、脾经。主祛风胜湿，散寒止痛；治风湿痹痛，关节疼痛，头风，头痛，中风不遂，心腹冷痛，寒疝疼痛，跌打损伤，瘀血肿痛，阴疽肿毒。

为毛茛科植物乌头、北乌头等的块根。当年晚秋或次年早春时采挖，剪去根头部，晒干。炮制：生草乌，制草乌。内服煎3~6 g，或入丸、散；外用研末调敷，或用醋、酒调涂。本品有大毒；阴虚火旺、各种热证患者及孕妇禁服。

药理作用：①有抗炎、镇痛、解热作用。②有兴奋心肌、扩张冠脉的作用，能增强肾上腺素对心肌的作用，对抗氯化钙所致的 T 波倒置，对抗垂体后叶素所致的初期的 ST 段上升和继之发生的 ST 段下降。③有抗肿瘤作用。④有抗组胺作用。⑤有局部麻醉作用。

土荆皮 《本草纲目拾遗》

味辛、苦，性温。入肺、脾经。主祛风除湿，杀虫止痒；治疥癣，湿疹，神经性皮炎。

为松科植物金钱松的干燥根皮或近根树皮。夏季剥取，晒干，入药。外用适量，醋或酒浸涂擦，或研末调涂患处。本品有毒，不可内服。

药理作用：①有很强的抗真菌作用，对我国常见的 10 种致病真菌均有一定的抗菌作用；对许兰毛癣菌、絮状表皮癣菌、铁锈色小芽孢癣菌、石膏样小孢子菌和白念珠菌有杀菌作用；抗菌作用以有机酸最强，乙醇浸膏次之，苯浸膏再次之。②土荆乙酸苷对肝癌细胞生长有不同程度的抑制作用。③有抗早孕、抗生育作用。④外用有止血作用。⑤有导致胆囊硬化的作用，还有抗血管生成作用。

三尖杉《天目山药用植物志》

味苦、涩，性寒。主祛风，抗癌；治目赤，风疹，疮痒，头痛，恶性淋巴瘤，白血病，肺癌，胃癌，食道癌，直肠癌等。

为三尖杉科植物三尖杉的枝叶。6～10月采收，晒干，入药。内服煎3～6 g，或入丸、散，或用高三尖杉酯碱静脉滴注；外用研末调涂。本品有毒，孕妇忌服。

药理作用：①三尖杉总生物碱对早幼粒细胞性白血病、急性淋巴细胞性白血病、肉瘤、脑瘤、乳腺癌、卵巢癌、子宫内膜癌、黑色素瘤有抑制作用。②对体液免疫及细胞免疫均有抑制作用。③三尖杉生物碱有收缩冠状动脉及减少冠脉流量的作用。④可加强戊巴比妥的中枢作用。⑤有抗菌、抗真菌作用。⑥小剂量增加骨髓红系造血功能，大剂量呈抑制作用。

千金子《开宝本草》

味辛，性温。入肝、肾、大肠经。主逐水消肿，破血消症；治水肿胀满，痰饮，积滞宿食，二便不通，症瘕积聚，血瘀经闭；外治疥癣疮毒，蛇咬，疣赘。

本品为大戟科植物续随子的干燥成熟种子。夏、秋二季果实成熟时采收，除去杂质，干燥，入药。炮制：千金子，千金子霜。内服：1～2 g，去壳、去油用，多入丸、散服；外用适量，捣烂敷患处。本品有毒，孕妇及体弱便溏者忌服。

药理作用：①有致泻作用。②对急性淋巴细胞、急性粒细胞、慢性粒细胞、急性单核细胞白血病和肝癌均有抑制作用。③千金子所含的瑞香素对金黄色葡萄球菌、大肠埃希菌、福氏志贺菌及铜绿假单胞菌的生长有抑制作用。④有抗炎作用，其所含瑞香素具有镇痛、镇静作用，与巴比妥类药物有非常显著的协同作用；对组胺引起的毛细血管通透性增加也有抑制作用。⑤以各种途径给药均能增进尿酸排泄，使尿量增加。

大风子《本草衍义补遗》

味辛，性热。入肝、脾经。主祛风燥湿，攻毒杀虫；治麻风，杨梅疮，疥癣，酒渣鼻，痤疮。

为大风子科植物大风子、海南大风子的成熟种子。10～12月当树上部分果实的果皮裂开时采收，摊放至果肉软化，去皮，将种仁取出，晒干。炮制：大风子，大风子霜。外用：适量捣敷，或煅存性研末调敷；内服入丸、散，一次量0.3～1g。本品性毒烈，一般只作外用，内服不得过量，不可持续服用；外用也须短期少量应用。阴虚血热、胃肠炎症、目疾患者均忌服。

药理作用：①大风子有抗真菌作用，对多种皮肤癣菌有抑制作用。②有抗麻风分枝杆菌作用，病理组织片可见细菌减少，菌体变形、破碎。

木鳖子《开宝本草》

味苦、微甘，性温。入肝、脾、胃经。主散结消肿，攻毒疗疮；治疮疡肿毒，乳痈，瘰疬，痔漏，干癣，秃疮。

本品为葫芦科植物木鳖的干燥成熟种子。冬季采收成熟果实，剖开，晒至半干，除去果肉，取出种子，干燥，入药。炮制：木鳖子，木鳖子霜，炒木鳖子，煨木鳖子。外用研末调敷、磨汁涂，或煎水熏洗；内服多入丸、散，煎汤0.9～1.2g。本品有大毒，孕妇及体虚者忌服。

药理作用：①木鳖子水浸液、乙醇浸出液有降压作用。②木鳖子提取物静脉滴注可致短暂的呼吸兴奋，使血压暂时下降，心搏加快。③有抗肿瘤作用。④有抗菌杀螨作用。⑤有抗炎及溶血作用。⑥有选择性的细胞毒作用。

樟脑《本草品汇精要》

味辛，性热。入心、脾经。主通窍辟秽，杀虫，止痛；治热病神昏，中恶猝倒，痧胀吐泻腹痛；外用治寒湿脚气，疥疮顽癣，秃疮，牙痛，冻疮，臁疮，水火烫伤，跌打损伤。

为樟科植物樟的根、干、枝、叶，经提炼制成的颗粒状结晶。9~12月砍取其树根、树干、树枝，锯劈成碎片，置蒸馏器中进行蒸馏，冷却后即得粗制樟脑，再经升华精制，即得精制樟脑粉，入药。内服入散剂 0.06~0.15 g，或以酒溶化；外用研末撒，或调敷，或以樟脑酒外搽。本品有毒，气虚者忌服。

药理作用：①涂皮肤有温和的刺激及防腐作用，有抗菌、镇痛、止痒作用。②口服有祛风作用以及轻微的祛痰作用。③可兴奋中枢神经系统，对于高级中枢尤为显著，大量作用于大脑皮层运动区及脑干，可引起癫痫样惊厥。④具有明显的强心、升压和兴奋呼吸的作用，但也有人对此疗效持怀疑态度。⑤少量服用在胃内可产生温暖舒适感，大剂量则有刺激，能引起恶心、呕吐。⑥涂擦皮肤可引起皮肤发红，有麻木感，产生轻微的局麻作用。⑦有调节肝药酶作用，可提高谷胱甘肽水平。

马钱子《本草纲目》

味辛、苦，性寒。入肝、脾经。主活血通络，散瘀止痛，解毒消肿；治风湿痹痛，拘挛疼痛，瘫痪麻木，跌打损伤，瘀血肿痛，痈肿，恶疮，丹毒，喉痹，牙痛，疠风，顽癣，恶性肿瘤。

为马钱科木质大藤本植物云南马钱或马钱的成熟种子。冬季果实成熟时采收，除去果肉，取种子晒干，入药。炮制：生马钱子，制马钱子，油马钱子。内服宜制用，多入丸、散，日服0.3~0.6 g；外用多生用，研末调敷患处，或吹喉，或浸软后切片外贴。本品有大毒；内服一般从小剂量开始，逐渐加量，不可过量，不宜长期服用；皮肤、黏膜亦可吸收，不宜大面积使用。孕妇及体虚者忌服。

药理作用：①能兴奋延髓的呼吸中枢及血管运动中枢，并能提高大脑皮质的感觉中枢功能，缩短睡眠时间和明显降低最大电惊厥阈值；马钱子大剂量可引起全身惊厥。②有镇痛、抗炎作用。③有镇咳、祛痰、平喘作用。④可增加胃液分泌，有健胃作用。⑤马钱子提取物士的宁可使再障患者骨髓增生活跃，促进骨髓造血。⑥对心肌细胞有保护作用，可抗心律失常，改善微循环。⑦抗血小板聚集，抗血栓形成。⑧有抑制肿瘤作用。⑨可提高横纹肌、平滑肌、心肌张力，对感觉神经末梢有麻痹作用。⑩有抑菌作用。

轻粉 《本草拾遗》

味辛，性寒。入肝、肾、肺、大肠经。外用主攻毒杀虫，止痒，收敛；内服主祛痰消积，逐水通便。外治疥疮，顽癣，臁疮，梅毒，黄水疮，湿疹，荨麻疹，瘙痒，酒渣鼻，痤疮；内服治痰壅喘逆，水肿胀满，二便不利。

轻粉为水银、白矾、食盐等经升华法制成的氯化亚汞结晶性粉末。置避光容器中保存，研细末用。外用适量，研末调涂，或配制成膏外敷；内服每次0.1~0.2 g，每日1~2次，多入丸剂或装胶囊服，服后漱口。本品有大毒，外用亦不可过量及持续使用，以防中毒。内服慎用，体弱者及孕妇禁服。

药理作用：①外用有杀菌作用，对多种革兰氏阳性菌、阴性菌和皮肤真菌有抑制作用；对梅毒螺旋体也有抑制作用。②口服后能阻碍肠中电解质及水分的吸收而导致泻下，服药后大便可呈绿色。③口服有利尿作用。④撒布于兔耳完好的皮肤不产生组织坏死，撒布于受损皮肤则产生明显的组织变性坏死；1%轻粉混悬液滴耳可治疗兔耳中耳炎。

藤黄《本草纲目》

味酸、涩，性凉。主消肿散结，攻毒杀虫，祛腐敛疮；治痈疽肿毒，溃疡，湿疮，肿瘤（藤黄酸治乳腺癌、淋巴瘤、皮肤癌、胃癌），顽癣，跌打肿痛，金疮出血，烫伤。

为藤黄科植物藤黄的胶质树脂。10月开花之前，在离地3 m处将茎干的皮部割伤，收集流出的树脂，加热蒸干，入药。炮制：豆腐制藤黄，荷叶制藤黄，鲜山羊血制藤黄。藤黄炮制后毒性下降，仍以外用为主。外用研末麻油调涂，或醋磨调涂，或浸酒外涂；内服0.03～0.06 g，入丸、片剂。藤黄有剧毒，可引起头昏、呕吐、腹痛、泄泻甚至死亡。体弱者禁服。

药理作用：①藤黄有抗原虫与抗菌作用，对金黄色葡萄球菌有抑制作用，对若干真菌、枯草分枝杆菌、人型结核分枝杆菌有效。②可引起小鼠腹泻。③藤黄低浓度兴奋十二指肠平滑肌，高浓度则抑制。④有明显的抗炎作用。⑤有抗癌作用，对胰腺癌、肝癌、肺癌、宫颈癌有较强的抑制作用。⑥有镇静、镇痛作用。

升药《外科图说》

味辛，性热。入肺、脾经。主搜脓，拔毒，去腐，生肌；外用治痈疽，疔疮，梅毒，下疳，瘰疬，流注，一切疮疡肉暗紫黑，疮口坚硬，窦道瘘管，久不收口；以及湿疮，疥疮，顽癣。

升药又名"升丹""红粉""三仙丹"，为水银、火硝、白矾各等份混合升华而成，主要成分为粗制氧化汞，还含少量硝酸汞。炮制：研成细末，密闭避光保存，陈久者良。外用：合他药研极细末，干撒、调敷；不可内服。本品有大毒，腐蚀性较强，外用亦宜微量，孕妇及体弱之人忌用。

药理作用：①对铜绿假单胞菌、乙型溶血性链球菌、大肠埃希菌、金黄色葡萄球菌有抑制作用。②升药中的氧化汞通过较温和的刺激，可促进毛细血管内血循环，增加局部渗出，又可加强局部营养，有助于炎症产物的吸收，促进机体组织的再生和创面愈合。

附注：本品不是红升丹，红升丹是以水银、火硝、明矾、雄黄、朱砂、皂矾升炼而成，其成分除氧化汞、硝酸汞外，还含少量三氧化二砷。

砒石《日华子本草》

味辛、酸，性大热。入肺、胃、脾、大肠经。主劫痰定喘，截疟，杀虫，蚀恶肉；治寒痰哮喘，疟疾，休息痢，痔疮，瘰疬，走马牙疳，疥癣瘙痒，溃疡腐肉不脱。

为氧化物类矿物砷华的矿石。目前多为毒砂、雄黄、雌黄的加工制成品，少数为选取天然的砷华矿石，主要成分为三氧化二砷。去净杂质，砸碎，装入砂罐内，用泥将口封严，置炉火中煅红，取出放凉，研为细粉。炮制：砒石，制砒石。外用宜制成复方散、钉、棍、条、油剂，或入膏药中贴之；内服入丸、散，每日 0.002 ~ 0.004 g。本品有大毒，用时宜慎，体虚者及孕妇忌服。畏绿豆、冷水、醋。

药理作用：①有抗组织胺、平喘作用，可降低支气管平滑肌的张力。②对疟原虫、阿米巴及其他微生物均有杀灭作用。③可促进蛋白合成，使脂肪组织增厚，皮肤营养改善，加速骨骼生长，促进骨髓造血功能。④对皮肤黏膜有强烈的腐蚀作用。⑤砷有原浆毒作用，且能麻痹毛细血管，抑制含巯基酶的活性，并使肝脏脂变、肝小叶中心坏死，心、肝、肾、肠充血，上皮细胞坏死，毛细血管扩张。⑥枯痔散中含砷量为8%

~16%左右，易自粘膜面吸收，应用不当，可致急性砷中毒。⑦出现砷中毒时，临床急救用二巯基丙醇解毒。

五、《实用神农本草经》药物更新情况

《神农本草经》是现存最早的药学专著，有极高的学术研究价值，其记载的中药性、味、主治与功效，大多为临床所常用。但是在《神农本草经》以后2000年的医疗实践中，伴随着临床经验不断丰富和完善，毒性药物的应用逐渐减少，有些药物现在已经很少应用；也有少数药物虽然无毒，也因难以揣测的原因，近代医生应用渐少，被历史所淡化或遗忘。

经现代药理研究证实，《神农本草经》中毒性药物有82种。其中13种毒性药物现代临床医师已经绝少使用。如剧毒药物水银、粉锡、礜石、钩吻、莞花、狼毒、莽草已经基本不用，毒性药物空青、曾青、白青、扁青、肤青、牛扁也很少应用。

由于时代的变迁，《神农本草经》中有的药物已经失传，不知为何物，共计15种：铁精、防葵、杜若、羊桃、白兔藿、蘸菌、姑活、别羁、女青、淮木、黄环、屈草、乌韭、蔄茹、木虻。

现代临床医师一般不用，或者极少应用，基本淘汰的药物有25种：理石、玉泉、长石、马刀、牛角鰓、铁、锡镜鼻、石灰、青琅玕、大盐、石长生、梓白皮、桐叶、栾华、白马茎、六畜毛蹄甲、蜂子、燕屎、雁肪、麇脂、鲍鱼甲、蠮螉、衣鱼、鼺鼠、蝙蝠。

属于目前稀有动物，为国家保护动物的药材共2种。如：犀角、羚羊角。

以上 55 种药物已经与现代临床医疗渐行渐远，故在本书中已经删除，只在"下篇"《神农本草经》原文中保留其历史原貌。

本书中合并药味基本相同的药物 10 种：石下长卿与徐长卿合并，太一余粮与禹余粮合并，秦椒与花椒合并，文蛤与海蛤壳合并。菌桂与牡桂合并，用灵芝代替六芝。五色石脂中保留白石脂与赤石脂，删除黄石脂、青石脂、黑石脂。羌活与独活分立为两种药物，肉桂与桂枝分立，赤芍与白芍分立，术分为白术和苍术；还有《神农本草经》原文中的附药分立，如枸杞与地骨皮分立，龙骨与龙齿分立，桑根白皮分立桑叶、桑耳、木耳等等，共计分立 25 种。据《神农本草经》孙星衍辑本增加升麻，依《神农本草经译释》补加昆布。

本书中增加了现在通用、疗效确切的中药品种。根据药物的保健性能、治疗效用、毒性大小，重新确定上、中、下三品。全书收载正品中药 365 种，附药 118 种，后补常用药品116 种，合计收载药物 599 种。

中

篇

一、轻身、延年、益寿中药的临床应用

人体的衰老是在基因影响下的进行性退化过程，包括器官老化、免疫失调、功能衰退和感觉活力下降等多种表现。自由基是机体代谢过程中产生的有害物质，它通过脂质过氧化等反应加速人体衰老进程。中医中药调节和调动人体免疫机制，影响衰老基因的表达，调整内分泌功能，维护人体脏器的正常功能；并且利用抗氧化和清除自由基，可以有效地延缓机体衰老，起到延年益寿的作用。善于养生者，要养成良好的生活习惯，如均衡摄入营养，适当运动，保持良好的心境，身处舒适、清新的生活环境，方可有效地延缓衰老。

（一）延年益寿中药概述

《神农本草经》原文中，载有不老药物42种，延年药物25种，增年、不死、不夭药物5种，耐老药物25种，长年药物4种，单纯有轻身作用的药物47种，合计轻身、延年益寿药物148种。这类药物中经现代研究证实有明显毒性的，如朱砂、雄黄、雌黄、水银、空青、曾青、白青、扁青、樗鸡、天名精、麻蕡等，已经从本书"轻身延年益寿药物"中剔除。经现代研究证实无补益作用的，如芒硝、朴硝、牛角䚡、羖羊角、石龙刍、佩兰、云实、蠡实等等，也已经从本书"轻身延年益寿药物"中去除。以下24种药物，未有确切、充分的证据，仍然保留，不敢擅自更改：蜂蜡、龙骨、龙齿、络石藤、飞廉、云母、白石脂、菴䕡子、蓬蘽、白石英、升麻、旋花根、香蒲、肉桂、阿胶、芝麻叶、苋实、防风、紫石英、菥蓂子、蕤仁、秦皮、蓝实、浮萍。

本书收录的具有延年作用的中药共 57 味：珍珠、麦饭石、石菖蒲、菊花、葛根、麦门冬、天冬、人参、党参、太子参、白术、苍术、黄芪、山药、绞股蓝、红景天、蒲黄、酸枣仁、柏子仁、茯苓、灵芝、女贞子、旱莲草、何首乌、菟丝子、生地、熟地、鹿角胶、补骨脂、鹿衔草、冬虫夏草、石斛、黄精、益智仁、葡萄干、莲子、蜂乳、天麻、木贼、牡蛎、海藻、冬葵子、五加皮、泽泻、漏芦、槐角、槲寄生、锁阳、蛤蟆油、罗汉果、银耳、余甘子、白首乌、马齿苋、罗布麻、银杏叶、地锦草。

具有耐老作用的中药共 30 味：云母、白石脂、木耳、牛膝、杜仲、沙苑子、巴戟天、肉苁蓉、仙茅、淫羊藿、续断、沙参、百合、芡实、藕、蜂蜡、蜂胶、核桃仁、刺蒺藜、刺五加、羌活、地肤子、车前子、猪苓、茵陈、竹节参、蔓荆子、葶苈子、菴𬂩子、苦菜。

具有不老作用的中药共 15 味：远志、鹿茸、蓬蘽、覆盆子、龙眼肉、黑芝麻、芝麻叶、桑葚子、枸杞、玉竹、蜂蜜、火麻仁、白蒿、楮实子、香薷。

具有长年作用的中药共 7 味：山茱萸、蛇床子、海马、蛤蚧、大枣、白石英、升麻。

具有增年作用的中药共 6 味：丹参、三七、茜草、姜黄、辛夷、花椒。

单纯轻身作用的中药共 50 味：西洋参、薏苡仁、旋花根、香蒲、龙骨、龙齿、合欢皮、五味子、知母、川牛膝、肉桂、木香、莲子心、阿胶、柴胡、决明子、芫实、龟甲、桔梗、独活、夏天无、络石藤、防风、茺蔚子、拳参、飞廉、胡芦巴、荷叶、鸡冠花、紫石英、薤白、王不留行、徐长卿、蕤子、葫仁、夏枯草、白毛藤、秦皮、蒲公英、板蓝根、蓝实、积雪草、连翘、元胡、紫菀、海蛤壳、苏子、苍耳子、浮萍、半枝莲。

（二）延年益寿中药临床应用分类

为方便临床应用，将有轻身、延年、益寿作用的药物，分为以下13类。

1. 养心神轻身延年益寿的中药

心主神，为五脏六腑之大主，脑为元神之府。心脑健康与否，关系到各脏腑、经络、器官能否发挥正常功能。有效地保护大脑和心脏，对于推迟衰老非常重要。所以，欲有健康的体魄，延年益寿，心神不得不养。衰老的自我感觉是易于疲乏，50岁左右的人即有身体沉重的感觉，即使全面的健康检查也未必能够发现异常病变，这属于一种亚健康状态。正确服用本书中的轻身延年益寿药物，可以作为防治亚健康状态的有效措施之一。

菊花：升发清阳，久服利血气，轻身耐老延年。现代研究提示，菊花有以下功能：①扩张冠状动脉，增加冠脉血流量。②提高脑细胞活力，延缓大脑功能的减退。③抗衰老，抗氧化。④降血脂，降血压。

珍珠：安魂魄，祛色斑，美容；久服轻身延年。现代研究提示，珍珠有以下功能：①增强学习记忆能力。②抗氧化，抑制体内自由基反应。③抗应激，抗衰老。④抗肿瘤。

石菖蒲：养心神，通九窍，温肠胃；久服不妄不迷，轻身延年。现代研究提示，石菖蒲有以下功能：①益智，促进学习记忆功能，保护脑组织。②增强人体免疫力。③抗癌。④抗血栓。

益智仁：温脾胃，暖肾止遗，强心益智；久服轻身延年。现代研究提示，益智仁有以下功能：①促进学习记忆。②增强人体免疫力。③抗氧化，抗衰老。④抗癌。

酸枣仁：宁心，安神，敛汗，益肝胆之气；久服安五脏，轻身延年。现代研究提示，酸枣仁有以下功能：①增强学习记忆功能。②增强人体免疫力。③抗氧化，抗衰老。④降血压。

合欢皮：主安神解郁，令人欢乐无忧；久服轻身明目，得所欲。现代研究提示，合欢皮有以下功能：①抗抑郁，抗焦虑。②抗肿瘤。

天麻：升发清阳，平肝息风；久服阴平阳秘，轻身延年。现代研究提示，天麻有以下功能：①增加脑血流及冠状动脉血流量。②增强智力，保护大脑皮层神经细胞及缺血性脑损伤，防治阿尔茨海默病。③抗氧化，抗衰老。④增强人体免疫力。

竹节参：久服养五脏，轻身益智耐老。现代研究提示，竹节参有以下功能：①增强学习记忆能力，保护神经。②增加冠脉流量，降低心肌耗氧量。③促进机体免疫功能。④抗氧化，抗衰老。⑤降血糖作用。⑥抗肿瘤。

红景天：益气活血，养五脏，久服益智，轻身延年。现代研究提示，红景天有以下功能：①增强学习记忆能力，治阿尔茨海默病。②抗衰老。③抗肿瘤。④强心，对心肌缺血有保护作用，抗心律失常。⑤降血糖。⑥抗皮肤老化。

核桃仁：安神益智，久服轻身耐老。现代研究提示，核桃仁有以下功能：①增强免疫功能。②抗衰老，抗氧化。③抗肿瘤。

远志：安神益智，强志倍力。久服轻身不老。现代研究提示，远志有以下功能：①促进智力。②抗衰老。③镇静，抗抑郁，延长睡眠时间。

葛根：升清阳，起阴气，久服轻身延年。现代研究提示，葛根有以下功能：①增加脑血流量，改善脑循环。②增加冠脉血流量，抗心律失常。③改善学习记忆。④抗氧化。⑤降血脂、降血糖、降血压。

白蒿：清热利湿，祛五脏邪气，补中益气，长毛发令黑；久服轻身，耳目聪明，不老。现代研究提示，白蒿有以下功能：①兴奋下丘脑－垂体－肾上腺皮质系统，增加肾上腺皮质激素、皮质酮分泌量。②提高抗脑缺氧能力。③显著延长戊巴比妥的睡眠时间。

积雪草：清热平肝，祛暑利湿；常服轻身、强志。现代研究提示，有以下功能：①改善和增强智力。②增强免疫功能，抗氧化。③抗肿瘤。④促进皮肤生长、毛发生长。

银杏叶：养心阳，化浊阴，久服轻身延年。现代研究提示，银杏叶有以下功能：①改善脑循环，增加脑血流量。②提高学习记忆，对衰老、痴呆、脑功能障碍有显著改善作用。③抗心肌缺血。④抗衰老。⑤抗肿瘤。⑥降低胆固醇、甘油三酯。

葶苈子：养心气，化湿浊，久服轻身延年。现代研究提示，葶苈子有以下功能：①增强心肌收缩力，减慢心率，降低传导速度。②促进人体免疫功能。③抗肿瘤。④降血脂。

夏天无：升清阳，祛风湿；常服壮关节，轻身益智。现代研究提示，夏天无有以下功能：①对脑缺血损伤有保护作用，提高记忆力，促进智力。②抗心律失常。③降血压。④活血、抗血栓。

楮实子：补肾，益气，清肝明目，久服不饥不老，轻身。现代研究提示，楮实子有以下功能：①抗氧化。②降血脂。③抗肿瘤。④增强记忆，防治老年痴呆。

羌活：生清气，散寒湿，利关节，久服轻身延年。现代研究提示，羌活有以下功能：①静脉注射增加脑血流量。②抗心律失常。③抗血栓。④降血压。

独活：主祛风，胜湿；久服轻身。现代研究提示，独活有以下功能：①改善学习记忆能力，防治阿尔茨海默病。②降血压，抗心律失常。③抑制血栓形成。④抗肿瘤。⑤抗氧化。

莲子心：清心安神，久服轻身。现代研究提示，莲子心有以下功能：①强心、抗心律失常。②抗心肌缺血。③抗氧化，清除活性自由基。④降低血压。

苦菜：主凉血热，清热解毒；久服养心气，轻身耐老。现代研究提示，苦菜有以下功能：①提高应激能力，对脑和心肌缺氧有保护作用。②对急性心肌缺血有保护作用。③抗肿瘤。④抗氧化。

石榴叶：升发清阳，收敛止泻。现代研究提示，石榴叶有以下功能：①提高脑血流量。②抗氧化。③显著地降血脂。

2. 抗衰老作用的轻身延年益寿中药

本类中药大多具有益气、补肝肾、养阴血的作用。临床应用时应当注意：人参性温，热性体质的人用量要小，或者配合寒凉性质的延年益寿中药同用；大量应用补养药物或者养阴药物，有的患者可产生滞气的副作用，应当配合疏利气机、延年益寿的中药同用。

人参：补五脏，安精神，定魂魄，除邪气，开心益智；久服轻身延年。现代研究提示，人参有以下功能：①人参皂苷通过四种途径发挥抗衰老作用：提高机体超氧化物歧化酶催化剂活性，减少脂质过氧化物的含量；促进神经递质释放，增加神经递质传递物质的含量等；通过免疫系统的适度调节延缓衰老；通过影响细胞周期调控因子、衰老基因表达，延长端粒长度，增强端粒酶活性等来实现抗衰老功能。②调节中枢神经，改善学习记忆功能，健脑。③通过多渠道增强机体免疫功能。④强心，抗心肌缺血。⑤抗肿瘤。

刺五加：养心，益气，安神，久服轻身耐老。现代研究提示，刺五加有以下功能：①抗衰老。②扩张脑血管，改善大脑血供，提高大脑学习记忆能力。③增加心肌营养血流量，抗心律失常。④降低血黏度，改善微循环，抗血栓形成。⑤增强免疫功能。⑥抗肿瘤。

五加皮：养肝肾，强筋骨，久服轻身延年。现代研究提示，五加皮有以下功能：①显著地抗衰老。②增加冠脉流量，使心率减慢，抗心律失常。③降血糖。④抗肿瘤。

绞股蓝：养心神，益气力，久服轻身延年。现代研究提示，绞股蓝有以下功能：①抗氧化，延缓衰老。②增强免疫功能。③降低胆固醇、甘油三酯，抗动脉粥样硬化。④抗血栓形成。⑤明显降血糖。

冬虫夏草：补肺，益肾，治病后久虚不复；常服轻身延年。现代研究提示，冬虫夏草有以下功能：①抗衰老。②促进性功能，有雄激素样作用和抗雌激素样作用。③对心肌缺血者可显著降低其耗氧量，抗心律失常。④降低胆固醇。⑤抗肿瘤，可用于肺癌。⑥增强体液免疫，对细胞免疫有抑制现象。

蜂乳：养五脏之气，久服轻身耐老。现代研究提示，蜂乳有以下功能：①抗衰老。②增强免疫功能。③增强机体抵抗力。④有促肾上腺皮质激素样作用，促进性功能。⑤抗肿瘤。

山药：健脾，补肺，久服耳目聪明，轻身不饥延年。现代研究提示，山药有以下功能：①抗衰老，抗氧化。②降血糖。③增强非特异性免疫功能。④抗肿瘤。

何首乌：益精血，乌须发，强筋骨；久服轻身延年。现代研究提示，何首乌有以下功能：①抗衰老。②降血脂，抗动脉粥样硬化。③增强免疫功能。④改善学习记忆功能。

熟地：养肝肾，益精血，久服轻身延年。现代研究提示，熟地有以下功能：①抗衰老。②增强免疫功能。③改善学习记忆能力。④降血压。⑤抗肿瘤。

山茱萸：补肝肾，涩精气，久服轻身长年。现代研究提示，山茱萸有以下功能：①抗衰老、抗氧化。②降低餐后血糖。③双向免疫调节。④抗心律失常。

槲寄生：补肝肾，壮筋骨，久服轻身延年。现代研究提示，槲寄生有以下功能：①抗衰老、抗氧化。②增强免疫功能。③扩张冠状血管，强心。④降血压，降血糖。

蛤蟆油：养心，润肺，滋肾阴；久服轻身，不饥延年。现代研究提示，蛤蟆油有以下功能：①抗衰老，抗氧化。②增强免疫功能，增强抵抗力。③抗疲劳。④促进性成熟。

桑葚子：滋阴养血，补益肝肾，久服轻身通神不老。现代研究提示，桑葚子有以下功能：①抗氧化，抗衰老。②增强免疫功能。③降低胆固醇、甘油三酯，抗动脉粥样硬化。

沙参：养阴，润肺化痰，久服利人耐老。现代研究提示，沙参有以下功能：①抗衰老。②促进免疫功能。③改善学习记忆能力。④强心。

玉竹：滋阴，润肺，久服去面黑䵟，好颜色，润泽，轻身不老。现代研究提示，玉竹有以下功能：①抗氧化，抗衰老。②增强免疫功能。③抗肿瘤。④强心。⑤降低血糖，降血脂，抗动脉粥样硬化。⑥促进黑色素的合成。

黄精：健脾益气，润肺，补肾，乌须发，久服轻身延年。现代研究提示，黄精有以下功能：①抗衰老。②增强免疫功能。③保护脑。④抗肿瘤。⑤降低胆固醇、甘油三酯。

天门冬：养肺阴，滋肾阴，久服轻身，益气延年。现代研究提示，天门冬有以下功能：①抗衰老。②抗肿瘤。③增强机体免疫力。

紫菀：润肺，下气，消痰；久服安五脏，轻身。现代研究提示，紫菀有以下功能：①显著抗氧化。②抗肿瘤。

龙眼肉：补心脾，安心神，久服轻身不老，通神明。现代研究提示，龙眼肉有以下功能：①抗衰老。②抗肿瘤。

白术：健脾胃，益卫气，久服轻身延年。现代研究提示，白术有以下功能：①抗氧化。②增强免疫功能。③降血糖。④抗肿瘤。

大枣：益气血，安心神，久服轻身长年。现代研究提示，大枣有以下功能：①抗衰老，抗氧化。②增强免疫。③抗肿瘤。

黑芝麻：益气力，长肌肉，久服黑发轻身不老。现代研究提示，黑芝麻有以下功能：①抗衰老。②降低血糖，降低血脂，防治冠状动脉硬化。

苍耳子：主散风除湿，通窍止痛；久服益气，耳目聪明，强志，轻身。现代研究提示，苍耳子有以下功能：①抗氧化。②抗肿瘤。③降血糖。④抗凝血酶。

海蛤壳：主清热化痰，软坚散结；常服轻身。现代研究提示，海蛤壳可以抗氧化、抗衰老。

3. 增强机体免疫功能延年益寿的中药

人体免疫器官的衰老或功能退化，导致机体免疫力下降，易于产生疾病，如胸腺在 40 岁以后就开始萎缩，所以，增强机体免疫力是延缓衰老的重要措施。注意，有自身免疫性疾病的患者要慎用增强免疫的药物。

党参：补中益气，久服轻身延年。现代研究提示，党参有以下功能：①增强机体免疫力。②益智，改善学习记忆。③抗衰老。④增加心肌收缩力，降低血压。⑤改善微循环，抑制血栓形成。

黄芪：益气升阳，主一切气血亏虚之证，小儿百病；久服轻身延年。现代研究提示，黄芪有以下功能：①增强机体免疫力。②抗衰老。③抗肿瘤。④有强心、正性肌力作用。

蜂胶：益气健脾，安神，久服轻身耐老。现代研究提示，蜂胶有以下功能：①增强人体免疫力，增强抗病能力。②抗氧化，延缓衰老。③抑癌抗癌。④分解色素，平复皱纹，美容养颜。⑤降低甘油三酯、胆固醇。

柴胡：升举阳气，疏肝郁，推陈致新；常服轻身明目益精。现代研究提示，柴胡有以下功能：①增强体液免疫和细胞免疫功能。②抗癌。③降低胆固醇。④抗脂质过氧化。

沙苑子：养肝明目，益肾固精；久服益气，养血脉，轻身耐老。现代研究提示，沙苑子有以下功能：①增强免疫力。

②抗肿瘤。③降血压。④降低胆固醇、甘油三酯。

生地：滋阴清热，凉血，填骨髓，长肌肉；久服轻身不老。现代研究提示，生地有以下功能：①促进细胞免疫及体液免疫。②降血糖。③降血压。④抗氧化，抗衰老，有雌激素样作用。

枸杞：滋肾阴，养肝明目，久服坚筋骨，轻身不老。现代研究提示，枸杞有以下功能：①增强免疫。②抗氧化，抗衰老。③降血糖。④抗肿瘤。⑤降低血清胆固醇、甘油三酯，减肥。

白首乌：养肝肾，益精血，健脾，消食；久服轻身延年。现代研究提示，白首乌有以下功能：①增强免疫功能。②抗自由基损伤，抗衰老。③改善学习记忆障碍。④抗肿瘤。

茯苓：安心神，健脾胃，久服安魂养神，不饥延年。现代研究提示，茯苓有以下功能：①增强免疫力。②抗肿瘤。③增强心脏收缩，加快心率的。

猪苓：养脾肾，渗利水湿，久服轻身耐老。现代研究提示，猪苓有以下功能：①增强免疫力。②抗衰老。③抗肿瘤。

牡蛎：养心，平肝，敛阴，散结；久服强骨节，安魂魄，延年。现代研究提示，牡蛎有以下功能：①增强免疫力。②抗疲劳，抗衰老。③抗肿瘤。④降血糖。⑤抗动脉粥样硬化。

海藻：益气，散结，下水气；久服轻身延年。现代研究提示，海藻有以下功能：①增强免疫功能，促进 IL－2 的产生，促进淋巴细胞增殖。②抗氧化。③降血脂，降血糖。④降血压。⑤抗肿瘤。

4. 增强性功能延年益寿的中药

人体内分泌器官的衰退或功能退化，也可降低机体的抗病能力，易于产生疾病。老年人下丘脑－垂体－性腺轴功能衰退，如 50 岁以后性腺有萎缩趋势，老年人肾上腺、甲状腺、胰腺也功能退化。本类中药在促进性功能的同时，还有延年益寿的作用。

鹿茸：壮元阳，益精血；常服强志生齿不老。现代研究提示，鹿茸有以下功能：①增强性功能。②影响大脑皮质，促进学习记忆能力。③免疫增强。④抗肿瘤。⑤抗氧化。

麝香：开窍醒神，辟恶风；久服不梦寤魇寐。现代研究提示，麝香有以下功能：①有雄性激素样作用。②抗痴呆和保护脑组织。③增强体液免疫和细胞免疫。④抗肿瘤。⑤强心。

蛤蚧：补肺益肾，涩精止遗；常服轻身长年。现代研究提示，蛤蚧有以下功能：①有雄性激素样作用。②增强免疫力。③抗衰老。④抗肿瘤。

肉苁蓉：补肾，益精，润肠，养五脏；久服轻身耐老。现代研究提示，肉苁蓉有以下功能：①有雄性激素样作用。②增强免疫。③抗衰老。④降血压。

蛇床子：温肾助阳，久服轻身长年，好颜色，令人有子。现代研究提示，蛇床子有以下功能：①有类性激素样作用。②增强学习记忆，抗焦虑。③增强免疫，抗氧化。④抗肿瘤。

补骨脂：补肾助阳，温脾止泻，久服轻身延年。现代研究提示，补骨脂有以下功能：①有雌激素样作用。②抗氧化，抗衰老。③抗肿瘤。④增强机体免疫功能。⑤抗骨质疏松。

巴戟天：补肾阳，安五脏，补中，增志，益气轻身耐老。现代研究提示，巴戟天有以下功能：①促进下丘脑－垂体－性腺轴功能。②促进免疫。③增强学习记忆能力。④抗衰老。⑤抗癌。⑥降血压。

淫羊藿：补肾壮阳，坚筋骨；久服益气力，耐老强志。现代研究提示，淫羊藿有以下功能：①增强性腺功能，壮阳。②促进免疫，抗衰老。③降血糖，降胆固醇、甘油三酯。④抗肿瘤。⑤降血压，增加冠脉流量。⑥改善学习记忆。

鹿角胶：主补益精血；久服轻身延年。现代研究提示，鹿角胶有以下功能：①诱发大鼠阴茎勃起，对精囊和前列腺有增重。②增加周围血液中的红细胞、白细胞、血小板的数量。

5. 改善血液循环延年益寿的中药

细胞衰老是人体衰老学说的内容之一，微循环障碍可以促使细胞衰老。中医中药活血化瘀治疗，可以使血液黏滞度下降，血细胞聚集减轻，血流加速，毛细血管网开放增多，从而改善微循环，有利于延缓细胞衰老。本类药物在活血化瘀的同时，还有延年益寿的作用。

丹参：益心气，养血脉，久服利人增年。现代研究提示，丹参有以下功能：①改善心脑循环。②降血脂，抗动脉粥样硬化。③抗氧化。④降血压，改善微循环。

三七：养血脉，散瘀血，久服轻身增年。现代研究提示，三七有以下功能：①降低甘油三酯和胆固醇，抗动脉粥样硬化。②抗氧化，抗衰老。③抗心律失常。④降血糖、降血压。

姜黄：行气，散瘀，养血脉；久服轻身增年。现代研究提示，姜黄有以下功能：①降低血浆黏度和全血黏度，增加心肌营养血流量。②降低胆固醇、甘油三酯，抗动脉粥样硬化。③抗氧化，抗疲劳。④脑保护。⑤抗癌。

元胡：行气止痛，活血散瘀；常服轻身。现代研究提示，元胡有以下功能：①显著扩张冠状血管，防治心肌梗塞，明显对抗心律失常。②提高学习记忆能力，抗氧化。③对脑缺血再灌注损伤有保护。

蒲黄：活血，养血脉，凉血止血；久服轻身益气力，延年。现代研究提示，蒲黄有以下功能：①改善记忆功能，延缓衰老。②增加冠脉流量，改善心肌微循环，抗心律失常。③降低总胆固醇、升高 HDL－C，抑制粥样硬化斑块形成。④抗血栓，改善微循环。⑤抗肿瘤。⑥降低血糖，降血压。

红花：散瘀，养血脉。现代研究提示，红花有以下功能：

①稳定血管内膜，防治动脉粥样硬化。②改善冠状动脉血流量。③降血脂，降血压。④抗氧化。⑤促进免疫功能。

牛膝：补肝肾，养血脉，久服轻身不老。现代研究提示，牛膝有以下功能：①降血脂，抗动脉粥样硬化。②增强人体免疫力。③抗骨质疏松。④降血糖。⑤延缓衰老。

山楂：化瘀，行气，常服养血气。现代研究提示，山楂有以下功能：①降胆固醇，抗血栓。②促进免疫能力。③扩张冠脉，降低心肌耗氧量，抗心律失常。④抗氧化。⑤降血糖，降血压。

赤芍：凉血，祛瘀。现代研究提示，赤芍有以下功能：①降血脂，抗动脉粥样硬化。②抗血栓形成。③清除氧自由基。

夏枯草：主清肝明目，散结气；常服轻身。现代研究提示，夏枯草有以下功能：①抗凝血，改善血液流变学。②降血压。③降血糖。④抗癌。

6. 抗动脉粥样硬化延年益寿的中药

动脉粥样硬化包括动脉管壁的硬化，动脉内膜发生局灶性增厚，并且形成向管腔突出的以脂质浸润为主的灰黄色斑块，即粥样硬化斑块。动脉粥样硬化可以促发冠心病、心肌梗死、脑溢血、脑血栓、脑梗塞等疾病。因此，有效地防治动脉粥样硬化可以减少心脑血管病的发生，延长寿命。本类药物在抗动脉粥样硬化的同时，还有延年益寿的作用。

余甘子：益气，健脾，养血脉；久服轻身延年。现代研究提示，余甘子有以下功能：①保护血管内皮细胞，抗动脉粥样硬化。②抗氧化，抗衰老。③增强免疫。④抗肿瘤。⑤降血糖。

漏芦：养血脉，益五脏；久服轻身，耳目聪明，不老延年。现代研究提示，漏芦有以下功能：①降胆固醇，抗动脉粥样硬化。②抗氧化，防衰老。③促进免疫。④抗肿瘤。

泽泻：养五脏，起阴气；久服耳目聪明，轻身延年，面生光。现代研究提示，泽泻有以下功能：①降血脂，抗动脉粥样硬化。②减肥。

薤白：温通胸阳，散结，养血脉；常服轻身耐寒。现代研究提示，薤白有以下功能：①减少 LDL 在动脉内膜的沉积，抗动脉粥样硬化。②抗氧化。③增强人体免疫力。④抗肿瘤。

木贼：清热养肝，久服养脉络，轻身延年。现代研究提示，木贼有以下功能：①降血脂，保护血管内皮细胞，抗动脉粥样硬化。②抗氧化，抗衰老。③降血压。

罗布麻：平肝，养心神，常服轻身延年。现代研究提示，罗布麻有以下功能：①降血脂，抗动脉粥样硬化。②增强免疫。③抗氧化。④降血压。

蜈蚣：平肝搜风，养血脉。现代研究提示，蜈蚣有以下功能：①降低胆固醇，改善微循环，抗动脉粥样硬化。②延缓衰老。③增强人体免疫力。④抗肿瘤。⑤降血压。

决明子：清肝，通便；久服益精光，轻身。现代研究提示，决明子有以下功能：①降低胆固醇、甘油三酯，明显升高血清高密度脂蛋白，防治动脉粥样硬化。②降血压。③抗氧化。④防治糖尿病肾病。

马齿苋：清热解毒，养血脉，久服轻身延年。现代研究提示马齿苋有以下功能：①降血脂，抗血栓，抗动脉粥样硬化。②增强免疫。③抗衰老。④清除氧自由基。

木耳：润肺，益胃，养血脉；久服益气不饥，轻身耐老。现代研究提示，木耳有以下功能：①降血脂，抗动脉粥样硬化。②促进免疫功能。③延缓衰老。④降血糖。⑤抗癌。

葡萄干：养肺，健脾，强筋骨，调和药性，益气倍力，强志，耐风寒；久服轻身不老。现代研究提示，葡萄干有以下功能：①抑制动脉粥样硬化和血栓的形成。②抗氧化。③预防脑梗死。

徐长卿：祛风湿，活血，解毒，养血脉；久服强悍轻身。现代研究提示，徐长卿有以下功能：①抗动脉粥样硬化。②增加冠状动脉血流量。③降血压。

茵陈：健脾，清湿热；久服轻身益气耐老。现代研究提示，茵陈有以下功能：①降低血清胆固醇，抗动脉粥样硬化。②降血压。③增强免疫功能。

7. 降血脂、血糖轻身延年益寿的中药

老年人高脂血症发病率明显高于青年人，高脂血症往往促发动脉粥样硬化、冠心病、高血压。老年人胰岛功能减退，糖耐量降低，胰高血糖素分泌失调，促发糖尿病；糖尿病又可继发高血脂，继发糖尿病心、肾、脑、眼病等。所以，防治高血脂、高血糖对延年益寿意义重大。本类药物在降血脂、降血糖的同时，还有延年益寿的作用。

灵芝：益气安神，添精气，好颜色，增智慧不忘；久食轻身不老延年。现代研究提示，灵芝有以下功能：①降血脂，降血糖。②增强人体免疫力。③清除自由基，抗衰老。④增强机体抗缺氧能力。⑤抗肿瘤。

女贞子：补肝肾，养精神，安五脏，除百疾；久服轻身不老。现代研究提示，女贞子有以下功能：①降血脂，降血糖。②防治动脉粥样硬化斑块。③调节和增强人体免疫力。④抗衰老。⑤性激素样作用。⑥抗癌。

刺蒺藜：平肝，解郁，养血脉；久服长肌肉，明目，轻身耐老。现代研究提示，刺蒺藜有以下功能：①降血脂，降血糖，降血压。②抗衰老。③抗动脉粥样硬化。④抗血栓形成。

石斛：润肺益肾，补五脏虚劳；久服厚肠胃，轻身延年。现代研究提示，石斛有以下功能：①降血脂，降血压，降血糖。②增强人体免疫力。③抗氧化，抗衰老。④抗肿瘤。⑤抗

血栓。

胡芦巴：主温肾助阳；久服轻身。现代研究提示，胡芦巴有以下功能：①降血糖、降血脂。②降低血压，强心。③增强免疫力。④改善记忆获得障碍。⑤抗雄激素。

杜仲：补肝肾，强筋骨；久服轻身耐老。现代研究提示，杜仲有以下功能：①降血脂，降血糖。②抗衰老。③增强免疫力。④抗肿瘤。

桔梗：宣肺，开郁，常服轻身减肥。现代研究提示，桔梗有以下功能：①降血脂，降血糖。②增强免疫。③抗癌、抗氧化。

罗汉果：润肺，开音；久服轻身延年。现代研究提示，罗汉果：①降血脂，降血糖。②抗氧化。③抗癌。④增强免疫力。

银耳：滋阴，润肺，养胃；久服轻身延年。现代研究提示，银耳有以下功能：①降血脂，降血糖。②抗衰老。③增强免疫力。④抗肿瘤。⑤抗血栓。

柿叶：止咳，生津。现代研究提示，柿叶有以下功能：①降血糖，降血脂。②清除自由基。③对心肌缺血有保护。④抗肿瘤。

地锦草：凉血解毒，活血止血；久服轻身延年。现代研究提示，地锦草有以下功能：①降血糖，降血脂。②抗氧化，抗衰老。③增强免疫力。

地肤子：主祛风止痒，补中，益精气；久服耳目聪明，轻身耐老。现代研究提示，地肤子有以下功能：①降血糖。②抗氧化。

茺蔚子：主明目益精；久服轻身。现代研究提示，茺蔚子有以下功能：①降血脂。②降血压。③明显抗氧化。

荷叶：升发清阳，化湿减肥，久服轻身。现代研究提示，荷叶有以下功能：①降血脂。②抗氧化。③降血压。

麦门冬：滋阴润肺，养心神；久服轻身，不老不饥。现代研究提示，麦门冬有以下功能：①降血糖。②促进免疫功能。③清除自由基。④对心肌缺血缺氧有保护。

川牛膝：补肝肾，祛风湿，久服轻身。现代研究提示，川牛膝有以下功能：①降血糖。②抗氧化。③有雌激素活性。④改善血液流变学，改善微循环。

8. 抗疲劳、抗应激轻身延年的中药

老年人生命活力、环境适应能力均有下降趋势。抗疲劳、抗应激、抗缺氧的中药能够增强人体生命活力，增加人的环境适应能力。本类药物在抗疲劳、抗应激的同时，还有利于延年益寿。

西洋参：益气养阴，常服益气力，轻身，长精神。现代研究提示，西洋参有以下功能：①抗疲劳，抗应激，抗缺氧，提高免疫力。②促进学习记忆。③降血脂。④抗心律失常。⑤抗肿瘤。

太子参：益气，健脾，润肺；久服轻身延年。现代研究提示，太子参有以下功能：①抗疲劳，抗应激。②增强免疫。③抗氧化，延长寿命。

海马：补肝肾，散结气；常服轻身长年。现代研究提示，海马有以下功能：①抗疲劳。②雌、雄性激素样作用。③抗衰老。④抗肿瘤。

锁阳：补肾壮阳，久服轻身延年。现代研究提示，锁阳有以下功能：①抗缺氧，抗应激，抗疲劳。②有性激素样成分，促进性功能。③增强免疫。④抗衰老。⑤降血压。

麦饭石：益肝健脾，解毒散结；久服长精神，轻身延年。现代研究提示，麦饭石有以下功能：①抗疲劳，抗缺氧。②增强细胞免疫功能。③抗癌。

百合：润肺，清心，安神；久服轻身耐老。现代研究提

示，百合有以下功能：①抗疲劳，耐缺氧。②抗氧化。③提高免疫。④降血糖。⑤抗肿瘤。

茜草：凉血，祛瘀；久服轻身，补中，增年。现代研究提示，茜草有以下功能：①抗疲劳。②抗氧化，清除自由基。③延缓衰老。④抗肿瘤。

败酱草：解毒，保肝，散瘀血。现代研究提示，败酱草有以下功能：①抗疲劳。②抗缺氧。③抗氧化。④降血脂。

9. 抗骨质疏松延年益寿的中药

老年人腰腿疼痛的病症特别常见，应用舒筋活络、祛风除湿、抗骨质疏松的中药可以缓解病痛，提高生活质量。本类药物在强壮筋骨的同时，还有延年益寿等多方面的作用。

菟丝子：养肝肾，益精气，补不足，益气力，去面䵟；久服明目，轻身延年。现代研究提示，菟丝子有以下功能：①抗骨质疏松。②抗衰老，抗氧化。③增强免疫功能。④壮阳和增强性活力。⑤抗肿瘤。

仙茅：温肾阳，壮筋骨；常服轻身耐老，明耳目，益颜色。现代研究提示，仙茅：①抗骨质疏松。②增强免疫。③抗衰老。④降血糖。⑤抗癌。

续断：补肝肾，续筋骨；久服益气力，耐老。现代研究提示，续断有以下功能：①抗骨质疏松、促进骨折愈合。②增强学习记忆能力。③抗衰老，提高耐缺氧能力。④调节免疫。

狗脊：补肝肾，强腰脊，颇利老人。现代研究提示，狗脊有以下功能：①防治骨质疏松。②清除自由基，抗氧化。

苍术：健脾，解郁，辟秽；久服轻身延年。现代研究提示，苍术有以下功能：①促进骨骼钙化。②抗缺氧，抗氧化。③降血糖。

鸡冠花：凉血，收敛止血；久服益气轻身。现代研究提示，鸡冠花有以下功能：①防治骨质疏松。②增强免疫力。

③抗衰老。④抗疲劳。⑤降血脂。

王不留行：通经，通乳，除风痹；久服轻身。现代研究提示，王不留行有以下功能：①防治骨质疏松，促进骨形成。②抗肿瘤。③降低血液黏度，改善微循环。

10. 抗肿瘤延年益寿的中药

中老年人肿瘤的患病率明显高于青年人，应用增强人体免疫功能或者直接抑制肿瘤的中药可以有效地防治肿瘤，达到延年益寿的目的。本类药物在抑制肿瘤的同时，还有延缓衰老等多方面的作用。

半枝莲：解毒，化瘀，常服轻身。现代研究提示，半枝莲有以下功能：①抗肿瘤。②增强机体免疫力。③抗氧化，抗衰老。④抗动脉粥样硬化。

拳参：清肺，散结，镇肝息风，常服轻身。现代研究提示，拳参有以下功能：①抗肿瘤。②增强免疫功能。③对脑缺血有保护。④清除自由基，抗氧化。

薏苡仁：健脾渗湿，久服轻身益气。现代研究提示，薏苡仁有以下功能：①抗肿瘤。②增强人体免疫力。③降血糖。

旱莲草：养肝肾，固齿，乌发；久服轻身延年。现代研究提示，旱莲草有以下功能：①抗肿瘤。②调节免疫功能。③延缓衰老。④增加冠脉流量。

鹿衔草：益肺，补肾强骨；久服轻身延年。现代研究提示，鹿衔草有以下功能：①抗氧化。②降甘油三酯。③抗肿瘤。

郁金：清心解郁，行气化瘀。现代研究提示，郁金有以下功能：①抗癌。②抗氧化。③降血脂，降低血浆黏度，抗血栓形成。④增加冠脉流量，抗心律失常。

白花蛇舌草：解毒，散结。现代研究提示，白花蛇舌草有以下功能：①抗肿瘤。②增强人体免疫力。③抗氧化。

白英：清热解毒，消肿散结；久服益气轻身。现代研究提示，白英有以下功能：①抗肿瘤。②增强细胞免疫功能。

11. 寒凉性质延年益寿的中药

衰老大多表现为虚寒征象，需要温热药物调养。有的老年人属于热性体质，服用补气血、养肝肾温热性质的药物时，应当配合清热养阴凉血的中药。还有中性体质甚至虚寒体质的中老年人患有炎热性质的疾病，必须配合清热解毒、泻火养阴的中药治疗。本类药物在清热养阴的同时，还有延年益寿等多方面的作用。

板蓝根：清热解毒，凉血，常服轻身。现代研究提示，板蓝根有以下功能：①促进特异性免疫、非特异性免疫、体液免疫、细胞免疫，明显对抗氢化可的松所致的免疫抑制。②抗癌。③降血糖。④板蓝根多糖可清除自由基。

连翘：清热解毒，消肿散结；久服轻身。现代研究提示，连翘有以下功能：①抗氧化，抗衰老，抗辐射。②降脂、减肥。③抗癌。④改善认知障碍。

知母：清热泻火，生津润燥，补不足；久服轻身。现代研究提示，知母有以下功能：①改善脑功能，抗痴呆，提高学习记忆能力。②增强免疫功能。③降血糖。④抗氧化。

蒲公英：清热解毒，散结；常服轻身。现代研究提示，蒲公英有以下功能：①抗氧化，抗衰老。②增强人体免疫力。③抗肿瘤。④降血糖。

蔓荆子：散风热，清头目；久服轻身耐老。现代研究提示，蔓荆子有以下功能：①抗氧化。②抗癌。③降血压。④改善微循环。

槐角：清热，润肝，凉血；久服明目益气，头不白，延年。现代研究提示，槐角有以下功能：①降血脂，抗动脉粥样硬化。②抗衰老。

龟甲：滋阴潜阳，益肾强骨，养心益血；久服轻身不饥。现代研究提示，龟甲有以下功能：①抗衰老，抗氧化。②增强细胞免疫和体液免疫功能。

车前子：清肝热，利湿，养肺，强阴，益精；久服轻身耐老。现代研究提示，车前子有以下功能：①抗衰老，抗缺氧。②降低胆固醇和甘油三酯。

黄连：清热，泻火，解毒；常服令人不忘。现代研究提示，黄连有以下功能：①抗氧化。②增强人体免疫力。③抗心律失常。④降血糖，降血压，降胆固醇。⑤抗癌。

牛黄：清心、凉肝，开窍，解毒。现代研究提示，牛黄有以下功能：①抗氧化。②抗衰老。③抗肿瘤。④降血压。

密蒙花：清肝，祛风，明目。现代研究提示，密蒙花有以下功能：①显著抗氧化。②降血糖。③抗肿瘤。

藕：清热生津，凉血，益气力，除百疾；久服轻身耐老，不饥延年。

12. 疏利气机延年益寿的中药

中老年人要健康长寿离不开"后天之本"的脾胃功能健全，理气降逆、疏理中焦气机、行气润肠是健脾的有效措施。对于应用大量补养性质中药的患者，也必须配合疏利气机的药物。本类药物在疏利气机的同时，还有延年益寿等多方面的作用。

紫苏子：升清降浊，止咳化痰；久服益智，轻身。现代研究提示，紫苏子有以下功能：①明显降低脑内过氧化物含量，因而抗氧化、抗衰老。②增强免疫功能。③提高大鼠学习记忆能力。④降低胆固醇、甘油三酯。

辛夷：主散风寒，通鼻窍；久服下气轻身，明目增年。现代研究提示，辛夷有以下功能：①降血压。②抗氧化。

香薷：解表，和中化湿；久服益气，轻身不老。现代研究提示，香薷有以下功能：①增强特异性和非特异性免疫功能。②降胆固醇、甘油三酯。③抗氧化。

丁香：温中，散寒，降逆。现代研究提示，丁香有以下功能：①抗血栓，抗凝血。②有抗氧化、抗缺氧。③降血糖。④抗癌。

木香：行气止痛，辟毒疫，强志；久服不梦寤魇寐，轻身。现代研究提示，木香有以下功能：①降压作用较持久。②降血糖。③抗肿瘤。④抗氧化。

花椒：温中散寒；久服轻身好颜色，增年通神。现代研究提示，花椒有以下功能：①抗肿瘤。②免疫调节。③抗血栓。

蜂蜜：益肺，补不足，润燥通便，安五脏，和百药；久服强志轻身，不饥不老。现代研究提示，蜂蜜有以下功能：①增强体液免疫。②强心、扩张冠状血管。

柏子仁：养心神，润肠通便；久服令人悦泽美色，耳目聪明，不饥不老，轻身延年。现代研究提示，柏子仁有以下功能：①改善记忆再现障碍及记忆消失。②补虚，增强体质。

火麻仁：润肠通便，活血脉；常服补中益气，肥健不老。现代研究提示，火麻仁有以下功能：①抗衰老。②降血脂。③降血压。④抗肿瘤。

冬葵子：通乳，通淋，通利二便；久服坚筋骨，长肌肉，轻身延年。现代研究提示，冬葵子有以下功能：①增强免疫力。②抗胃溃疡。

13. 收敛固摄作用的延年益寿中药

中老年患者常见尿频、遗尿、遗精、虚汗、盗汗，或者有脾虚腹泻、肾病蛋白尿，或中年妇女见崩漏、带下等，这些属于肾气虚、肺气虚、脾气虚的病症，在辨证施治的同时，需要用收敛固摄的药物配合治疗。本类药物不仅具有收敛固摄的功能，还有延年益寿等多方面的作用。

五味子：固汗，涩精，止咳喘，安心神；常服轻身。现代研究提示，五味子有以下功能：①抗氧化，抗衰老。②降血糖。③抗肿瘤。④增强免疫。

白芍：敛阴止汗，平肝缓急。现代研究提示，白芍有以下功能：①抗氧化。②增强记忆能力。③免疫调节。④明显降低蛋白尿。

芡实：固肾涩精，补脾止泄；久服轻身不饥，耐老。现代研究提示，芡实有以下功能：①抗氧化。②抗疲劳。③降血糖。④改善蛋白尿。⑤改善学习记忆。

莲子：补益脾肾，止泻，固精，安神；久服轻身耐老，不饥延年。现代研究提示，莲子有以下功能：①增强免疫功能。②抗氧化，抗衰老。③抗癌。

金樱子：固精缩尿，涩肠止泻。现代研究提示，金樱子有以下功能：①降血脂，抗动脉粥样硬化。②抗氧化。③抗肿瘤。④增强免疫功能。

覆盆子：补肝肾，涩精，长阴令坚，强志倍力，令人有子；久服轻身不老。现代研究提示，覆盆子有以下功能：①增强免疫。②抗衰老，清除自由基。③增强下丘脑－垂体－性腺轴功能。④抗肿瘤。

仙鹤草：收敛止血，补虚，散结气，治带下；常服益气。现代研究提示，仙鹤草有以下功能：①增强免疫功能。②抗肿瘤。③降血糖。④抗心律失常。

以上延年益寿中药共 159 味，其中，石榴叶、麝香、红花、山楂、赤芍、蜈蚣、柿叶、败酱草、狗脊、白花蛇舌草、郁金、丁香、牛黄、黄连、密蒙花、白芍、金樱子、仙鹤草等 18 种药物属于本书轻身延年益寿药物之外的品种。这些药物也有轻身、延年、益寿某方面的作用，但是由于药性所偏，大多数药物不可常服、久服。

二、《神农本草经》开美容养颜中药之先河

《神农本草经》载上、中、下三品中药 365 种，其中明确记述有美容养颜作用的中药 52 种（注意：不包括治疗皮肤病的药物），占药物比例的 14.2%。而书中记载治消渴的中药 10 种，治黄疸的药物 8 种，治中风的药物 14 种，治喉痹的药物 6 种，治咳逆上气的药物 19 种，用于治疗湿痹、湿痹寒痛、寒湿痹、风湿痹、风湿痹痛、风寒湿痹的药物也只有 37 种。《神农本草经》用于美容养颜的中药多达 52 种，显示在成书之前相当长的年代里，社会安定，经济稳定发展，人们生活相对富足，对于养颜美容有一定的社会需求。依此又提示《神农本草经》的主要内容形成于西汉末年战乱之前，王家葵、贾以仁对《神农本草经》成书年代的断定较为确切，笔者认为似以公元17 年至公元 94 年之间为妥。《武威医简》在药物应用品种、疾病治疗方面都较《神农本草经》有所进展，其成书年代明显晚于《神农本草经》。《神农本草经》作者不是基层平民医生，应为服务于官宦之家的医者，或为"本草待诏"；因书中有避讳之文字，不便直署其名。

（一）《神农本草经》载有美容养颜作用的中药简介

1. 泽颜色、灭黑䵟、疗面疮、柔肌肤的药物：紫芝、菌桂、柏实、女萎、泽泻、络石、卷柏、菟丝子、旋花、翘根、秦椒、辛夷、熊脂、蜂子、白瓜子、藁本、白芷、木兰、栀子、白僵蚕、卤碱、柳华、桃花、玉泉、薯蓣、蓍实、蒺藜子、冬葵子、胡麻，共 29 种。

2. 去黑子的药物：石灰、冬灰、梅实，共 3 种。

3. 坚齿发、长须眉的药物：蓝实、桑上寄生、水萍、槐实、秦皮、白蒿、蜀椒、矾石、鹿茸、郁李根、蔓荆实，共 11 种。

4. 令人肥健的药物：赤箭、女贞实、葡萄、麻子、白马茎、水靳，共 6 种。

5. 除口臭、体臭的药物：香蒲、橘柚、生姜，共 3 种。

这 52 种中药，《神农本草经》均明确记述其美容养颜的功效。

（二）美容养颜中药的现代研究

随着我国小康社会的建设发展，群众生活水平逐步提高，人们对美的追求日益强烈，美容事业空前繁荣。中医药美容以其独特的文化基因、深厚的理论基础和绿色有效的治疗方法，深受各层次美容需求者的青睐。美容养颜中药的现代研究，不仅对古代中医美容处方、药膳方进行整理研究，对美容养颜中药以及美容处方的化学成分、作用机理、药物代谢、毒副作用也进行了研究探讨；中药美容养颜的方法有所拓展，如中药熏蒸美容、中药离子导入、超声波导入、药物外敷、穴位贴敷、食膳，还有针灸、推拿、气功美容等。美容药物常用剂型除丸、丹、膏、散、片、胶囊、颗粒剂、口服液之外，还包括外用的溶液剂、乳液及膏霜、中药面膜、凝胶剂等。

现代常用的美容药物多达 110 余种，美容养颜中药按照功效采用多位点重复分类法，可分为：

1. 祛斑类中药：如麦饭石、白芷、益母草、桃仁、红花、月季花、泽兰、当归、川芎、银杏叶、三七、玫瑰花可治疗黄褐斑、雀斑；珍珠、柿叶外用治面部皮肤色斑；蒺藜能抑制黑色素的形成，防治老年斑。

2. 美白类中药：如茯苓、白僵蚕、白附子、白及、土瓜根、天花粉、女菀、沙棘；益母草、红景天可保护皮肤，抗皮肤光老化作用，女贞子能明显减轻皮肤光敏反应。

3. 有润肤抗皱作用的中药：如黄瓜、芦荟、松子仁、桃花、鸡子白、杏仁、白果、丝瓜、火麻仁、冬葵子、灵芝、百合、玉竹、紫河车；青果、蜂胶有分解色素、平复皱纹、减缓衰老等美容养颜作用。

4. 治疗痤疮、雀斑、酒齄鼻类：如枇杷叶治肺风面疮、酒糟鼻赤，白芷外用治雀斑、粉刺；治疗痤疮的中药还有丹皮、赤芍、栀子、木兰皮、桔梗、青黛、金银花、黄柏、马齿苋等。

5. 消疣除赘的中药：如板蓝根、薏苡仁、蒺藜、马齿苋、紫草。

6. 治疗面部风疹瘙痒：如防风、荆芥、苦参、蝉蜕、白鲜皮、凌霄花、辛夷、地龙。

7. 乌发类药物：如何首乌、桑葚子、槐角、黄精、女贞子、牛膝、豨莶草、白蒿、木瓜等。生发中药有桑寄生、骨碎补、侧柏叶、辛夷、桑叶、蔓荆子、花椒等。

8. 减肥塑身类中药：如荷叶、泽泻、决明子、连翘、莱菔子、代代花、紫苏子、桔梗、山楂、枸杞、漏芦、棕榈、仙人掌、桑白皮、萹蓄、车前子、大黄。

9. 香体除臭类中药：如薄荷、佩兰、麝香、藿香、石菖蒲、冰片、安息香、檀香、沉香、滑石等。

10. 通过抗氧化、抗衰老而间接养颜美容的药物：如山药、茯苓、白术、石菖蒲、牛膝、黄精、桑葚子、菟丝子、蛇床子、补骨脂、黑大豆、花青素等。天然花粉可以抗衰老、乌须发、除雀斑、消黑黚、防治老年斑，如油菜花粉、荷花花粉、玫瑰花粉、桃花花粉等。

（三）美容养颜、减肥中药的临床应用

美容养颜、减肥中药可以外用，也可以内服，或者内服与外用相结合，综合调理。临床上，运用养颜美容药物，要以强身健体为基础，根据患者的体质状态辨证论治，应用具有补益人体、延年益寿作用的中药，根据不同个体适当配合增白、润泽、祛斑、使面色光华或减肥瘦身的中药。

下面介绍有代表性的养颜美容、减肥处方。

1. 养颜美白中药方

悦泽面方《千金方》

雄黄、朱砂、白僵蚕各 3 g，珍珠 10 枚。共研细末，以面脂或熊脂和搅，夜涂面，晓以醋浆水洗之。30 日后如凝脂，50 岁人涂之面如弱冠。

千金好颜色加减方

白瓜子 5 g，白杨皮 4 g，桃花 6 g，菟丝子 10 g，珍珠 10 枚。共研细末，每次冲服 2 g，每日 2 次。30 日面白，一云欲白加白瓜子，欲赤加桃花。

灵泽养颜汤《实用神农本草经》

灵芝 10 g，泽泻 10 g，络石藤 8 g，柏子仁 8 g，川芎 8 g，藁本 6 g，卷柏 6 g，花椒 2 g，水煎服，每日 1 剂。常服轻身，令人面色光泽，好颜色。

2. 祛斑美容中药方

大玉容丹《串雅外编》

白僵蚕 9 g，白丁香 4.5 g，白附子 9 g，白芷 9 g，山奈 9 g，滑石 15 g，硼砂 9 g，白荷花瓣 9 g，密陀僧 9 g，白茉莉子 9 g，绿豆 60 g，白瓜子 9 g，共研细末，白蜜 45 g 调和为丸。以水溶化敷面，治疗雀斑。

益阴美容丸

菟丝子 30 g，女贞子 30 g，生地 15 g，熟地 15 g，丹皮

15 g，桑寄生 30 g，当归 12 g，玉竹 12 g，鸡血藤 20 g，天花粉 12 g，茯苓 12 g，辛夷 8 g，肉桂 3 g。共研细末，炼蜜为丸，每丸 10 g，每次服 1 丸，每日 2 次。治疗黄褐斑。

消斑美容汤《实用神农本草经》

当归 10 g，川芎 10 g，赤芍 10 g，生地 15 g，白芷 8 g，女贞子 15 g，紫草 10 g，旋花 8 g，水煎服。治疗妇女面部黄褐斑。

三花祛斑膏《广西中医药》

杏花、桃花、梨花、柿叶各 90 g，补骨脂 30 g，牛奶或香油适量。前 5 味药晒干后共研细末，装入瓶内备用。每晚临睡前取药末适量，加牛奶或者香油调糊敷于面部患处，次日早晨洗去，3 周为 1 疗程，连用 2 个疗程。治疗黄褐斑。

千金治面黟加减方

矾石烧、硫黄、白附子、辛夷各 3.5 g。共研细末。以醋 1 盏，浸之 1 宿，净洗面涂之，慎风。

祛斑养颜丸《中国社区医师》

茯苓、陈皮、柴胡、黄芩、生地、熟地、女贞子、枸杞、菟丝子、当归、川芎、红花、丹参、白芷、甘草。共研细末，制成药丸，每次口服 6～9 g，每日 2 次。治疗黄褐斑。

黑眼圈熏蒸疗法

丹参 20 g，当归、肉苁蓉、黄芪各 15 g，女贞子、旱莲草、菟丝子、制首乌、熟地、白芷、桃仁、山萸肉、川芎各 10 g。1 剂煎汤，浓缩至 250 mL，分 5 次，每次加温至约 50℃，用熏蒸仪喷洒熏蒸，每日 1 次。另取药，每日 1 剂，水煎服。熏蒸与煎服中药配合，连用 2～3 月。

灭瘢方《千金方》

禹余粮、半夏等份，共研细末。先以新布拭瘢上令赤，再以鸡子黄和以上药粉，以涂之，勿见风，涂之 20 日，10 年瘢并灭。

3. 润肤祛皱中药方

护肤抗皱散《美容护肤妙法》

当归、丹参、黄芪、生地、麦冬、白芷、白附子各 50 g，人参 15 g，三七 25 g。共为细末，过筛，经干燥处理，备用。用时以新鲜鸡蛋清少许，加水，或以蜂蜜加水，涂敷面部做面膜用，每周 1 次。有护肤抗皱作用。

芦荟汁《驻颜有术偏验方》

芦荟 250 g，煎汁，加入湿润剂、清洁剂、祛臭剂或洗头剂中使用。可滋润清洁皮肤，消除疤痕、斑点，减少皱纹。

黄瓜片贴面法

新鲜嫩黄瓜切薄片，每晚贴于面部，约半小时后除去。黄瓜富含水分、多种维生素，能营养皮肤、保湿减皱。

七白膏《普济方》

白芷、白蔹、桃仁各 30 g，辛夷、冬瓜子、白附子、细辛各 9 g。上药共为细末，以鸡蛋清调和，做丸如弹子或如人小指大，阴干。每夜洗面后，以温浆水与瓷器内磨汁涂于面部。令人面光润不皱，退面部黑斑。

治疗雀斑立愈方《万病经验大全》

黑牵牛、鸡子白。将黑牵牛去壳研末，以鸡子白调和，夜涂旦洗。有除热清风、祛斑减皱作用。

太平手膏方《太平圣惠方》

瓜蒌瓤 60 g，杏仁 30 g。同捣如膏，加蜜调和，每夜涂手。令手光润、冬不粗皱。

白及散《河南中医》

白及 30 g，大黄 50 g，冰片 3 g。研末，加少许蜂蜜，调成糊状涂患处，治愈为止。主治手足皲裂。

4. 祛痤美容中药方

消痤汤《内蒙古中医药》

紫草、皂角刺、当归、白芍、薏苡仁、栀子、黄芩各 10 g，生地黄 20 g，蒲黄 30 g，连翘、金银花各 15 g，甘草 6 g。水煎服，每日 1 剂。治疗痤疮。

治痤疮面膜粉《皮肤病治疗》

金银花、黄芩、牡丹皮、凌霄花、连翘、白茯苓各 10 g，白花蛇舌草 20 g，珍珠粉适量。上药共为细末，清洁皮肤后用负离子喷雾机喷雾 5～15 分钟，然后把中药面膜粉约 30 g 用温水调成糊状，用敷料遮盖好口、眼部，将药糊薄敷于面部，厚约 2～3 mm，再用软塑料薄膜贴在药糊外，用手轻拍数下，半小时后除去，清洁皮肤。每周治疗 2 次，4 周 1 疗程。

玉容胶囊（中成药）《河北中医》

金银花、连翘、黄芩、浙贝母、天花粉、陈皮、赤芍、白芷、防风、苍术等。制成浓缩胶囊，每个胶囊相当于生药材 3 g，每次 4 粒，每日 3 次，饭后服用。忌食辛辣、油腻及高糖类食物。治疗肺风粉刺、寻常性痤疮。

栀子丸《千金方》

栀子仁 45 g，川芎 12 g，大黄 18 g，好豉熬 48 g，木兰皮 24 g，炙甘草 12 g。共研细末，炼蜜为丸，如梧桐子大，每次服 10 丸，每日 3 次。治酒渣鼻疱。

消斑饮《陕西中医》

生地、赤芍、当归各 15 g，枇杷叶、川芎、黄芩各 12 g，桃仁、红花、牡丹皮各 10 g，甘草 3 g。水煎服，每日 1 剂。治疗酒渣鼻。

5. 消疣除赘中药方

治疗扁平疣、寻常疣、传染性软疣方《临床皮肤科杂志》

薏苡仁 50 g，大青叶、板蓝根各 30 g，升麻 7.5 g。每日水煎服 1 剂，早晚分 2 次口服，或第 2 遍煎液洗面。

苡仁紫草汤

薏苡仁 15～30 g，紫草 15 g，煎汤代茶常饮，连用半月。亦可用紫草煎汤，再以汤煮薏苡仁常服。治疗扁平疣。

治寻常疣方《中药大辞典》

采鲜艾叶擦拭局部，每日数次，至疣自行脱落为止。

白果苡米粥《饮食疗法》

白果仁 5 ~ 8 粒，薏苡仁 60 g。将上药加水适量煮透后，放入白糖，调匀即成，随时食用，每日 1 剂。治面部扁平疣。

6. 减肥美容中药方

轻身消胖丸（中成药）

由罗布麻、泽泻、白术、薏苡仁、芒硝、防己、海藻等中药研制而成。能抑制肥胖者的食欲亢奋，并且平衡机体的新陈代谢，以消耗体内多余的脂肪，取得减肥瘦身的目的。1 次口服 30 粒，每日 2 次。

荷叶减肥茶《美容中药学》（经验方）

荷叶 5 g，决明子 6 g，大黄 4 g，何首乌 6 g，扁豆 3 g，代代花 3 g。开水冲泡代茶饮，每日 1 剂。能减肥降脂、畅中润肠，适用于肥胖症、便秘等。

枸杞减肥茶

枸杞 5 g，荷叶 6 g，茯苓皮 12 g，白术 15 g，山药 20 g，桔梗 3 g。开水冲泡代茶饮，每日 1 剂。能减肥降脂、利水除湿，适用于湿气盛的肥胖症患者。

荷术汤《实用中医美容》

荷叶、苍术、白术、桂枝、黄柏、虎杖、夏枯草、牛膝、车前草、黄芪、木瓜各 10 g，茯苓、山楂、泽泻、薏苡仁各 15 g，甘草 6 g，每日 1 剂，水煎分 2 次服。降脂减肥，治疗肥胖症。

敷脐减肥包《实用神农本草经》

木香 10 g、丁香 5 g、肉桂 5 g、砂仁 5 g、川芎 6 g、香薷 5 g、苏叶 12 g、山楂 8 g、决明子 8 g、棕榈 6 g、茯苓皮 10 g、路路通 10 g、番泻叶 15 g、芒硝 20 g、冰片 5 g。上药除冰片外全部混合加工成细粉，然后加入冰片备用。用药粉 65 g 装入

15 cm×20 cm 的无纺布茶包袋中，每日晨 6 时加热后敷于脐部外用电加热袋持续加热，不少于 30 分钟，敷完以手掌在脐部顺时针方向轻柔按摩 6~10 分钟，然后起床喝温水。每袋可用 10 天。有疏利气机、化湿通便、减肥降脂的作用。

7. 乌发生发中药方

女贞桑葚煎《补药和补品》

女贞子 12 g，桑葚子 15 g，制何首乌 12 g，墨旱莲 10 g。水煎服，每日服 2 次。可补肝肾、乌须发，主治肝肾阴虚之眩晕、须发早白。

养血生发胶囊（中成药）《全国医药产品大全》

木瓜、川芎、当归、制何首乌、天麻、熟地黄等。每次口服 4 粒，每日 2 次。治斑秃、全秃、脂溢性脱发、病后脱发、头皮发痒、头油及头屑多。

三仙丸《古今医鉴》加减方

侧柏叶 400 g，制何首乌 200 g，当归 100 g。上药忌铁器，研末，水糊为丸，如梧桐子大，每次口服 50~70 丸，早晚各服 1 次，黄酒盐汤送下。治疗头发脱落。

8. 香身中药方

香身方《千金方》

甘草 30 g，川芎 60 g，白芷 50 g，共研细末，每次冲服 1.5 g，每日 3 次。30 日口香，40 日身香。

香口霜《辽宁中医杂志》

藿香、木香、公丁香各 10 g，薄荷、西瓜霜各 5 g，冰片 1 g。水 500 mL 煮沸后入藿香、木香、公丁香，3 min 后入薄荷，2 min 后趁热过滤去渣，趁热加西瓜霜、冰片。含漱 5~10 min，每日 4 次。治疗口臭。

七香丸《圣济总录》

白豆蔻仁、丁香、藿香、零陵香、青木香、白芷、桂心、沉香各 30 g，香附子 60 g，甘松、当归各 15 g，槟榔 2 枚。上药共为细末，炼蜜为丸，常含1丸如豆大，咽汁，日3夜1次。治口臭，5日口香，10日身香，27日衣被香。

三、常用中药效用分类

中药分类方法很多，《神农本草经》按照补益作用、治病特点和毒性大小将中药分上、中、下三品，现在临床常用的分类方法是按照中药不同效用进行分类。因每味中药大多都有多方面的药理作用，单方位分类只能反映某一方面的药理作用。临症用药，应当全面考虑每味中药各方面的效用，灵活运用，以适应不同患者个体病变特点，方能提高疗效。本章节个别药物为本书外品种。

（一）解表药

1. 辛温解表药

麻黄、桂枝、细辛、防风、羌活、荆芥、紫苏叶、水苏、白芷、藁本、生姜、葱白、淡豆豉、鹅不食草、胡荽。

2. 辛凉解表药

菊花、薄荷、蔓荆子、桑叶、牛蒡子、升麻、辛夷、蝉蜕、千里光、鸭跖草、浮萍、柽柳。

（二）清热药

1. 清热泻火药

石膏、寒水石、知母、栀子、竹叶、淡竹叶、大青叶、天花粉、青果、金荞麦、芦根、灯心草、卤碱、绿豆

2. 清热解毒药

金银花、连翘、苦菜、蒲公英、蚤休、板蓝根、蜀羊泉、

卷柏、天名精、穿心莲、鱼腥草、鸢尾根、射干、飞廉、山豆根、马勃、山慈菇、地丁、败酱、大血藤、野菊花、石龙芮、白蔹、营实、赤小豆、蓝实、蛇含、郁李根、棘针、八角莲

3. 清热除湿药

黄连、黄芩、黄柏、秦皮、白头翁、石见穿、木兰皮、金钱草、地肤子、冬葵子、半边莲、珍珠草、孩儿茶、王瓜根

4. 清热退黄药

茵陈、白蒿、垂盆草、苦参、虎杖、柳花、柳枝、王瓜、龙胆草、地耳草、地锦草、葛花、连翘根、蟹

5. 清退虚热药

地骨皮、白薇、青蒿、银柴胡、胡黄连、积雪草、龟甲、苦瓜、鸡子、腐婢

（三）化痰理肺药

1. 温化寒痰药

半夏、天南星、白附子、白芥子、皂荚、桔梗、旋复花、白前

2. 清化热痰药

瓜蒌、川贝母、前胡、锦灯笼、酸浆、天竺黄、竹沥、竹茹、海浮石、海蛤壳、瓦楞子、昆布、胖大海、礞石、猴枣、木蝴蝶、冬瓜子。

3. 止咳平喘药

杏仁、百部、紫菀、款冬花、紫苏子、满山红、女菀、桑白皮、葶苈子、枇杷叶、马兜铃、白果、矮地茶、罗汉果、苈草、鸡胆、洋金花。

（四）理血药

1. 凉血药

牛黄、生地、丹皮、犀角、水牛角、玄参、紫草、青黛、

仙人掌、槐角、柿叶、茜草、荠菜、地榆、苎麻根、肿节风。

2. 止血药

藕节、炒蒲黄、小蓟、大蓟、仙鹤草、侧柏叶、血余、槐花、白及、景天花、灶心土、白茅根、棕榈、炮姜、艾叶炭

3. 活血药

丹参、桃仁、桃花、川芎、银杏叶、郁金、五灵脂、延胡索、乳香、没药、莪术、泽兰、王不留行、益母草、凌霄花、月季花、土鳖虫、虻虫、干漆、穿山甲、地胆、樗鸡

4. 活血治伤药

红花、刘寄奴、降香、血竭、自然铜、苏木

（五）疏经脉散结药

1. 散结化症积药

赤芍、马蔺子、牡蛎、海藻、夏枯草、白花蛇舌草、半枝莲、冬凌草、蜀漆、鼠妇、石南实、白英、丽江山慈菇、黄药子、八月札、孔公蘖、殷蘖、马陆、蛴螬、蟑螂、蟾蜍、藤黄、三尖杉、皂角刺

2. 疏经气药（行经络之气）

络石藤、鬼箭羽、瓜蒌皮、莶间子、地龙、入地金牛、香附。

3. 养脉络药（软化内脏络脉和颐养心脉、脑络）

余甘子、女贞子、生蒲黄、苦碟子、漏芦、水芹、牛膝、鹿衔草、麦饭石、苍耳子、葡萄干、黑芝麻。

4. 化斑块药（治疗粥样硬化斑块、栓块、瓣膜瘀斑、皮肤赘疣）

薤白、木贼、三七、姜黄、水蛭、刺蒺藜、马齿苋、徐长卿、蔷薇根、三棱、土茯苓、土贝母、浙贝母、鸦胆子。

（六）辛香通气药

1. 开窍药

石菖蒲、九节菖蒲、苏合香、香蒲、冰片、安息香、蟾酥、樟脑。

2. 推陈致新药（消散阴邪、疏发正气）

麝香、红景天、柴胡、黄芪、葛根、荷叶。

3. 芳香化湿药

藿香、佩兰、苍术、厚朴、白豆蔻、砂仁、香薷、草豆蔻、草果。

4. 理气药

木香、陈皮、青皮、川楝子、枳壳、沉香、檀香、乌药、莱菔子、路路通、丝瓜络、荔枝核、青木香、天仙藤、柿蒂、甘松、佛手、香橼、枳椇子、玫瑰花、九香虫。

（七）祛风湿药

1. 祛风湿散寒药

独活、威灵仙、川乌、草乌、海风藤、松节、蚕砂、老鹳草、鸡血藤、寻骨风、伸筋草、雷公藤、丁公藤、黑雌鸡、蕲蛇、乌梢蛇、王孙、木瓜、陆英、天雄、茵芋、麻蕡。

2. 祛风湿清热药

秦艽、防己、桑枝、豨莶草、穿山龙、青风藤、臭梧桐、海桐皮、爵床、石龙芮、天仙子、鹿藿、马钱子。

3. 祛风湿强筋骨药

五加皮、桑寄生、槲寄生、夏天无、石南叶、骨碎补、千年健、川牛膝、杜仲。

（八）利水除湿药

1. 利水消肿药

泽泻、猪苓、薏苡仁、冬瓜皮、玉米须、大腹皮、茯苓皮、苦壶卢、香加皮、泽漆、蝼蛄、石龙子、蓼实、鳢鱼、鼠李、溲疏、榆白皮。

2. 利水通淋药

车前子、木通、滑石、通草、瞿麦、萹蓄、猫须草、海金沙、石韦、马先蒿、萆薢、石蚕。

（九）中州脾胃药

1. 温中药

肉桂、干姜、附子、吴茱萸、高良姜、荜茇、荜澄茄、小茴香、丁香、花椒、胡椒。

2. 消食药

山楂、神曲、麦芽、谷芽、枳实、芜荑、鸡内金、水红花子、鸡矢藤、大豆黄卷、阿魏。

3. 吐药

大青盐、甜瓜蒂、常山、胆矾、藜芦。

4. 泻下药

大黄、羊蹄、芒硝、朴消、番泻叶、芦荟。

5. 润下药

火麻仁、郁李仁、苘麻子。

6. 峻下逐水药

甘遂、大戟、芫花、牵牛子、商陆、巴豆、千金子。

7. 驱虫药

使君子、苦楝皮、槟榔、南瓜子、鹤草芽、雷丸、榧子、贯众、鹤虱。

6. 止泻药

赤石脂、禹余粮、芡实、肉豆蔻、云实、高岭土、石榴皮、莲子、白石脂。

（十）止汗、收涩、止遗药

1. 止汗药

麻黄根、浮小麦、龙骨。

2. 止咳药

五味子、乌梅、诃子、罂粟壳、五倍子。

3. 止遗精遗尿

覆盆子、山茱萸、桑螵蛸、金樱子、鸡肠、刺猬皮。

4. 止崩带药

乌贼骨、鸡冠花、白矾。

（十一）肝经及风症用药

1. 平肝药

云母、钩藤、石决明、代赭石、罗布麻、拳参、铁落、山羊角、羖羊角、天麻、景天、松萝、豚卵、鲤鱼胆。

2. 搜风药

羚羊角、僵蚕、蜈蚣、全蝎、熊胆、珍珠、蚱蝉、蝼蛄、白鲜皮、藜芦、松香、熊脂、蛞蝓、露蜂房、蛇蜕、雀瓮、草木灰、皂荚。

3. 清肝明目药

决明子、蕤仁、夜明砂、茺蔚子、青葙子、谷精草、密蒙花、葱实、白贝、苋实、蒺藜子、蒺藜草、鸡肝、萤火。

（十二）安神药

1. 重镇安神药

朱砂、磁石、龙齿、珍珠母、琥珀、紫贝齿。

2. 养心神药

远志、酸枣仁、柏子仁、合欢皮、合欢花、夜交藤、灵芝、莲子心。

（十三）补养药

1. 补气药

人参、白术、党参、山药、绞股蓝、刺五加、竹节参、太子参、甘草、茯苓、益智仁、薯实、白扁豆、大枣、藕、蜂蜜、蜂蜡、羊肉、旋花、旋花根。

2. 补阳药

鹿茸、鹿角、鹿角胶、海马、原蚕蛾、淫羊藿、仙茅、菟丝子、巴戟天、肉苁蓉、蛇床子、狗脊、沙苑子、补骨脂、胡芦巴、锁阳、蓬虆、续断、狗鞭、蛤蟆油、紫石英、白石英、阳起石、钟乳石、蛤蚧、冬虫夏草、核桃仁、韭子。

3. 补阴药

西洋参、沙参、天门冬、麦冬、石斛、百合、玉竹、黄精、枸杞、鳖甲、蜂乳、蜂胶、桑耳、木耳、银耳、芝麻叶、黑豆。

4. 补血药

熟地黄、当归、何首乌、白首乌、白芍、龙眼肉、旱莲草、桑葚子、楮实子、阿胶、紫河车。

（十四）外用药

雄黄、雌黄、硫黄、铅丹、炉甘石、硼砂、土荆皮、闹羊花、大枫子、大蒜、斑蝥、木鳖子、轻粉、升药、砒石

四、常见疾病与证候用药参考

（一）传染病

1. 流行性感冒

野菊花、板蓝根、大青叶、金银花、连翘、贯众、薄荷、苍术、柴胡、桑叶。

2. 高热

知母、生石膏、柴胡、鲜芦根、金银花、穿心莲、栀子、羚羊角。

3. 温邪发热

青蒿、白薇、银柴胡、胡黄连、秦艽、玄参、知母、生地、丹皮。

4. 温毒发斑

水牛角、玄参、生地、赤芍、丹皮、大青叶、板蓝根、升麻、紫草、蓝实。

5. 流行性腮腺炎

板蓝根、鸭跖草、夏枯草、牛蒡子、野菊花、天南星、蒲公英、连翘、青蒿、地龙、蜀羊泉；仙人掌外用。

6. 痢疾

苦参、黄连、马齿苋、白头翁、地榆、秦皮、乌梅、黄柏、栀子、蛇含、阿魏、穿心莲、鱼腥草、木香。

7. 破伤风

白附子、天南星、白僵蚕、防风、蝉蜕、天麻、全蝎、蜈蚣、白芷、拳参。

8. 麻疹

薄荷、蝉蜕、紫草、荆芥、牛蒡子、金银花、穿心莲、升麻、葛根、浮萍、芦根、胡荽、柽柳、红花。

9. 疟疾

青蒿、草果、柴胡、常山、地骨皮、黄芩、黄连、黄柏、苍术、仙鹤草、槟榔、鸦胆子、乌梅、鳖甲。

10. 流行性脑脊髓膜炎

金银花、板蓝根、鸭跖草、贯众、黄柏、黄芩、紫花地丁。

11. 流行性乙型脑炎

大青叶、板蓝根、金银花、穿心莲、连翘、虎杖、栀子、黄连、蒲公英、知母、龙胆草、山豆根、黄柏。

12. 白喉

生地、黄芩、玄参、蚤休、丹皮、土牛膝、野菊花、金银花、连翘。

13. 百日咳

百部、地龙、白及、黄连、鸡苦胆、马齿苋、侧柏叶、鱼腥草、罗汉果、穿心莲、旱莲草、厚朴。

14. 肺结核

百部、白及、黄柏、紫菀、黄连、黄精、侧柏叶、矮地茶、玉竹、丹参、大蓟、夏枯草、艾叶、甘草、仙鹤草、地骨皮、银耳。

15. 淋巴结结核（瘰疬）

半夏、牡蛎、白头翁、夏枯草、浙贝母、土贝母、玄参、白蔹、海藻、鳖甲、山慈菇、瓦楞子、黄药子、海浮石、穿山甲、白附子、全蝎、蜈蚣、僵蚕、拳参、蚤休、蓼实、泽漆、樗鸡。

（二）呼吸系统疾病

1. 感冒

（1）伤风感冒：荆芥、苏叶、余甘子、生姜、葱白、薄荷、防风、淡豆豉。

（2）风寒感冒：麻黄、桂枝、荆芥、苏叶、防风、羌活、独活、白芷、藁本、苍耳子、辛夷花。

（3）风热感冒：薄荷、牛蒡子、桑叶、菊花、金银花、前胡、蔓荆子、葛根、大青叶、野菊花、飞廉。

（4）暑热感冒：藿香、香薷、佩兰、苏叶、扁豆花、荷叶。

2. 咳喘

（1）肺热咳喘：竹茹、瓜蒌、川贝母、鱼腥草、桑白皮、地骨皮、麦冬、前胡、柿叶、地龙、马兜铃、枇杷叶、葶苈子、黄芩、白薇、青礞石、猴枣。

（2）寒性咳喘：生姜、炙麻黄、半夏、白前、满山红、紫苏子、杏仁、厚朴、紫菀、白附子、天南星、远志、款冬花、洋金花。

（3）虚性咳喘：竹节参、蛤蟆油、沙参、天门冬、玉竹、百合、紫菀、百部、蛤蚧、款冬花、五味子、诃子、乌梅、人参、党参、磁石、沉香。

3. 肺炎

鱼腥草、生石膏、黄芩、知母、炙麻黄、芦根、水苏、连翘、蒲公英、金银花、穿心莲、山豆根、青黛、紫花地丁、冬瓜子。

4. 肺脓疡

鱼腥草、薏苡仁、桔梗、芦根、白及、黄芩、金银花、浙贝母、三七、蒲公英、连翘、桃仁、金荞麦、甘草。

5. 自汗

麻黄根、五味子、牡蛎、龙骨、山茱萸、浮小麦、黄芪、白术。

6. 盗汗

黄柏、知母、白芍、生地、酸枣仁、山茱萸、煅牡蛎、地骨皮、五味子、熟地、葡萄干、龟板、麻黄根。

（三）循环、造血系统疾病

1. 高血压

钩藤、菊花、天麻、葛根、刺蒺藜、石决明、罗布麻、夏枯草、桑寄生、决明子、防己、银杏叶、槐花、豨莶草、地龙、丹皮、杜仲、桑寄生、夏天无、野菊花、泽泻、桑白皮、黄芩、栀子、臭梧桐。

2. 冠心病

（1）血瘀胸痹：川芎、丹参、三七、桃仁、红花、降香、蒲黄、五灵脂、苦碟子。

（2）痰浊胸痹：薤白、瓜蒌皮、半夏、枳实、桂枝、银杏叶、鬼箭羽、前胡、橘皮、檀香。

（3）寒凝气滞：附子、乌头、干姜、桂枝、高良姜、荜茇、延胡索。

（4）气阴两虚：人参、黄芪、白术、茯苓、丹参、桑寄生、菟丝子、葛根、补骨脂。

3. 病毒性心肌炎

丹参、半夏、淫羊藿、太子参、西洋参、玉竹、苏木。

4. 心律失常

苦参、黄连、人参、灵芝、九节菖蒲、甘松、荜茇、柿蒂、青皮、桑寄生、延胡索、防己、麦冬、仙鹤草、郁金、葛根、丹参、附子、莲子心、炙甘草。

5. 高脂血症

山楂、泽泻、决明子、大黄、枸杞、蒲黄、虎杖、丹参、葛根、何首乌、野菊花、茵陈、郁金、穿心莲、益母草、姜黄。

6. 低血压

麻黄、枳实、黄芪、鹿茸、人参、艾叶、补骨脂、五加皮、细辛。

7. 高原反应

红参、茯苓、黄芪、丹参、红花、甘草、红景天。

8. 动脉粥样硬化

人参、女贞子、绞股蓝、余甘子、夜交藤、丹皮、罗布麻、刺蒺藜、赤芍、红花、丹参、姜黄、蒲黄、桑葚子、金樱子、牛膝、泽泻、水芹、木贼、鬼箭羽、木耳、漏芦、槐角。

9. 白细胞减少症

黄芪、白术、鹿茸、丹参、生地、石斛、当归、鸡血藤、玄参、太子参、补骨脂、蛇床子、女贞子、五味子、冬虫夏草。

10. 贫血

当归、鹿茸、枸杞、阿胶、何首乌、龙眼肉、补骨脂、鸡血藤、白术、熟地、人参、丹参、党参、大枣。

11. 过敏性紫癜

生地、丹皮、紫草、水牛角、地肤子、板蓝根、赤芍、防风、蝉蜕、肿节风、败酱草、仙鹤草、旱莲草、丹参、苎麻根、茜草、柿叶、黄芩、当归、甘草。

12. 血小板减少性紫癜

山茱萸、花生衣、龙眼肉、当归、白芍、仙鹤草、白及、三七、大黄、生地、熟地、黄柏、连翘、甘草。

（四）消化系统疾病

1. 梅核气

半夏、紫苏叶、厚朴、郁金、柴胡、旋复花、茯苓、浙贝母。

2. 食管炎

半夏、紫苏梗、厚朴、茯苓、柴胡、白芍、浙贝母、蒲公英、枳壳、香附、丹皮。

3. 呃逆

丁香、柿蒂、荜茇、沉香、荜澄茄、威灵仙、砂仁。

4. 呕吐

（1）寒呕：半夏、生姜、砂仁、陈皮、丁香、柿蒂、木香、白豆蔻、旋复花、藿香、吴茱萸、灶心土。

（2）热呕：竹茹、黄连、芦根、石膏、栀子。

5. 中暑

青蒿、荷叶、香薷、佩兰、积雪草、人参、麦冬、芦根、鸡矢藤、苦瓜、滑石、白茅根、绿豆。

6. 鱼蟹中毒

紫苏叶、生姜、橘皮汁、鲜芦根汁、厚朴、花椒。

7. 胃溃疡

乌贼骨、白及、生姜、甘草、红花、青木香、煅牡蛎、大黄、蒲公英、蜂胶。

8. 吐血、呕血

大黄、白及、侧柏炭、乌贼骨、三七、血余炭、柳花。

9. 消化不良

山楂、麦芽、谷芽、枳实、鸡内金、莱菔子、青皮、大黄、六神曲。

10. 胃脘疼痛

（1）胃寒痛：高良姜、吴茱萸、荜澄茄、生姜、荜茇、草豆蔻、丁香、肉桂、花椒、胡椒、益智仁、安息香。

（2）气滞胃痛：川楝子、延胡索、青木香、佛手、香附、木香、砂仁、陈皮、枳壳、甘松、九香虫。

（4）胃热疼痛：黄连、白芍、生石膏、川楝子、栀子、郁金。

（4）脾胃虚寒痛：黄芪、党参、竹节参、茯苓、白术、白扁豆、薤白、蜂蜜、大枣、饴糖。

11. 胃下垂

黄芪、升麻、葛根、枳实、厚朴、枳壳、石菖蒲。

12. 酒精中毒

葛花、葛根、鲜萝卜汁、枳椇子、木兰皮。

13. 脂肪肝

柴胡、郁金、决明子、川楝子、桑寄生、大黄、荷叶、山楂、丹参、蒲黄、葛根、姜黄。

14. 胁痛

（1）肝郁气滞：柴胡、白芍、郁金、香附、青皮、佛手、川楝子、橘叶、橘核。

（2）肝胃气滞：佛手、枳壳、香橼、青木香、水红花子、甘松、八月札、玫瑰花。

（3）瘀血阻滞：延胡索、川芎、郁金、姜黄、五灵脂、三棱、莪术。

15. 急性肝炎

茵陈、郁金、枳实、大黄、龙胆草、大青叶、栀子、地耳草、虎杖、鸭跖草、金钱草、甜瓜蒂。

16. 慢性肝炎

垂盆草、茵陈、白术、柴胡、茯苓、陈皮、五味子、虎杖、白毛藤、珍珠草、丹参、苦参、三七。

17. 肝硬化

丹参、鳖甲、莪术、泽兰、黄芪、白术、赤芍、当归、地龙、王瓜根。

18. 肝腹水

生白术、葶苈子、黄芪、大腹皮、茯苓、猪苓、泽泻、椒目、鸢尾根。

19. 胆囊炎

虎杖、大黄、木香、郁金、柴胡、姜黄、香附、茵陈、金钱草、乌梅、枳实、栀子、黄芩、黄柏。

20. 胆道蛔虫症

白芍、槟榔、乌梅、食醋、紫苏梗、川楝子、柴胡、枳壳、延胡索、黄连、大黄、木香。

21. 急性胰腺炎

郁金、延胡索、大黄、枳实、金银花、莱菔子、柴胡、木香、青皮、芒硝、桃仁、黄芩。

22. 急性胃肠炎

藿香、紫苏叶、黄连、陈皮、黄柏、葛根、苍术、厚朴、马齿苋、车前子、白头翁、焦山楂、鱼腥草、仙鹤草。

23. 慢性腹泻

党参、白术、炮姜、白扁豆、山药、薏苡仁、木香、益智仁、肉豆蔻、附子、肉桂、吴茱萸、乌梅、菟丝子、粟壳、芡实、石榴皮、五味子、五倍子。

24. 肠易激综合征

焦白术、淮山药、补骨脂、吴茱萸、升麻、柴胡、木香、诃子、防风、炮姜。

25. 结肠炎

黄连、苦参、鸦胆子、鸡内金、乌梅、赤石脂、禹余粮。

26. 疝气

小茴香、吴茱萸、荜澄茄、乌药、香附、青皮、延胡索、高良姜、橘核、荔枝核、胡芦巴、乌头、附子、肉桂。

27. 便秘

火麻仁、郁李仁、瓜蒌仁、柏子仁、决明子、冬葵子、玄参、大黄、番泻叶、枳实、槟榔、木香、白术、生首乌、麦冬、肉苁蓉、黑芝麻。

28. 便血

地榆炭、槐花、白及、大黄、三七、海螵蛸、炮姜。

29. 脱肛

黄芪、升麻、五倍子、石榴皮、葛根、诃子、木瓜。

30. 钩端螺旋体病

土茯苓、穿心莲、金银花、栀子、黄芩、大青叶、地榆、黄连、连翘、青蒿、虎杖、青黛。

31. 血吸虫病

南瓜子、半边莲、小茴香、鸦胆子、大黄、槟榔、花椒、苦参、栀子。

32. 蛔虫病

使君子、贯众、乌梅、槟榔、榧子、芜荑、苦楝根皮、花椒。

33. 丝虫病

南瓜子、干漆、威灵仙、桑叶、青蒿、五加皮。

34. 蛲虫病

百部、使君子、贯众、苦楝根皮、鹤虱。

35. 绦虫病

石榴皮、鹤草芽、南瓜子、槟榔、雷丸、贯众、鹤虱、榧子。

36. 钩虫病

贯众、槟榔、榧子、石榴皮、苦楝根皮、乌梅。

（五）泌尿、生殖系统疾病

1. 急性肾炎

麻黄、猪苓、猫须草、茯苓、益母草、白茅根、萹蓄、泽泻、瞿麦、车前子、滑石、香薷、防己、生姜皮。

2. 慢性肾炎

黄芪、白术、丹参、茯苓、山药、附子、猫须草、菟丝子、桂枝。

3. 肾病综合征

丹参、雷公藤、鱼腥草、黄芪、地龙、牛蒡子、玉米须、大黄。

4. 肾盂肾炎

益母草、鱼腥草、生地、牛膝、土茯苓、白茅根、通草。

5. 膀胱尿道炎

鸭跖草、车前子、木通、穿心莲、垂盆草、半边莲、地耳草、龙胆草、萹蓄、黄柏、石韦、石蚕、小蓟、蒲公英、野菊花、灯心草。

6. 水肿

（1）肺失宣降：麻黄、杏仁、浮萍、桑白皮、葶苈子、香加皮、槟榔、生姜皮、桂枝、防己、黄芪、香蒲、石龙刍、泽漆。

（2）脾虚湿盛：茯苓、黄芪、党参、白术、薏苡仁、猪苓、泽泻、大腹皮、苍术、厚朴、苦壶卢、玉米须。

（3）脾肾阳虚：附子、肉桂、干姜、桂枝、茯苓、黄芪、白术、泽泻。

（4）湿热壅遏：车前子、滑石、泽泻、木通、通草、草薢、冬瓜皮、葶苈子、桑白皮、椒目、大黄、半边莲、赤小豆、淡竹叶、蝼蛄。

（5）阳实水肿：甘遂、大戟、芫花、葶苈子、商陆、牵牛子、溲疏、千金子、巴豆。

7. 尿血

白茅根、仙鹤草、栀子、小蓟、炒蒲黄、藕节、石韦、瞿麦、生地、侧柏炭、地锦草。

8. 尿路结石

金钱草、海金沙、萹蓄、石韦、冬葵子、虎杖、瞿麦、马先蒿、鸡内金、王不留行、滑石、乌药、石龙子。

9. 遗尿、尿频

益智仁、覆盆子、鸡内金、菟丝子、乌贼骨、补骨脂、乌药、威灵仙、淫羊藿、羊肉、鸡肠、狗脊、芡实、人参、白果。

10. 前列腺增生

菟丝子、补骨脂、益母草、榆白皮、当归、丹皮、胡芦巴、巴戟天、肉桂、穿山甲、浙贝母、王不留行、桃仁、牛膝、姜黄。

11. 乳糜尿、尿浊

瞿麦、萹蓄、萆薢、槟榔、黄芪、芡实、桑叶、玄参、莲子、白果、益智仁、桑螵蛸、菟丝子、荠菜。

12. 早泄、遗精

锁阳、五味子、龙骨、牡蛎、五倍子、淫羊藿、白芷、金樱子、菟丝子、山茱萸、芡实、莲子心、桑螵蛸、覆盆子、刺猬皮、旋花。

13. 阳痿

鹿茸、海狗肾、淫羊藿、紫河车、仙茅、肉苁蓉、枸杞、锁阳、蜈蚣、菟丝子、蛇床子、阳起石、原蚕蛾、羊肉、韭子、牛鞭、丁香。

14. 男性不育

肉苁蓉、淫羊藿、菟丝子、枸杞、仙茅、细辛、覆盆子、蛇床子、巴戟天、附子、刺蒺藜、刺五加、远志、狗鞭、人参。

（六）内分泌系统疾病

1. 糖尿病

山茱萸、天花粉、黄芪、麦冬、玉竹、泽泻、地骨皮、淫羊藿、知母、葛根、黄精、生地、苍术、五味子、枸杞、玄参。

2. 糖尿病肾病

太子参、益母草、黄芪、泽泻、丹参、生大黄、山药、菟丝子、玉米须。

3. 肥胖病

决明子、生何首乌、漏芦、荷叶、大黄、枸杞、泽泻、山楂、桔梗、棕榈、冬葵子、白芥子。

4. 痛风

土茯苓、络石藤、秦艽、草乌、萆薢、防己、丽江山慈菇、豨莶草、知母、虎杖、金钱草、玉米须、蛴螬、菥蓂。

5. 甲状腺肿大（瘿瘤）

夏枯草、海藻、昆布、浙贝母、黄药子、牡蛎、海蛤壳、海浮石、半夏、连翘、八角莲。

6. 甲状腺结节

浙贝母、郁金、青皮、三棱、莪术、土贝母、黄药子、山慈菇、地胆、肿节风、三尖杉、皂角刺。

（七）神经系统疾病

1. 昏迷

石菖蒲、九节菖蒲、郁金、苏合香、羚羊角、麝香、天竺黄、冰片。

2. 头痛

川芎、羌活、薄荷、荆芥、菊花、天麻、钩藤、僵蚕、石南、蔓荆子、胡荽、蓍实。

附引经药：太阳头痛用羌活、藁本，阳明头痛用葛根、白芷，少阳头痛用柴胡、黄芩、川芎，厥阴头痛用吴茱萸，少阴头痛用细辛。

3. 偏头痛

全蝎、蜈蚣、天麻、地龙、细辛、荜茇、龙胆草、臭梧桐。

4. 眩晕

（1）肝阳眩晕：羚羊角、钩藤、天麻、石决明、珍珠母、磁石、代赭石、刺蒺藜、牡蛎、罗布麻、菊花、夏枯草。

（2）肾虚眩晕：桑寄生、女贞子、枸杞、沙苑子、菟丝子、生地、熟地黄、牛膝、龟板、鳖甲、蓬藟。

（3）风痰眩晕：半夏、白术、天麻、陈皮、茯苓、枳实、竹茹、白附子。

5. 癫狂、癫痫、惊风

石菖蒲、胆南星、禹白附、天竺黄、牵牛子、全蝎、地龙、天麻、远志、磁石、铁落、琥珀、玳瑁、雀瓮、麝香、天仙子。

6. 失眠

（1）虚证：酸枣仁、柏子仁、五味子、茯神、百合、白首乌、合欢皮、合欢花、夜交藤、龙眼肉、远志。

（2）实证：朱砂、磁石、龙齿、牡蛎、琥珀、珍珠母、紫贝齿、莲子心、淡竹叶。

7. 健忘

远志、熟地、柏子仁、石菖蒲、刺五加、菟丝子、山茱萸、人参、白首乌、知母、蒲黄。

8. 脑萎缩

何首乌、石菖蒲、菟丝子、山茱萸、远志、生地、当归、丹参、水蛭、益智仁、蔓荆子、鹿茸、茯苓、石榴叶、川芎。

9. 老年性痴呆

石菖蒲、何首乌、远志、酸枣仁、益智仁、天南星、丹参、当归、生地、桃仁、银杏叶、水蛭、麝香、冰片。

10. 面瘫

禹白附、天南星、全蝎、地龙、蜈蚣、白僵蚕、白附子、防风。

11. 脑梗塞、中风后遗症

川芎、丹参、水蛭、地龙、当归、蜈蚣、黄芪、桂枝、红花、银杏叶、全蝎、葛根、夏天无、臭梧桐。

12. 重症肌无力

党参、黄芪、当归、白僵蚕、薏苡仁、紫河车、升麻、白术、天麻、枸杞、山药、地龙、附子、菟丝子、麻黄。

（八）普通外科、骨骼、关节、肌肉疾病

1. 疔肿

大黄、牛黄、丹皮、野菊花、赤芍、乌梢蛇、黄柏、甘草、天名精、仙人掌、爵床、腐婢、蜣螂、蟾蜍、雄黄、升药。

2. 痈疮

野菊花、蒲公英、穿心莲、金银花、天南星、大青叶、千里光、积雪草、地丁、连翘、大黄、栀子、贝母、蜈蚣。

3. 丹毒

黄连、丹皮、虎杖、穿心莲、知母、大黄、紫草、生地、景天、旋花根、马齿苋、菥蓂、陆英、蛞蝓、寒水石、马钱子。

4. 烧烫伤

鲜大蓟叶、鲜蒲公英、大黄、地榆、紫草、地龙、石膏、青黛、女贞叶、四季青、垂盆草、羊蹄、虎杖、蜂蜡。

5. 毒蛇、虫咬伤

紫花地丁、蚤休、鲜半边莲、半枝莲、鸭跖草、白芷、蜈蚣、禹白附、白花蛇舌草、穿心莲、金钱草、石龙芮、地锦草、垂盆草、五灵脂。

6. 筋伤

桃仁、川芎、当归、赤芍、姜黄、郁金、威灵仙、三七、苏木、骨碎补、土元、刘寄奴、牛膝、松节。

7. 外伤瘀血肿痛

川芎、当归、红花、降香、大黄、乳香、没药、姜黄。

8. 跌打骨折

三七、儿茶、川芎、草乌、细辛、虎杖、牛膝、泽兰、红花、续断、自然铜、延胡索、姜黄、地耳草。

9. 胆结石

金钱草、鸡内金、海金沙、猫须草、白英、郁金、大黄、香附、木香。

10. 阑尾炎

大黄、赤芍、牡丹皮、薏苡仁、红藤、冬瓜子、败酱草。

11. 睾丸炎

败酱草、虎杖、贯众、黄柏、桃仁、牛膝、乳香、没药、寻骨风、川楝子、延胡索、五灵脂、橘核、荔枝核、豚卵、昆布。

12. 痔疮、便血

槐角、防风炭、荆芥炭、马兜铃、当归、木贼、大黄、白及、三七、地榆、乌贼骨、槐花、胡黄连、地锦草、木鳖子。

13. 骨髓炎

生地、当归、乳香、没药、全蝎、蜈蚣、金银花、鸡血藤、牛膝、儿茶、威灵仙。

14. 血栓闭塞性脉管炎

当归、丹参、麻黄、地龙、牛膝、红花、五加皮、金银花、黄芪、玄参。

15. 阴疽流注

白芥子、鹿茸、鹿角、鹿角胶、远志、白附子、天南星、马陆、麻黄、肉桂、黄芪。

16. 骨质增生

桑寄生、骨碎补、鹿衔草、威灵仙、肉苁蓉、五加皮、血竭、川乌、萆薢。

17. 颈椎病

葛根、防风、细辛、川芎、桑寄生、威灵仙、乳香、没药、独活、羌活、白芥子。

18. 肩周炎

威灵仙、骨碎补、桃仁、红花、姜黄、防己、川牛膝、五灵脂、桂枝、没药、桑枝。

19. 腰椎病

狗脊、巴戟天、地龙、白芍、海桐皮、木瓜、续断、三七、杜仲、槲寄生、熟地、桑寄生、菟丝子、当归、细辛、蜈蚣、全蝎。

20. 风湿性关节炎

川乌、独活、防己、老鹳草、伸筋草、五加皮、巴戟天、桑寄生、豨莶草、川牛膝、海风藤、木瓜、狗脊、柳枝、入地金牛。

21. 类风湿性关节炎

雷公藤、威灵仙、苍耳子、白芍、千年健、青风藤、红景天、路路通、肿节风、祖师麻、草乌、细辛、全蝎、白芷、蜈蚣。

22. 风湿顽痹

白花蛇、乌梢蛇、全蝎、蜈蚣、地龙、穿山甲、川乌、草乌、威灵仙、天仙藤、王孙、乳香、没药、马钱子、丁公藤、雷公藤、茵芋。

23. 痿证

（1）湿热浸淫：黄柏、苍术、草薢、防己、木通、薏苡仁、蚕砂、木瓜、知母、穿山龙、芝麻叶。

（2）肝肾亏损：牛膝、锁阳、当归、白芍、熟地黄、龟甲、枸杞、鹿角胶、蜂乳、补骨脂、黑芝麻、鸡血藤、乌雌鸡。

（九）五官科疾病

1. 咽喉炎

玄参、桔梗、马勃、麦冬、薄荷、连翘、射干、山豆根、牛蒡子、蝉蜕、木蝴蝶、锦灯笼、白蒿、胖大海、青果、积雪草、西瓜霜、冰片。

2. 扁桃体炎

山豆根、板蓝根、黄芩、牛蒡子、金银花、鱼腥草、鸭跖草、射干、玄参、生大黄、野菊花、甘草、桔梗、僵蚕、黄药子、雀瓮、牛黄、蟾酥、硼砂。

3. 牙痛

细辛、拳参、丹皮、龙胆草、石膏、荆芥、防风、当归、升麻、牛膝、知母、白芷、川芎、生地、徐长卿、谷精草、鼠李。

4. 口腔溃疡

牛黄、细辛、黄连、苦菜、荩草、灯心草、竹叶、水芹、五倍子、仙鹤草、鼠妇、牛膝、山药、枳实、吴茱萸、升麻。外用：珍珠、蒲黄、儿茶、芒硝、白矾。

5. 鼻炎

苍耳子、薄荷、辛夷花、白芷、细辛、藿香、鱼腥草、丹参、鹅不食草、猪胆汁。

6. 鼻息肉

鹅不食草、乌梅。外用：藜芦、地胆、雄黄。

7. 鼻出血

马勃、小蓟、大蓟、藕节、荠菜、青黛、乌贼骨、桑耳。

8. 中耳炎

白芷、紫草、黄柏、穿心莲、川乌、半夏、石菖蒲。外用：冰片。

9. 耳鸣、耳聋

（1）肝火上攻：龙胆草、柴胡、黄芩、栀子、鹅不食草、生地、黄柏、牡蛎。

（2）清阳不升：黄芪、升麻、葛根、细辛、菖蒲、当归、红花、丹参。

（3）肾虚：熟地、山茱萸、何首乌、骨碎补、核桃仁、茯苓、泽泻、丹皮、黄柏、五味子、细辛、石菖蒲、牡蛎、珍珠母。

10. 急性结膜炎

青葙子、决明子、谷精草、密蒙花、龙胆草、蒲公英、栀子、知母、桑叶、黄连、薤仁、木贼、牡蛎、松萝、羌活、防风。

11. 慢性结膜炎

桑白皮、地骨皮、黄芩、玄参、麦冬、生地、当归、枸杞、赤芍、白蒺藜、防风、丹皮。

12. 目泪出

蔓荆子、薤仁、苦参、白芷、生地、菊花、蒺藜、川芎、决明子、苍术。

13. 麦粒肿

大黄、黄芩、升麻、防风、紫花地丁、赤芍、鸭跖草、淡竹叶、野菊花；外用：花椒加盐水湿敷。

14. 眼睑痉挛

黄芪、熟地、当归、白芍、僵蚕、天麻、全蝎、鸡血藤、钩藤。

15. 视物昏花

（1）肝经风热：菊花、石决明、楮实子、桑叶、苋实、萤火。

（2）阴虚火浮：沙苑子、枸杞、女贞子、地黄、栀子、石斛、密蒙花、旱莲草。

（3）气滞血瘀：当归、桃仁、红花、赤芍、川芎、丹参、刺蒺藜、菟丝子、牛膝。

（4）痰瘀滞络：苍术、夏枯草、枳实、浙贝母、陈皮、竹茹、车前子、茺蔚子。

15. 目赤翳膜

（1）风热上扰：桑叶、菊花、蝉蜕、蔓荆子、谷精草、刺蒺藜、蛇蜕、僵蚕。

（2）肝热上攻：决明子、密蒙花、龙胆草、黄芩、黄连、羚羊角、珍珠、僵蚕、茺蔚子、野菊花、冰片、硼砂、鲤鱼胆。

16. 眼目生障

（1）肝胆火炽：荆芥、桑白皮、钩藤、龙胆草、蔓荆子、大黄、谷精草、羌活。

（2）风痰上扰：牛蒡子、夏枯草、夜明砂、僵蚕、石决明、水牛角、天麻。

（3）肝郁火逆：柴胡、郁金、丹皮、枳壳、夏枯草、栀子、黄连、白芍、菊花。

（4）湿热蕴蒸：黄芩、通草、赤芍、刺蒺藜、防风、薏苡仁、竹叶、车前子。

（5）阴虚火浮：麦冬、黄柏、青葙子、木贼、蝉蜕、沙苑子、石斛、女贞子、黄精、槐角。

（十）妇产科疾病

1. 乳腺炎

丝瓜络、蒲公英、金银花、当归、白芷、山慈菇、浙贝母、瓜蒌、麦芽、王不留行、王瓜、鱼腥草、远志、青皮、橘叶、乳香、没药、皂角刺、路路通。

2. 乳腺小叶增生

柴胡、橘核、郁金、丝瓜络、忍冬藤、夏枯草、赤芍、香附、浙贝母、莪术、牡蛎、王不留行、青皮、橘叶、露蜂房、穿山甲。

3. 月经失调

玫瑰花、益母草、熟地黄、当归、川芎、白芍、月季花、营实、香附、泽兰、肉桂。

4. 痛经、闭经

丹参、红花、凌霄花、鸡血藤、虎杖、益母草、川牛膝、莪术、牛膝、泽兰、丹皮、赤芍、王不留行、矮地茶、水蛭、虻虫、土鳖虫、干漆、大黄、蒐间子。

5. 崩漏、月经过多

艾叶（炭）、鸡冠花、槲寄生、荆芥炭、侧柏叶、贯众炭、乌贼骨、仙鹤草、棕榈炭、地榆、卷柏、苎麻根、大蓟、阿胶、蒲黄（炭）、乌梅、三七、旱莲草、五倍子。

6. 带下

（1）湿热带下：黄柏、苍术、秦皮、鸡冠花、鹿角霜、车前子、龙胆草、土茯苓、白果、白扁豆、龙骨、牡蛎、乌贼骨。

（2）寒湿带下：制首乌、鹿茸、补骨脂、菟丝子、沙苑子、蛇床子、山药、芡实、山茱萸、茯苓、白扁豆、龙骨、牡蛎、乌贼骨、韭子、金樱子、丹雄鸡。

7. 子宫脱垂

升麻、葛根、柴胡、枳实、金樱子、五倍子、三七、黄芪、蔷薇根、白矾。

8. 更年期综合征

百合、生地、白芍、桑寄生、覆盆子、菟丝子、旱莲草、女贞子、淫羊藿、何首乌、珍珠母、山茱萸、酸枣仁、银柴胡、地骨皮。

9. 子宫糜烂、宫颈炎

金银花、益母草、山豆根、鱼腥草、白芷、石榴皮、金樱子、乌贼骨、黄柏、紫草、半夏、白薇、莪术、白花蛇舌草、山药、芡实。

10. 念珠菌阴道炎

败酱草、孩儿茶、金银花、蛇床子、白鲜皮、地肤子、丹皮、苦参、茯苓、苍术。

11. 滴虫性阴道炎

苦参、千里光、百部、黄柏、贯众、鸦胆子、仙鹤草、白头翁、蛇床子、鹤虱、龙胆草。

12. 老年阴道炎

熟地黄、绞股蓝、当归、山茱萸、土茯苓、蛇床子、龙胆草、射干、地肤子、泽泻、山药、知母、苦参。

13. 乳汁少

木通、续断、通草、丝瓜络、生麦芽、王不留行、穿山甲、漏芦、冬葵子、刺蒺藜、猪蹄甲。

14. 妊娠呕吐

砂仁、紫苏叶、竹茹、半夏、陈皮。

15. 胎动不安

苏梗、香附、砂仁、佩兰、竹茹、半夏、陈皮、黄芩、杜仲、桑寄生、续断、白术、黄芪、菟丝子、艾叶炭。

16. 女性不孕症

仙茅、鹿茸、菟丝子、杜仲、淫羊藿、巴戟天、紫石英、人参、附子、黄芪、海马、肉苁蓉、鹿角胶、锁阳、紫河车、枸杞。

17. 子宫肌瘤

莪术、桂枝、茯苓、丹皮、土鳖虫、黄药子、蟑螂、白花蛇舌草、穿山甲。

（十一）儿科疾病

1. 小儿惊风

钩藤、蝉蜕、白芍、地龙、天麻、天南星、僵蚕、天竺黄、石菖蒲、磁石、蚤休、青黛、羚羊角、牛黄。

2. 小儿夜啼

灯芯、山羊角、蝉蜕、竹沥、前胡。

3. 小儿夏季热

青蒿、荷叶、银柴胡、地骨皮、胡黄连、香薷。

4. 热痱子

煎水外洗：马齿苋、薄荷、黄柏、荷叶、鱼腥草，六一散（滑石、甘草）扑粉。

5. 疳积

使君子、秦艽、鸡内金、胡黄连、银柴胡、地骨皮、芜荑、芦荟、鸡矢藤。

（十二）皮肤疾病

1. 风疹（荨麻疹、瘙痒症）

荆芥、防风、蝉蜕、苍耳子、刺蒺藜、僵蚕、地肤子、白鲜皮、苦参、生姜皮、茯苓皮、桑白皮、姜黄、凌霄花、丹皮、赤芍、生何首乌、露蜂房、蛇蜕、柳枝、全蝎、升麻、薄荷。

2. 痤疮（粉刺）

枇杷叶、桔梗、桑白皮、天花粉、防风、白芷、丹皮、赤芍、栀子、金银花、鱼腥草、苦参、黄芩、黄柏、凌霄花、生地、当归、桃仁。外用：芦荟、大枫子。

3. 湿疹、湿疮

苦参、虎杖、黄连、苍术、茵陈、黄柏、地肤子、白鲜皮、土茯苓、萹蓄、土槿皮、地耳草、蛇床子、秦皮、滑石、穿心莲、龙胆草、酸浆、花椒、炉甘石。

4、疥癣

苦楝皮、川楝子、大枫子、土荆皮、露蜂房、苦参、白鲜皮、地肤子、蛇床子、百部、白花蛇、乌梢蛇、蛇蜕、凌霄花、松香、芜荑、大蒜、樟脑、石榴皮、硫黄、雄黄、雌黄。

5. 神经性皮炎

生地、红花、吴茱萸、苦参、黄芪、川芎、当归。外用：土荆皮。

6. 银屑病

槐花、乌梅、紫草、独活、鱼腥草、补骨脂、商陆、全蝎、雷公藤；外用：石榴皮、洋金花、闹羊花。

7. 寻常疣

乌梅、艾叶、三七、半夏、刺蒺藜、鸦胆子、草木灰。

8. 扁平疣

地骨皮、板蓝根、香附、柴胡、鸦胆子、紫草、鸡内金、刺蒺藜。

9. 鸡眼

半夏、骨碎补、芦荟、蜈蚣、鸦胆子。

10. 手足皲裂

白及、甘草、三七。

11. 带状疱疹

龙胆草、板蓝根、地龙、升麻、半边莲、当归、王不留行、乌贼骨、白毛藤、积雪草、石见穿、蜂胶。

12. 白癜风

补骨脂、马齿苋、乌梅、生姜、刺蒺藜、菟丝子。

13. 斑秃（油风）

侧柏叶、旱莲草、骨碎补、菊花，外用：生姜。

14. 麻风

大枫子、苦参、苍耳子、白花蛇、乌梢蛇。

15. 梅毒

土茯苓、大枫子。外用：轻粉、升药、水银。

（十三）肿瘤

1. 脑瘤

半枝莲、三尖杉、钩藤、天南星、全蝎、川芎、仙鹤草、常山、蜈蚣、白花蛇舌草。

2. 食管癌

龙葵、白英、黄药子、冬凌草、旋复花、瓜蒌、石见穿、射干、威灵仙、斑蝥、皂角刺。

3. 肺癌

半夏、蜈蚣、鸦胆子、蒲公英、浙贝母、山豆根、重楼、鱼腥草、金荞麦、天花粉、薏苡仁、干蟾皮、壁虎。

4. 胃癌

莪术、大黄、灵芝、半夏、山慈菇、肿节风、石见穿、白花蛇舌草、藤黄、三尖杉、水红花子。

5. 肝癌

郁金、莪术、鳖甲、猪苓、黄药子、半枝莲、白花蛇舌草、斑蝥、蟾蜍、延胡索、虎杖、香菇多糖。

6. 肠道癌

白头翁、白花蛇舌草、肿节风、败酱草、地榆、八月札、薏苡仁、乳香、没药、郁金、苦参。

7. 白血病

鸡血藤、千金子、仙鹤草、贯众、黄药子、青黛、莪术、旱莲草、白花蛇舌草、鸦胆子、斑蝥、商陆、葫芦素、地骨皮、水牛角。

8. 乳腺癌

蒲公英、夏枯草、半枝莲、山慈菇、瓜蒌、郁金、蜈蚣、穿山甲、白花蛇舌草、露蜂房。

9. 子宫颈癌

天南星、白头翁、莪术、射干、龙葵、半枝莲、地榆、重楼、丹皮、马蔺子。

10. 膀胱癌

蟾蜍、白英、常山、杏仁、苦参、山豆根、淫羊藿、桑寄生、白花蛇舌草、瞿麦、地榆炭、仙鹤草。

11. 其他恶性肿瘤

白花蛇舌草、威灵仙、藤梨根、莪术、白英、冬凌草、卷柏、茜草、姜黄、女贞子、红景天、补骨脂、赤芍、茯苓、全蝎、防己、三七、紫草、山茱萸、生牡蛎、昆布、穿山甲、孩儿茶、藤黄、茵芋、樗鸡。

五、十四脏腑标本虚实寒热用药式

中国传统医学通过望、闻、问、切诊察患者的证候表现特征，分析患者"六淫七情"致病因素，推断人体脏腑经络的虚实、寒热、气血、津液的病变性质，恰当运用汗、吐、下、和、温、清、消、补之法辨证施治。"十四脏腑标本虚实寒热用药式"是在金·张元素"脏腑标本虚实寒热用药式"的基础上增加"奇恒之府"，结合"督脉""任脉"生理病理，进一步充实完善而成，可作为临床辨证诊断、合理用药、有效治疗的基础范例。

（一）肝部

肝，藏魂，属木，胆火寄于中。主血，主目，主筋，主呼，主怒。

本病：诸风眩晕，僵仆、强直、惊、痫，两胁肿痛、胸胁满痛，呕血，小腹疝痛，症瘕，女人经病。

标病：寒热疟状，头痛吐涎，目赤面青多怒，嗌干痰核，耳鸣、耳聋，颊肿；筋挛、卵缩，丈夫㿉疝；女人少腹肿痛，阴病。

有余泻之。

泻子：栀子、黄连、丹皮、甘草。

行气：香附、川芎、瞿麦、牵牛、川楝子、青皮、橘叶。

行血：红花、鳖甲、郁金、桃仁、莪术、三棱、穿山甲、大黄、水蛭、虻虫、苏木。

凉肝：羚羊角、钩藤、水牛角、山羊角、青葙子、罗布麻。

镇惊：铁落、珍珠、牡蛎、代赭石、夜明砂、龙骨、石决明、磁石。

疏郁：郁金、柴胡、半夏、厚朴、苏梗、木蝴蝶、刺蒺藜。

搜风：羌活、荆芥、薄荷、蔓荆子、白花蛇、独活、防风、乌头、白附子、僵蚕、蝉蜕。

症瘕攻之。

散结：白花蛇舌草、冬凌草、半枝莲、三尖杉、红景天。

破瘀：莪术、白英、蜂房、斑蝥。

不足补之。

补母：枸杞、杜仲、狗脊、熟地黄、苦参、草薢、阿胶、菟丝子。

补血：当归、何首乌、牛膝、续断、白芍、血竭、没药、川芎。

补气：天麻、柏子仁、白术、菊花、细辛、密蒙花、决明子、谷精草。

温阳：附子、生姜、乌药、肉桂、吴茱萸、白豆蔻。

滋肝：女贞子、旱莲草、白芍、地黄、菊花、阿胶、桑葚子、龟板、鳖甲。

本热寒之。

泻木：芍药、乌梅、泽泻。

泻火：黄连、龙胆草、夏枯草、黄芩、白蒿、苦茶、猪胆。

攻里：大黄、芦荟。

凉血：白及、侧柏炭、小蓟、血余炭。

标热发之。

清解：薄荷、升麻、葛根、牛蒡子、桑叶、伸筋草、川楝子。

和解：柴胡、半夏、紫苏叶。

标寒解之。

解肌：桂枝、麻黄、防风。

散寒结：乌药、香附、荔枝核、橘核。

（二）心部

心藏神，为君火。包络为相火，代君行令，开窍于舌。主血，主言，主汗，主笑。

本病：诸热瞀瘛，惊惑谵妄烦乱，啼笑骂詈，胸痹，怔忡，健忘，失眠，诸痛痒疮。

标病：肌热，畏寒战栗，舌不能言，面赤，目黄，舌疮，手心烦热，胸胁满，痛引腰背肩胛肘臂。

火实泻之。

泻子：黄连、大黄、土茯苓。

气：甘草、防己、赤茯苓、木通、黄柏。

血：丹皮、生地黄、玄参。

心血瘀阻：丹参、芎䓖、瓜蒌、红花。

镇惊：朱砂、龙齿、牡蛎、牛黄、紫石英、磁石。

神虚补之。

补母：细辛、乌梅、酸枣仁、龙眼肉、生姜、陈皮。

益心气：人参、苦参、葶苈子、绞股蓝、茯苓、茯神、远志、石菖蒲。

养心通脉：熟地黄、当归、三七、毛冬青、没药。

本热寒之。

泻火：黄芩、竹叶、麦冬、芒硝、炒盐。

痰热：天竺黄、胆南星、羚羊角。

凉血：生地黄、栀子、丹皮、紫草、玄参、青黛、槐花。

祛风：地肤子、白鲜皮、蝉蜕、蛇床子。

标热发之。

发散：薄荷、大青叶、牛黄、莲子心、苦菜、甘草、桑枝、龙脑。

标寒散之。

祛寒湿：桂枝、独活、海风藤、蚕砂、五加皮。

（三）脾部

脾，藏意，属土，为万物之母，主营卫，主味，主肌肉，主四肢。

本病：诸湿肿胀，痞满噫气，大小便闭，黄疸痰饮，吐泻霍乱，心腹痛，饮食不化，面色为之变。

标病：身体胕肿，重困嗜卧，四肢不举，舌本强痛，唇疮，足大趾不用，九窍不通，诸痉项强。

土实泻之。

泻子：防风、桑白皮、葶苈子、莱菔子。

下水湿：大黄、王瓜根、大腹皮、大戟、千金子、芫花。

土虚补之。

补母：桂心、茯苓。

气：党参、太子参、黄芪、升麻、葛根、甘草、陈皮、藿香、缩砂仁、木香、扁豆。

血：白术、苍术、白芍药、胶饴、大枣、黄精、木瓜、乌梅、蜂蜜。

本湿除之。

燥中宫：白术、苍术、陈皮、半夏、吴茱萸、香薷、草豆蔻、白芥子。

洁净府：木通、赤茯苓、猪苓、藿香、冬葵子。

标湿渗之。

开鬼门：葛根、苍术、麻黄、独活。

标热散之。

清热：栀子、积雪草、水芹、路路通、威灵仙。

（四）肺部

肺藏魄，属金，总摄一身元气，开窍于鼻，主闻，主哭，主皮毛。

本病：诸气膹郁，诸痿喘呕，气短，咳嗽上逆，咳唾脓血，咽痛，鼻衄，鼻渊，不得卧，小便数而欠，遗失不禁。

标病：洒淅寒热，伤风自汗，皮憔，肩背痛冷，臑臂前廉痛。

气实泻之。

泻子：泽泻、葶苈子、桑白皮、地骨皮。

渗湿：半夏、白茯苓、薏苡仁、木瓜、橘皮、苍耳子。

泻火：粳米、射干、石膏、寒水石、知母、诃子。

通滞：枳壳、薄荷、生姜、木香、厚朴、杏仁、桔梗、紫苏梗。

气虚补之。

补母：甘草、人参、升麻、灵芝、黄芪、山药、罗汉果。

润燥：麦门冬、川贝母、百合、天花粉、天门冬、葳蕤、蛤蚧、阿胶。

敛肺：乌梅、粟壳、五味子、白芍、五倍子。

本热清之。

清金：黄芩、知母、麦冬、栀子、沙参、紫菀、天门冬。

清气：鱼腥草、锦灯笼、败酱、木蝴蝶、胖大海。

本寒温之。

温肺：丁香、薤白、藿香、白芷、款冬花、百部、檀香、白豆蔻。

标寒散之。

解表：麻黄、葱白、紫苏叶、余甘子、鹅不食草。

散寒：附子、防风、老鹳草。

（五）肾部

肾藏志，属水，为天一之源，开窍于耳，主听，主骨，主二阴。

本病：诸寒厥逆，骨痿腰痛，腰冷如冰，足胕肿寒，少腹满急，疝瘕，耳鸣，耳聋，遗精，阳痿，大便闭、泄，吐利腥秽，水液澄彻清冷不禁，消渴引饮。

标病：发热不恶热，头眩头痛，咽痛舌燥，脊股内后廉痛。

水强泻之。

泻水：大戟、牵牛子、商陆。

泻腑：泽泻、猪苓、车前子、防己、茯苓皮。

水弱补之。

补母：人参、山药、鹿衔草、黄精、益智仁。

气：肉苁蓉、蛇床子、菟丝子、淫羊藿、原蚕蛾、桑寄生、补骨脂、石菖蒲、砂仁。

血：黄精、枸杞、熟地黄、锁阳、山茱萸、阿胶、五味子。

滋阴：黄柏、知母、生地、玄参、苦参、旱莲草、女贞子。

本寒温之。

温里：附子、干姜、肉桂、蜀椒、白术、蚕砂、狗脊、伸筋草。

标寒解之。

解表：麻黄、细辛、独活、桂枝。

祛痹：杜仲、狗脊、木瓜、细辛、白芷、当归、川芎、乌梢蛇。

标热凉之。

清热：玄参、黄柏、射干、连翘、蝉蜕、竹叶、甘草、猪肤。

（六）命门部

命门为先天真火之原，天地之始，藏精生血，主三焦元气，主司精气神。

本病：前后癃闭，气逆，里急疝痛。奔豚，消渴，膏淋，精漏精寒，赤白浊，溺血，崩中带漏。

火强泻之。

泻相火：黄柏、知母、牡丹皮、地骨皮、生地黄、茯苓、玄参、寒水石。

火弱补之。

益阳：附子、肉桂、破故纸、川乌头、天雄、阳起石、巴戟天、覆盆子。

益气：胡桃、益智仁、当归、蛤蚧、沉香、乌药、小茴香。

精脱固之。

涩精：牡蛎、芡实、金樱子、五味子、远志、山茱萸、蛤蚧、龙骨、鹿茸、覆盆子。

止带漏：苍术、秦皮、鸡冠花、白果、白扁豆、黄芪、乌贼骨、阳起石、金樱子、血余炭、地榆炭、仙鹤草。

（七）三焦部

三焦为相火之用，分布命门元气，主升降出入，游行天地之间，总领五脏六腑营卫经络上下左右之气，号中清之府，上主纳，中主化，下主出。

本病：诸热瞀瘈，暴病暴卒暴喑，躁扰狂越，谵妄惊骇，诸血溢血泄，诸气逆冲上，诸疮疡痘疹瘤核。

上热则喘满，诸呕吐酸，胸痞胁痛，食饮不消，头上出汗。

中热则善饥而瘦，解㑊，中满，诸胀腹大，诸病有声，鼓之如鼓，上下关格不通，霍乱吐利。

下热则暴注下迫，水液浑浊，下部肿满，小便淋沥或不通，大便闭结，下痢。

上寒则吐饮食痰水，胸痹，前后引痛，食已还出。

中寒则饮食不化，寒胀，反胃吐水，湿泻不渴。

下寒则二便不禁，脐腹冷，疝痛。

标病：发热，微恶风寒，战栗如丧神守，耳鸣、耳痛，嗌肿喉痹，诸病胕肿，疼酸惊骇，手小指次指不用。

实火泻之。

汗：麻黄、柴胡、葛根、荆芥、升麻、薄荷、羌活、石膏。

吐：瓜蒂、食盐、齑汁。

下：大黄、芒硝、枳实、火麻仁。

清痰热：胆南星、竹沥、天竺黄、僵蚕、磁石。

虚火补之。

上焦：人参、薤白、姜半夏、天雄、桂心。

中焦：党参、黄芪、丁香、木香、草果、荜茇。

下焦：附子、肉桂、人参、沉香、乌药、破故纸。

本热寒之。

上焦：黄芩、大青叶、栀子、知母、玄参、枳壳、陈皮、生地黄。

中焦：黄连、木香、荷叶、连翘、生地黄、石膏、大腹皮、车前子。

下焦：黄柏、知母、生地黄、萆薢、滑石、牡丹、地骨皮、白头翁。

标热，宜宣透表邪。

辛凉解表：菊花、桑叶、金银花、桔梗、芦根、牛蒡子、鱼腥草、胖大海、鸭跖草。

（八）胆部

胆属木，为少阳相火，发生万物；为决断之官，十一脏之主。主同肝。

本病：口苦，呕苦汁，善太息，憺憺如人将捕状，目昏，不眠。

标病：寒热往来，疟病，胸胁痛，耳痛鸣聋，瘰疬结核马刀，足小指次指不用。

实火泻之。

泻胆：龙胆草、牛胆、猪胆、生蕤仁、生酸枣仁、黄连、浙贝母、黄药子。

解郁：百合、柴胡、郁金、青皮、合欢皮、夜交藤。

虚火补之。

温胆：人参、细辛、白豆蔻、半夏、炒蕤仁、当归、枸杞。

益气：刺五加、炒酸枣仁、灵芝、沙苑子、石菖蒲。

本热平之。

降火：黄芩、胆南星、黄连、茵陈、芍药、连翘、甘草、生地黄。

镇静：磁石、牡蛎、龙齿、珍珠母。

标热和之。

和解：柴胡、芍药、黄芩、半夏、甘草、葛根、千里光、连翘。

散结：山慈菇、牡蛎、海藻、夏枯草、土贝母、冬凌草。

（九）胃部

胃属土，主容受，为水谷之海。

本病：噎膈反胃，中满嘈杂，呕吐泻痢，霍乱腹痛，消中善饥，不消食，伤饮食，胃管当心痛，支两肋。

标病：发热蒸蒸，寒热，发狂谵语，唇上生疮，咽痹，上齿痛，口眼㖞斜，鼻痛衄衊，赤髅。

胃实泻之。

吐：豆豉、藜芦、常山、瓜蒂、郁金、苦参、盐汤、苦茶。

下痰滞：大黄、槟榔、半夏、青礞石、牵牛子、千金子。

泻湿热：大黄、芒硝、黄芩。

消食积：神曲、山楂、阿魏、郁金、三棱、鸡内金、巴豆。

行气滞：紫苏梗、莱菔子、郁金、半夏、厚朴。

胃虚补之。

胃气虚：苍术、白术、白首乌、茯苓、橘皮、生姜。

胃阴虚：麦冬、石斛、生地黄、葳蕤。

胃虚寒：干姜、附子、草果、肉桂、丁香、肉豆蔻、人参、黄芪。

本热寒之。

降火：石膏、地黄、黄连、水牛角、栀子、龙胆草、枳实、水红花子。

标热解之。

解表：桑叶、大青叶、防风、苦菜、小蓟、淡竹叶。

清气分热：生石膏、知母、甘草、粳米。

清热搜风：羖羊角、钩藤、玳瑁、全蝎、牛黄、天竺黄。

（十）大肠部

大肠属金，主变化，为传送之官。

本病：大便闭结，泄痢，下血，里急后重，疽痔，脱肛，肠鸣而痛。

标病：齿痛，喉痹，颈肿，口干，衄衊，目黄，手大指次指痛，宿食发热寒栗。

肠实泻之。

热：大黄、芒硝、桃花、牵牛、巴豆、郁李仁、石膏。

气：枳壳、木香、橘皮、槟榔。

肠虚补之。

气：皂荚、冬葵子。

燥：桃仁、麻仁、杏仁、地黄、乳香、松子、当归、肉苁蓉。

湿：白术、苍术、半夏、山药、薏苡仁。

陷：升麻、葛根、木瓜。

脱：龙骨、诃子、粟壳、乌梅、赤石脂、禹余粮、石榴皮、白垩。

本热寒之。

清热：秦艽、槐角、地黄、白头翁、黄连、黄芩。

本寒温之。

温里：干姜、附子、肉豆蔻。

标热解之。

解表：柴胡、葛根、石膏、地锦草、锦灯笼、木蝴蝶、白茅根、神曲、茵陈。

（十一）小肠部

小肠主泌别水谷，为受盛之官。

本病：大便水谷利，小便短，小便闭，小便血，小便自利，大便后血，小肠气痛，宿食，夜热旦止。

标病：身热恶寒，嗌痛颔肿，口糜耳聋。

实热泻之。

气：木通、猪苓、滑石、瞿麦、泽泻、灯心草。

血：生地黄、蒲黄、赤茯苓、牡丹皮、栀子。

虚寒补之。

气：白术、吴茱萸、小茴香、砂仁、神曲、扁豆。

血：肉桂、延胡索、当归、何首乌、熟地、旱莲草。

本热寒之。

降火：黄柏、黄芩、黄连、萹蓄、连翘、栀子、仙鹤草。

标热解之。

解表：薄荷、防风、桔梗、牛蒡子、板蓝根、龙胆草、鹅不食草、淡竹叶。

（十二）膀胱部

膀胱主津液，为胞之府，气化乃能出，号州都之官。

本病：小便淋沥，或短数，或砂石，或黄赤，或白，或遗失，或气痛。

标病：发热恶寒，头痛，目似脱，项如拔，腰脊强、痹痛、鼻窒、足小指不用。

实热泻之。

泻火：通草、滑石、猪苓、泽泻、茯苓。

排石：石韦、海金沙、金钱草、猫须草、滑石。

下虚补之。

滋阴清热：黄柏、知母、牛膝。

温气散寒：升麻、桔梗、益智仁、乌药、山茱萸。

补气：胡芦巴、补骨脂、黄芪、山药、桑螵蛸、榆白皮、藁本。

本热利之。

清热泻火：生地黄、萹蓄、茵陈、黄柏、牡丹皮、地骨皮。

标寒发之。

发表：麻黄、桂枝、羌活、防己、苍耳子、辛夷、木贼。

标病散之。

散瘀：川芎、徐长卿、延胡索、孔公孽、爵床。

祛风湿：络石藤、羌活、独活、海桐皮、千年健、鹿藿、石南。

（十三）脑部

脑为髓之海，元神之府，通于督脉。脑（心经循目系入脑），亦为君火。主心神，主人体能动、感知与思维。

本病：失志，头风，脊强，惊风，癫痫，偏枯，口眼歪斜，舌不能言，肢体麻木，眩晕，视盲，脑鸣，健忘，失眠，腹部隐痛（心经，下膈络小肠）。

火实泻之。

泻子：黄连、大黄、水牛角。

清痰热：天麻、天竺黄、僵蚕、胆南星、青礞石、磁石。

散风邪：防风、羌活、独活、桑叶、黄瓜叶、石榴叶。

搜风止痉：钩藤、全蝎、僵蚕、地龙、蜈蚣、天麻。

化瘀：水蛭、地龙、郁金、丹参、川芎、红花、鸡血藤。

神虚补之。

补母：酸枣仁、龙眼肉、白首乌、山茱萸、五味子、槲寄生。

益元神之气：黄芪、银杏叶、葛根、茯神、石菖蒲、麝香、沉香、琥珀。

本热寒之。

泻火：莲子心、麦冬、冰片、菊花、薄荷。

凉血：生地黄、栀子、羚羊角、牛黄、黄精、茜草。

（十四）胞宫部

胞宫为女性之府，为任脉之所始。主性征，主行经、妊娠。为肝、脾、肾所奉养。

本病：经早，经迟，痛经，崩漏，带下，瘕聚，不孕，脏躁证，围产期病，产后病，乳房结节或胀痛，逆经、阴痒、阴疮。

实则泻之。

泻火：黄柏、黄芩、红藤、秦皮。

解郁：柴胡、郁金、苏叶、玫瑰花、香附、延胡索。

化瘀：益母草、桃仁、红花、丹参、川芎、月季花、川牛膝。

散结：青皮、橘叶、丝瓜络、蒲公英、夏枯草、郁金、王不留行。

降逆止血：竹节参、藕节、飞廉。

虚则补之。

补血：当归、何首乌、鸡血藤、紫河车、阿胶、酸枣仁。

益气：黄芪、人参、升麻、白术、巴戟天、菟丝子、蛇床子、淫羊藿、鹿茸。

收敛：白芍、覆盆子、鸡冠花、五倍子、龙骨、乌贼骨、荆芥炭。

本热寒之。

清解：蒲公英、金银花、茜草、槐角、苦参、地肤子。

清气：川楝子、百合、知母、败酱草、夏枯草、胡黄连。

凉血：生地黄、栀子、丹皮、地骨皮、鳖甲、仙鹤草、槐花。

本寒温之。

温宫：桂枝、乌药、肉桂、艾叶、炮姜、附子、阳起石。

六、五运六气二十四节气调养法

五运六气，是以中医五行学说和天文知识为基础，研究自然界气候变化对人体发病及其病情转归影响的一门科学。

五行，指木、火、土、金、水，它们之间有相生、相克关系。相生：木生火，火生土，土生金，金生水，水生木。相克：木克土，土克水，水克火，火克金，金克木。它们之间还会发生乘侮关系，乘是克之太过，如木乘土，土乘水，水乘火，火乘金，金乘木。侮是指反克，如木本来克土，由于木有不足，土反而侮木，其他如水侮土，火侮水，金侮火，木侮金。见附图 6 - 1。

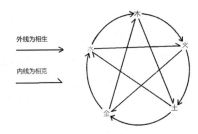

外线为相生

内线为相克

图 6 - 1　五行生克示意图

（一）五运

五运，是指木运、火运、土运、金运、水运的简称。五运用来标示不同年份和不同节令的气候变化，包括岁运、主运、客运。

季节气候与五行的关系，是春温属木，夏热属火，长夏湿属土，秋燥属金，冬寒属水。在人体五脏，肝属木，心属火，脾属土，肺属金，肾属水。五行与自然界以及人体的归类推演还包括很多方面，见附表 6 - 1。

表 6 - 1　五行属性推演和归类表

自然界							五行	人体						
五音	五味	五色	五化	五气	五季	五方		五脏	六腑	五官	形体	五液	情志	五声
角	酸	青	生	风	春	东	木	肝	胆	目	筋	泪	怒	呼
徵	苦	赤	长	暑	夏	南	火	心	小肠	舌	脉	汗	喜	笑
宫	甘	黄	化	湿	长夏	中	土	脾	胃	口	肉	涎	思	歌
商	辛	白	收	燥	秋	西	金	肺	大肠	鼻	皮毛	涕	悲	哭
羽	咸	黑	藏	寒	冬	北	水	肾	膀胱	耳	骨	唾	恐	呻

1. 岁运

岁运反映全年的气候物化特点及人体发病特征，可以区别年与年之间气候、物候及疾病的差异。

古代以 60 年为一甲子，一个甲子代表五运六气变化的一个周期。以二十八星宿为标示，观测天象，揭示五运六气的运行规律。《素问·天元纪大论》云："甲己之岁，土运统之；乙庚之岁，金运统之；丙辛之岁，水运统之；丁壬之岁，木运统之；戊癸之岁，火运统之。"即凡是年干是甲年或己年，岁运就是木运；凡是乙庚之年，岁运是金运；凡是丙辛之年，岁运是水运；凡是丁壬之年，岁运是木运；凡是戊癸之年，岁运是火运。2018 年为戊戌年，火运太过，出现 60 年不遇的高温年，夏热持续时间之长、温度之高实属少见。

每年的岁运从大寒节前后起运。岁运有太过和不及之分，每逢甲、丙、戊、庚、壬属阳干之年，为太过之年；每逢乙、丁、己、辛、癸属阴干之年，为不及之年。对于太过不及之年的气候变化规律，《素问·气交变大论》中有明确阐述，指出："岁木太过，风气流行"，"岁火太过，炎暑流行"，"岁土太过，雨湿流行"，"岁金太过，燥气流行"，"岁水太过，寒气流行"；"岁木不及，燥气流行"，"岁火不及，寒乃大行"，"岁土不及，风乃大行"，"岁金不及，炎火乃行"，"岁水不及，湿乃大行"。虽然有太过不及，但是按照五行的生克规律，自然界气候自稳调节机制会有胜复现象，维持相对平衡状态。

2. 主运

主运，是指一年中再分为五时之运，即木为初运应春，火为二运应夏，土为三运应长夏，金为四运应秋，水为终运应冬。一年五运也不是恒定不变的，古人用五音角、徵、宫、商、羽，太、少相生来形容每运的太过与不及。五音配五运，角属木运，徵属火运，宫属土运，商属金运，羽属水运。凡是年干为甲、乙、丙、壬、癸的，每年的初运为太角，二运为少徵，三运为太宫，四运为少商，终运为太羽。凡是年干为丁、戊、己、庚、辛的，每年的初运为少角，二运为太徵，三运为少宫，四运为太商，终运为少羽。木运称为角主风，火运称为徵主热，土运称为宫主湿，金运称为商主燥，水运称为羽主寒，这是每年的正常气候变化。

3. 客运

客运，是指一年五时异常气候变化的五运之气。

确定客运方法是：先以年干定岁运，再以岁运的太过或不及来确定客运的初运及其太少。如甲年，岁运是土运太过，那么，客运的初运就是太宫，然后，以太宫为基础，以太少相生向后推求至羽，即是：

太宫→少商→太羽

初运→二运→三运

四运要从太宫往前推求至角，生太宫的是少徵，生少徵的是太角，甲年的客运即是：

太宫→少商→太羽→太角→少徵

初运→二运→三运→四运→终运

如果确定丙年客运及其太少，丙年的岁运为水运太羽，初运就是太羽，五运如下：

太羽→太角→少徵→太宫→少商

初运→二运→三运→四运→终运

客运的运气与主运、岁运相互作用，形成不同的气候。依据五行生克制化规律推断每年、每一时节的气候特征，用于防治疾病。

（二）六气

六气，指风、热、火、湿、燥、寒六种气候变化。六气分类，包括主气、客气、客主加临。主气用于测气候之常，客气用以测气候之变，客主加临是把主气和客气相结合，进一步分析气候变化及其对生物的影响。

1. 主气

主气，能反映一年六个时段的气候变化规律。初之气从大寒之日算起，经立春、雨水、惊蛰，共四个节气；二之气主春分、清明、谷雨、立夏四个节气；三之气主小满、芒种、夏至、小暑四个节气；四之气主大暑、立秋、处暑、白露四个节气；五之气主秋分、寒露、霜降、立冬四个节气；终之气主小雪、大雪、冬至、小寒四个节气。初之气，由厥阴风木所主；二之气，少阴君火之气所主；三之气，少阳相火所主；四之气，太阴湿土之气所主；五之气，阳明燥金之气所主；终之气，太阳寒水所主。

2. 客气

客气，能反映一年六个时段的异常气候变化规律。客气也分别主六时，六部运行规律是先三阴后三阳，即一阴厥阴风木，二阴少阴君火，三阴太阴湿土，一阳少阳相火，二阳阳明燥金，三阳太阳寒水。客气的六气运行，六年一周期。每年因司天之气的不同，客气的运行也有区别。

司天象征在上，主上半年的气候变化，也称岁气。每逢年支为子、午，司天之气为少阴；年支逢丑、未，司天之气为太阴；年支逢寅、申，司天之气为少阳；年支逢卯、酉，司天之气为阳明；年支逢辰、戌，司天之气为太阳；年支逢巳、亥，司天之气为厥阴。确定司天之气的歌诀为：子午少阴为君火，丑未太阴临湿土，寅申少阳相火旺，卯酉阳明燥金所，辰戌太阳寒水边，巳亥厥阴风木主。

例如：司天在泉位置图是一个圆图。年支是子年或午年的年份，司天之气为少阴君火，即少阴君火位于上部的三之气的位置；与司天之气相对应的下部为阳明燥金，是在泉之气，即终之气的位置；从司天之气逆时针方向推，司天之气的右下方是二之气，即厥阴风木，称右间气；继续逆时针推是初之气，即太阳寒水,这一位置也是在泉的左边,称左间气;司天之气的左下方是四之气,即太阴湿土,称司天的左间气;在泉之气的右上方是五之气,即少阳相火,称在泉的右间气。见附图6-2。

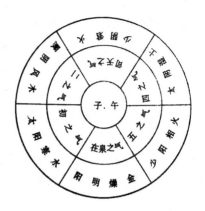

图6-2 子午年司天在泉图

年支是丑年或未年的年份,其司天在泉位置图:司天之气为太阴湿土,那么,按照客气三阴三阳顺时针变化规律,便求出其余五气,即初之气厥阴风木,二之气少阴君火,四之气少阳相火,五之气阳明燥金,终之气也就是在泉之气为太阳寒水。

左右间气的确立,司天之气是面北而立定左右,在泉之气是面南而立定左右。反映了司天之气为阳,在泉之气为阴;上为阳,下为阴;南方热为阳,北方寒为阴。

司天之气每年按逆时针方向迁移一步,即今年的司天之气,明年则迁移为司天的右间气,即成为二之气。其余五步依次类推,六年一周期。见附图6-3。

客气,伴随阴阳的相互转化、五行的生克制化,形成了有所胜必有所复的自然规律。《素问·五常政大论》指出:"微者复微,甚者复甚,气之长也。"客气主自然界异常的气候变化,胜气

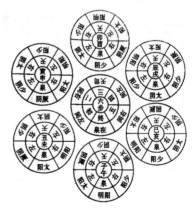

图6-3 司天在泉左右间气位置图

与复气的相互制约，一般能够维持气候的相对稳定。

司天之气有时不迁正、不退位，使气化失常；左右间气"升降不前，气交有变"；均可出现异常气候导致疾病。

3. 客主加临

客气和主气两者合并研讨气候变化的规律，称为客主加临。一是看主客之气是否相得，"气相得则和，不相得则病"。二是在不相得中，是否有相克关系，如果主气制胜客气，易于发病。三是在相得中，如果客气相火加临于主气君火之上，则为逆。

（三）运气相合分析天气变化与发病

综合分析岁运、主运、客运、主气、客气，探讨天时气候的变化，推测其与人体生理病理改变的关系，是五运六气学说的主要内容之一。

1. 运气同化

在 60 年中，有 26 年五运和六气出现五行属性相同的情况，称为运气同化。见附表 6 - 2。

表 6-2　　　　　　六十甲子运气同化表

甲子	乙丑	丙寅	丁卯 岁会	戊辰	己巳	庚午 同天符	辛未 同岁会	壬申 同天符	癸酉 同岁会
甲戌 岁会 同天符	乙亥	丙子 岁会	丁丑	戊寅 天符	己卯	庚辰	辛巳	壬午	癸未
甲申	乙酉 天符 岁会 太一天符	丙戌 天符	丁亥 天符	戊子 天符	己丑 天符 岁会 太一天符	庚寅	辛卯	壬辰	癸巳 同岁会
甲午	乙未	丙申	丁酉	戊戌	己亥	庚子 同天符	辛丑 同岁会	壬寅 同天符	癸卯 同岁会
甲辰 岁会 同天符	乙巳	丙午	丁未	戊申 天符	己酉	庚戌	辛亥	壬子	癸丑
甲寅	乙卯 天符	丙辰 天符	丁巳 天符	戊午 天符 岁会 太一天符	己未 天符 岁会 太一天符	庚申	辛酉	壬戌	癸亥 同岁会

天符年，是该年岁运的五行属性与司天之气的五行属性相同。己丑、己未，岁运是土运，司天是太阴湿土；戊寅、戊

申、戊子、戊午，岁运是火运，司天是少阳相火、少阴君火；丁巳、丁亥，岁运是木运，司天是厥阴风木；丙辰、丙戌，岁运是水运，司天是太阳寒水；乙卯、乙酉，岁运是金运，司天是阳明燥金；共 12 个天符年。

岁会年，是该年岁运的五行属性与年支的五行方位属性相同。甲辰、甲戌、己丑、己未、乙酉、丁卯、戊午、丙子，共 8 个岁会年。

同天符年，凡阳干之年，太过岁运的五行属性与客气的在泉之气五行属性相同的年份，称为同天符年。甲辰、甲戌、壬寅、壬申、庚子、庚午，共 6 个同天符年。

同岁会年，凡阴干之年，不及的岁运五行属性与客气在泉之气的五行属性相同的年份，称为同岁会。癸巳、癸亥、辛丑、辛未、癸卯、癸酉，共 6 个同岁会年。

太乙天符年，指既是天符年，又是岁会年的年份，又称"太一天符"。戊午、乙酉、己丑、己未，共 4 个太乙天符年。

天符、岁会、同天符、同岁会、太乙天符，这些运与气相同的年份，由于彼此之间同气化合，没有胜复，失去相互制约，可能会造成一气偏胜独治的异常气候现象，容易给人体及自然界生物造成一定的危害。

2. 运气异化

除去以上运气同化的年份以外，有 34 个年份运与气异化。综合分析运与气异化的五行生克关系来推求运与气的偏胜偏衰，以研究气候变化。若运生气或运克气，称为运盛气衰；运生气，为小逆；运克气，为不和。若气生运或气克运，称为气盛运衰；岁运不及之年，气克运，为天刑；岁运太过之年，气生运，为顺化。顺化之年气候变化较平和，小逆及不和之年气候变化较大，天刑之年气候变化较剧烈。

3. 平气之年

该年份气运既非太过，又非不及，称为平气之年。如戊辰年，岁运是火运太过，被司天之气的太阳寒水所制约，则成为平气之年。还有戊戌、庚寅、庚申、庚午、庚子年也是平气之年。如辛卯、辛酉年岁运水运不及，但得卯酉阳明燥金司天，又得卯酉西方金位，金能生水，则成为平气之年。再如岁运不及之年，若年干的"阴"与大寒日初气所始之日、时的"阳干"相合，也是平气之年，称为干德符。平气之年的运气变化也是有常有变，不能理解为恒定不变的固定规律。

以上简要介绍五运六气的基础知识，如要具体、深入地研究，请参阅《黄帝内经·素问》有关章节，或阅读高等教育规划教材《中医运气学》。

（四）人体在不同节气的证候特征

气候条件的变化影响人体生理病理，不良的生活环境促发疾病，用五运六气的运气学说推算每一年度具体气候的变化特征，其准确率大约不会超过80%。而针对不同气候条件下人体发病的特征及规律，采用辨证施治的治疗方法，其有效率肯定超过80%。所以，研究春夏秋冬气候变化过程中人体证候特点，更为重要。下面参考《内经》有关内容及临床不同季节常见证候，分析一般情况下六气更替引发疾病的特征。

初之气　风木

大寒　风寒客于人而为热（《内经》），指或趾时麻木。

立春　肝木主政（《内经》），中风偏枯。

雨水　病胁下满（《内经》），嗌干善怒（《内经》）。

惊蛰　脉始弦（《内经》），眼痒干涩。

二之气　君火

春分　皮疹风痒，春生温病（《内经》）。

清明　舌疮，心火主政（《内经》），病颈项。

谷雨　舌尖红，心烦。

立夏　目赤，毛孔开。

三之气　相火

小满　夏脉勾（《内经》），病瞤瘛（《内经》）。

芒种　口疮，不嗜食（《内经》）。

夏至　一阴生（《内经》），夏生飧泄（《内经》）。

小暑　脾土主政（《内经》），身体怠惰，病痞（《内经》）。

四之气　湿土

大暑　湿痒，视膜，目眵。

立秋　烦躁（《内经》），湿泄。

处暑　烦热，秋必痎疟（《内经》）。

白露　肺金主政（《内经》），皮皱毛稀。

五之气　燥金

秋分　秋脉毛（《内经》），口燥。

寒露　目䀮䀮无所见（《内经》），尿始多。

霜降　关节痛，时咳短气（《内经》）。

立冬　筋急挛痛，脉始石（《内经》）。

终之气　寒水

小雪　咽痛，唇干燥裂。

大雪　病胀十一月（《内经》），冬生咳嗽（《内经》）。

冬至　一阳生（《内经》），痿、厥（《内经》）。

小寒　咽核有痰，脊痛不能正立（《内经》）。

（五）二十四节气健康调养处方

《黄帝内经·四时刺逆从论篇》："春天，天气始升，地气始泄，冻解冰释，水行经通，故人气在脉。夏者，经满气溢，入孙络受血，皮肤充实。长夏者，经络盛，内溢肌中。秋者，天气始收，腠理闭塞，皮肤引急。冬者盖藏，血气在中，内著骨髓，通于五脏。是故邪气者，常随四时之气血而入客也，至其变化不可为度，然必从其经气，辟除其邪，除其邪则乱气不生。"此段经文，一是提出人体阴阳气血随四时气候的不同有所变化；二是指出病邪入侵人体因节气不同变化多端；三是倡导按照四时经气的不同"辟除其邪"，维护人体健康。

据考古研究，在山西省襄汾县4000多年前的陶寺遗址，我们的祖先就发明了13个石柱的观象台和圭表测影以观测节气的更替变化，到春秋战国及汉代，已经完善了"二十四节气"和"六气"理论。风、热、暑、湿、燥、寒六气代表了一年自然气候的特征性变化，每"气"分辖四个"节气"。孙星衍辑《神农本草经》中有如下附文：

立冬之日，菊、卷柏先生。为阳起石，桑螵蛸使。主腰脊，为之长。

立春之日，木兰、射干先生。为柴胡，半夏使。主头痛，四十五节。

立夏之日，蜚蠊先生。为人参，茯苓使。主腹中。七节，保神守中。

夏至之日，豕首、茱萸先生。为牡蛎，乌喙使。主四肢。三十二节。

立秋之日，白芷、防风先生。为细辛，蜀漆使。主胸背。二十四节。

孙星衍解释道："原注上此五条，出药对中，义旨渊深，非俗所究，虽莫可遵用，而是主统之本，故亦载之。"此五条，我辈实难全面领会，但是，从中可以窥测古人即有依据不同季节应用中药保身健体的尝试。

下面以144味中药组成24个保健处方，处方中所用中药基本都有轻身延年益寿作用，可谓有病治病、无病强身，供养生者在不同节气参考应用。这些保健处方主要适用于"平气之年"，如果是"天符、岁会、同天符、同岁会、太一天符"或者"天刑之年"气候变化较剧烈的情况下，不能机械地按照节气服用保健处方，而要根据气候变化的具体情况，选择与气候、证候相适应的方药，可参照以下章节："五运太过不及发病症治"和"六气司天在泉及客主加临发病症治"。注意：以下保健方一般每日煎服 1 次，1 剂中药喝 2 天，用于强身健体；如果治疗相应的病症，则每日 1 剂，早晚 2 次水煎服。

大寒

大寒羌活汤　羌活 6 g　蔓荆子 5 g　夏天无 3 g　天麻 10 g　鹿衔草 3 g　徐长卿 5 g

立春

立春参芪汤　人参 3 g　黄芪 8 g　升麻 5 g　姜黄 6 g　防风 5 g　川牛膝 10 g

雨水

雨水柴罗汤　柴胡 6 g　王不留行 8 g　罗汉果 6 g　鸡冠花 3 g　辛夷 3 g　木香 3 g

惊蛰

惊蛰菊花汤　菊花 6 g　罗布麻 6 g　龟甲 6 g 太子参 6 g 木贼 8 g　海藻 8 g

春分

春分蒺藜汤　刺蒺藜 6 g 地肤子 8 g 苍耳子 5 g 桔梗 6 g 知母 5 g 蒲公英 6 g

清明

清明薏仁汤　薏仁 4 g 刺五加 10 g 白首乌 8 g 飞廉 5 g　浮萍 3 g 旱莲草 5 g

谷雨

谷雨余甘子汤　余甘子 6 g 苦菜 8 g 熟地 6 g 合欢皮 8 g 蒲黄 5 g 淡竹叶 3 g

立夏

立夏牡蛎汤　牡蛎 10 g 芜蔚子 5 g 银杏叶 5 g 蛇床子 6 g 五加皮 6 g 银耳 6 g

小满

小满枸杞汤　枸杞3 g 夏枯草3 g 龙骨5 g 山茱萸8 g 肉苁蓉6 g 粳米20 g

芒种

芒种生地汤　生地15 g 拳参6 g 石斛6 g 莲子10 g 锁阳6 g 荷叶6 g

夏至

夏至灵芝汤　灵芝6 g 益智仁3 g 薏苡仁20 g 车前子6 g 马齿苋10 g 香蒲3 g

小暑

小暑香薷汤　香薷6 g 白术8 g 石菖蒲3 g 漏芦5 g 槐角3 g 葛根6 g

大暑

大暑竹节参汤　竹节参3 g 酸枣仁6 g 决明子6 g 芡实4 g 葶苈子8 g 积雪草6 g

立秋

立秋龙眼汤　龙眼肉8 g 山药15 g 绞股蓝6 g 秦皮4 g 芡实10 g 泽泻6 g

处暑

处暑白蒿汤　白蒿3 g 沙参6 g 柏子仁5 g 续断5 g 半枝莲6 g 莲子心3 g

白露

白露景天汤　红景天6 g 菟丝子6 g 远志3 g 茜草5 g 黑芝麻5 g 木耳5 g

秋分

秋分百合汤　百合8 g 女贞子6 g 茵陈3 g 楮实子5 g 地锦草5 g 大枣2 个

寒露

寒露沙苑子汤　沙苑子6 g 槲寄生6 g 何首乌8 g 麦冬6 g 丹参5 g 葡萄干10 g

霜降

霜降覆盆子汤　覆盆子6g独活6g海蛤壳10g火麻仁8g
西洋参3g蜂蜜20g

立冬

立冬黄精汤　黄精8g巴戟天6g牛膝5g补骨脂5g党参
3g冬葵子3g

小雪

小雪桑苍汤　桑葚子10g　玉竹6g连翘5g五味子3g仙
茅5g苍术6g

大雪

大雪紫菀汤　紫菀3g苏子4g茯苓8g板蓝根10g鹿角
胶4g沉香3g

冬至

冬至羊肉汤　羊肉250g肉桂3g杜仲6g猪苓8g生姜3
片　花椒1g

小寒

小寒天冬汤　天门冬10g蓝实3g络石藤6g淫羊藿6g三
七2g核桃仁6g

（六）异常气候变化的参考用药

五运六气即自然界天地阴阳的生态变化对人体健康和疾病
的影响，《素问·至真要大论篇》《素问·气交变大论篇》《素
问·本病论篇》均有详细的论述。在实际应用过程中，要注意
因时、因地、因人施治，灵活掌握，随机达变，顺天以察运，
因变而求气，不可拘泥。宋·陈言《三因极一病证方论》所载
《五运时气民病证治》、《六气时行民病证治》，阐述《内经》
五运六气之旨，弘扬施治之方药，其选撰方剂大多实用，可斟
酌借鉴。《素问·气交变大论篇》云："善言天者，必应于人；
善言古者，必验于今；善言气者，必彰于物；善言应者，同天

地之化；善言化言变者，通神明之理。"以下气候异常变化用药是遵循陈氏观念，便于现代临床用药者参考的一种尝试。

五运太过不及发病症治

木运太过之年：飧泄，食减，体重烦冤，肠鸣腹支满，四肢重滞；善怒，眩晕，胁痛。治以：白术、茯苓、黄连、柴胡、牡蛎、陆英。

木运不及之年：胠胁少腹痛，中清肠鸣，溏泻；复则病寒热疮疡、痱、疹、痈、痤；咳嗽而鼽。治以：元胡、乌梅、党参、山药；复则：黄柏、丹皮、徐长卿、浙贝母。

火运太过之年：胸中痛，少气咳喘，咳血，便血；狂妄，嗌干耳聋，身热骨痛，疮疡。治以：鬼箭羽、前胡、仙鹤草、铁落、葛根、络石藤。

火运不及之年：郁冒朦昧，心痛暴喑；胸中痛，胁支满，两胁痛，膺背肩胛间痛；复则病腹满，食不下，寒中肠鸣，泄注腹痛；痿痹，足不任身。治以：石菖蒲、桔梗、丹参、乳香；复则：干姜、荜茇、陈皮、补骨脂、仙茅。

土运太过之年：中满食减，腹满痛，溏泻，肠鸣，肌肉萎，足痿，脚下痛，四肢不举；意不乐，体重烦冤。治以：附子、香薷、薏苡仁、白豆蔻、五加皮。

土运不及之年：痞满，飧泄霍乱，体重腹痛，筋骨繇复，寒中，肌肉瞤酸，善怒；复则病胸胁暴痛，下引少腹，善太息，食少失味。治以：藿香、吴茱萸、木瓜、白芍；复则：川楝子、乌药、青皮、白术。

金运太过之年：两胁满痛引少腹，喘咳逆气，咳甚血溢；目赤痛，眦疡，耳无所闻，胸痛引背，胠胁痛不可反侧，下肢疼痛。治以：郁金、元胡、虎杖、鱼腥草、枇杷叶、小蓟、牛膝。

金运不及之年：咳喘，肩背瞀重，鼽衄，喷嚏，便血注下；复则病口疮，心痛，脑户连囟顶痛发热。治以：金银花、川贝、蔓荆子、鹅不食草、地锦草、儿茶。

水运太过之年：水肿，喘咳，汗出憎风；身热烦心，躁悸，谵妄心痛；阴厥上下中寒，腹满肠鸣，溏泄食不化。治以：葶苈子、太子参、百合、桂枝、薤白、白术、神曲。

水运不及之年：腹满身重，濡泻，寒疡流水，腰股痛，股膝不便，足痿，脚下痛，跗肿；复则病痿厥，肉䐃瘛，目视晄晄，皮肤发疹，心腹痛。治以：附子、茯苓、苍术、蚕砂；复则：牛膝、当归、千里光、木香。

六气司天在泉及客主加临发病症治

1. 辰戌之纪，太阳司天，太阴在泉。病寒湿，肌萎、足痿不收，濡泻血溢。治以：薏苡仁、苍术、茜草、白茅根。

初之气，少阳相火加临厥阴风木：病温，身热、头痛，呕吐，肌腠疮疡。治以：连翘、野菊花、竹茹、防风、金银花。

二之气，阳明燥金加临少阴君火：气郁中满。治以：郁金、厚朴、瓜蒌、黄芩。

三之气，太阳寒水加临少阳相火：病寒，反热中，痈疽注下，心热、瞀闷。治以：桂枝、黄连、穿心莲、竹叶、栀子。

四之气，厥阴风木加临太阴湿土：大热少气，肌肉萎、足痿，注下赤白。治以：黄柏、白头翁、秦皮、麦冬、茯苓。

五之气，少阴君火加临阳明燥金，民乃舒。

终之气，太阴湿土加临太阳寒水，病寒。治以：桂枝、白术、干姜、萆薢。

2. 卯酉之纪，阳明司天，少阴在泉。病咳嗌塞，寒热发，振凛，癃闭。治以：鱼腥草、桔梗、苏叶、猪苓、泽泻、滑石。

初之气，太阴湿土加临厥阴风木：脘腹胀，面目浮肿，嗜睡，衄衊，呕，小便黄赤，甚则淋。治以：茵陈、白术、厚朴、萹蓄、小蓟。

二之气，少阳相火加临少阴君火：疫病，善暴死。治以：

板蓝根、贯众、黄芩、黄柏、栀子。

三之气，阳明燥金加临少阳相火：病寒热。治以：柴胡、酸浆、穿心莲、荷叶。

四之气，太阳寒水加临太阴湿土：暴仆，振凛谵妄，少气嗌干引饮，心痛，痈肿疮疡，寒疟，骨痿，血便。治以：苏合香、桂枝、沙参、射干、爵床、卷柏。

五之气，厥阴风木加临阳明燥金，民气和。

终之气，少阴君火加临太阳寒水：病温。治以：桑叶、连翘、大青叶。

3. 寅申之纪，少阳司天，厥阴在泉。病寒中，外发疮疡，内为泄满；寒热疟泄，聋瞑，呕吐，面浮肿。治以：荆芥、黄连、秦皮、半夏、茯苓、生姜。

初之气，少阴君火加临厥阴风木：温病血溢目赤，咳逆，头痛，血崩，胁满，肤腠疮疡。治以：水牛角、苦碟子、板蓝根、鹿衔草、紫草、鸡冠花。

二之气，太阴湿土加临少阴君火：咳逆呕吐，胸嗌不利，头痛，身热，昏愦脓疮。治以：竹茹、射干、薄荷、黄芩、龙葵。

三之气，少阳相火加临少阳相火：病热中，聋瞑血溢，脓疮，咳呕，衄衊，渴，嚏欠，喉痹，目赤。治以：败酱草、石膏、栀子、荆芥、牛蒡子、天花粉。

四之气，阳明燥金加临太阴湿土：病满身重。治以：太子参、苍术、佩兰、沉香。

五之气，太阳寒水加临阳明燥金：民病寒邪。治以：绞股蓝、淫羊藿、干姜、防风。

终之气，厥阴风木加临太阳寒水：关闭不禁，心痛，阳气不藏而咳。治以：人参、肉桂、丹参、瓜蒌、芡实。

4. 丑未之纪，太阴司天，太阳在泉。寒湿，腹满，痞逆，胕肿，寒厥拘急。治以：白术、肉桂、猪苓、附子、寻骨风。

初之气，厥阴风木加临厥阴风木：血溢，经络拘强，关节不利，身重，筋痿。治以：白芍、小蓟、薏苡仁、千年健、路路通。

二之气，少阴君火加临少阴君火：温疠大行。治以：金银花、板蓝根、栀子、黄芩、黄连。

三之气，太阴湿土加临少阳相火：身重，胕肿，胸腹满。治以：党参、木通、石蚕、枳壳、厚朴。

四之气，少阳相火加临太阴湿土：腠理热，血暴溢，疟，心腹满热，胪胀，甚则胕肿。治以：赤芍、水牛角、仙鹤草、常山、景天花、冬瓜皮。

五之气，阳明燥金加临阳明燥金：寒气及体，病皮腠。治以：生姜、杏仁、葛根、蛇床子。

终之气，太阳寒水加临太阳寒水：关节紧固，腰椎痛。治以：威灵仙、细辛、木瓜、狗脊、羌活。

5. 子午之纪，少阴司天，阳明在泉。咳喘，血溢，血泄，鼽嚏，目赤眦疡，心痛，腰痛，腹大嗌干，肿上。治以：麦冬、仙鹤草、血余炭、瓜蒌、桑寄生、桑白皮。

初之气，太阳寒水加临厥阴风木：关节禁固，腰椎痛，中外疮疡。治以：乌梢蛇、杜仲、独活、野菊花、石龙芮。

二之气，厥阴风木加临少阴君火：病淋，目瞑，目赤，气郁于上而热。治以：瞿麦、茯苓、郁金、蕤蒄子、桑叶。

三之气，少阴君火加临少阳相火：气厥心痛，寒热更作，咳喘，目赤。治以：五灵脂、青蒿、地骨皮、半夏、青葙子。

四之气，太阴湿土加临太阴湿土：寒热，嗌干，黄疸，鼽衄，饮发。治以：香薷、苏叶、垂盆草、茯苓、羊蹄、马勃。

五之气，少阳相火加临阳明燥金：病温。治以：升麻、苦参、蛇含、野菊花、蚤休。

终之气，阳明燥金加临太阳寒水：肿于上，咳喘，血溢，病生皮腠，内舍于胁下连少腹而作寒中。治以：地龙、生姜、紫菀、荆芥炭、蜀羊泉、小茴香。

6. 巳亥之纪，厥阴司天，少阳在泉。热病行于下，风病行于上，风燥胜复形于中。治以：柴胡、僵蚕、防风、大枣、生地、黄芩。

初之气，阳明燥金加临厥阴风木：病寒于右之下。治以：熟地、吴茱萸、当归、白芥子、川牛膝。

二之气，太阳寒水加临少阴君火：热于中。治以：生姜、大青叶、积雪草、石见穿、生石膏。

三之气，厥阴风木加临少阳相火：泣出，耳鸣，掉眩。治以：白蒺藜、地肤子、天麻、黄芩、石菖蒲。

四之气，少阴君火加临太阴湿土：黄疸，胕肿。治以：茵陈、龙胆草、白术、泽泻、茯苓。

五之气，太阴湿土加临阳明燥金：寒气及体，体重肌肉萎。治以：干姜、细辛、牛膝、白术、当归。

终之气，少阳相火加临太阳寒水：温疠。治以：金银花、板蓝根、栀子、山羊角、蓝实。

七、中药君臣佐使的组方原则

《神农本草经》最早提出中医"君臣佐使"遣药组方的用药原则，经过历代医家的医疗实践，逐渐形成了完整的理论体系。现代临床中医师诊察疾病时，运用望、闻、问、切四诊的方法，收集患者的症状、体征，必要时配合辅助检查设施，参考其检测结果，以"八纲辨证""脏腑经络辨证""六淫辨证"等中医辨证思路为主线，首先要分析疾病的阴阳属性，这是中医辨证的基本原则。《素问·阴阳应象大论》曰："夫善诊者，察色按脉，先别阴阳。审清浊而知部分，视喘息听声音而知所苦，观权衡规矩而知病所主。"临床医师对每个患者做出清晰的辨证结论后，按照"君臣佐使"的配伍原则遣方用药、辨证施治。

君药，是针对主病或主证起主要治疗作用的药物。临床医师首先明确患者的病因、病机，以治病求本，应用主药解决主要矛盾。

臣药，在处方中的地位仅次于君药，一是指辅助君药直接治疗主病或主证的药物；二是指有利于协助君药，提高君药疗效的药物；三是治疗兼病或兼证的药物，以解决次要矛盾。所以病情复杂时，臣药可以多味并用。

佐药，其意义有三：一是协助君药、臣药的治疗作用，或直接治疗次要症状；二是减轻君药或臣药的毒副作用；三是反佐作用，是指在处方中加入少量与君药性味或作用相反的药物，而起到有助于疗效的作用。病情复杂时，佐药可以多味并用。

使药，包括引经药和调和药，引经药可以引导药物直达病所，有助于提高疗效；调和药指在处方中配伍一味甘缓药物或疏利气机之品，以减轻或消除方中的不良反应。

在合理的君臣佐使配伍处方中，每味药物并不是孤立的，而是通过恰当的组合，相须、相使，相互协调、制约，和而不同，从而发挥 $1+1>2$ 的疗效。

中药方剂疗效的现代药理研究是近些年的重要课题，探索这一复杂的化学体系与复杂的人体生物系统作用机制的规律性，揭示药物作用的中医系统生物学，阐释在疾病发展变化过程中，中药整体改善或恢复生物网络平衡中的作用特点，是今后中医中药研究的主要目标。

八、中药剂量速览表

药房配备的常用中药品种约 400～600 种，用药剂量一时难以准确记忆，中药剂量速览表为临床医师提供了一种简单的记忆方法。本速览表中均为 1 日剂量，凡常用内服剂量在 4～15 g 之间的中药均未列入。

（一）仅供外用，不可内服的中药

砒石、水银、狼毒、土荆皮、红升丹、升药、白降丹、密陀僧、朴硝、炉甘石、石灰。

（二）微量内服的中药

蟾酥　0.015～0.03 g	蜂乳　0.1～0.4 g	珍珠　0.3～1.0 g
铅丹　0.03～0.06 g	雌黄 0.15～0.5 g	甘遂 0.5～1.5 g
藤黄　0.03～0.06 g	熊胆　0.2～0.5 g	蟑螂 0.5～1.5 g
斑蝥　0.03～0.06 g	马钱子 0.3～0.6 g	木兰皮 0.5～2 g
麝香　0.03～0.1 g	洋金花 0.3～0.6 g	鸦胆子 0.2～2.0 g
雄黄　0.05～0.1 g	地胆　0.3～0.6 g	天仙子 0.6～1.2 g
樟脑　0.06～0.15 g	丽江山慈菇 0.3～0.6 g	安息香 0.6～1.5 g
轻粉　0.1～0.2 g	胆矾　0.3～0.6 g	胡椒　0.6～1.5 g
樗鸡　0.1～0.2 g	藜芦　0.3～0.6 g	白矾　0.6～1.5 g
巴豆　0.1～0.3 g	麻蕡　0.3～0.6 g	茵芋　0.6～1.6 g
牛黄　0.15～0.3 g	苏合香 0.3～1.0 g	木鳖子 0.9～1.2 g
冰片　0.15～0.3 g	朱砂　0.3～1.0 g	大青盐 0.9～1.5 g

（三）小量内服的中药

血竭　　1～1.5 g	芫花　1.5～3 g	通草　2～5 g

阿魏	1~1.5 g	硼砂	1.5~3 g	全蝎	2~5 g
千金子	1~2 g	虻虫	1.5~3 g	蛴螬	2~5 g
芦荟	1~2 g	紫河车	1.5~3 g	荜澄茄	2~5 g
景天花	1~2 g	吴茱萸	1.2~5 g	檀香	2~5 g
马陆	1~2 g	原蚕蛾	1.5~5 g	肉豆蔻	2~6 g
蜂胶	1~2 g	卤碱	2~4 g	天雄	2~6 g
蛤蚧	1~2 g	蜈蚣	2.5~4.5 g	急性子	3~4.5 g
鲤鱼胆	1~2.5 g	干漆	2~4.5 g	石蚕	3~5 g
石龙子	1.5~3 g	肉桂	2~5 g	松香	3~5 g

（四）以下均为内服 1~3 g 的中药

丁香、儿茶、琥珀、莲子心、灯芯草、大戟、荜茇、沉香、硫黄、两头尖、羚羊角、白花蛇、鹿茸、大风子、蟾蜍、闹羊花、鸢尾根、皂荚。

（五）常用内服剂量在 3~6 g 的中药

五味子、益智仁、石菖蒲、胡荽、香橼、砂仁、甘松、乳香、没药、草果、小茴香、花椒、甜瓜蒂、高良姜、炮姜、薤白、白附子、细辛、阳起石、青礞石、柿叶、白果、山慈菇、三尖杉、黄药子、草乌、蛇蜕、蝉蜕、木槿皮、鼠妇、蛴螬、蝼蛄、香加皮、木蝴蝶、马勃、番泻叶、青黛、龙胆草、月季花、凌霄花、桃花、降香、蜀漆、溲疏、木通、泽漆、川乌头、天南星。

（六）常用内服剂量在 15~30 g 的中药

云母、绞股蓝、余甘子、刺五加、夜交藤、蜂蜜、山药、薏苡仁、芡实、景天、水芹、荠菜、芝麻叶、麦芽、绿豆、浮小麦、灶心土、白头翁、营实、菝葜、白英、冬凌草、白花蛇舌草、半枝莲、半边莲、猫须草、车前草、金钱草、鱼腥草、鸭跖草、益母草、垂盆草、地耳草、珍珠草、三白草、苦菜、连翘根、蜀羊泉、芦根、冬瓜皮、玉米须、土茯苓、白茅根、水牛角、牡蛎、石决明、千里光、山羊角、代赭石、铁落、珍珠母、生石膏、忍冬藤、竹沥、满山红、矮地茶、赤石脂、榧子、雷丸、南瓜子、鹤草芽、柳枝、桑枝、草木灰。

九、中药配伍禁忌

中医治病一般以多味中药配成复方，水煎服，或者以多味中药配制成丸、丹、片、膏、散、胶囊、冲服剂等。一般认为，相须、相使的中药配合可以增强疗效，相反、相畏的中药配伍能够降低疗效或者增加毒副作用，也有少数相畏的药物能降解对方的毒性。

十八反：古代医家经验认为，有十八种中药相互配伍有相反作用，不能同服。歌诀如下：

本草明言十八反，半蒌贝蔹及攻乌。

藻戟遂芫俱战草，诸参辛芍叛藜芦。

十九畏：古代医家经验认为，有十九种中药配伍有相互制约作用，影响疗效，一般不能同服。注意：本章"十九畏"的药物，不能等同于"诸药制使"中"相畏"的中药。十九畏歌诀如下：

硫黄原是火中精，朴硝一见便相争。

水银莫与砒霜见，狼毒最怕密陀僧。

巴豆性烈最为上，偏与牵牛不顺情。

丁香莫与郁金见，牙硝难合京三棱。

川乌草乌不顺犀，人参最怕五灵脂。

官桂善能调冷气，若逢石脂便相欺。

妊娠用药禁忌：下列药物可能有破血坠胎作用，易造成流产，故妇女在妊娠期间，应当禁用或慎用。歌诀如下：

蝱斑水蛭及虻虫，乌头附子配天雄。

野葛水银并巴豆，牛膝薏苡与蜈蚣。

三棱芫花代赭麝，大蓟蝉蜕有䗪虫。

牙硝芒硝牡丹桂，槐花牵牛皂角同。

半夏南星与通草，瞿麦干姜桃仁通。

硇砂干漆蟹爪甲，地胆茅根黄雌雄。

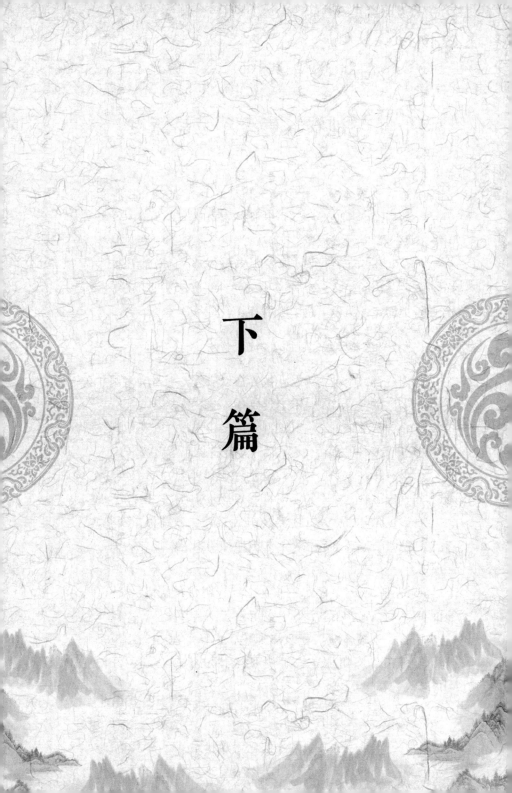

下

篇

一、《神农本草经》三品原文

本书《神农本草经》原文，以清·顾观光辑（杨鹏举校注）、学苑出版社 2006 年印行的《神农本草经》为底本，参考中国中医科学院·张瑞贤、张卫、刘更生主编、上海科学技术出版社，2018 年印行的《神农本草经译释》，增加升麻、昆布。需要指出的是，三品原文中的句读是作者根据 50 年医疗经验审慎而定，与以上两个版本有所不同。

（一）神农本草经（上品）

上药一百二十种，为君，主养命以应天，无毒。多服、久服不伤人。欲轻身益气，不老延年者，本上经。

玉泉：味甘，平。主五脏百病，柔筋强骨，安魂魄，长肌肉，益气。久服耐寒暑，不饥渴，不老神仙。生山谷。

云母：味甘，平。主身皮死肌，中风寒热，如在车船上，除邪气，安五脏，益子精，明目。久服轻身延年。生山谷。

丹砂：味甘，微寒。主身体五脏百病，养精神，安魂魄，益气，明目，杀精魅邪恶鬼。久服通神明不老。能化为汞，生山谷。

石钟乳：味甘，温。主咳逆上气，明目，益精，安五脏，通百节，利九窍，下乳汁。一名留公乳，生山谷。

矾石：味酸，寒。主寒热泄痢，白沃，阴蚀，恶疮，目痛，坚骨齿。炼饵服之，轻身不老，增年。一名羽涅，生山谷。

消石：味苦，寒。主五脏积热，胃胀闭，涤去蓄结饮食，推陈致新，除邪气。炼之如膏，久服轻身，一名芒硝，生山谷。

朴消：味苦，寒。主百病，除寒热邪气，逐六腑积聚，结固留癖，能化七十二种石。炼饵服之，轻身神仙。生山谷。

滑石：味甘，寒。主身热泄澼，女子乳难，癃闭。利小便，荡胃中积聚寒热，益精气。久服轻身，耐饥长年。生山谷。

空青：味甘，寒。主青盲，耳聋。明目，利九窍，通血脉，养精神。久服轻身延年不老。能化铜铁铅锡作金。生山谷。

曾青：味酸，小寒。主目痛，止泪出，风痹，利关节，通九窍，破症坚积聚。久服轻身不老。能化金铜，生山谷。

禹余粮：味甘，寒。主咳逆，寒热烦满，下利赤白，血闭，症瘕，大热。炼饵服之不饥，轻身延年。生东海池泽。

太乙余粮：味甘，平，主咳逆上气，症瘕，血闭，漏下，除邪气。久服耐寒暑，不饥，轻身，飞行千里若神仙。生山谷。

白石英：味甘，微温。主消渴，阴痿不足，咳逆，胸膈间久寒，益气，除风湿痹。久服轻身长年。生山谷。

紫石英：味甘，温。主心腹咳逆邪气，补不足，女子风寒在子宫，绝孕十年无子。久服温中，轻身延年。生山谷。

五色石脂：青石、赤石、黄石、白石、黑石脂等。味甘，平。主黄疸，泄利，肠癖脓血，阴蚀，下血赤白，邪气痈肿、疽、痔、恶疮、头疡、疥瘙。久服补髓益气，肥健不饥，轻身延年。五石脂各随五色补五脏。生山谷中。

菖蒲：味辛，温。主风寒湿痹，咳逆上气，开心孔，补五脏，通九窍，明耳目，出声音。久服轻身，不忘，不迷惑，延年。一名昌阳，生池泽。

菊花：味苦，平。主风头眩肿痛，目欲脱，泪出，皮肤死肌，恶风湿痹。久服利血气，轻身，耐老延年。一名节华，生川泽及田野。

人参：味甘，微寒。主补五脏，安精神，定魂魄，止惊悸，除邪气，明目，开心益智。久服轻身延年。生山谷。

天门冬：味苦，平。主诸暴风湿偏痹，强骨髓，杀三虫，去伏尸。久服轻身，益气延年。生山谷。

甘草：味甘，平。主五脏六腑寒热邪气，坚筋骨，长肌肉，倍力，金疮、肿，解毒。久服轻身延年。生川谷。

干地黄：味甘，寒。主折跌绝筋，伤中，逐血痹，填骨髓，长肌肉，作汤除寒热积聚，除痹，生者尤良。久服轻身不老。一名地髓，生川泽。

术：味苦，温。主风寒湿痹死肌，痉，疸，止汗，除热，消食。作煎饵，久服轻身延年，不饥。一名山蓟，生山谷。

菟丝子：味辛，平。主续绝伤，补不足，益气力，肥健人，汁去面䵟。久服明目，轻身延年。一名菟芦，生川泽。

牛膝：味苦、酸，平。主寒湿痿痹，四肢拘挛，膝痛不可屈伸，逐血气，伤热火烂，堕胎。久服轻身耐老。一名百倍，生川谷。

茺蔚子：味辛，微温。主明目，益精，除水气。久服轻身。茎主瘾疹痒，可作浴汤。一名益母。生池泽。

女萎：味甘，平。主中风暴热，不能动摇，跌筋结肉，诸不足。久服去面黑䵟，好颜色，润泽，轻身不老。生川谷。

防葵：味辛，寒。主疝瘕，肠泄，膀胱热结溺不下，咳逆，温疟，癫痫，惊邪狂走。久服坚骨髓，益气轻身。一名梨盖。生川谷。

麦门冬：味甘，平。主心腹结气，伤中、伤饱，胃络脉绝，羸瘦短气。久服轻身，不老不饥。生函谷川谷。

独活：味苦，平。主风寒所击，金疮止痛，贲豚，痫痓，女子疝瘕。久服轻身耐老。一名羌活，生川谷。

车前子：味甘，寒。主气癃，止痛，利水道小便，除湿痹。久服轻身耐老。生平泽。

木香：味辛，温。主邪气，辟毒疫温鬼，强志，治淋露。久服不梦寤魇寐，生山谷。

薯蓣：味甘，温。主伤中，补虚羸，除寒热邪气；补中，益气力，长肌肉。久服耳目聪明，轻身不饥，延年。生山谷。

薏苡仁：味甘，微寒。主筋急拘挛，不可屈伸，风湿痹，下气。久服轻身益气。其根下三虫。生平泽及田野。

泽泻：味甘，寒。主风寒湿痹，乳难，消水，养五脏，益气力，肥健。久服耳目聪明，不饥，延年轻身，面生光，能行水上。生池泽。

远志：味苦，温。主咳逆，伤中，补不足，除邪气，利九窍，益智慧，耳目聪明，不忘，强志，倍力。久服轻身不老。叶名小草。生川谷。

龙胆：味苦，寒。主骨间寒热，惊痫邪气，续绝伤，定五脏，杀蛊毒。久服益智，不忘，轻身耐老。一名陵游，生川谷。

细辛：味辛，温。主咳逆，头痛脑动，百节拘挛，风湿痹痛死肌。久服明目，利九窍，轻身长年。一名小辛，生川谷。

石斛：味甘，平。主伤中，除痹，下气，补五脏虚劳羸瘦，强阴。久服厚肠胃，轻身延年。一名林兰。生山谷。

巴戟天：味辛，微温。主大风邪气，阴痿不起，强筋骨；安五脏，补中，增志，益气。生山谷。

白英：味甘，寒。主寒热，八疸，消渴，补中益气。久服轻身延年。一名谷菜，生山谷。

白蒿：味甘，平。主五脏邪气，风寒湿痹，补中益气，长毛发令黑，疗心悬，少食常饥。久服轻身，耳目聪明不老。生川泽。

赤箭：味辛，温。主杀鬼精物，蛊毒恶气。久服益气力，长阴肥健，轻身增年。一名鬼督邮。生川谷。

菴蕳子：味苦，微寒。主五脏瘀血，腹中水气，胪胀，留热，风寒湿痹，身体诸痛。久服轻身，延年不老。生川谷。

菥蓂子：味辛，微温。主明目，目痛泪出，除痹，补五脏，益精光。久服轻身不老。一名蔑析，一名大蕺，一名马辛。生川泽及道旁。

蓍实：味苦，平。主益气，充肌肤，明目，聪慧先知。久服不饥，不老轻身。生山谷。

柴胡：味苦，平。主心腹肠胃中结气，饮食积聚，寒热邪气，推陈致新。久服轻身，明目益精。生川谷。

赤芝：味苦，平。主胸中结，益心气，补中，增慧智，不忘。久食轻身不老，延年神仙。一名丹芝。生山谷。

黑芝：味咸，平。主癃，利水道，益肾气，通九窍，聪察。久食轻身不老，延年神仙。一名玄芝。生山谷。

青芝：味酸，平。主明目，补肝气，安精魂，仁恕。久食轻身不老，延年神仙。一名龙芝。生山谷。

白芝：味辛，平。主咳逆上气，益肺气，通利口鼻，强志意勇悍，安魄。久食轻身不老，延年神仙。一名玉芝。生山谷。

黄芝：味甘，平。主心腹五邪，益脾气，安神忠信和乐。久食轻身不老，延年神仙。一名金芝。生山谷。

紫芝：味甘，温。主耳聋，利关节，保神，益精气，坚筋骨，好颜色。久服轻身不老延年。一名木芝。生山谷。

卷柏：味辛，温。主五脏邪气，女子阴中寒热痛，症瘕，血闭，绝子。久服轻身，和颜色。一名万岁。生山谷。

蓝实：味苦，寒。主解诸毒，杀蛊、蚑、注鬼、螫毒。久服头不白，轻身。生平泽。

黄连：味苦，寒。主热气目痛，眦伤泣出，明目，肠澼，腹痛下利，妇人阴中肿痛。久服令人不忘。一名王连。生川谷。

络石：味苦，温。主风热死肌痈伤，口干舌焦，痈肿不消，喉舌肿不通，水浆不下。久服轻身明目，润泽好颜色，不老延年。生川谷。

蒺藜子：味苦，温。主恶血，破症结、积聚，喉痹，乳难。久服长肌肉，明目，轻身。生平泽，或道旁。

黄耆：味甘，微温。主痈疽久败疮，排脓止痛，大风癞疾，五痔，鼠瘘，补虚，小儿百病。一名戴糁。生山谷。

肉苁蓉：味甘，微温。主五劳七伤补中，除茎中寒热痛，养五脏，强阴，益精气，多子，妇人症瘕。久服轻身。生山谷。

防风：味甘，温。主大风头眩痛，恶风、风邪，目盲无所见，风行周身骨节疼痹，烦满。久服轻身。生川泽。

蒲黄：味甘，平。主心腹膀胱寒热，利小便，止血，消瘀血。久服轻身，益气力，延年神仙。生池泽。

香蒲：味甘，平。主五脏心下邪气，口中烂臭，坚齿，明目，聪耳。久服轻身耐老。一名睢。生池泽。

续断：味苦，微温。主伤寒，补不足，金创，痈伤，折跌，续筋骨，妇人乳难。久服益气力。生山谷。

漏芦：味苦，寒。主皮肤热，恶疮、疽、痔，湿痹，下乳汁。久服轻身益气，耳目聪明，不老延年。一名野兰。生山谷。

天名精：味甘，寒。主瘀血血瘕欲死下血，止血，利小便，除小虫，去痹，除胸中结热，止烦渴。久服轻身耐老。生川泽。

决明子：味咸，平。主青盲，目淫肤赤白膜，眼赤痛，泪出。久服益精光，轻身。生川泽。

丹参：味苦，微寒。主心腹邪气，肠鸣幽幽如走水，寒热积聚，破症除瘕，止烦满，益气。生川谷。

飞廉：味苦，平。主骨节热，胫重酸疼。久服令人身轻。一名飞轻。生川泽。

五味子：味酸，温。主益气，咳逆上气，劳伤羸瘦，补不足，强阴，益男子精。生山谷。

旋华：味甘，温。主益气，去面皯黑色，媚好。其根：味辛，主腹中寒热邪气，利小便。久服不饥，轻身。一名筋根花，一名金沸。生平泽。

兰草：味辛，平。主利水道，杀蛊毒，辟不祥。久服益气，轻身不老，通神明。一名水香。生池泽。

蛇床子：味苦，平。主妇人阴中肿痛，男子阴痿，湿痒，除痹气，利关节，治癫痫，恶疮。久服轻身。一名蛇米。生川谷及田野。

地肤子：味苦，寒。主膀胱热，利小便，补中，益精气。久服耳目聪明，轻身耐老。一名地葵。生平泽及田野。

景天：味苦，平。主大热，火疮，身热烦，邪恶气。花：主女人漏下赤白。轻身，明目。一名戒火，一名慎火。生川谷。

茵陈：味苦，平。主风湿、寒热邪气，热结黄疸。久服轻身，益气耐老。生丘陵阪岸上。

杜若：味辛，微温。主胸胁下逆气，温中，风入脑户，头肿痛，多涕泪出。久服益精，明目，轻身。一名杜衡。生川泽。

沙参：味苦，微寒。主血积，惊气，除寒热，补中，益肺气。久服利人。生川谷。

徐长卿：味辛，温。主鬼物百精，蛊毒疫疾邪恶气，温疟。久服强悍轻身。一名鬼督邮。生山谷。

石龙刍：味苦，微寒。主心腹邪气，小便不利，淋闭，风湿，鬼疰，恶毒。久服补虚羸，轻身，耳目聪明，延年。一名龙须，一名草续断，一名龙珠。生山谷。

云实：味辛，温。主泄痢、肠澼，杀虫、蛊毒，去邪恶结气，止痛，除寒热。花：主见鬼精物。多食令人狂走。久服轻身，通神明。生川谷。

王不留行：味苦，平。主金创止血，逐痛出刺，除风痹，内寒。久服轻身耐老增寿。生山谷。

牡桂：味辛，温。主上气咳逆，结气，喉痹吐吸，利关节，补中益气。久服通神，轻身不老。生南海山谷。

菌桂：味辛，温。主百病，养精神，和颜色，为诸药先聘通使。久服轻身不老，面生光华，媚好，常如童子。生山谷。

松脂：味苦，温。主痈、疽，恶疮、头疡，白秃、疥瘙风气，安五脏，除热。久服轻身，不老延年。一名松膏，一名松肪。生山谷。

槐实：味苦，寒。主五内邪气热，止涎唾，补绝伤，治五痔，火疮，妇人乳瘕，子脏急痛。久服明目，益气，头不白，延年。生平泽。

枸杞：味苦，寒。主五内邪气，热中消渴，周痹。久服坚筋骨，轻身不老。一名杞根，一名地骨。生平泽。

橘柚：味辛，温。主胸中瘕热逆气，利水谷。久服去臭，下气通神。一名橘皮。生川谷。

柏实：味甘，平。主惊悸，安五脏，益气，除风湿痹。久服令人悦泽美色，耳目聪明，不饥不老，轻身延年。生山谷。

茯苓：味甘，平。主胸胁逆气，忧恚，惊邪恐悸，心下结痛，寒热烦满，咳逆，口焦舌干，利小便。久服安魂魄，养神，不饥延年。一名茯菟。生山谷。

榆皮：味甘，平。主大小便不通，利水道，除邪气。久服轻身不饥，其实尤良。一名零榆。生山谷。

酸枣：味酸，平。主心腹寒热，邪结气，四肢酸疼湿痹。久服安五脏，轻身延年。生川泽。

干漆：味辛，温。主绝伤，补中，续筋骨，填髓脑，安五脏，五缓六急，风寒湿痹。生漆去长虫。久服轻身，耐老。生川谷。

蔓荆实：味苦，微寒。主筋骨间寒热、湿痹拘挛，明目，坚齿，利九窍，去白虫。久服轻身耐老，小荆实亦等。生山谷。

辛夷：味辛，温。主五脏，身体寒热，风头脑痛，面鼾。久服下气，轻身，明目，增年耐老。生川谷。

杜仲：味辛，平。主腰脊痛，补中，益精气，坚筋骨，强志，除阴下痒湿，小便余沥。久服轻身耐老。一名思仙。生山谷。

桑上寄生：味苦，平。主腰痛，小儿背强，痈肿，安胎，充肌肤，坚发齿，长须眉。其实：明目，轻身，通神。一名寄屑，一名寓木，一名宛童。生川谷。

女贞实：味苦，平。主补中，安五脏，养精神，除百疾。久服肥健，轻身不老。生山谷。

蕤核：味甘，温。主心腹邪结气，明目，目赤痛伤泪出。久服轻身，益气不饥。生川谷。

藕实茎：味甘，平。主补中，养神，益气力，除百疾。久服轻身，耐老，不饥，延年。一名水芝丹。生池泽。

大枣：味甘，平。主心腹邪气，安中养脾，助十二经，平胃气，通九窍，补少气、少津液，身中不足，大惊，四肢重，和百药。久服轻身长年。叶：覆麻黄能令出汗。生平泽。

葡萄：味甘，平。主筋骨湿痹，益气倍力，强志，令人肥健，耐饥，忍风寒。久食轻身，不老延年，可作酒。生山谷。

蓬蘽：味酸，平。主安五脏，益精气，长阴令坚，强志，倍力，有子。久服轻身不老。一名覆盆。生平泽。

鸡头实：味甘，平。主湿痹，腰脊膝痛，补中，除暴疾，益精气，强志，令耳目聪明。久服轻身，不饥，耐老神仙。生池泽。

胡麻：味甘，平。主伤中虚羸，补五内，益气力，长肌肉，填髓脑。久服轻身不老。一名巨胜。叶：名青蘘，味甘，寒。主五脏邪气，风寒湿痹，益气，补脑髓，坚筋骨。久服耳目聪明，不饥，不老增寿，巨胜苗也。生川谷。

麻蕡：味辛，平。主五劳七伤，利五脏，下血寒气。多食令人见鬼、狂走，久服通神明，轻身。一名麻勃。麻子：味甘，平，主补中益气。久服肥健不老。生川谷。

冬葵子：味甘，寒。主五脏六腑寒热，羸瘦，五癃，利小便。久服坚骨，长肌肉，轻身延年。生少室山。

苋实：味甘，寒。主青盲，明目，除邪，利大小便，去寒热。久服益气力，不饥轻身。一名马苋。生川泽。

白瓜子：味甘，平。主令人悦泽，好颜色，益气不饥。久服轻身耐老。一名水芝。生平泽。

苦菜：味苦，寒。主五脏邪气，厌谷、胃痹。久服安心益气，聪察少卧，轻身耐老。一名荼草，一名选。生川谷。

龙骨：味甘，平。主心腹鬼疰，精物老魅，咳逆，泄痢脓血，女子漏下，症瘕坚结，小儿热气惊痫。龙齿：主小儿、大人惊痫，癫疾狂走，心下结气，不能喘息，诸痉，杀精物。久服轻身，通神明，延年。生山谷。

麝香：味辛，温。主辟恶气，杀鬼精物，温疟，蛊毒，痫痓，去三虫。久服除邪，不梦寤魇寐。生川谷。

熊脂：味甘，微寒。主风痹不仁，筋急，五脏、腹中积聚寒热，羸瘦，头疡、白秃、面皯、疱。久服强志，不饥轻身。生山谷。

白胶：味甘，平。主伤中劳绝，腰痛，羸瘦，补中益气，妇人血闭，无子，止痛安胎。久服轻身延年。一名鹿角胶。出云中。

阿胶：味甘，平。主心腹内崩，劳极洒洒如疟状，腰腹痛，四肢酸疼，女子下血，安胎，久服轻身益气，一名傅致胶。出东阿。

石蜜：味甘，平。主心腹邪气，诸惊痫痓，安五脏诸不足，益气补中，止痛解毒，除众病，和百药。久服强志，轻身不饥不老。一名石饴。生山谷。

蜂子：味甘，平。主风头，除蛊毒，补虚羸伤中。久服令人光泽，好颜色，不老。大黄蜂子：主心腹胀满痛，轻身益气。土蜂子：主痈肿。一名蜚零。生山谷。

蜜蜡：味甘，微温。主下痢脓血，补中，续绝伤，金创；益气，不饥，耐老。生山谷。

牡蛎：味咸，平。主伤寒寒热，温疟洒洒，惊恚怒气，除拘缓，鼠瘘，女子带下赤白。久服强骨节，杀邪鬼，延年。一名蛎蛤，生池泽。

龟甲：味咸，平。主漏下赤白，破症瘕，痎疟，五痔，阴蚀，湿痹，四肢重弱，小儿囟不合。久服轻身，不饥。一名神屋。生池泽。

桑螵蛸：味咸，平。主伤中，疝瘕，阴痿，益精生子，女子血闭腰痛，通五淋，利小便水道。一名蚀疣，生桑枝上，采蒸之。

（二）神农本草经（中品）

中药一百二十种为臣，主养性以应人，无毒有毒，斟酌其宜，欲遏病补羸者，本中经。

雄黄：味苦，平、寒。主寒热鼠瘘、恶疮、疽、痔死肌，杀精物恶鬼邪气、百虫毒，胜五兵。炼食之，轻身神仙。一名黄金石。生山谷。

雌黄：味辛，平。主恶疮，头秃，痂疥，杀毒虫虱，身痒，邪气诸毒。炼之久服轻身，增年不老。生山谷。

水银：味辛，寒。主疥瘙、痂疡、白秃，杀皮肤中虫虱，堕胎，除热，杀金银铜锡毒。熔化还复为丹。久服神仙不死。生平土。

石膏：味辛，微寒。主中风寒热，心下逆气，惊，喘，口干舌焦不能息，腹中坚痛，除邪鬼，产乳，金创。生山谷。

磁石：味辛，寒。主周痹，风湿肢节中痛，不可持物，洗洗酸消，除大热烦满及耳聋。一名玄石。生山谷。

凝水石：味辛，寒。主身热，腹中积聚邪气，皮中如火烧，烦满，水饮之。久服不饥。一名白水石。生山谷。

阳起石：味咸，微温。主崩中漏下，破子脏中血，症瘕结气，寒热腹痛，无子，阴阳痿不起，补不足。一名白石。生山谷。

理石：味辛，寒。主身热，利胃，解烦，益精明目，破积聚，去三虫。一名立制石。生山谷。

长石：味辛，寒。主身热，四肢寒厥，利小便，通血脉，明目，去翳眇，下三虫，杀蛊毒。久服不饥。一名方石。生山谷。

石胆：味酸，寒。主明目，目痛，金创，诸痫痉，女子阴蚀痛，石淋寒热，崩中下血，诸邪毒气，令人有子。炼饵服之不老，久服增寿神仙。能化铁为铜、成金银。一名毕石，生山谷。

白青：味甘，平。主明目，利九窍，耳聋，心下邪气，令人吐，杀诸毒、三虫。久服通神明，轻身，延年不老。生山谷。

扁青：味甘，平。主目痛，明目，折跌，痈肿，金创不瘳，破积聚，解毒气，利精神。久服轻身不老。生山谷。

肤青：味辛，平。主蛊毒、毒蛇、菜肉诸毒，恶疮。生川谷。

干姜：味辛，温。主胸满，咳逆上气，温中止血，出汗，逐风湿痹，肠澼，下痢。生者尤良。久服去臭气，通神明。生川谷。

枲耳实：味甘，温。主风头寒痛，风湿周痹，四肢拘挛痛，恶肉死肌。久服益气，耳目聪明，强志，轻身。一名胡枲，一名地葵。生川谷。

葛根：味甘，平。主消渴，身大热，呕吐，诸痹，起阴气，解诸毒。葛谷，主下利十岁已上。一名鸡齐根。生川谷。

栝楼根：味苦，寒。主消渴，身热，烦满大热，补虚安中，续绝伤。一名地楼。生川谷及山阴地。

苦参：味苦，寒。主心腹结气，症瘕、积聚，黄疸，溺有余沥，逐水，除痈肿，补中，明目止泪。一名水槐。生山谷及田野。

升麻：味甘，平。主解百毒，杀百精老物殃鬼，辟温疫、瘴气、蛊毒。久服不夭。一名周麻，生山谷。

蘼芜：味辛，温。主咳逆，定惊气，辟邪恶，除蛊毒、鬼注，去三虫。久服通神。一名薇芜。生川泽。

芎䓖：味辛，温。主中风入脑头痛，寒痹筋挛缓急，金创，妇人血闭，无子。生川谷。

当归：味甘，温。主咳逆上气，温疟寒热洗洗在皮肤中。妇人漏下绝子，诸恶疮疡、金疮。煮饮之。生川谷。

麻黄：味苦，温。主中风、伤寒头痛，温疟，发表出汗，去邪热气，止咳逆上气，除寒热，破症坚积聚。一名龙沙。生川谷。

通草：味辛，平。主去恶虫，除脾胃寒热，通利九窍、血脉、关节，令人不忘。生山谷。

芍药：味苦，平。主邪气腹痛，除血痹，破坚积，寒热，疝瘕，止痛，利小便。益气。生川谷及丘陵。

蠡实：味甘，平。主皮肤寒热，胃中热气，风寒湿痹，坚筋骨，令人嗜食。久服轻身。花、叶：去白虫。一名剧草，一名三坚，一名豕首。生川谷。

瞿麦：味苦，寒。主关格，诸癃结，小便不通，出刺，决痈肿，明目去翳，破胎堕子，下闭血。一名巨句麦。生川谷。

元参：味苦，性微寒。主腹中寒热，积聚，女子产乳余疾，补肾气，令人目明。一名重台。生川谷。

秦艽：味苦，平。主寒热邪气，寒湿风痹，肢节痛，下水，利小便。生山谷。

百合：味甘，平。主邪气腹胀，心痛，利大小便，补中益气。生川谷。

知母：味苦，寒。主消渴热中，除邪气，肢体浮肿，下水，补不足，益气。一名连母，一名地参，一名水参。生川谷。

贝母：味辛，平。主伤寒，烦热，淋沥邪气，疝瘕，喉痹，乳难，金疮，风痉。一名空草。

白芷：味辛，温。主女人漏下赤白，血闭，阴肿，寒热，风头侵目泪出，长肌肤润泽，可作面脂。一名芳香。生川谷。

淫羊藿：味辛，寒。主阴痿绝伤，茎中痛，利小便，益气力，强志。一名刚前。生山谷。

黄芩：味苦，平。主诸热，黄疸，肠澼泄痢，逐水，下血闭，恶疮疽蚀，火疡。一名腐肠。生川谷。

石龙芮：味苦，平。主风寒湿痹，心腹邪气，利关节，止烦满。久服轻身明目，不老。一名鲁果能，一名地椹，生川泽石边。

茅根：味甘，寒。主劳伤虚赢，补中益气，除瘀血，血闭，寒热，利小便。其苗：主下水。一名兰根，一名茹根。生山谷、田野。

紫菀：味苦，温。主咳逆上气，胸中寒热结气，去蛊毒，痿蹶，安五脏。生山谷。

紫草：味苦，寒。主心腹邪气，五疸，补中益气，利九窍，通水道。一名紫丹。生山谷。

茜根：味苦，寒。主寒湿风痹，黄疸，补中。生山谷。

败酱：味苦，性平。主暴热火疮，赤气疥瘙、疽、痔、马鞍热气。一名鹿肠。生川谷。

白鲜：味苦，寒。主头风，黄疸，咳逆，淋沥，女子阴中肿痛，湿痹死肌，不可屈伸起止行步。生山谷。

酸浆：味酸，平。主热烦满，定志益气，利水道，产难，吞其实立产。一名醋酱。生川泽。

紫参：味苦辛，寒。主心腹积聚，寒热邪气。通九窍，利大小便。一名牡蒙。生山谷。

藁本：味辛，温。主妇人疝瘕，阴中寒肿痛，腹中急，除风头痛，长肌肤，悦颜色。一名鬼卿，一名地新。生山谷。

狗脊：味苦，平。主腰背强，机关缓急，周痹寒湿膝痛，颇利老人。一名百枝。生川谷。

萆薢：味苦，平。主腰背痛，强骨节，风寒湿周痹，恶疮不瘳，热气。生山谷。

白兔藿：味苦，平。主蛇虺、蜂虿、猘狗、菜、肉、蛊毒，鬼注。一名白葛。生山谷。

营实：味酸，温。主痈疽、恶疮，结肉，跌筋，败疮，热气，阴蚀不瘳，利关节。一名墙薇，一名墙麻，一名牛棘。生川谷。

白薇：味苦，平。主暴中风，身热肢满，忽忽不知人，狂惑邪气，寒热酸痛，温疟洗洗、发作有时。生川谷。

薇衔：味苦，平。主风湿痹、历节痛，惊痫吐舌，悸气，贼风，鼠瘘，痈肿。一名麋衔。生川泽。

翘根：味甘，寒。主下热气，益阴精，令人面悦好，明目。久服轻身耐老。生平泽。

水萍：味辛，寒。主暴热身痒，下水气，胜酒，长须发，止消渴。久服轻身。一名水花。生池泽。

王瓜：味苦，寒。主消渴，内痹，瘀血，月闭，寒热酸疼，益气，愈聋。一名土瓜。生平泽。

地榆：味苦，微寒。主妇人乳痓痛，七伤，带下十二病，止痛，除恶肉，止汗，疗金创。生山谷。

海藻：味苦，寒。主瘿瘤气，颈下核，破散结气，痈肿，症瘕坚气，腹中上下鸣，下十二水肿。一名落首。生池泽。

昆布：味咸，寒。主十二种水肿，瘿瘤聚结气，瘘疮。生东海。

泽兰：味苦，微温。主乳妇内衄，中风余疾，大腹水肿，身面、四肢浮肿，骨节中水，金创，痈肿疮脓。一名虎兰，一名龙枣。生大泽傍。

防己：味辛，平。主风寒，温疟，热气诸痫，除邪，利大小便。一名解离。生川谷。

牡丹：味辛，寒。主寒热，中风瘈疭，痉，惊痫邪气，除症坚，瘀血留舍肠胃，安五脏，疗痈疮。一名鹿韭，一名鼠姑。生山谷。

款冬花：味辛，温。主咳逆上气、善喘，喉痹，诸惊痫寒热邪气。一名橐吾，一名虎须，一名菟奚。生山谷。

石韦：味苦，平。主劳热，邪气五癃闭不通，利小便水道。生山谷石上。

马先蒿：味苦，平。主寒热，鬼疰，中风，湿痹，女子带下病，无子。一名马屎蒿。生川泽。

积雪草：味苦，寒。主大热恶疮，痈疽浸淫，赤熛皮肤赤，身热。生川谷。

女菀：味辛，温。主风寒洗洗，霍乱、泄利肠鸣上下无常处，惊痫，寒热百疾。生川谷或山阳。

王孙：味苦，平。主五脏邪气，寒湿痹，四肢疼痛，膝冷痛。生川谷。

蜀羊泉：味苦，微寒。主头秃，恶疮，热气，疥瘙痂，癣虫，疗龋齿。生川谷。

爵床：味咸，寒。主腰脊痛，不得着床，俯仰艰难，除热，可作浴汤。生川谷及田野。

栀子：味苦，寒。主五内邪气，胃中热气，面赤，酒疱皶鼻、白癞、赤癞、疮疡。一名木丹。生川谷。

竹叶：味苦，平。主咳逆上气，溢筋急，恶疡，杀小虫。根：作汤，益气止渴，补虚下气。汁：治风痓、痹。实：通神明，轻身，益气。

蘖木：味苦，寒。主五脏、肠胃中结热，黄疸，肠痔，止泄利，女子漏下赤白，阴阳蚀疮。一名檀桓。生山谷。

吴茱萸：味辛，温。主温中，下气止痛，咳逆寒热，除湿，血痹，逐风邪，开腠理。根：杀三虫。生山谷。

桑根白皮：味甘，寒。主伤中，五劳六极，羸瘦，崩中，脉绝，补虚益气。叶：主除寒热出汗。桑耳：黑者，主女子漏下赤白汁，血病症瘕，积聚，腹痛，阴阳寒热无子。五木耳：名檽，益气不饥，轻身强志。生山谷。

芜荑：味辛，平。主五内邪气，散皮肤、骨节中淫淫温行毒，去三虫，化食。生川谷。

枳实：味苦，寒。主大风在皮肤中如麻豆苦痒，除寒热热结，止痢，长肌肉，利五脏，益气轻身。生川泽。

厚朴：味苦，温。主中风、伤寒头痛寒热，惊悸，气血痹死肌，去三虫。生山谷。

秦皮：味苦，微寒。主风寒湿痹，洗洗寒气，除热，目中青翳、白膜。久服头不白，轻身。生川谷。

秦椒：味辛，温。主风邪气，温中除寒痹，坚齿发，明目。久服轻身，好颜色，耐老增年，通神。生川谷。

山茱萸：味酸，平。主心下邪气、寒热，温中，逐寒湿痹，去三虫。久服轻身。一名蜀枣。生川谷。

紫葳：味酸，微寒。主妇人产乳余疾，崩中，症瘕，血闭，寒热羸瘦，养胎。生川谷。

猪苓：味甘，平。主痎疟，解毒，辟蛊疰不祥，利水道。久服轻身耐老。一名猳猪矢。生山谷。

白棘：味辛，寒。主心腹痛，痈肿，溃脓，止痛。一名棘针。生川谷。

龙眼：味甘，平。主五脏邪气，安志厌食。久服强魂魄，聪察，轻身不老，通神明。一名益智。生山谷。

木兰：味苦，寒。主身大热在皮肤中，去面热赤皰，酒皶，恶风癫疾，阴下痒湿，明耳目。一名林兰。生川谷。

五加皮：味辛，温。主心腹疝气，腹痛，益气疗躄，小儿不能行，疽疮，阴蚀。一名豺漆。生汉中。

卫矛：味苦，寒。主女子崩中下血，腹满汗出，除邪，杀鬼毒、蛊疰。一名鬼箭羽。生山谷。

合欢：味甘，平。主安五脏，利心志，令人欢乐无忧。久服轻身，明目，得所欲。生山谷。

彼子：味甘，温。主腹中邪气，去三虫、蛇螫、蛊毒、鬼疰、伏尸。生山谷。

梅实：味酸，平。主下气，除热烦满，安心，肢体痛，偏枯不仁，死肌，去青黑痣、恶肉。生川谷。

桃核仁：味苦，平。主瘀血，血闭症瘕，邪气，杀小虫。桃花：杀疰恶鬼，令人好颜色。桃枭：微温，主杀百鬼精物。桃毛：主下血瘕，寒热，积聚，无子。桃蠹：杀鬼邪，辟不祥。生川谷。

杏核仁：味甘，温。主咳逆上气雷鸣，喉痹，下气，产乳，金创，寒心贲豚，生川谷。

蓼实：味辛，温。主明目，温中，耐风寒，下水气，面目浮肿，痈疡。马蓼：去肠中蛭虫，轻身。生川泽。

葱实：味辛，温。主明目，补中不足。其茎：可作汤，主伤寒寒热，出汗，中风，面目肿。生平泽。

薤：味辛，温。主金创疮败，轻身不饥，耐老。生平泽。

假苏：味辛，温，主寒热，鼠瘘，瘰疬生疮，破结聚气，下瘀血，除湿痹，一名鼠蓂，生川泽。

水苏：味辛，微温。主下气消谷，辟口臭，去毒辟恶气。久服通神明，轻身耐老。生池泽。

水靳：味甘，平。主女子赤沃，止血，养精，保血脉，益气，令人肥健嗜食。一名水英，生池泽。

发髲：味苦，温。主五癃，关格不通，利小便水道，疗小儿痫，大人痉，仍自还神化。

白马茎：味咸，平。主伤中脉绝，阴不足，强志益气，长肌肉肥健，生子。眼：主惊痫，腹满，疟疾，当杀用之。悬蹄：主惊邪，瘈疭，乳难，辟恶气、鬼毒蛊注不祥，生平泽。

鹿茸：味甘，温。主漏下恶血，寒热，惊痫，益气，强志，生齿，不老。角：主恶疮、痈肿，逐邪恶气，留血在阴中。

牛角鰓：苦，温。下闭血，瘀血疼痛，女人带下血。髓：补中填骨髓。久服增年。胆：治惊，寒热。可丸药。

羖羊角：味咸，温。主青盲，明目，杀疥虫，止寒泄，辟恶鬼、虎狼，止惊悸。久服安心，益气轻身。生川谷。

牡狗阴茎：味咸，平。主伤中，阴痿不起，令强热大，生子，除女子带下十二疾。一名狗精。胆：主明目。

羚羊角：味咸，寒。主明目，益气起阴，去恶血注下，辟蛊毒、恶鬼不祥，安心气，常不魇寐。久服强筋骨轻身。生川谷。

犀角：味苦，寒。主百毒蛊疰、邪鬼、瘴气，杀钩吻、鸩羽、蛇毒，除邪不迷惑、魇寐。久服轻身。生山谷。

牛黄：味苦，平。主惊痫，寒热，热盛狂痉，除邪逐鬼。生平泽。

豚卵：味甘，温。主惊、痫、癫疾，鬼疰、蛊毒，除寒热，贲豚，五癃，邪气挛缩。一名豚颠。猪悬蹄：主五痔，伏热在肠，肠痈，内蚀。

麋脂：味辛，温。主痈肿，恶疮死肌，寒风湿痹，四肢拘缓不收，风头肿气，通腠理。一名宫脂。生山谷。

丹雄鸡：味甘，微温。主女人崩中漏下，赤白沃，补虚温中，止血，通神，杀毒，辟不祥。头：主杀鬼，东门上者尤良。肪：主耳聋。肠：主遗溺。肶胵里黄皮：主泄利。尿白：主消渴，伤寒寒热。黑雌鸡：主风寒湿痹，五缓六急，安胎。翮羽：主下血闭。鸡子：主除热，火疮，痫、痉，可作虎魄神物。鸡白蠹：肥脂。生平泽。

雁肪：味甘，平。主风挛、拘急、偏枯，气不通利。久服益气不饥，轻身，耐老。一名鹜肪。生池泽。

鳖甲：味咸，平。主心腹症瘕，坚积寒热，去痞、息肉、阴蚀、痔、恶肉。生池泽。

鮀鱼甲：味辛，微温。主心腹症瘕，伏坚积聚，寒热，女子崩中下血五色，小腹阴中相引痛，疮疥死肌。生池泽。

蠡鱼：味甘，寒。主湿痹，面目浮肿，下大水。一名鲷鱼。生池泽。

鲤鱼胆：味苦，寒。主目热赤痛，青盲，明目。久服强悍，益志气。生池泽。

乌贼鱼骨：味咸，微温。主女子漏下赤白经汁，血闭，阴蚀肿痛，寒热，症瘕，无子。生池泽。

海蛤：味苦，平。主咳逆上气，喘息烦满，胸痛寒热。一名魁蛤。生池泽。

文蛤：主恶疮，蚀五痔。

露蜂房：味苦，平。主惊痫，瘛疭，寒热邪气，癫疾，鬼精蛊毒，肠痔。火熬之良。一名蜂肠。生山谷。

蚱蝉：味咸，寒。主小儿惊痫，夜啼，癫病，寒热，生杨柳上。

白僵蚕：味咸，平。主小儿惊痫，夜啼，去三虫，灭黑䵟，令人面色好；治男子阴疡病。生平泽。

（三）神农本草经（下品）

下药一百二十五种为佐使，主治病以应地，多毒，不可久服，欲除寒热邪气，破积聚，愈疾者，本下经。

孔公蘗：味辛，温。主伤食不化，邪结气，恶疮、疽、瘘、痔；利九窍，下乳汁。生山谷。

殷蘗：味辛，温。主烂伤瘀血，泄利，寒热，鼠瘘，症瘕结气。一名姜石。生山谷。

石硫黄：味酸，温，有毒。主妇人阴蚀，疽、痔、恶血，坚筋骨，除头秃，能化金银铜铁奇物。生山谷。

铁精：平，主明目，化铜。

铁落：味辛，平。主风热，恶疮、疡、疽，疮痂、疥气在皮肤中。生平泽。

铁：主坚肌耐痛，生平泽。

铅丹：味辛，微寒。主咳逆，胃反，惊痫癫疾，除热，下气，炼化还成九光。久服通神明。生平泽。

粉锡：味辛，寒。主伏尸，毒螫，杀三虫。一名解锡。锡镜鼻：主治女子血闭，症瘕伏肠，绝孕。

代赭石：味苦，寒。主鬼疰，贼风，蛊毒，杀精物恶鬼，腹中毒邪气，女子赤沃漏下。一名须丸。生山谷。

戎盐：主明目，目痛，益气，坚肌骨，去蛊毒。

大盐：令人吐。生池泽。

卤碱：味苦，寒。主大热，消渴，狂烦，除邪及吐下蛊毒，柔肌肤。生池泽。

青琅玕：味辛，平。主身痒，火疮，痈疡，疥瘙死肌。一名石珠。生平泽。

礜石：味辛，大热。主寒热鼠瘘，蚀疮死肌，风痹，腹中坚癖邪气，除热。生山谷。

石灰：味辛，温。主疽疡，疥瘙，热气恶疮，癞疾死肌堕眉，杀痔虫，去黑子、息肉。生山谷。

白垩：味苦，温。主女子寒热症瘕，月闭，积聚，阴肿痛，漏下，无子。生山谷。

冬灰：味辛，微温。主黑子，去疣、息肉，疽蚀、疥瘙。一名藜灰。生川泽。

附子：味辛，温。主风寒咳逆邪气，温中，金创，破症坚积聚，血瘕，寒湿踒躄，拘挛膝痛不能行步。生山谷。

乌头：味辛，温。主中风，恶风洗洗，出汗，除寒湿痹，咳逆上气，破积聚，寒热。其汁煎之，名射罔，杀禽兽。一名奚毒，一名即子，一名乌喙。生山谷。

天雄：味辛，温。主大风寒湿痹，历节痛，拘挛缓急，破积聚，邪气，金创，强筋骨，轻身健行。一名白幕。生山谷。

半夏：味辛，平。主伤寒寒热，心下坚，下气，喉咽肿痛，头眩，胸胀咳逆，肠鸣，止汗。生山谷。

虎掌：味苦，温。主心痛，寒热，结气，积聚，伏梁，伤筋，痿，拘缓，利水道。生山谷。

鸢尾：味苦，平。主蛊毒邪气，鬼疰诸毒，破症瘕积聚，去水，下三虫。生山谷。

大黄：味苦，寒。主下瘀血，血闭，寒热，破症瘕、积聚、留饮宿食，荡涤肠胃，推陈致新，通利水谷，调中化食，安和五脏。生山谷。

葶苈：味辛、苦，寒。主症瘕积聚，结气，饮食寒热，破坚逐邪，通利水道。生平泽及田野。

桔梗：味辛，微温。主胸胁痛如刀刺，腹满，肠鸣幽幽，惊恐悸气。生山谷。

莨菪子：味苦，寒。主齿痛出虫，肉痹拘急，使人健行、见鬼，多食令人狂走。久服轻身，走及奔马，强志，益力，通神。一名行唐。生川谷。

草蒿：味苦，寒。主疥瘙痂痒，恶疮，杀虱，留热在骨节间，明目。一名青蒿。生川泽。

旋复花：味咸，温。主结气胁下满，惊悸，除水，去五脏间寒热，补中，下气。一名金沸草，一名盛椹。生平泽、川谷。

藜芦：味辛，寒。主蛊毒，咳逆，泄痢，肠澼，头疡，疥瘙，恶疮，杀诸虫毒，去死肌。一名葱苒。生山谷。

钩吻：味辛，温。主金创，乳痓，中恶风，咳逆上气，水肿，杀鬼疰、蛊毒。一名野葛。生山谷。

射干：味苦，平。主咳逆上气，喉痹、咽痛不得消息，散结气，腹中邪逆，食饮大热。一名乌扇，一名乌蒲。生川谷。

蛇含：味苦，微寒。主惊痫，寒热邪气，除热，金创，疽、痔，鼠瘘，恶疮，头疡。一名蛇衔。生山谷。

常山：味苦，寒。主伤寒寒热，热发温疟，鬼毒，胸中痰结，吐逆。一名互草。生川谷。

蜀漆：味辛，平。主疟及咳逆寒热，腹中症坚，痞结积聚，邪气蛊毒、鬼疰。生川谷。

甘遂：味苦，寒。主大腹疝瘕，腹满，面目浮肿，留饮宿食，破症坚积聚，利水谷道。一名主田。生川谷。

白敛：味苦，微寒。主痈肿、疽疮，散结气，止痛，除热，目中赤，小儿惊痫，温疟，女子阴中肿痛。一名兔核，一名白草，生山谷。

青葙子：味苦，微寒。主邪气皮肤中热，风搔身痒，杀三虫。子：名草决明，疗唇口青。一名草蒿，一名萋蒿。生平谷。

蒮菌：味咸，平。主心痛，温中，去长虫，白癣，蛲虫，蛇螫毒，症瘕，诸虫。一名蒮芦。生池泽。

白及：味苦，平。主痈肿，恶疮，败疽，伤阴死肌，胃中邪气，贼风鬼击，痱缓不收。一名甘根，一名连及草。生川谷。

大戟：味苦，寒。主蛊毒，十二水腹满急痛，积聚，中风，皮肤疼痛，吐逆。

泽漆：味苦，微寒。主皮肤热，大腹水气，四肢、面目浮肿，丈夫阴气不足。生川泽。

茵芋：味苦，温。主五脏邪气，心腹寒热，羸瘦如疟状，发作有时，诸关节风湿痹痛。生川谷。

贯众：味苦，微寒。主腹中邪热气，诸毒，杀三虫。生山谷。

荛花：味苦，寒。主伤寒、温疟，下十二水，破积聚，大坚症瘕，荡涤肠胃中留癖，饮食寒热邪气，利水道。生川谷。

牙子：味苦，寒。主邪气热气，疥瘙，恶疡、疮、痔，去白虫。一名狼牙。生川谷。

羊踯躅：味辛，温。主贼风在皮肤中淫淫痛，温疟，恶毒，诸痹。生川谷。

芫华：味辛，温。主咳逆上气，喉鸣喘，咽肿短气，蛊毒，鬼疟，疝瘕，痈肿，杀虫鱼。一名去水。生川谷。

姑活：味甘，温。主大风邪气，湿痹寒痛。久服轻身、益寿耐老。一名冬葵子。生川泽。

别羁：味苦，微温。主风寒湿痹，身重，四肢疼酸，寒邪历节痛。生川谷。

商陆：味辛，平。主水胀，疝瘕，痹，熨除痈肿，杀鬼精物。生川谷。

羊蹄：味苦，寒。主头秃、疥瘙，除热，女子阴蚀。一名东方宿，一名连虫陆，一名鬼目。生川泽。

萹蓄：味苦，平。主浸淫、疥瘙、疽、痔，杀三虫。生山谷。

狼毒：味辛，平。主咳逆上气，破积聚饮食，寒热水气，恶疮，鼠瘘，疽蚀，鬼精蛊毒，杀飞鸟走兽。一名续毒。生山谷。

鬼臼：味辛，温。主杀蛊毒、鬼疰、精物，辟恶气不祥，逐邪，解百毒。一名爵犀，一名马目毒公，一名九臼。生山谷。

白头翁：味苦，温。主温疟，狂易，寒热，症瘕积聚，瘿气，逐血止痛，金创。一名野丈人，一名胡王使者。生山谷。

羊桃：味苦，寒。主熛热、身暴赤色，风水，积聚，恶疡，除小儿热。一名鬼桃，一名羊肠。生川谷。

女青：味辛，平。主蛊毒，逐邪恶气，杀鬼温疟，辟不祥。一名雀瓢。生山谷。

连翘：味苦，平。主寒热，鼠瘘，瘰疬，痈肿，恶疮，瘿瘤，结热，蛊毒。一名异翘，一名兰华，一名轵，一名三廉。生山谷。

石下长卿：味咸，平。主鬼疰精物邪恶气，杀百精、蛊毒、老魅注易，亡走，啼哭悲伤，恍惚。一名徐长卿。生池泽、山谷。

茼茹：味辛，寒。主蚀恶肉、败疮死肌，杀疥虫，排脓恶血，除大风热气，善忘不乐。生川谷。

乌韭：味甘，寒。主皮肤往来寒热，利小肠膀胱气。生山谷石上。

鹿藿：味苦，平。主蛊毒，女子腰腹痛不乐，肠痈，瘰疬，疡气。生山谷。

蚤休：味苦，微寒。主惊痫摇头弄舌，热气在腹中，癫疾，痈疮，阴蚀，下三虫，去蛇毒。一名蚩休。生川谷。

石长生：味咸，微寒。主寒热，恶疮，大热，辟鬼气不祥。一名丹草。生川谷。

陆英：味苦，寒。主骨间诸痹，四肢拘挛疼酸，膝寒痛，阴痿，短气不足，脚肿。生川谷。

荩草：味苦，平。主久咳，上气喘逆，久寒惊悸，痂疥，白秃，疡气，杀皮肤小虫。生川谷。

牛扁：味苦，微寒。主身皮疮热气，可作浴汤，杀牛虱、小虫，又疗牛病。生川谷。

夏枯草：味苦、辛，寒。主寒热，瘰疬，鼠瘘，头疮，破症，散瘿结气，脚肿湿痹，轻身。一名夕句，一名乃东。生川谷。

屈草：味苦，微寒。主胸胁下痛，邪气肠间寒热，阴痹。

久服轻身，益气耐老。生川泽。

巴豆：味辛，温，主伤寒，温疟寒热，破症瘕，结聚坚积，留饮痰癖，大腹水胀，荡涤五脏六腑，开通闭塞，利水谷道，去恶肉，除鬼毒蛊疰邪物，杀虫鱼。一名巴椒。生川谷。

蜀椒：味辛，温，主邪气咳逆，温中，逐骨节皮肤死肌，寒湿痹痛，下气。久服之，头不白，轻身增年。生川谷。

皂荚：味辛、咸，温。主风痹死肌，邪气风头，泪出，下水，利九窍，杀鬼精物。生川谷。

柳华：味苦，寒。主风水，黄疸，面热黑。一名柳絮。叶：主马疥痂疮。实：主溃痈，逐脓血。子汁：疗渴。生川泽。

楝实：味苦，寒。主温疾、伤寒大热，烦狂，杀三虫，疥疡，利小便水道。生山谷。

郁核：味酸，平。主大腹水肿，面目、四肢浮肿，利小便水道。根：主齿龈肿，龋齿，坚齿。一名爵李。生高山、川谷。

莽草：味辛，温。主风头，痈肿、乳痈，疝瘕，除结气，疥瘙，疽疮，杀虫鱼。生山谷。

雷丸：味苦，寒。主杀三虫，逐毒气，胃中热，利丈夫，不利女子；作摩膏，除小儿百病。生山谷土中。

梓白皮：味苦，寒。主热，去三虫。叶：捣敷猪疮，饲猪肥大三倍，生山谷。

桐叶：味苦，寒。主恶蚀疮，着阴。皮：主五痔，杀三虫。花：主敷猪疮，饲猪肥大三倍。生山谷。

石南：味辛、苦，平。主养肾气，内伤阴衰，利筋骨皮毛。实：杀蛊毒，破积聚，逐风痹。一名鬼目。生山谷。

黄环：味苦，平。主蛊毒，鬼疰、鬼魅邪气在脏中，除咳逆寒热。一名凌泉，一名大就。生山谷。

溲疏：味辛，寒。主身皮肤中热，除邪气，止遗溺，可作浴汤。生山谷及田野、故丘墟地。

鼠李：主寒热，瘰疬疮。生田野。

松萝：味苦，平。主瞋怒，邪气，止虚汗，头风，女子阴寒肿痛。一名女萝。生川谷。

药实根：味辛，温。主邪结气，诸痹疼酸，续绝伤，补骨髓。一名连木。生山谷。

蔓椒：味苦，温。主风寒湿痹，历节疼，除四肢厥气，膝痛。一名豕椒。生川谷及丘冢间。

栾华：味苦，寒。主目痛泪出，伤眦，消目肿。生川谷。

淮木：味苦，平。主久咳上气，伤中虚羸，女子阴蚀，漏下赤白沃。一名百岁城中木。生平泽。

大豆黄卷：味甘，平。主湿痹，筋挛，膝痛。生大豆：涂痈肿；煮汁饮，杀鬼毒，止痛。赤小豆：主下水，排痈肿脓血。生平泽。

腐婢：味辛，平。主痎疟寒热邪气，泄利，阴不起，病酒头痛。生汉中。

瓜蒂：味苦，寒。主大水，身面四肢浮肿，下水，杀蛊毒，咳逆上气，食诸果不消，病在胸腹中，皆吐下之。生平泽。

苦瓠：味苦，寒。主大水，面目、四肢浮肿，下水，令人吐。生川泽。

六畜毛蹄甲：味咸，平。主鬼疰，蛊毒，寒热，惊痫、痓、癫疾狂走。骆驼毛尤良。

燕屎：味辛，平。主蛊毒、鬼疰，逐不祥邪气，破五癃，利小便。生平谷。

天鼠屎：味辛，寒。主面痈肿，皮肤洗洗时痛，腹中血气，破寒热积聚，除惊悸。一名鼠法，一名石肝。生山谷。

伏翼：味咸，平。主目瞑，明目，夜视有精光。久服令人喜乐，媚好，无忧。一名蝙蝠。生川谷。鼺鼠，主堕胎，令产易。生平谷。

蝦蟆：味辛，寒。主邪气，破症坚血，痈肿，阴疮。服之不患热病。生池泽。

马刀：味辛，微寒。主漏下赤白，寒热，破石淋，杀禽兽贼鼠。生池泽。

蟹：味咸，寒。主胸中邪气，热结痛，喝僻，面肿，败漆。烧之致鼠。生池泽。

蛇蜕：味咸，平。主小儿百二十种惊痫，瘈疭、癫疾，寒热，肠痔，虫毒，蛇痫。火熬之良。一名龙子衣，一名蛇符。生川谷及田野。

猬皮：味苦，平。主五痔，阴蚀，下血赤白，五色血汁不止，阴肿痛引腰背，酒煮杀之。生川谷、田野。

蠮螉：味辛，平。主久聋，咳逆，毒气，出刺，出汗。生川谷。

蜣螂：味咸，寒。主小儿惊痫、瘈疭，腹胀，寒热，大人癫疾、狂易。一名蛣蜣。火熬之良。生池泽。

蛞蝓：味咸，寒。主贼风喝僻，轶筋及脱肛，惊痫，挛缩。一名陵蠡。生池泽及阴地、沙石、垣下。

白颈蚯蚓：味咸，寒。主蛇瘕，去三虫、伏尸、鬼疰、蛊毒，杀长虫，仍自化作水。生平土。

蛴螬：味咸，微温。主恶血、血瘀痹气，破折血在胁下坚满痛，月闭，目中淫肤，青翳、白膜。一名蟦蛴。生平泽。

石龙子：味咸，寒。主五癃邪结气，破石淋下血，利小便水道。一名蜥蜴。生川谷。

石蚕：味咸，寒。主五癃，破石淋，堕胎，内解结气，利水道，除热。一名沙虱。生池泽。

雀瓮：味甘，平。主小儿惊痫，寒热，结气，蛊毒、鬼疰。一名躁舍。生树枝间。

樗鸡：味苦，平。主心腹邪气，阴痿，益精强志，生子，好色，补中轻身。生川谷。

斑蝥：味辛，寒。主寒热，鬼注，蛊毒，鼠瘘，恶疮，疽，蚀死肌，破石癃。一名龙尾。生川谷。

蝼蛄：味咸，寒。主产难，出肉中刺，溃痈肿，下哽噎，解毒，除恶疮。一名蟪蛄，一名天蝼。夜出者良，生平泽。

蜈蚣：味辛，温。主鬼疰，蛊毒，啖诸蛇、虫、鱼毒，杀鬼物老精，温疟，去三虫。生川谷。

马陆：味辛，温。主腹中大坚症，破积聚，息肉，恶疮，白秃。一名百足。生川谷。

地胆：味辛，寒。主鬼疰，寒热，鼠瘘，恶疮死肌，破症瘕，堕胎。一名蚖青，生川谷。

萤火：味辛，微温。主明目，小儿火疮，伤热气，蛊毒，鬼疰，通神精。一名夜光。生阶地、池泽。

衣鱼：味咸，温。主妇人疝瘕，小便不利，小儿中风，项强背起，摩之。一名白鱼，生平泽。

鼠妇：味酸，温。主气癃，不得小便，妇人月闭，血瘕，痫痓，寒热，利水道。一名负蟠。生平谷。

水蛭：味咸，平，主逐恶血，瘀血，月闭，破血瘕积聚，无子，利水道。生池泽。

木虻：味苦，平。主目赤痛，眦伤泪出，瘀血，血闭，寒热酸惭，无子。一名魂常。生川泽。

蜚虻：味苦，微寒。主逐瘀血，破下血积、坚痞、症瘕，寒热，通利血脉及九窍。生川谷。

蜚蠊：味咸，寒。主血瘀、症坚寒热，破积聚，喉咽痹，内寒无子。生川泽。

䗪虫：味咸，寒。主心腹寒热洗洗，血积症瘕，破坚，下血闭，生子大良。一名地鳖。生川泽。

贝子：味咸，平。主目翳，鬼疰，蛊毒，腹痛，下血，五癃，利水道，烧用之良。生池泽。

三品合三百六十五种，法三百六十五度，一度应一日，以成一岁。

二、《神农本草经》原文名词释义

相使、相须

"相"在古汉语中大多指"容貌""审察""辅助""主持礼仪"，如"品相、面相"，"丞相、宰相"，再如《左传·昭公元年》："乐桓子相赵文子。"只在少数情况下有"相互"的意思。"使"，伶也（《说文》），从也（《尔雅》），役也（《广韵》）；因此"相"当训为"役使、佐使"，含囊助、辅佐之意。"相使"一词应当释义为"作为从仆去辅助役使"的意思，不能简单地解释为"相互支配，相互支使"，只有少部分"相使"的药物有相互协助的作用。因此，"相使"的药物要注意两者之间的"主从"关系，"A 药，B 药为之使"，即以 A 药为主，B 药为仆，B 药辅助 A 药发生作用。

相须，有两种情况：一是《本草纲目》云："相须者，同类不可离也，如人参、甘草，黄柏、知母之类。"指相须药物配伍后，可以增强疗效。二是指一种"单向"关系，即七情表中"A药，得B药良"，未必"B药，得A药良"。如《神农本草经》："远志，得茯苓、冬葵子、龙骨良。"；《本草经集注》举例云："牛黄恶龙骨，而龙骨得牛黄更良。"意思是：龙骨须牛黄，但两者不是互助关系。

纵观陶弘景原文，相须与相使之间似有相通之处。后世对相须、相使的解释有违背陶注七情表之嫌。

相恶与相畏

这里的"相"，有"表示动作偏指一方"的意思，不能解释为"相互"。与"相恶"的药物同用，有对其不利的方面，可减低其疗效或者降低其毒副作用。"相恶"如"A药恶B药"，即A药之效能被B药消减。《本草经集注》云："相恶者，彼虽恶我，我无忿心，犹如牛黄恶龙骨，而龙骨得牛黄更良，此有以相制伏故也。"

"相畏"，有畏惧之意，指在药品有毒的情况下，"同用"相畏的药物可减少其毒性，即A药之毒性被B药消减；在A、B药都无毒的情况下，有"A药之效能被B药抑制"的意思。如《神农本草经》"斑蝥，畏巴豆"，巴豆可减轻斑蝥的毒副作用；"巴豆，畏黄连"，黄连可解巴豆毒。十九畏歌诀中的药物同用可增加毒副作用，不在此讨论范围之内。

轻身延年

《神农本草经》中有"延年""不老""耐老""增年""不夭""不死"效用的中药共101种，还有47种药物仅有"轻身"作用。《神农本草经》中这些"轻身、延年、益寿"类中药大多数具有增强体质、养护脏腑、抗衰老作用，经常服用，可使中老年人感觉双腿行走轻健便捷，减少身体沉重的感觉，防治疾病，延长寿命。应当注意《神农本草经》"不老、延年"的药物中，确有少数药品据现代研究认为有明显的毒副作用，不宜作为保健药物长期服用。但是，不能以此否定《神农本草经》对预防保健的重要贡献，不能盲目认定这些内容都是"神仙方士"的封建迷信。注意："轻身延年"药品也要在辨证施治的情况下应用，并且剂量、疗程适当，才能发挥其保健作用。"轻身延年"药品不一定是"补气、补血、补阴、补阳药"，有的药物具有疏通经气、颐养脉络、调和气血、清除人体不正之气的作用，从而达到"轻身延年"的目的。

久服

关于"久服"的具体时限，古今都没有详细明确的标准。孙思邈在《千金方》中记载"五补丸……久服延年不老，四时勿绝"，指每个季节服 1 剂，是谓"久服"。"久服"不能认为是连续不停地服，而是按疗程服用，一疗程应为"1～2 个月"，每疗程结束后要停药观察 2～4 周。每年至少 4 个疗程，服用 3 年以上才能视为"久服"，孙思邈在《千金方》中记载"服……满三年益智"。

常服

"常服"是孙思邈在《千金方》中提出的观点，是与"久服"相互比较而言，指经常服用。"常服"是根据患者体质变化情况，每次服用 3～6 周作为 1 疗程，每年可以服用 2～3 疗程；也可每 2～3 年服 1 疗程，如孙思邈在《千金方》中曾经记载服用中成药制剂，"……3 年服一剂……2 年服一剂"，中药丸每剂配料约口服 4 周。还有如"增损肾沥汤……每年三伏中常服此三剂"；"枸杞根方……捣末，酒服方寸匕，日二，一年之中，以二月八月各合一剂，终身不老"。

不忘

古代"忘"与"妄"通，《诸病源候论·风狂病候》："悲哀动中则伤魂，魂伤则狂忘，不精明。"《广韵》："妄，虚妄。""不忘"应为"不妄"，即使人不虚妄，或谓之不迷惑、不狂妄。

强志

古代"志"通"识"，《广雅·释诂二》："志，识也。"
《集韵·志韵》："识，记也。或作志。""强志"，是使人们的
记忆和认知能力加强。

开心

"开"开启也。"心"指"神志"。"开心"，即为启动
"心"的思维活动，增强认知能力。如人参"开心益智"。

耐老

古代"耐"通"能"；"老"指年龄较大。"耐老"，即是
说能够高寿。

不老

"不"是否定的意思，"不老"指不像老年人。就是说显
得年轻。

白沃

指流白色像液体一样的物质。泛指女子白带多，或者男子
溺精。

杀三虫、下三虫、去三虫

《诸病源候论·九虫病·三虫候》："三虫者，长虫、赤虫、
蛲虫也，为三虫。……长虫，蚘虫也，长一尺，动则吐清水，
出则心痛，贯心则痛；赤虫，状如生肉，动则肠鸣；蛲虫至细
微，形如菜虫也，居胴肠间。"《神农本草经》中记述的"杀
三虫""下三虫""去三虫"一般泛指对多种人体寄生虫有杀
灭作用，不一定限于3种。

去伏尸

《诸病源候论·尸病诸候·伏尸候》："伏尸者，谓其病隐
伏在人五脏内，积年不除。未发之时，身体平调都如无患；若
发动，则心腹刺痛，胀满喘急。"

乳难

"乳"，《说文》："人及鸟生子曰乳，兽曰产。"乳难，指

妇女临产困难。

杀鬼精物

"精物"指精怪、精灵。古代对一些神志错乱的病证误认为是"鬼精"之物作祟。"杀鬼精物"，是指治疗心神、精神、神志方面的病证。

鬼疰

"鬼"，指精灵，喻隐秘不可测。"疰"与"注"通；疰，灌注也；引申为传染。"鬼疰"，指某些传染病的病因像鬼灵一样隐秘而不可揣测，并且从一个人传到另一个人身上。

蛊毒

参考《诸病源候论·蛊毒候》《千金方·蛊毒第四》，"蛊毒"为导致人体致病的一种"蛊虫""飞虫""热毒痹气"等，人感之或腹胀，或心腹绞切痛，或吐下血皆如烂肉，或便黑如漆，或坚或薄，或微赤，皆是蛊也。蛊虫"蚀人五脏尽乃死矣"。现在的某些急性传染病属于"蛊毒"的病症，还有乙肝病毒引起的肝硬化、肝癌上消化道出血，以及血吸虫等晚期患者会有"蛊毒"症状。

淫淫温行毒

"淫淫"，行走的样子。《羽猎赋》曰："浩如涛水之波，淫淫舆舆，前后要遮。"注："淫淫舆舆，皆行貌。""温"通"蕴"，即积藏，含蓄。"毒"，痛也，苦也（见《广韵·沃韵》）。"散皮肤、骨节中淫淫温行毒"，即能消散皮肤、骨节中游动的、隐藏着的风邪、苦痛。

胸中瘕热逆气

古代"瘕"同"瑕"；有"瑕疵"之意。"热"，烦热也。"逆气"，即"气上冲"。"胸中瘕热逆气"，即"胸中如有物阻滞不通，使人烦热、呃逆或呕吐，像有气向上冲"。

产乳金创

《说文·生部》："产，生也。""乳，生子。""金创"原指外界物品损伤人体，这里引申为产子用力而造成的裂伤。张锡纯曰："愚尝用煅石膏细末，敷金创出血甚效。"

产乳余疾

《诸病源候论·产后血上抢心痛候》："凡产余血不尽，得冷则结。"《诸病源候论·产后余疾候》："产后气血两虚，而起早劳役，虚损未复，为风邪所乘，令气力疲乏，肌肉柴瘦，若风冷入于肠胃……时变下利；若入搏于血，则经血不涩，冷搏气血，亦令腹痛……以其因产伤损，余势不复，致羸瘠疲顿，乍瘥乍甚，故谓产后余疾也"。

马鞍热气

《诸病源候论·马毒入疮候》："凡人先有疮而乘马，汗并马毛垢及马屎、尿，及坐马皮鞯，并能有毒，毒气入疮，致燋肿疼痛，烦热，毒入腹，亦毙人。"

赤熛

《诸病源候论·赤熛火丹候》："熛火丹者，发于背，亦在于臂，皮色赤是也。"一般是指"带状疱疹"等病候。

死肌

"死"，指失去生命的，有坏死之意。形容损伤的、僵死的、活动受限的，引申为无活力的、感觉障碍的，也指不灵活、僵硬的。"肌"指肌肉、皮肤或黏膜，也可包括因肌腱损伤而使关节活动受限的病症。在《神农草本经》中，"死肌"这个词前面常冠以另外的形容词或动词、名词活用，如：气血痹死肌、败疮死肌、去死肌、风热死肌等等。因此，"死肌"一词，包含的内容很多，不能简单地领会为"麻痹不仁"。下面就《神农本草经》中 22 种药物、共 19 种不同死肌解释如下：

死肌

见于雄黄、乌梅。此处的死肌，应为皮肤损坏或肌肉多余的"胬肉"，临床上雄黄常用于治疗皮肤癣、肿毒、臁疮、痔疮、鼻息肉和疥虫所致的皮肤损伤。乌梅可以治疗青黑痣、蚀肉、息肉、白癜风、寻常疣、牛皮癣，均属"死肌"。

去死肌

见于藜芦。"去死肌"指能治疗多余的恶性生长的肌肉，或修复损坏的皮肤。临床上藜芦可治疗鼻息肉、皮肤癣证，或试用于治疗蚀出的"肿瘤"。

蚀死肌

见于斑蝥。"蚀"是腐蚀之意，指蚀去多余生长的肌肉和坏死的皮损。临床上斑蝥可治疗尖锐湿疣、寻常疣，也可用于癌肿、顽癣。

风寒湿痹死肌

见于"术"，即白术、苍术。指治疗风寒湿入侵经络引起的多处肌肉关节疼痛、活动受限或者麻痹不仁。

风湿痹痛死肌

见于细辛。指治疗风湿邪气入侵人体引起的多处肌肉关节疼痛、活动受限的病症，现代研究认为细辛有明显的镇痛作用。

恶疮死肌

见于地胆、麇脂。"恶疮"指疮痈，肿而疮多汁，身体壮热，谓之恶疮。恶疮死肌，指疮疡肌肉坏死较重，或伴有脓毒血症。临床还用地胆、麇脂外用治疗瘰疬成疮有脓及鼻息肉等。

疥瘙死肌

见于青琅玕。"疥瘙"是疥疮或瘙痒的病症。"疥瘙死肌"是指治疗皮肤损害而有瘙痒者，临床上见于疥疮、湿疮瘙痒。《神农本草经》："青琅玕，得水银良。"是指其与水银配合，可增强治皮肤病的疗效。

疮疥死肌

见于鲵鱼甲。鲵鱼甲可用于治疗疮疡或疥疮的病症。

蚀疮死肌

见于礜石。"蚀疮死肌"指蚀去赘瘤，去翳膜、鼻息肉，治顽癣等。

癞疾死肌堕眉

见于石灰。"癞疾死肌堕眉"是大麻风的主要症状，临床上石灰还用于多种皮肤病，如扁平疣、带状疱疹，并治瘰疬、痣、疮疔未溃者。

湿痹死肌

见于白鲜皮。临床上白鲜皮用于风疹、湿疹、疥癣瘙痒等疾病。

皮肤死肌

见于菊花、蜀椒。临床上菊花用于风癣、头面游风、脱发。蜀椒即花椒，现代研究认为花椒对多种皮肤癣菌和真菌有抑制和杀灭作用，临床上外用治疗阴痒、湿疹、皮肤瘙痒等疾病。

身皮死肌

见于云母。"身皮"专指大面积的皮肤，"身皮死肌"指治疗遍身风痒、湿疹，云母也可试用于治疗皮肤感觉异常、瘙痒的"硬皮病"。

风热死肌痈伤

见于络石藤。"主风热死肌痈伤"。"风热"侵袭人体，可引起疮疡或筋脉拘挛、遍身疼痛。络石藤味苦性微寒，有祛风通络、凉血消肿之效。临床上这类肌肉活动受限的疾病或疮疡可配合络石藤治疗。

恶肉死肌

见于苍耳子。"恶肉"指恶性生长的或损坏的肌肉组织，或因皮损而感觉不良的肌肤。临床上苍耳子常用于风疹、湿疹和鼻渊，或治疗肿瘤。

气血痹死肌

见于厚朴。《本草经疏》曰："风寒湿入腠理，则气血凝涩而成痹……"可以认为是指厚朴治疗皮肤肌肉麻痹不仁的病症。另外，生物研究显示：厚朴对溶血性链球菌、炭疽杆菌等多种细菌有较强的抑菌作用，也可抗皮肤真菌。"气血痹死肌"是否指炭疽杆菌或其他病菌引起外科感染性疾病，而导致肌肉组织坏死，有待进一步考察研究。

败疮死肌

见于蔺茹。《神农本草经》："主蚀恶肉，败疮死肌，杀疥虫，排脓恶血。""败疮死肌"可释为"疮长期不收口，疮面灰暗如死肉"。蔺茹由于年久失传，不知何物，临床无法验证。

风痹死肌

见于皂荚。"风痹死肌"指风邪挟痰滞于经脉，则肌肉或痉挛或弛缓，或出现中风口禁或口㖞，故临床上常以皂荚配合治疗。

伤阴死肌

见于白及。"伤"是损害、损失的意思，"阴"指"阴血"，或指人体隐秘部位。"死肌"在这里是指受损的软组织。"伤阴死肌"应释为有阴血流失的隐私部位或内脏黏膜受损的疾病。白及有收敛止血生肌的作用，临床治疗胃黏膜炎症、溃疡或痔漏、肛裂、便血等病症。

神仙

《神农本草经》中有多种药物讲到"神仙"一词，这个词前面常冠以另外的形容词或动词、名词活用，如：飞行千里若神仙、久服增寿神仙、轻身神仙等。因此，"神仙"包含的内容很多，不能简单地领会为服药后成为"法力无边、长生不老"的诡诞人物。下面就《神农本草经》中13种药物、共7种不同的神仙解释如下：

延年神仙

见于赤芝、黄芝、黑芝、白芝、青芝、蒲黄。据现代研究，这些药物都有明显的抗氧化或抗衰老作用，《神农本草经》"延年神仙"是指长期服用可以延长寿命如神仙。

耐老神仙

见于鸡头实，又名芡实。据现代研究证实芡实有抗氧化作用，"耐老"见本章第9条，"耐老神仙"指长期服用芡实能够长寿如神仙。

不老神仙

见于玉泉。古人认为长期服用玉泉能够显得年轻，如神仙一样不老。

轻身神仙、增寿神仙、神仙不死

见于雄黄、朴硝、石胆、水银。古代炼丹术常用这些药物，误认为服用含有这些药物的丹、丸，可以轻身健体、延长寿命，像神仙一样长生不老。

飞行千里若神仙

见于太乙余粮。古代炼丹术误认为久服含有禹余粮的丹、丸，可以耐寒暑、不饥、轻身，能够行走如飞，像神仙一样日行千里。

不可久服

"不可久服"是指暂时服用或病情好转即应停止使用的药物。在临床治疗中，对于毒性较大的药品应限量少用，并且要中病即止。在我们现实的临床医疗中，通常有下列药物不可久服：

1. 有毒性的药品不可超量服用，也不可久服。

2. 性大寒、大热或太苦、太酸涩、太甘、太咸者不可久服。

3. 药性升散太猛烈，或有破血、破气之嫌，以及沉降重浊者，一般不可久服。

4. 药物中含有可能危害人体健康的微量元素者，不可久服。

5. 干扰人体正常内分泌，或抑制人体免疫，且作用强烈的，不可久服。

三、《神农本草经》诸药制使（简编）

（参考《神农本草经研究》修订）

朱砂	恶磁石，畏咸水
玉屑	恶鹿角
水银	恶磁石
胆矾	畏肉桂、芫花、辛夷、白薇
云母	恶徐长卿，泽泻为之使，畏鮀鱼甲
麦饭石	食醋为之使
芒硝	石韦为之使，恶苦参、苦菜，畏女菀
白矾	甘草为之使，恶牡蛎
滑石	石韦为之使，恶曾青
紫石英	长石为之使，恶黄连，畏扁青、附子
赤石脂	恶大黄，畏芫花
禹余粮	杜仲为之使，畏贝母、菖蒲、铁落
钟乳	蛇床为之使，恶牡丹，畏紫石英
殷孽	恶术、防己
孔公孽	木兰为之使，恶细辛
磁石	柴胡为之使，恶牡丹、莽草，杀铁毒
石膏	鸡子为使，恶莽草
凝水石	畏地榆，解巴豆毒
阳起石	桑螵蛸为之使，恶泽泻、雷丸、蛇蜕，畏菟丝子
代赭	畏天雄
大盐	漏芦为之使
灵芝	山药为之使，恶常山，畏扁青、茵陈
茯苓、茯神	恶白敛，畏地榆、雄黄、秦艽、龟甲
柏子仁	牡蛎、桂心、瓜子为之使，恶菊花、羊蹄
天门冬	地黄为使，畏曾青

麦门冬	地黄、车前为之使，恶款冬花、苦壶卢，畏苦参、芝麻叶
术	防风、地榆为之使
女萎	畏卤碱
干地黄	得麦门冬良，恶贝母，畏芜荑
菖蒲	秦艽为之使，恶地胆、麻黄
远志	得茯苓、冬葵子、龙骨良，杀天雄、附子毒，畏珍珠、藜芦
山药	紫芝为之使，恶甘遂
菊花	术、地骨皮、桑白皮为之使
甘草	术、干漆、苦参为之使，恶远志，反甘遂、大戟、芫花、海藻
人参	茯苓为之使，恶溲疏，反藜芦
石斛	陆英为之使，恶寒水石、巴豆，畏僵蚕、雷丸
络石	杜仲为之使，恶铁落，畏菖蒲、贝母
龙胆	贯众为之使，恶防葵、地黄
牛膝	恶萤火、龟甲、陆英，畏白前
杜仲	畏蛇蜕、玄参
干漆	半夏为之使，畏鸡子
柴胡	半夏为之使，恶皂荚，畏女菀、藜芦
细辛	曾青为之使，反藜芦，恶狼毒、山茱萸、黄芪，畏滑石、芒硝
独活	马蔺子为之使
酸枣仁	恶防己
槐子	景天为之使
蛇床子	恶巴豆、牡丹、贝母
菟丝子	山药为之使，得酒良
菴闾子	蔓荆子、薏苡仁为之使
蒺蒺子	得荆实、细辛良，恶干姜、苦参
蒺藜子	乌头为之使
花椒	杏仁为之使，恶栝楼、防葵，畏雌黄

当归	恶䕡茹，畏菖蒲、海藻
防风	恶干姜、藜芦、白蔹、芫花，杀附子毒
秦艽	菖蒲为之使
黄芪	恶龟甲
吴茱萸	蓼实为之使，恶丹参、芒硝、高岭土，畏紫石英
黄芩	山茱萸、龙骨为之使，恶葱实，畏丹参、牡丹、藜芦
黄连	黄芩、龙骨为之使，恶菊花、芫花、玄参、白鲜，畏款冬，胜乌头，解巴豆毒
葛根	杀野葛、巴豆、百药毒
五味子	苁蓉为之使，恶葳蕤，胜乌头
决明子	蓍实为之使，恶大麻仁
蔓荆子	恶乌头、石膏
芍药	恶石斛，畏芒硝、鳖甲、小蓟，反藜芦
桔梗	畏白及、龙眼、龙胆
前胡	半夏为之使，恶皂荚，畏藜芦
芎劳	白芷为之使，恶黄连
麻黄	厚朴为之使，恶辛夷、石韦
贝母	厚朴、白薇为之使，恶桃花，畏秦艽、矾石、莽草，反乌头
栝楼	枸杞为之使，恶干姜，畏牛膝、干漆，反乌头
丹参	反藜芦
厚朴	干姜为之使，恶泽泻、寒水石、消石
玄参	恶黄芪、干姜、大枣、山茱萸，反藜芦
沙参	恶防己，反藜芦
苦参	玄参为之使，恶贝母、漏芦、菟丝子，反藜芦
续断	地黄为之使，恶雷丸
山茱萸	蓼实为之使，恶桔梗、防风、防己
狗脊	萆薢为之使，恶败酱
淫羊藿	山药为之使
草薢	薏苡仁为之使，畏大黄、柴胡、牡蛎、前胡
石韦	滑石、杏仁为之使，得菖蒲良

泽泻	畏海蛤、文蛤
瞿麦	牡丹为之使，恶桑螵蛸
秦皮	大戟为之使，恶茱萸
白芷	当归为之使，恶旋复花
黄柏	恶干漆
白薇	恶黄芪、大黄、干姜、干漆、大枣、山茱萸
紫菀	款冬为之使，恶天雄、瞿麦、雷丸、远志、藁本，畏茵陈
白鲜	恶桑螵蛸、桔梗、茯苓、萆薢
海藻	反甘草
干姜	花椒为之使，恶黄连、黄芩、夜明砂，杀半夏、莨菪毒
大黄	黄芩为之使，所无畏
巴豆	芫花为之使，畏大黄、黄连、藜芦，杀斑蝥毒
甘遂	瓜蒂为之使，恶远志，反甘草
葶苈	榆皮为之使，得酒良，恶僵蚕、石龙芮
大戟	反甘草
泽漆	小豆为之使，恶山药
芫花	决明为之使，反甘草
钩吻	半夏为之使，恶黄芩
狼毒	大豆为之使，畏天名精
天雄	远志为之使，恶腐婢
乌头	莽草为之使，反半夏、栝楼、贝母、白蔹、白及，恶藜芦
附子	地胆为之使，恶蜈蚣，畏防风、甘草、黄芪、人参、乌韭、大豆
皂夹	柏实、青葙子为之使，恶麦门冬，畏空青、人参、苦参
蜀漆	栝楼为之使，恶贯众
半夏	射干为之使，恶皂夹，畏雄黄、生姜、干姜、秦皮、龟甲，反乌头
款冬	杏仁为之使，得紫菀良，恶皂荚、芒硝、玄参，畏贝母、辛夷、麻黄、黄芩、黄连、青葙

辛夷	芎䓖为之使，恶五石脂，畏菖蒲、蒲黄、黄连、石膏
牡丹	畏菟丝子
桑白皮	续断、桂心、麻仁为之使
防己	殷蘖为之使，恶细辛，畏草薢，杀雄黄毒
巴戟天	覆盆子为之使，恶雷丸、丹参
白及	紫石英为之使，恶理石、李核仁、杏仁
石南草	五加为之使
雷丸	荔实、厚朴为之使，恶葛根
石龙芮	大戟为之使，畏蛇蜕、吴茱萸
女菀	畏卤碱
地榆	恶麦门冬
五加皮	远志为之使，畏蛇蜕、玄参
泽兰	防己为之使
紫参	畏辛夷
藜芦	黄连为之使，反细辛、芍药、五参，恶大黄
白敛	代赭为之使，反乌头
飞廉	得乌头良，恶麻黄
天南星	蜀漆为之使，恶莽草
栾华	决明为之使
溲疏	漏芦为之使
牛黄	人参为之使，恶龙骨、地黄、地胆、蟅螂，畏牛膝
蜜蜡	恶芫花、文蛤
鹿角胶	得火良，畏大黄
阿胶	得火良，畏大黄
鹿茸	麻蕡为之使
鹿角	杜仲为之使
牡蛎	贝母为之使，得甘草、牛膝、远志、蛇床良，恶麻黄、吴茱萸、辛夷
龙骨	得人参、牛黄良，畏石膏
犀角	松子为之使，恶雷丸
羖羊角	菟丝子为之使

蝙蝠　　　　苋实、云实为之使，恶白蔹、白薇

刺猬皮　　　得酒良，畏桔梗、麦门冬

蜂子　　　　畏黄芩、芍药、牡蛎

蜂房　　　　恶干姜、丹参、黄芩、芍药、牡蛎

蜥蜴　　　　恶硫黄、斑蝥、芜荑

桑螵蛸　　　畏旋复花

䗪虫　　　　畏皂荚、菖蒲

蛴螬　　　　蜚蠊为之使，恶附子

海蛤　　　　蜀漆为之使，畏狗胆、甘遂、芫花

龟甲　　　　恶沙参、蜚蠊

鳖甲　　　　恶白矾

乌贼骨　　　恶白蔹、白及

蟹　　　　　杀莨菪毒、漆毒

蛇蜕　　　　畏磁石及酒

蛞蝓　　　　畏羊角、石膏

地胆　　　　恶甘草

夜明砂　　　恶白蔹、白薇

斑蝥　　　　马刀为之使，畏巴豆、丹参、空青

大枣　　　　杀乌头毒

杏核　　　　恶黄芪、黄芩、葛根

冬葵子　　　黄芩为之使

葱实　　　　解藜芦毒

麻、麻子　　畏牡蛎、白薇，恶茯苓

大豆及黄卷　恶五参、龙胆，得前胡、乌喙、杏仁、牡蛎良，杀乌
　　　　　　头毒。

附一：《实用神农本草经》中药索引

木防己	巴戟天	艾叶	白石英
太子参	孔公孽	龙齿	白英
太乙余粮		龙骨	白花蛇
瓦楞子	**五画**	龙眼肉	白花蛇舌草
车前子		龙脑	白豆蔻
牙子		龙胆草	白果
贝子	玉竹	龙血竭	白棘
贝母	玉米须	田基黄	白矾
丹砂	玉蝴蝶	田鸡油	白蒿
丹参	平地木	叶下珠	白前
月季花	术	仙茅	白胶
火麻仁	甘松	仙人掌	白瓜子
升药	甘草	仙鹤草	白毛藤
升丹	甘遂	代赭石	白附子
升麻	石韦	冬灰	白首乌
牛黄	石南	冬瓜子	白扁豆
牛蒡子	石南实	冬瓜皮	白茅根
牛膝	石龙子	冬虫夏草	白蔹
乌药	石龙芮	冬葵子	白敛
乌梅	石龙刍	冬凌草	白垩
乌梢蛇	石见穿	瓜蒂	白颈蚯蚓
乌贼骨	石硫黄	瓜蒌	白鲜
乌贼鱼骨	石胡荽	生地	白鲜皮
文蛤	石下长卿	生姜	白僵蚕
水芹	石菖蒲	白及	白薇
水苏	石榴皮	白术	包公藤
水萍	石胆	白贝	玄参
水蛭	石斛	白芍	半夏
水靳	石蚕	白芷	半边莲
水牛角	石钟乳	白头翁	半枝莲
水红花子	石决明	白芥子	兰草
巴豆	石膏	白石脂	汉防己
	石蜜		

陈皮
陆英
鸡头实
鸡内金
鸡肉（肝.
胆.肠.蛋）
鸡矢藤
鸡血藤
鸡冠花

八画

青皮
青果
青木香
青葙子
青蒿
青蘘
青黛
青礞石
青风藤
玫瑰花
松节
松香
松脂
松萝
板蓝根
枇杷叶
刺五加
刺猬皮
刺蒺藜
苦瓜

苦参
苦菜
苦碟子
苦壶卢
苦瓠
苦楝皮
茅根
郁金
郁核
郁李仁
郁李根
矾石
鸢尾
鸢尾根
虎杖
虎掌
明矾
罗布麻
罗汉果
昆布
败酱草
乳香
佩兰
使君子
侧柏叶
胦胫里黄皮
垂盆草
鱼腥草
委陵菜
炉甘石
狗脊
狗鞭

知母
金荞麦
金钱草
金银花
金樱子
肿节风
彼子
夜交藤
夜明砂
闹羊花
卷柏
泽兰
泽泻
泽漆
贯众
细辛
降香

九画

韭子
珍珠
珍珠母
珍珠草
柏子仁
柏实
枳壳
枳实
枳椇子
枸杞
柳枝
柳花

柳华
柳絮
柽柳
柿叶
柿蒂
栀子
胡桃仁
胡芦巴
胡黄连
胡荽
胡椒
胡麻
茜草
茜根
茵芋
茵陈
茯苓
茯苓皮
茯神
草乌
草果
草豆蔻
草木灰
草蒿
茛草
荆芥
荜茇
荜澄茄
荔枝核
荠菜
茺蔚子
药实根

荧火　　　　　姜黄　　　　　原蚕蛾　　　　臭梧桐
南瓜子　　　　穿山龙　　　　破故纸　　　　通草
南沙参　　　　穿心莲　　　　柴胡　　　　　桑耳
牵牛子　　　　洋金花　　　　鸭跖草　　　　桑叶
威灵仙　　　　蚤休　　　　　党参　　　　　桑白皮
厚朴　　　　　枲耳实　　　　蚕砂　　　　　桑枝
砂仁　　　　　孩儿茶　　　　积雪草　　　　桑寄生
砒石　　　　　络石　　　　　铁落　　　　　桑葚子
鸦胆子　　　　络石藤　　　　铅丹　　　　　桑螵蛸
轻粉　　　　　绞股蓝　　　　徐长卿　　　　桑上寄生
虻虫　　　　　　　　　　　　射干　　　　　桑根白皮
哈士蟆油　　　**十画**　　　殷孽
骨碎补　　　　　　　　　　　高岭土　　　　**十一画**
香加皮　　　　秦皮　　　　　高良姜
香附　　　　　秦艽　　　　　拳参　　　　　梅实
香蒲　　　　　秦椒　　　　　羖羊角　　　　蒴藋
香橼　　　　　桂枝　　　　　凌霄花　　　　蒴藋子
香薷　　　　　桃花　　　　　浙贝母　　　　营实
重楼　　　　　桃仁　　　　　浮小麦　　　　黄芩
禹余粮　　　　桃核仁　　　　浮萍　　　　　黄芪
胆矾　　　　　栝楼　　　　　消石　　　　　黄耆
胆南星　　　　栝楼根　　　　海马　　　　　黄丹
胖大海　　　　桔梗　　　　　海蛤　　　　　黄连
钩藤　　　　　核桃仁　　　　海藻　　　　　黄柏
钟乳石　　　　荷叶　　　　　海风藤　　　　黄药子
鬼臼　　　　　莪术　　　　　海金沙　　　　黄精
鬼箭羽　　　　莱菔子　　　　海桐皮　　　　菌桂
炮姜　　　　　莲子　　　　　海浮石　　　　菴䕡子
独活　　　　　莲子心　　　　海蛤壳　　　　菊花
神曲　　　　　莨菪子　　　　海螵蛸　　　　菟丝子
前胡　　　　　夏天无　　　　益母草　　　　萤火
首乌藤　　　　夏枯草　　　　益智仁　　　　萆薢

蛇含
蛇蜕
蛇床子
蚱蝉
野菊花
常山
雀瓮
假苏
银耳
银杏叶
银柴胡
甜瓜蒂
豚卵
猪苓
猫眼草
猫须草
鹿茸
鹿藿
鹿角
鹿角胶
鹿衔草
麻子
麻黄
麻黄根
麻蕡
商陆
旋花
旋华
旋花根
旋复花
密蒙花
淡竹叶

淡豆豉
淫羊藿
续断
绿豆

十二画

琥珀
斑蝥
棕榈
楮实子
款冬花
棘针
葱白
葱实
萹蓄
萵花
萵根
葶苈子
葡萄干
葳蕤
裂叶龙葵
硫黄
翘根
雄黄
紫芝
紫草
紫菀
紫葳
紫参
紫苏梗
紫贝齿

紫石英
紫河车
景天
景天花
蛤蚧
蛤蟆油
蛞蝓
蛴螬
黑豆
黑芝麻
锁阳
番泻叶
鹅不食草
猬皮
猴枣
寒水石
滑石
溲疏
隔山消

十三画

楝实
槐花
槐角
槐实
榆皮
榆白皮
蒺藜子
蒲黄
蒲公英
蓝实

菁实
蓬藟
硼砂
雷丸
雷公藤
蜂蜡
蜂乳
蜂胶
蜂蜜
蜈蚣
蜣螂
路路通
蜀漆
蜀椒
蜀羊泉
锦灯笼
腽肭脐
矮地茶
鼠李
鼠妇
满山红

十四画

蜚虻
蜚蠊
榧子
槟榔
酸浆
酸浆实
酸枣仁
蓼实

附二：《实用神农本草经》疾病与证候用药索引